普通高等教育"十一五"国家级规划教材

新医科"十四五"新形态教材

医学信息学

（第2版）

主　编　丁宝芬

副主编　黄智生　张家杰

U0397391

东南大学出版社

SOUTHEAST UNIVERSITY PRESS

·南京·

内 容 提 要

  医学信息学是计算机信息科学与现代医学相互交叉、融合所诞生的一门独立的、新兴的交叉学科。本书包括三部分共 20 章。第一部分介绍了医学信息学的基本概念和基本理论，以及数据、信息及信息管理，医学信息标准化和医学信息系统工程概论等。第二部分介绍了医学信息学各个研究和应用领域，包括医院信息系统、护理信息学与护理信息系统、电子病历、医学图像信息系统、实验室信息系统、远程医学、临床决策支持系统、社区卫生信息系统、区域卫生信息系统、公共卫生信息系统、医疗保险信息系统、医学信息资源的利用、生物信息学、中医药领域的信息处理，以利于读者的实践和科研。第三部分介绍了国际医学信息学的发展方向，将其分门别类地融入概论及各个应用领域章节，另外还增添了医学大数据和人工智能技术章节，拓展读者的学术视野，以利于其进一步研发与创新。

  本书由中国、美国、荷兰等国家或地区的著名医学信息专家和有实践经验的学者协同编撰而成。全书内容丰富、概念准确、理论经典、论证科学、结构清晰、案例生动。本书是普通高等教育"十一五"国家级规划教材，已广泛应用于医学院校、医疗卫生行业多年。本次为再版，经全面、深入改编后获得极大提升与拓展，充满新时代的活力。本书还增加了丰富的数字信息资源，如课件、习题等，以利于提高教材、教学质量。

  本书可作为医学院校各专业和综合性大学信息、管理、生物工程等专业的本科生和研究生教材，也可作为广大医疗卫生领域医生、护士、管理人员、技术人员的参考书。

图书在版编目（CIP）数据

医学信息学 / 丁宝芬主编． —2 版． —南京：东
南大学出版社，2024.5
 ISBN 978-7-5766-0961-5

 Ⅰ．①医… Ⅱ．①丁… Ⅲ．①医学信息学—高等学校
—教材 Ⅳ．①R-058

 中国国家版本馆 CIP 数据核字（2023）第 216766 号

责任编辑：马 伟 责任校对：张万莹 封面设计：顾晓阳 责任印制：周荣虎

医学信息学（第 2 版）
Yixue Xinxixue（Di 2 Ban）

主 编：丁宝芬
出版发行：东南大学出版社
社 址：南京四牌楼 2 号 邮编：210096 电话：025 - 83793330
出 版 人：白云飞
网 址：http://www.seupress.com
电子邮件：press@ seupress.com
经 销：全国各地新华书店
印 刷：广东虎彩云印刷有限公司
开 本：787mm×1 092mm 1/16
印 张：30.75
字 数：751 千字
版 次：2009 年 9 月第 1 版 2024 年 5 月第 2 版
印 次：2024 年 5 月第 1 次印刷
书 号：ISBN 978-7-5766-0961-5
定 价：78.00 元

编写委员会

主　编　丁宝芬

副主编　黄智生　张家杰

编　委　（按姓氏笔画为序）

丁宝芬　东南大学医学院

冯正永　中国科技大学

孙　啸　东南大学生物科学与医学工程学院

邢春国　江苏省医学情报研究所

巩　洋　密苏里大学

刘保延　中国中医科学院

陆　遥　中山大学计算机学院

杨　智　首都医科大学生物医学工程学院

张家杰　得克萨斯大学休斯敦医学中心

张博伦　"国立"阳明交通大学（台北）生物医学信息研究所

李　钢　南京市劳动和社会保障局

金水高　中国疾病预防控制中心

姚志洪　上海交通大学医学院

施　诚　南京中医药大学信息技术学院

顾进广　武汉科技大学计算机学院

黄学宁　南京医科大学医政学院

黄智生　阿姆斯特丹自由大学

第 2 版前言

医学信息学是新兴的计算机信息科学与现代医学相互交叉、融合所诞生的一门新的学科。我们的美好愿望就是能向医学、生物学、信息技术领域的学生、专家、工作人员阐释、普及这门新学科的理论、知识和技术，为我国人民提供更好的医疗保健服务。为此，我们于2009 年 9 月编撰出版了《医学信息学》(普通高等教育"十一五"国家级规划教材)，并被众多医学院校、医疗机构和业内同道们广泛使用，得到大家的肯定，我们在此致以衷心感谢！

10 多年过去了，随着医学信息学日新月异的发展，这本书的内容也显露出其局限与不足之处，已不适应我国医疗卫生信息化的需求。因此，我们重新编纂第 2 版，以反映这门学科的最新成果和状态，以及未来的发展趋势。

这是一本关于医学信息学的综合性著作及教科书，符合严格的专业基础课程的需求。其特点如下：

首先，它基本沿用了第 1 版的组织结构，但做了大量修改与拓展。第一部分，论述了医学信息学的概念、基本理论和基础知识，介绍了相关的技术和系统工程知识。第二部分，介绍了医学信息学各主要分支领域(例如医院信息系统、电子病历、医学图像信息系统等)的概念、内容、技术和应用。第三部分，介绍了计算机信息科学的创新发展给该领域带来的巨大变革和创新应用，并将这些变革的活力分门别类地融入各个章节中，以利于读者融会贯通。

其次，我们对内容做了调整，一方面删除或简化了一些与其他学科重复的知识，如计算机基础知识和技术；另一方面增加了新的理论和应用，例如互联网医院的信息化建设、基于语义的电子病历、医疗保险中 DRG 和 CIP 费用管理、医疗 ChatGPT……特别值得关注的是，为了紧跟该学科的创新发展，重新编撰或增加了一些章节，如生物信息学、医学大数据、人工智能技术等。我们还在第1章增加了"医学信息学的展望"等内容，详细、全方位地介绍了这个学科面临的挑战和机遇，从而使本书开篇就充满新时代的活力，展现该学科的发展前景。

最后，在教学应用方面我们做了深化与改进。第2版遵照国家卫生健康委等部委《"十四五"全民健康信息化规划》的精神，遵循全国高等学校医学信息学专业培养目标，倾力编撰成一本国家级的规划教材。力争观点客观正确、概念经典准确、原理科学规范、案例切实可行。

本书还增加了丰富的信息资源，包括课件、习题等，读者可扫描封底二维码下载使用，以适应新的媒体教学改革与教材建设的要求，以利于提高教材、教学质量。

本书可以作为医学院校医疗、护理、管理等各专业本科生和研究生的专业基础课程的教科书，也可以作为医学信息学专业的初级阶段教科书，还可以作为综合性大学计算机、生物工程等专业的教科书，也特别适合作为广大医务工作者的培训教材和参考书。

本书在编写过程中得到了海内外著名专家的热诚支持，我们深感荣幸。衷心感谢著名生物医学信息学专家美国 Edward H. Shortliffe 教授、黄智生教授的指导、支持；衷心感谢第1版编委的辛勤改编，新增第2版编委的倾力编撰，以及俞思伟教授的组织工作，王毅老师编写的应用技术内容；最后，衷心感谢东南大学出版社领导和责任编辑的鼓励和支持。本书参考和借鉴了大量的国内外著述和研究成果，限于篇幅只列出主要参考文献，这些都是本书的基础。

医学信息学既是一门广博深奥的学科，也是一门日新月异的学科，由于我们学术水平所限，获取的资料和实践有限，深知此书存在许多不足之处，诚恳欢迎广大读者批评指正，我们将更加努力，使之不断完善。我们将与大家共享这个领域的进步，共创医学信息学的未来。

丁宝芬

2023 年 8 月于南京

目　录

1

医学信息学概论

本章将论述有关医学信息学的概念、理论、实现方法以及面临的挑战。读完这章后，你应该知道下面这些问题的答案：

医学信息学的定义是什么？

生物医学信息学的科学组成包括哪些内容？

医学信息学的功能实现对人和机器的要求是什么？

医学信息学的应用和挑战有哪些？

1.1 医学信息学的概念

随着我们进入崭新的信息化时代，随着我们对医疗健康的追求日益提高，新兴的计算机信息科学与古老的医学以及其他现代科学的相互渗透、相互结合，诞生了一门新的学科——医学信息学。医学信息学作为一个新兴的交叉性学科，迅速地影响和改变着传统医学，并促进健康信息技术（Health IT）产业的蓬勃发展。

21 世纪以来的数据表明，我国在健康上的投入比例逐年增长，我国医疗卫生体制改革促使基本医疗保障制度全面覆盖城乡居民，基本医疗卫生可及性和服务水平明显提高，加快对医学信息学的研究和应用就成为历史的必然。

医学信息学（Medical Informatics）最早起源于 20 世纪 50 年代，曾用名包括生物医学计算（Biomedical Computing）、计算生物学（Computational Biology）、生物信息学（Bioinformatics）等。随着科技的发展，医学信息学的定义也随着人类对医学信息学的不断研究而拓展。现阶段对医学信息学的定义是：探讨生物学的、医学的或者更广义的健康数据的采集、存储、交互和展现的过程的科学；探讨如何利用信息科技来优化这些过程的科学；以及探讨如何利用这些数据实现信息和知识层次的各种应用的科学。

医学信息学有三个重要概念：数据、信息、知识。数据是原始符号，信息是经过分析的可用的数据，而知识是信息组成的一系列法则和公式。比如说，37 是数据，37° 是信息，37°体温是知识。

Edward H. Shortliffe 是医学信息学这门学科的奠基人之一，同时也是国际著名的医学信息学专家。他于 21 世纪初，在《生物医学信息学》第三版中提出了"生物医学信息学

(Biomedical Informatics)"定义：研究生物医学信息、数据和知识的存储、检索及其最佳利用的科学领域。这个领域显然不是特指中文语义中"生物医学"，也包括临床医学、基础医学等各个分支领域，所以本书仍采用"医学信息学"这一定义。

Edward H. Shortliffe 对生物医学信息学的科学组成的描述，可用图 1-1 予以表达。首先，信息学的应用领域源于相关生物医学领域的需要，它能提供问题的解决方法。因此任何应用信息学工作都激发了生物医学领域的灵感，从而描述了生物医学信息学基础研究的挑战，并促进这些挑战的实现。在方法学方面，生物医学信息学与计算机科学、决策科学、认知科学、信息科学、管理科学密切相关，并为之做出贡献。此外，生物医学信息学与应用信息学也是相互联系和相互促进的。

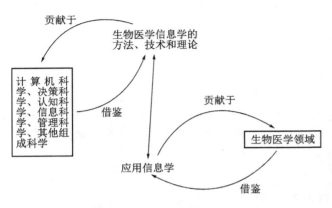

图 1-1　生物医学信息学的科学组成

1.2　医学信息学的构成和知识框架

如图 1-2 所示为 Edward H. Shortliffe 的生物医学信息学的知识框架，左侧表示医学信息学研究对象的层次，可以从分子水平逐级上升到基因水平、蛋白质水平、亚细胞水平、细胞水平、组织水平、器官水平、个体水平，再上升到公共卫生水平；右侧表示该学科相关或采

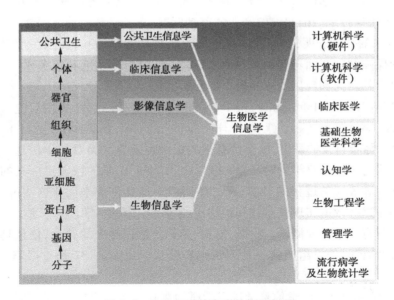

图 1-2　生物医学信息学的知识框架

用的科学技术,包括计算机科学、临床医学、基础生物医学科学、认知学、生物工程学、管理学、流行病学及生物统计学等,两者交叉从而衍生出生物医学信息学的若干亚学科,比如生物信息学、影像信息学、临床信息学、公共卫生信息学,统称为生物医学信息学。本书仍沿用"医学信息学"。

基于上述的知识框架,2009 年 4 月美国医学信息学会在《美国医学信息学会期刊》(*Journal of the American Medical Informatics Association*)上提出了该学科的知识点分类,如表 1-1 所示。

表 1-1　医学信息学的知识点分类

编号	学科知识点分类	编号	学科知识点分类
1	基础知识	3.3	健康信息系统及其常见程序
1.1	临床信息学	3.4	临床数据标准
1.2	健康系统	3.5	信息系统的生命周期
2	临床决策支持和医疗流程优化	4	领导和管理革新
2.1	临床决策支持	4.1	职能和流程建模
2.2	循证医学	4.2	高效的跨学科团队
2.3	临床工作的分科,流程再造和质控	4.3	高效的沟通
3	健康信息系统	4.4	项目管理
3.1	常用信息科技	4.5	信息系统的战略和投资回报管理
3.2	人机工程学	4.6	系统升级的管理

美国医药信息学会还有一个更为详细地对医学信息学进行分类的本体论系统。这个系统有三大独立的轴,分别是方法、目标和应用领域。这样,医学信息学所有的基础研究或应用研究项目都可以从本体论角度分析为:应用某一个(或几个)"方法",针对某一个"目标",在某一个"应用领域"进行研究或应用。下面就是这个分类系统。

第Ⅰ轴:方法

Ⅰ.A　信息与知识的表达

　　Ⅰ.A.1　受控术语、语汇、系统分类、知识库

　　Ⅰ.A.2　数据模型与知识表示

　　Ⅰ.A.3　知识获取与知识管理

　　Ⅰ.A.4　过程建模与建立假设

Ⅰ.B　信息与知识处理

　　Ⅰ.B.1　信息的存储与检索(文字和图像)

　　Ⅰ.B.2　自然语言处理,信息提取、文字生成

　　Ⅰ.B.3　复杂系统的模拟(各层次:从分子水平、工作小组到整个机构)

　　Ⅰ.B.4　人机交互,人本计算,可用工程

　　Ⅰ.B.5　不确定因素推理,时间推理,决策理论

　　Ⅰ.B.6　大型数据组的统计分析

Ⅰ.B.7　自动化学习、发现、数据挖掘方法

Ⅰ.B.8　软件工程：组织结构、代理、分布式系统

Ⅰ.B.9　密码系统、数据库安全、匿名技术

Ⅰ.B.10　图像表示、处理与分析

Ⅰ.B.11　高级算法、语言、计算方法

Ⅰ.B.12　数据与知识的可视化

Ⅰ.B.13　高性能与大规模计算

Ⅰ.B.14　高性能网络与高级电信(手持设备)

Ⅰ.B.15　机器人

Ⅰ.B.16　虚拟现实

Ⅰ.B.17　生物传感器

Ⅰ.B.18　语言识别

Ⅰ.B.19　智能辅导与个性化信息表示

Ⅰ.B.20　异源信息的整合

Ⅰ.B.21　协作技术

Ⅰ.C　经验性研究

Ⅰ.C.1　认识(包括各种实验,主要指口语分析/可用性)

Ⅰ.C.2　经典实验与准实验(实验室与现场研究)

Ⅰ.C.3　质量/人种学现场研究

Ⅰ.C.4　法律、政策、历史、伦理研究

Ⅰ.C.5　调查与需求分析

Ⅰ.C.6　社会/机构研究

第Ⅱ轴：目标

Ⅱ.1　建立卫生信息基础设施：电子健康记录数据标准和企业数据之间的交换

Ⅱ.2　确立信息系统的安全性和个人隐私

Ⅱ.3　设计在生物医学企业中可以普遍使用的可用(有响应的)信息源和系统

Ⅱ.4　促进卫生相关企业的整合

Ⅱ.5　改进卫生保健的效果

Ⅱ.6　提高患者安全,降低医疗事故

Ⅱ.7　探查疾病暴发与生物战争

Ⅱ.8　用实例证明给IT业投资的回报

Ⅱ.9　提供生物医学文献及其他卫生信息的易于操作的获取方法

Ⅱ.10　保证医务工作者的竞争力

Ⅱ.11　提高卫生相关机构的效率

Ⅱ.12　建立更完善的有关个人健康与公众健康的信息系统

Ⅱ.13　鉴别基因组结构与功能

Ⅱ.14　鉴别蛋白质结构与功能

Ⅱ.15　建立基因型与表型的关系

Ⅱ.16　监视人群健康状况

Ⅱ.17　提取并链接不同种类的原始信息源的生物医学数据与知识

Ⅱ.18　加强基础生物研究

Ⅱ.19　加强临床试验与临床研究

Ⅱ.20　建设数字化图书馆

Ⅱ.21　建立个人健康记录

Ⅱ.22　支持诊断和个体行医者的决策

Ⅱ.23　支持远程诊断

Ⅱ.24　表现与模型化生物结构

Ⅱ.25　实验室信息管理

Ⅱ.26　建立从分子变化到临床表征的疾病模型

Ⅱ.27　以整合的数据为基准制订卫生政策

Ⅱ.28　建设专项 EHR 组件(处方、审阅结果、决策支持)

第Ⅲ轴：应用领域

Ⅲ.1　医疗保健(强调个人保健)

Ⅲ.2　公共卫生(强调人群健康)

Ⅲ.3　生物医学研究(基础研究和临床研究)

Ⅲ.4　卫生工作者及消费者的教育

Ⅲ.5　卫生机构管理/行政管理

Ⅲ.6　卫生图书馆与图书馆员

从这个广阔而精深的分类系统中,我们能体会到医学信息学正在成为科学中的一门独立的学科,它有自己明确的研究应用目标和对象,有自己特殊的研究方法,有自己独特的应用领域。医学信息学的典型基础研究包括编程以外的方法学上的创新,并把这些创新应用于医学信息的各个领域。另外,医学信息学为计算机专家和生物医学研究人员及其他工作人员提供合作机会与交流平台。总之,医学信息学是一门新兴的、快速发展的综合性、边缘性、交叉性学科。它的发展前途将是巨大的。

1.3　医学信息学的研究范畴

医学信息学的研究范畴可以概括为四个结构层次:

(1)原始健康数据,比如影像、微阵列、生理数据等。

(2)从原始健康数据中分析出来的有组织的综合数据库,比如整合起来的基因分类(Genotype)和其外在表现形态(Phenotype)。

(3)从数据库中抽象出来的知识库,比如词表、术语学、本体库、语义网等。

(4)从知识库中验证出来的可直接应用的知识结晶和理论,比如协议、临床实用手册、概论等。

每个结构层次中,以及每两个结构层次之间都对应着一些医学信息学研究的课题。

在原始健康数据层次,最主要的课题是数据采集和集成。这包括实时的生理信号分析、语音识别、传感器采集、条形码扫描等。

从原始健康数据层次到综合数据库层次,最主要的课题是数据整合,包括数据仓库、数据模型、语义网络、本体论等。

在综合数据库层次,最主要的课题是数据处理,包括数据储存、数据提取、数据可视化、高级算法、计算模型、图像处理等。

从综合数据库层次到知识库层次,最主要的课题是推理,包括自然语言处理、信息抽取、数据挖掘、文本产生、统计处理、自动学习等。

在知识库层次,最主要的课题是知识管理,包括知识表达和知识模型等。

从知识库层次到知识结晶和理论层次,最主要的课题是知识获取,包括机器学习、文本解释、知识工程、决策理论等。

在知识结晶和理论层次,最主要的课题是知识应用,包括诊断、治疗、预防等。

上文提及的这些课题,需要人类和机器的交互合作来完成。如图1-3所示是人机交互图谱。

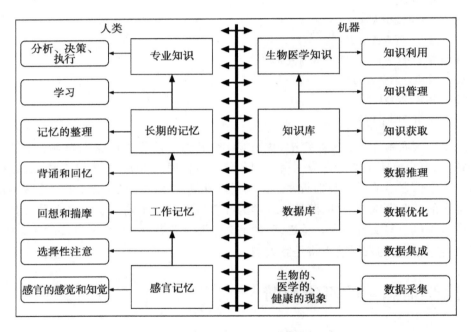

图1-3　人机交互图谱

根据图1-3,人类在这些研究范畴中的分工可以概括为图1-3左侧所示:从感官的感觉和知觉,形成感官记忆;对感官记忆的选择性注意,从而形成工作记忆;对工作记忆的回想和揣摩、背诵和回忆,从而形成长期的记忆;对长期记忆的整理、学习从而形成了专业知识;而专业知识将指导最终的分析、决策和执行。图1-3右侧为机器的分工。机器的分工则包括从生物的、医学的或广义的健康的现象中采集数据,把数据集成到数据库,从数据库中对数据进行优化和推理从而获得知识库,从知识库中进一步获取和管理知识,从而获得专门的生物医学知识,然后衍生出相应的知识利用。

上述的分工衍生出了机器的任务,比如建立电子病历的标准和数据交互法则、信息安全和隐私权、优化信息系统、远程治疗、电子处方、个体化电子病历等;以及与之对应的人类的任务,比如理解和使用电子病历、总结知识和教学、学习决策过程和个人信息管理等。

如果机器实现了这些任务,我们将能够提高医疗的质量,减少医疗事故,实现流行病暴发的预警,流程得以优化,通过医疗数据的循证影响卫生政策等。

如果人类实现了这些任务,我们将高效工作,提高产出,提高团队的合作,获得更人性化的界面和数据支持,减少人为导致的错误,更好地总结知识。

为了实现这样的结果,当前医学信息学的研究焦点包括:在机器研究方向上,研究人员致力于研究如何利用计算机支持临床试验,支持基因结构和功能的识别,支持蛋白质功能的识别,把基因的内在序列和外在表达结合起来,通过建模来再现生物结构,把疾病的临床症状和其分子级别的模型联系起来等;而在人的研究方向上,研究人员则致力于研究知识建模、模式识别和优化可视化的方法学等。

1.4 医学信息学的历史沿革

1.4.1 世界医学信息学的发展阶段

基于数据、信息、知识这三个概念,在《美国医学信息学史》一书中,Bruce I. Blum 把 20 世纪 90 年代之前的世界医学信息学的发展分为如下几个阶段(见表1-2)。

表1-2　20世纪90年代之前的医学信息学的发展阶段

项目	50 年代	60 年代	70 年代	80 年代
数据程序	研究阶段	原型阶段	成熟阶段	修订阶段
信息程序	构思阶段	研究阶段	原型阶段	成熟阶段
知识程序	构思阶段	构思阶段	研究阶段	原型阶段

基于此表,在 1950—1975 年,医学信息学的发展主要聚焦在以数据为中心的操作上,如信号分析、影像处理,以及以信息为中心的操作上。比如病人信息管理以及早期的以知识为中心的操作的探讨,比如人工智能在医学决策中的应用。20 世纪 60 年代末期的卓著贡献包括 Weed 教授提出了病历的新书写形式和管理流程,从而提出了以问题为中心的电子信息系统(Problem-oriented Medical Information System,PROMIS),并在个人工作站上被采用。

1976 年也是医学信息学发展的分水岭,美国医药信息学会(American Medical Informatics Association,AMIA)的早期原型(Symposium for Computer Applications in Medical Care)开始建立,虽然这并不是全世界最早的医学信息学会,但是很快成为潮流的主导。AMIA 提供了一个国际性的平台,实现信息共享,对理论和实践进行探讨,从而为后继的研究奠定了基础。同年,Edward H. Shortliffe 的 MYCIN 系统正式被医学信息学书刊记载,从而颠覆了人类对于知识自动化运用的构想,把人工智能的医学专家系统引入了主流研究。更让人兴奋的是,1979 年的诺贝尔生理学或医学奖颁给了 Allan MacLeod Cormack 和 Godfrey Newbold

Hounsfield,奖励他们发明了X射线断层扫描成像,也就是CT机。Allan为CT机提供了数学模型,Godfrey提供了工程学上的实现。CT机的发明大大推进了影像诊断学的研究发展。

近20年来医学信息学迅速发展,其广度涉及医学各个范畴,例如下面呈现的2017年第16届世界医药健康信息学大会(MedInfo 2017)的论文分类系统目录,就有5大领域10个子领域。其深度随着大数据、人工智能、ChatGPT等技术的应用,更是突飞猛进,我们将在各章节予以介绍。

MedInfo 2017 论文分类系统目录

Tracks 领域

Connected and digital health　互联的电子健康

Health data science　健康数据科学

Human, organizational, and social aspects　人类、组织及社会方面

Knowledge management　知识管理

Quality and safety, and patient outcomes　质量与安全及患者恢复结果(电子健康病历)

Axis 1：Subdisciplines　子领域

Clinical research informatics　临床研究信息学

Consumer health informatics　消费者健康信息学

Global, population health, and public health informatics　全球人口健康及公共卫生信息学

Informatics for healthy aging　老龄健康信息学

Informatics for traditional and complementary medicine　传统及互补性医药信息学

Imaging informatics　图像信息学

Medical informatics　医药信息学

Nursing informatics　护理信息学

Translational bioinformatics　转化生物信息学

Other subdisciplines　其他子领域

1.4.2　我国医学信息学发展回顾

回顾我国医学信息学的发展历程,自20世纪70年代起,伴随着计算机科学的高速发展,可以分为三个阶段：① 单机孤立运用阶段,如药品和临床实验数据的管理；② 局域网内的部门级应用阶段,比如实验室信息系统(Laboratory Information System, LIS)、影像归档和通信系统(Picture Archiving and Communication System, PACS)、护理信息系统,以及与之相应的系统集成——医院信息系统(Hospital Information System, HIS)；③ 基于广域网的应用阶段,比如门户网站(Web Portal)提供的网络服务、移动终端的即时消息服务、远程医疗、社区卫生信息服务等。

我国的医学信息学发展,起步于医学图书和情报管理专业,随着医学信息学成为全球研究的热点,在深度和广度上不断拓展。在中医信息化研究领域,我国处于世界的前沿。

我国于1986年开始参加世界医药健康信息学大会(MedInfo),来自上海医科大学等的5篇文章被收录入大会论文集。进入21世纪,上海长海医院和南京胸科医院2篇论文在大

会上宣读交流。我国医学信息的组织和专家与世界各国的组织及同行建立了交流、合作的良好关系。

特别是 2017 年我国成功承办了第 16 届世界医药健康信息学大会（MedInfo 2017），来自全世界其他 60 多个国家和地区近千名专家、学者，我国数千名专业人士参加了这次盛会，600 多篇论文在学术会议中交流，展现了国际前沿的学术成就和应用成果，也展示了我国取得的优异成绩，增进了与各国合作，促进了全球的医学信息学发展。

1.5 医学信息学的教育和科研

医学信息学的教育，是以培养该领域的专业人才，从而推动整个行业的发展为目标，其可以分为学位教育、进修与认证等。

进修与认证课程，多为短期课程，适用于富有工作经验的行业人士的再教育，开课设在业余时间，以达到知识更新、强化专业技能等目的。

学位教育则覆盖了本科、硕士、博士学位。1996 年之后，医学信息学的授课院校越来越多，并逐步形成一个独立的学科。由于医学信息学在沿用的理论上比较广博，欧美的学科设置，多侧重为硕士和博士生的培养。数据表明，美国 2000 年医学信息学开课院校近 70 所。自 2000 年到 2004 年，美国医药信息学的毕业生人数增长了 7 倍，而且增幅最大的是硕士毕业生。就读研究生的学生多毕业于医学、生物学、物理、电子工程、计算机、数学等本科专业。其研究方向也甚为广博，AMIA 年会发表文献统计资料表明，大部分文章集中于临床信息学领域的应用研究。

学位教育在各国院校多采用学分制，基本把学位教育分为课程学习和课题研究两阶段。硕士的教育，致力于让学生对医学信息学的基本概念和常见研究方向有一个深刻的理解，掌握一定的理论知识及其应用前景，拓展研究范畴，能单独完成项目，从而成为行业的专业人才。博士的教育，则是在硕士教育的基础上，更加专注于一个特定的方向，深入学习理论，掌握多种科研方法学，从而在理论层次上实现拓展和创新，为以后能独立完成科研的设计、进行数据分析以及发表研究成果奠定基础。各个国家的医学信息学教育，从开办学校到研究方向，可以从 Health Informatics World Wide 网站上获得信息。

在课程学习过程中，所有医学信息学课程多被设计为一个矩阵列表。比如得克萨斯大学健康信息学院，把所授 78 门课程分为基础课程、进阶课程、支持课程三列（如表 1-3 所示）。

在表 1-3 中，部分课程被设置为必修课，学生必须修完所有必修课程以及列表中每列课程需要的学时。在学习过程中，学生会在学校的建议下，选择导师和方向，然后确定需要学习的知识，在列表上选修相应的科目。课程包括：① 医学信息学的入门课程，了解医学信息学的定义、历史、现阶段有待攻关的难题、常用的科研方法等。② 方法学课程，比如定性和定量研究、知识建模、统计、计算机编程、认知工程学、社会动力学（Social Dynamics）等。③ 方法学深入综合应用方面的课程，比如人工智能、人性化计算、界面设计等。④ 科研设计课程，比如课题设计、科技论文写作、课题申请书写作、论文写作等。

表 1-3　医学信息学的常见课程列表

预科	基础课程	信息学介绍	信息学研究	进阶课程	支持课程
临床医学介绍 分子生物学介绍 生物医学计算机应用 数据结构和算法 信息学数学基础 科技论文写作	医学信息学基础 1 医学信息学基础 2 医学信息学基础 3	电子病历介绍 医院信息系统 可视化数据展现 决策支持 医学信息伦理学 信息系统安全 医学信息系统分析 面向对象的系统设计 生物医学信号处理 影像处理学 健康信息学教学环境设置 认知工程学应用 远程医学 健康信息学的评估 健康质控 现代科技的教学应用 纳米医学 公卫信息学原理 公卫信息学研究方法学 公卫信息学项目协调与合成	项目评估方法学 科研设计 统计解决方案 数据分析 环境设置学 生物计算方法学 认知工程学 2 消费者信息学 知识建模 1 多方法学现象分析 科研基金申请书写作 人性化人机界面设计	高阶数据库建模 高阶医学信息系统 健康数据展现 知识建模 2 会诊的信息学支持 社会动力学 术语学 高阶决策支持 项目管理 科技写作 生物信息学介绍 生物信息学应用方法学 数据挖掘 认知神经学 推理和医学决策支持	科研讲座 导师带教 项目实习 毕业论文
选修课程	最少 9 学时	最少 6 学时	最少 12 学时	最少 6 学时	最少 48 学时

　　上课的形式：医学信息学的授课，有别于传统的一个教室、一块黑板、一个老师、一本书，多是基于网络的多媒体网站互动，采用课程管理平台管理所有课程的授课材料、学术讨论和交流、学生团队合作、作业提交和评分等。学生可以远程登录上课，切换观看教室的 3D 布局，和老师通过电脑沟通问题，自制并上传、发布多媒体的作业等。课程的教学多安排为一个资深教授搭配一个助教。教授负责课程材料的理论先进性，助教负责管理网站的互动和讨论。

　　课程的内容安排：每个课程的前段多以了解基本理论和研究方法为主，然后选择一个基于课程理论和方法学的小项目，学生单独或选择同学组建团队完成项目。在执行项目过程中，老师负责答疑和指导方法学，调整项目大小和进度。学生每周上网提交作业和项目进度，参加讨论。期末则围绕项目写一篇文章并制作板报，文章内容多数包括课题背景介绍（Introduction）、方法学（Methods）、当前结果（Result）和基于课程中理论对课题的讨论（Discussion）等。板报则要用图形和简练的文字表达整个项目。期末学校会确定一个板报日，全校学生把自己的课题做成板报，向全校展览，并回答所有老师提出的问题，打分计入总成绩。课程目标是从开始就培养团队合作，以项目为核心，以论文为结论的工作和科研思路，为后面的毕业课题研究奠定基础。

　　毕业课题研究包括选择导师、课题立项、开题考试、课题研究、结题和发表文章等过程。欧洲医学信息系，大多设有项目协调员（Program Coordinator）。美国则是导师负责制，每个导师都有一个自己的实验室，各个实验室的科研方向相对独立。在完成课程学习后，学生往往轮转几个实验室，于每个实验室三个月到半年不等，从而在了解每个实验室的研究方向后选定课题，然后在该课题的实验室进行学习、科研并结题。

1.6 主要医学信息学的组织机构和会议

医学信息学的常见组织机构和会议可以分为国际性、地区性和国家性三部分。国际性的会议包括了国际医学信息学会（IMIA）、医疗信息与管理系统学会（HIMSS）；地区性则包括欧洲医学信息学联盟（EFMI）、亚太医学信息学会（APAMI）；国家性则包括美国医药信息学会（AMIA）、中国医药信息学会（CMIA）、中国医院协会信息专业委员会（CHIMA）等。

1）国际医学信息学会（International Medical Informatics Association，IMIA）

该学会依据瑞士法创建于 1978 年，是一个独立于任何国家的组织。它的原型是1967 年 4 个学术委员会，来自国际信息处理联盟（IFIP），目前仍然是 IFIP 的分支机构。该学会是一个非营利性的组织，和 WHO 保持着紧密合作关系，为各国政府提供专业建议。作为一个国际性的组织，IMIA 致力于信息科学和技术在健康领域的应用，包括全球的医学信息标准化、统一流程、数据整合研究等。

（1）IMIA 远期目标：① 促进信息学在各个健康领域的应用；② 促进跨国际的合作；③ 促进新的科研项目的建立和开发；④ 实现信息学从理论到实践的转化；⑤ 进一步深化信息、知识的传播和普及；⑥ 促进医学信息学教育；⑦ 代表了医学信息学的全球现状。

（2）IMIA 近期目标：① 促进理论与实践的结合，通过衔接学术和临床的实践，从软件提供商、咨询师、医生、科研人员等角度优化医药信息的应用；② 领导和壮大国际医药信息社区；③ 促进跨学科、跨国界的医药信息交流合作；④ 促进全球性健康信息框架的产生。IMIA 下辖的刊物是《医学信息学年鉴》（*Yearbook of Medical Informatics*）。

IMIA 负责组织了每两年一次（原每三年一次）的全球性医学信息会议（World Congress on Medical and Health Informatics，MedInfo），历届会议时间地点如下：斯德哥尔摩（1974），多伦多（1977），东京（1980），阿姆斯特丹（1983），华盛顿（1986），北京/新加坡（1989），日内瓦（1992），温哥华（1995），首尔（1998），伦敦（2001），旧金山（2004），布里斯班（2007），开普敦（2010），哥本哈根（2013），圣保罗（2015），杭州（2017），里昂（2019），澳大利亚（2021，网上大会），悉尼（2023）。每次会议都会出版论文集（Proceedings of MedInfo）。

2）医疗信息与管理系统学会（Healthcare Information and Management Systems Society，HIMSS）

该学会于 1961 年在美国芝加哥初创，以后因美国、比利时、新加坡等国的组织和机构不断加入，使 HIMSS 不断壮大。目前 HIMSS 有了超过 12 万个人会员和 350 个企业会员。在业界，HIMSS 是一个重要机构，致力于领导全球的医药信息潮流，优化医药信息、IT 技术的应用和管理，从而达到革新整个健康产业的目的。HIMSS 为健康政策和工业应用制定框架和执行法则，HIMSS 的焦点在于优化信息和信息系统的使用，比如提倡知识共享、新的提议与合作、技术革新和培养社区等。HIMSS 的委员会成员大多来自行业的大公司的执行层和医院信息系统的决策者。

HIMSS 主持了每年一次的大会，会议包括产品展览、教学、技术探讨等。HIMSS 有全球化的趋势,其主持的亚太年会、中东年会等各种研讨会正在热烈展开。HIMSS 下辖刊物是《健康信息管理期刊》(*Health Information Management Journal*)。

3）欧洲医学信息学联盟(European Federation for Medical Informatics, EFMI)

该联盟于 1979 年 9 月在哥本哈根创建,联盟代表则来自欧洲国家和地区性的学术机构和企业。联盟宣言:联盟是非营利性的,致力于信息科技的理论和实践在健康领域的应用,以欧洲为主要区域。该组织的框架主要包括 1 个委员会,17 个研讨小组。该协会 1976 年制定目标如下:① 促进国际的合作和信息科学的研究和讨论;② 促进标准的实施;③ 促进医学信息学的科研;④ 促进医学信息学的教育;⑤ 作为 IMIA 在欧洲区的代表。协会下包括若干小组:智能卡芯片组、教育组、电子病历组、评估组、人性化计算组、残疾康复人群信息组、信息建模小组、开源软件组、病例组合(Case Mix)资源调配研讨组、跨国信息交互组、影像处理组、自然语言处理组、护理信息组、基层医疗信息组、个人移动终端研讨组、安全与伦理组、供应链追溯性检查研讨组。EFMI 下辖的刊物是《国际医学信息学期刊》(*International Journal of Medical Informatics*)。

4）亚太医学信息学会(Asia Pacific Association for Medical Informatics, APAMI)

该学会成立于 1993 年 10 月,是 IMIA 的一个重要成员组,包括了 13 个国家和地区,会议每三年举办一次。协会下设四个分组:标准化小组、发展中国家研讨小组、决策支持小组、护理信息组。暂无下辖刊物。

5）美国医学信息学会(American Medical Informatics Association, AMIA)

它是美国最大的医药信息学协会,致力于提供高效的组织与管理,分析和拓展医学信息的应用领域,从而支持临床、公共卫生、教学、科研、新政策研究。AMIA 有 4 000 多名成员分布在临床和临床研究、个人健康管理、公共卫生研究和基础研究等各个领域。30 年中,AMIA 和其附属学术机构,组织了教学、研讨会和政策研究等各种项目。而且美国政府经常参考 AMIA 的研究成果制定健康法案,大到国家信息框架,小到个人信息的保护。

AMIA 的会员来自跨学科的组织和个人,分布于 65 个国家和地区,包括医生、护士、药剂师、科研人员、教师、研究生、政府官员、咨询师等。机构则包括学校、社区、机关、企业、医院、国际性医疗机构等。

AMIA 把所有医药信息的议题分成了若干研讨小组(working groups),目前小组分类为:临床信息系统组、临床科研信息组、消费者健康信息组、牙科组、教育组、伦理法学组、评估组、生物医学知识表达组、知识数据挖掘组、医疗影像组、自然语言处理组、护理信息组、开源资源组、机构组织组、动态知识更新组、药理信息组、基层医疗信息组、公共卫生信息组、学生组。AMIA 会员则可以参加各个小组,交换行业最新信息,包括工作、新开的项目和科研经费等。每个小组都有自己的目标定位、论坛和邮件列表。AMIA 下辖的刊物是《美国医学信息学会期刊》(*Journal of the American Medical Informatics Association*)。

6）中国医药信息学会(China Medical Informatics Association, CMIA)

该学会成立于 1980 年,是经国务院批准,在中国电子学会医药信息学分会的基础上组建起来的,并代表中国正式加入 IMIA,是其常务理事成员。它是由医药卫生领域中从事计算机、信息学与医学研究和应用的专家学者、技术人员和管理人员组成的学术团体,其学术活动得到国家发展和改革委员会等领导部门的关怀和支持。

中国医药信息学会曾先后于全国各地召开全国医药信息学大会,进行学术交流,出版论文集。该学会也积极进行国际交流,1989年10月,CMIA在北京主办了第六届世界医药信息学大会(MedInfo 1989)。1990年和1997年与日本医学信息学会联合举办了第一届和第二届"中日医药信息学学术交流会"。1999年在苏州主办了第一届中日韩医药信息学会议,以后每年轮流在中国、日本、韩国举办一次"中日韩医药信息学会议"。2017年承办了第16届世界医药健康信息学大会(MedInfo 2017)。CMIA与国际上的有关学术机构也有着长期的交流与合作关系,在中国医药信息学的研究应用方面起着积极作用。

7）中国医院协会信息专业委员会(CHIMA)

该学会为中国医院协会所属的分支机构,是从事医院信息化的非营利性、群众性的行业学术组织。CHIMA的前身是中华医院管理学会的计算机应用学组,于1985年成立。经过近40年发展,已经成为覆盖中国医疗、卫生各个领域HIT(Healthcare Information Technology,健康信息技术)基础和应用研究的专业组织体系,是中国HIT界具有影响力的学术组织之一。

CHIMA的主要工作:每年举办"中华医院信息网络大会",开展国内外医院信息学术交流活动;制定有关医院信息标准规范及规章制度;培训和提高医院信息人员专业水平,从而推动医院信息化工作事业的发展。

8）中国其他具有影响力的学术组织

例如"中华医学会医学信息学分会""中国卫生信息与健康医疗大数据学会"等,它们协同努力,为我国医疗卫生信息化的教学科研、应用发展发挥了重大的作用。

1.7　医学信息学的主要著作和刊物

由于医学信息学作为一门交叉性学科的特殊性,欧美大多数医学信息系设有自己系的专有图书馆。国外优秀的专业教材包括:新南威尔士大学Enrico Coiera教授的《医学信息学指南》(*Guide to Health Informatics*),Erasmus大学Van Bemmel和斯坦福大学Mark Musen教授合著的《医药信息学手册》(*Handbook of Medical Informatics*),哥伦比亚大学Edward H. Shortliffe和James J. Cimino教授合著的《生物医学信息学》(*Biomedical Informatics*)等。

医药信息学的常见杂志,根据影响因子排名,前四位依次是:①《美国医学信息学会期刊》(*Journal of the American Medical Informatics Association*);②《国际医学信息学期刊》(*International Journal of Medical Informatics*);③《生物医学信息学杂志》(*Journal of Biomedical Informatics*);④《医学信息学方法》(*Methods of Information in Medicine*)。

其他常见的杂志包括:《医学信息学年鉴》(*Yearbook of Medical Informatics*),《人工智能的医学应用》(*Artificial Intelligence in Medicine*),《基层医疗信息学》(*Informatics in Primary Care*),《发展中国家医药信息学》(*Journal of Health Informatics in Developing Countries*)等。我国有《医学信息学杂志》(*Journal of Medical Informatics*)、《中国数字医学》(*China Digital*

Medicine)等。

　　主要的会议论文集则包括,IMIA 三年一次大会 MedInfo 的论文集,AMIA 年会的论文集,EFMI 年会的论文集,以及我国 CMIA、CHIMA 年会的论文集等。

　　我国该领域还有众多的专业网站。例如,HIT 专家网(www.HIT180.com)是我国具有影响力和公信力的专业网站之一。它能及时深入地、原创性地报道和分析各项成果或问题,定期组织"HIT 热点趋势研讨会",举办培训班等。它与各个网站协同努力,推进了中国卫生信息化建设。

1.8　医学信息学展望

　　医学信息学是一门新兴的、多学科交叉的综合学科,各个学科飞速发展必然促进该领域的发展。那么未来医学信息学面临的挑战和机遇是什么? 我们肩负的使命是什么?

1.8.1　科技层面的挑战

　　美国得克萨斯大学休斯敦医疗中心 Dean F. Sittig 教授曾在 1994 年提出了医学信息学所面临的九项挑战,在此书第一版第 20 章已做过详细介绍。尽管近 30 年过去了,全球的医学信息学工作者做出了艰辛的努力,这些挑战还没有一个被真正征服。Sittig 教授的远见卓识仍然是当今和未来目标。

　　1)统一受控医学词汇库　这是一切医学信息系统的基础。尽管已经开发并投入使用的主流医学词汇库有 ICD、LONIC、CPT、SNOMED、UMLS 等,但每一种的应用都有其局限性,目前还没有一个词汇库拥有对所有医学信息及其逻辑关系进行编码的能力。

　　2)完整的电子病历系统　它可以作为区域性、国家性,乃至跨国家性的资源库,并且允许系统间进行信息的交互。尽管我们已采用了 DICOM、HL7 标准、基于 XML 的临床文本结构(CDA),我们仍然需要健全其词汇表,并提高其普及度。

　　3)对纯文本格式的报告、病人历史、出院摘要等进行自动编码　纯文本录入更符合用户录入的习惯,我们需要能自动编码纯文本信息的计算机系统。自然语言处理(NLM)研究的突破将是这种自动编码系统的基础。

　　4)对病历进行自动分析　对病历进行自动分析,从而得到支持某一诊断的临床表现、病程演变以及临床差异,以及不同患者医疗资源的具体需求。这种对病历进行自动分析并进行回顾性研究涉及从词汇表到本体建模的一系列问题,也是我们亟待解决的问题。

　　5)统一、直观且有前瞻性的用户界面　在医学这一性命攸关的领域,用户界面设计绝不是简单的计算机技术或美术问题,更重要的是涉及用户的诸多问题,直接关系到提高医疗质量、降低医疗事故发生率等。如何建立一个完整的体系来分析用户界面设计,并落实到用户界面的设计中,是亟待解决的难题。

　　6)人类基因组计划以及各类医学信息数据库的整合　人类基因组本身是一个庞大的数据库,在完成了测序后我们只是得到了元数据(核酸序列),如何理解这些数据还需要庞大的工作。但如果是进一步整合了患者基因数据的电子病历系统,则可以比对患者的基因与正常的基因,从而发现未知的遗传性疾病。

7)人体完整的数字模型　医学信息学的一个巨大潜力就是通过信息技术来重建完整的动态人体数字模型。这种模型可以作为医学教具,进行模拟手术,进行新药的实验,研制人工器官等。但是,研制出一个从基因到人体的多层面模型,进而抽象为可以模拟人体生理功能的模型,则还需要一代甚至几代各相关学科研究者的不懈努力。

8)信息系统与组织机构的集成　信息系统的任务是辅助用户更好地完成任务,良好的整合能使用户从新的系统中受益,而不良的整合则会成为用户的负担,对于医学领域甚至是"危险"的。创建一套指导集成的系统成为一项挑战。

9)综合完整的临床决策支持系统　医学信息系统的最重要的任务之一就是避免医疗事故并提高医疗质量。目前的临床决策支持系统还处于对临床诊断治疗的警告、提示、低层次推导层面。而完整的临床决策支持系统是建立在所有相关信息可以由信息系统进行自动处理,并且可以自由交互的基础上。这就需要专注于各层面研究的医学信息学专家共同努力来搭建这样一个系统。

1.8.2　政策层面的挑战

我们在探讨的科技层面的九个挑战能否成功,与政策层面是否有成熟的规章制度来推广、制约以及指导各方面科技的发展密切相关。每一个成熟领域在引入信息技术时都需要相关的法规制度来应对信息技术所带来的新变革。在医疗领域,由于其关系到患者生命健康的特殊性,这样的规章制度就更为必要了。政策层面的挑战可分为:

(1)制定大政方针,即政府积极鼓励医学信息系统的研发。

(2)制定医学信息系统发展方面的指导性政策。

(3)制定规范医学信息系统发展,并使之有利于社会健康发展的法律法规。

1.8.3　医学信息学的展望

挑战和机遇是并存的,既然存在上述众多的挑战,就说明医学信息学拥有广泛的发展机遇。随着计算机科学、信息学、医学的发展突飞猛进,展望未来,任重道远。以下是目前几个主要研究方向:

1)精准医学

长期以来,临床医疗都是以循证医学理论为基础与核心的。生物医学在基因学科上的突破和大数据分析处理能力的飞速进展,对于因个人基因、个体生活环境所导致的疾病和健康问题的诊断与治疗,形成了比传统医疗模式更科学的、以个体化导向的"精准医学"。

穿戴设备、智能手机、5G网络、云存储、云服务等技术的应用,带来更快速、广泛、细致、即时的个人健康数据的搜集与分析,带来更及时、准确、精细的诊断与治疗,从而提高治疗效果,也给未来医疗模式带来很大的想象空间。

现在的医疗模式是以医师为主要角色,人的记忆,运算、推理能力,处理速度,疲劳耐受等能力是有局限性的,这些必定会影响医疗的质量与水平。信息科学与计算机科学的创新发展,特别是大数据处理和人工智能赋予我们新的机遇。

2)健康科技发展项目

Andril H. 根据一个在全球拥有 120 家分部的医药信息科技公司资料,整理出了 2023 年值得重点关注的健康科技发展报告,指出有 13 个项目值得注意:医疗物联网、网络安全与数据隐私、远程患者监控、有效的大数据与分析能力、云服务转移、机器人辅助程序自动化、认知自动化、财务科技整合、互联互通、远程健康、资料外泄预防、网络建置战略和特制化患者经验。这 13 个独立项目共同构成了一个对于未来数位化医疗机构的蓝图。

3)AlphaGo Zero

2016 年 1 月 27 日,《自然》杂志封面文章报道了由谷歌 DeepMind 开发的 AlphaGo 的围棋人工智能程序。它的主要工作原理是"深度学习",并应用了神经网络、蒙特卡洛树搜索法等很多新技术。它结合了数百万围棋专家的棋谱,以强化学习进行了自我训练。2016 年 3 月,它战胜了世界围棋冠军李世石及众多顶级棋手,它象征着计算机技术已进入人工智能的新信息技术时代,其特征就是大数据、大计算、大决策,三位一体。

2017 年 10 月 18 日,DeepMind 团队公布了 AlphaGo Zero。它在本质上使用新的强化学习方法,不再需要人类数据和棋谱,通过神经网络强大的搜索算法,自我博弈,提高能力。经过短短 3 天的自我训练,它就强势打败 AlphaGo;经过 40 天的自我训练,又打败了新版 AlphaGo Master。

这些对医疗健康意味着什么? DeepMind 首席执行官戴密斯·哈萨比斯宣布"要将 AlphaGo 和医疗、机器人等进行结合"。他于 2016 年在英国创建公司"巴比伦",开发一种人工智能的应用程序,当医生或患者说出症状后,该程序自动在互联网上搜索医疗信息、从而获得诊断和处方,使诊断的准确度极大提高,使人工智能技术成为医生的辅助工具,攻克现实现代医学中存在的种种难题。

4)ChatGPT

2022 年 11 月 30 日,OpenAI 发布了 ChatGPT(Chat Generative Pre-trained Transformer)聊天机器人程序。它引入基于人类反馈的强化学习(Reinforcement Learning with Human Feedback,RLHF)等新技术,这是人工智能技术驱动的自然语言处理工具,它能够通过理解和学习人类的语言来进行对话,甚至能完成撰写邮件、剧本、文案、翻译、代码、论文等任务。

由于 ChatGPT 能够对各种问题生成类似人类的回答,所以它是医疗应用的理想工具,是革命性的新技术,正在改变医务人员向患者提供医疗、护理的方式。下面我们就探讨 ChatGPT 在医疗保健领域的多种不同用途,并讨论这种革命性技术对患者、医生和研究人员的好处。

(1)远程医疗虚拟助手:可以帮助患者预约挂号,辅助患者接受治疗,管理他们的健康信息,远程提供健康所需的指导和支持。

(2)临床决策支持:可以为复杂的案例向医生提供实时的、基于实证的临床指导,节省临床医生时间,减少错误,提高医疗护理水平。

(3)病历保存:可自动生成保留各类病历资料,自动总结,提取关键信息。

(4)医疗翻译:可提供实时翻译服务,包括医学术语、专业术语和"行话",以提高医患沟通效率。

（5）药物管理：可帮助患者实现用药提醒、剂量说明、副作用提示等。

（6）疾病监测：可以监测全球健康数据，提示传染病的暴发、演变，还可以向卫生官员、医技人员和公众提供自动报警，以便采取适当的应对措施。

（7）临床试验招募：可对大量患者数据进行识别，并甄选出符合条件的潜在参与者，并自动准确记录实验数据，分析结果。

（8）创建症状检查器：例如能制作测试血压、血糖的智能手表等，以帮助患者识别潜在的健康问题。提供就医指导或"家庭疗法"、非处方药的建议。

（9）药物信息：患者可用自然语言与 ChatGPT 进行交流，获得有关药物的实时信息（正确剂量、给药频率、副作用、相互作用和潜在禁忌证等），帮助患者做出正确的用药决策和替代方案。此外，医技人员可以随时了解新药、发布药品召回和制药行业的其他重要通知。

（10）医学教育：可以为学生和医疗保健专业人员提供对医疗信息和资源的即时访问，支持他们持续、终身的学习和发展。

（11）心理健康支持：可用于为患者提供行为健康支持，包括心理健康状况筛查、心理疏导、应对策略。

（12）远程患者监护：通过对可穿戴设备、传感器和其他监控设备的数据进行收集处理，对患者进行远程监控，从而实时了解患者的健康状况。并在患者病情恶化或出现紧急情况时向医疗机构发出警报，以便及时干预。这是一种降低医疗成本的新方法，是未来发展的必然趋势。

我国政府一贯大力推动医学信息化的发展，虽然起步较晚，但 10 多年来发展迅速，自我国"十三五"规划以来，加快了医疗健康大数据规范应用和"互联网+医疗健康"的创新发展，成效显著，涌现了大批的创新成果。

2022 年 11 月 7 日，国家卫生健康委、国家中医药局、国家疾控局制定了《"十四五"全民健康信息化规划》，提出了八个体系的主要任务：① 集约建设信息化基础设施支撑体系；② 健全全民健康信息化标准体系；③ 深化"互联网+医疗健康"服务体系；④ 完善健康医疗大数据资源要素体系；⑤ 推进数字健康融合创新发展体系；⑥ 拓展基层信息化保障服务体系；⑦ 强化卫生健康统计调查分析应用体系；⑧ 夯实网络与数据安全保障体系。这八项任务是我国政府对医学信息化的导向、支持，也是我们面临的八项挑战。

我们有幸身处信息化迅速发展的时代，面对国内和国际医疗健康信息化的挑战和机遇，我们将更加刻苦学习、努力工作和致力于创新。

问题与讨论

（1）医学信息学的定义是什么？

（2）数据、信息、知识三者的区别、关联是什么？请举例说明。

（3）生物医学信息学的科学组成包括哪些内容？试述它们之间的关系。

（4）从机器的角度而言，信息学的四个层次是什么？四者之间的关联又是什么？以门诊病历为例,试阐述该四个层次。

(5) 从人的角度而言,信息学的四个层次是什么? 四者之间的关联又是什么? 以门诊病历为例,试阐述这四个层次。

(6) 熟悉医学信息学的主要组织机构和常设大会,能检索和查询国际、国内重要的医学信息学资讯。

(7) 目前我们面临的医疗健康信息化的挑战有哪些? 你将如何努力应对?

（张家杰　丁宝芬　张博论）

2

医学信息的管理

> 本章将论述有关医学数据、信息和医学信息管理的基础知识。读完这章后,你应该知道下面这些问题的答案:
>
> 信息是什么? 信息的特征有哪些? 数据和信息的关系是什么?
>
> 医学信息的定义是什么? 医学信息的特征有哪些? 什么是医学信息的知识谱? 医学信息所涵盖的范围包括哪些?
>
> 为什么要进行医学信息管理? 医学信息管理的内容和功能是什么?
>
> 什么是医学数据挖掘? 为什么要进行医学数据挖掘? 医学数据挖掘的常用技术有哪些?

2.1 数据、信息及信息管理概述

信息是普遍存在于人类社会的现象。信息无时不有,无处不在。现代社会,信息已成为人所共知的流行词,人们每时每刻都在信息的海洋里学习、工作和生活。人们常说 21 世纪是信息时代。人类正以前所未有的规模大量地产生信息,广泛使用信息,从而极大地推动了科学技术和生产实践乃至普通百姓日常生活的变革和进步。

但是,什么是信息? 在古代,人们认为信息就是消息。只是到了近现代,人们才开始把信息作为科学研究的对象,试图描述信息的概念和定义。例如,通信专家香农在定量测定通信系统中的信息时,把信息界定为"用来消除随机不确定性的东西"。

现代控制论创始人维纳认为,"信息就是信息,不是物质,也不是能量"。他同时指出,"信息就是我们在适应外部世界,并且使这种适应反作用于外部世界的过程中,同外部世界进行相互交换的内容的名称"。信息是人与外部世界的中介。没有信息,没有这种中介,人将同外部世界隔绝,就无法认识世界,更谈不上去改造世界。

计算机和通信技术出现后,信息被看作"数据",并在计算机和通信科学的许多基础理论中得到广泛应用;第二次世界大战后,随着科技信息服务业的兴起,又出现了信息是"决策所需要的知识"的说法;在互联网飞速发展的今天,人们又将信息看成"网络上传输的一切数据、符号、信号、资料"等。

有人曾统计过,迄今有关信息的概念定义不下百种。这与不同的社会发展时期,不同的约束条件有关。如果不考虑各种约束条件,多数人会同意信息是"一种事物存在的方式和运动状态的表现形式"。这是最普遍、最广义的信息概念,有人将其称为本体论层次的信息的概念。在这个意义上,信息可与物质和能量并驾齐驱。当然,信息的产生、获取、利用等都离不开人这个主体,于是就产生了认识论层次上的信息的概念:主体所感知或认识的事物存在的一种方式和运动状态。

一切事物都在运动和变化着。信息不仅存在于自然界,存在于人类社会,也存在于思维领域。它并非指事物本身,而是用来表现事物特征的一种普遍形式。我国著名的信息学家钟义信教授给信息下的定义是:信息是事物存在方式或运动状态,以及这种方式或状态直接或间接的表述。这个定义具有最大的普遍性,不仅能涵盖所有其他的信息定义,而且通过引入约束条件还能转换为所有其他的信息定义。

根据近年来人们对于信息的研究成果,科学的信息的概念可以概括为:信息是客观世界中各种事物的运动和变化的反映,是客观事物之间相互联系和相互作用的表征,表现的是客观事物运动和变化的实质内容。因此,信息的存在,并不依赖于人类的认识。几乎所有的生物,包括植物和动物,它们的生命也都仰仗着信息的存在。"春江水暖鸭先知",这里,水的回暖是报道春天到来的信息,鸭子是得到这个信息的主体。当然,鸭子不会说话,不会来研究信息。因此,尽管信息在人类出现以前就客观存在,但在认识论层次上,没有主体就不能认识信息。事实上,人只有感知了事物的存在方式和它的运动状态,理解了其含义,明确了其效用后,才真正掌握了该事物的信息,因而才能做出正确的决策。

2.1.1 数据与信息

研究"信息"时,离不开"数据"和"知识"这两个概念。数据是散在的,无关的,或按一定规律排列组合的事实、数字或符号。数据是潜在的信息。而知识是与用户的能力和经验相结合并用于解决问题或产生新知识的信息。所以,数据是信息的原料,而信息是知识的原料。

国际标准化组织(International Organization for Standardization, ISO)对"信息"的定义为"信息是对人有用的数据,这些数据将可能影响到人们的行为与决策"。ISO 对"数据"的定义为"数据是对事实、概念或指令的一种特殊的表达形式,这种特殊的表达形式可以用人工的方式或者用自动化的装置进行通信、翻译转换或者进行加工处理"。根据这一定义,通常意义下的数字、文字、图画、声音、动画、影像等都是数据,因为它们都能负载信息——"有用的数据",它们均可以通过人工的方式(例如计算机)进行处理。

实际上,ISO 对信息所下的定义已覆盖了香农的内容,因为从"数据"到信息的过程,也就是通过数据处理消除了部分不确定性转化为有用信息的过程。这也覆盖了维纳的内容,即这些可能影响到人们的行为与决策的数据,也是人们适应外部世界,并且同外部世界进行相互交换的内容。事实上 ISO 对数据的定义也阐明了信息的本质。按照 ISO 对信息的定义,信息的基础是数据,数据是对事实、概念或指令的一种特殊的表达形式,这里事实就是指客观的事物,因此这种表达形式从本质上来看,它体现了客观事物的内在属性以及客观事物与客观事物之间的内在联系。

按照 ISO 的定义,"数据"就是客观存在的事实、概念或者指令的一种可供加工处理的特殊的表达形式,即数据是信息的素材,对于计算机信息处理来讲,通常意义下的数字、文字、符号、图画、声音、动画、影像等都是数据,因为它们均可以运用计算机进行处理。"信息"是人们通过对数据进行加工处理后所获得的对人有用的数据。所以,数据既不是物质,也不是能量,而是"信息"的载体。例如,对于临床医生来说,他需要获得有关病人的疾病诊断信息。为了达到这一目的,他可以选用现有的各种载体,以便获取尽可能多地与诊断疾病相关的数据。他可以采用中医的望、闻、问、切的传统方法,也可以通过测量体温、测量血压、血常规化验、肝功能化验、CT、核磁共振、B 超、心电图、脑电图等多种手段来获取与患者病症相关的数据。一般情况下,临床医生不会漫无边际地收集数据,而是通过他的经验和知识,进行有目的、选择性地收集他所需要的数据,然后对这些数据进行加工处理,最后获得与病人诊断结果相关的有用数据——"信息"。这里,体温、血压、化验数据、图像以及中医的四诊数据等均是患者当时体征的反映,它们既不是物质,也不是能量,而是医生明确诊断信息所必需的数据。

综上所述,数据是从客观世界中收集的原始素材,它可以是数字、文字、图画、声音、动画、影像等任意一种可供加工处理的表达形式。信息是根据人们的目的按一定要求进行加工处理所获得的有用的数据。

2.1.2 信息的特征

信息是事物的状态、特征及其变化的客观反映。由于事物及其状态、特征和变化是不以人的意志为转移的客观存在,所以反映这种客观存在的信息,同样带有客观性。信息所反映的内容是客观的,而且一旦形成,其本身也具有客观实在性。

物质是信息的源泉,信息是物质的普遍属性而不是事物本身,它所表现的主要是物质的运动状态和方式。任何物质的运动过程同时也是信息的运动过程,而任何信息的运动过程离不开物质的运动过程。

信息的意义在于传递。没有不经过传递而存在的信息,也不存在没有任何信息的传递。信息在传递过程中发挥它的价值作用。正是由于信息的传递,才成就了充满生机和千变万化的世界。"万类霜天竞自由",正是我们所处的这个世界的生动写照。人类为了自身的生存和发展,一直在探索和改进信息传递的方式。

值得注意的是,客观事物的实质内容必须通过一定的载体传递,才能成为信息。从某种意义上说,没有信息载体,也就没有信息本身。信息是内容,载体是形式。信息的内容不因载体的形式不同而改变。这里,载体就是指承载信息的媒体,例如空气、声音、符号、文字、图像、电磁波、甲骨、竹片、丝绸、纸、磁带、磁盘、光盘等。"香"味的信息可以通过空气传递;"暴雨"的信息可以通过气象预报节目的声音和语言传递;国内外的新闻大事可以通过报刊或电磁波作为载体进行传递。因此,信息的传递需要载体,没有载体的信息是不存在的。

信息的客观性和可传递性决定了信息的可存储性。信息可以用载体存储起来,累积下去,可以不受时间和空间的限制,通过传递载体来传播。信息的存储和积累,使人们能够对信息进行系统的、全面的研究和分析。信息可以通过不同的载体进行传输或存储。例如，在打电话时，需要将发话人的声音信息转换成电信号，通过电话线路传输电信号，然后再把电信号转换成声音信息传给收话人；在发送电子邮件时，需要运用计算机的输入装置将数据输入计算机，然后通过网络将数据传送到对方的电子邮箱里。整个传输过程中，传输的载体可以不断改变。在计算机中，所有的文字、符号、图像、动画、影像等信息，都必须将它们转换为二进制代码后才能进行保存，这些信息可以存储到不同的存储介质中，例如软盘、硬盘、光盘或磁带等。有了信息的可存储性，我们才能在今天还能读到李时珍的《本草纲目》，可以欣赏梅兰芳的舞姿和唱段。

信息是可以加工和处理的，对原始信息加工和处理后会得到新的信息。信息的加工，是指人们运用大脑和有关工具对其进行处理的过程。信息的可加工性表现出人们对信息的可认知性。有些信息经过人们的综合、分析和提炼等加工后，可以增加它的价值。例如：中医运用望、闻、问、切获取病人的临床信息，通过对这些信息的综合、加工、分析、处理以明确疾病的表里、寒热、虚实等整体状态，最后使用中药进行调控，使人体恢复正常的活动状态；商场可以运用数据挖掘技术处理它的商品流通信息，通过分析顾客购物的各种倾向，按照顾客的购物倾向重新组合商品的货架，以提高销售量。信息只有通过发布、交流、使用才能体现它真正的价值。

信息可以从一种形态转换为另一种形态，而不改变其内容。由于信息可以在不同的载体间转换（即可以被加工处理）和传播，并且在转换和传播的过程中不会失去和消失，所以谁拥有了某信息的载体谁就拥有了该信息。这一点既和物质不同，也和能量不同。任何具体的物质，当它被从一处移动到另一处后，原来的地方就不再存在这一物体了。任何能量，当从一个载体转移到另一个载体的时候，原载体的能量要么减少了，要么就完全失去了，这是能量守恒定律所决定的。而信息则不同，当某人将知识化的信息传递给他人后，他本人并没有丢失自己的知识，相反地，由于在传递过程中反复使用，知识反而更加巩固和充实。共享性是信息与物质和能量的最大区别。

信息必须服务于使用者的目的。由于社会分工不同，人们所从事的工作目的不同，各个层次的管理人员对信息的需求也不同，这就要求提供信息服务时必须与使用者的目的联系起来，才能发挥信息的价值和效用。

同一信息发出后，对于不同的接收者来说，在不同的地方、不同的时间和不同的条件下，信息的价值和效用是有差异的。信息的价值与效益体现在它对用户的作用之中。信息的价值是以信息对人的有用程度来区分其大小的。如果有用程度高，则信息价值大；反之则小，两者成正比。按信息的使用情况，使用价值又分为实际使用价值和潜在使用价值。实际使用价值是指目前条件下信息对于用户的使用价值；潜在使用价值是指用户目前不能利用而在将来可能利用的信息所具有的价值。

信息是有寿命的，和世界上任何事物一样，它有一个生命周期。信息是事物运动和变化的反映，当事物运动和变化的一个特定周期结束后，新的活动周期又开始了。这个新的活动周期，往往不是重复原来的过程，而是在原来基础上向前发展，表现出许多新的特征。信息的更替性是指信息存在老化、过时的问题，需要经常不断地收集和补充新的信息，进行信息更新,才能使信息如实反映事物的运动和变化。

时效性是信息的一个重要特征。信息的时效性是指信息的功能、作用和效益都是随着时间的改变而改变的。信息的使用价值与其所提供的时间密切相关。时间的延误,会使信息的使用价值衰减甚至最后完全消失。灾难性地震预报的延误将给人民生命和财产带来难以估计的损失。

与信息的时效性相连的是信息的贬值与"污染"。信息的滞后性,信息的失效就意味着信息的贬值。虚假的信息也是对真实信息的污染。"狼来了"的故事告诉我们虚假的信息是多么有害。错误的地震预报也会造成不必要的社会恐慌。所以,用户在信息量急剧增加的情况下,一方面很难找到正确的信息,另一方面又被质量差、已贬值或虚假、错误的信息所包围,这就是信息的"污染"。

信息具有针对性。对一些人无效的信息可能对另一些人是有用的。股市上某一个股的涨跌信息对于非股民来说通常没有很大意义,而对该股的持有人来说关系可能很大。医院对病人疾病的诊断结论通常只对病人本人有用。

信息是可以暂时消失或永久消失的,例如通过考古人员的努力,可以找回一些有关人类古代文明的信息。在计算机应用中,我们可以把放到回收站的数据理解为准备做"暂时消失"处理的信息,对回收站的数据进行清空处理就相当于做"永久消失"处理,另外像对磁盘进行格式化处理,也相当于对磁盘上的信息进行"永久消失"处理。

综上所述,信息有以下一些特性:信息不是物质,信息是可以共享的;信息没有质量,然而信息的传递需要载体,没有载体的信息是不存在的;信息不是能量,信息是可以暂时消失或永久消失的;信息是可以处理的,信息只有通过处理、发布、交流、使用才能体现它的真正价值,信息是有时效性及针对性的;信息是可以通过不同的载体进行传输或存储的。

2.1.3　信息管理基础

首先对几个关于信息管理的名词作简单解释。信息资源管理:信息资源管理的基本点,是要将信息作为一种重要资源加以管理。狭义的信息管理:对信息的管理。广义的信息管理:不单单是对信息的管理,而且是对涉及信息活动的各种要素,如信息、技术、人员、组织进行合理组织和有效控制,从而满足社会的信息需求。信息管理科学:信息管理科学是一门以普遍存在的社会信息现象为研究对象,在揭示其基本规律的基础上解决社会信息服务中的各种问题的科学。

1）信息资源管理

信息资源管理(Information Resource Management,IRM)的基本点,是要将信息作为一种重要资源加以管理。信息资源管理的任务就是采用全新的思想,以最有效的模式管理一个组织的信息,以支持一个组织正确地进行管理和决策。IRM思想主要有以下几点:

(1)信息资源是一种战略性资源。正是IRM的兴起,才使信息资源在组织中的战略地位得以确立,并最大限度地发挥信息资源的重要作用,实现信息资源的价值。

(2)必须将技术、经济、人文手段相结合,实现对信息资源的整体管理。IRM使信息管理摆脱了单纯依靠技术因素的观点,以一种全新的、综合的、系统的管理思想为指导,逐步成为管理科学中独立的领域。

(3) 信息资源管理是一种观念,也是一种模式。IRM 作为一种新的思想是管理思想的重要组成部分,具有先进性。更重要的是,IRM 提供了一种新的、更具实用性的信息管理模式。

一般来说,IRM 可分为三个层次,即个人的、组织的和社会的 IRM。但 IRM 突出了组织机构层次的信息资源管理或面向组织的信息资源管理,即非国家层次及个人层次的信息资源管理。信息资源管理的手段多种多样,没有固定不变的模式。从其性质来划分,信息资源管理的手段主要有技术手段、经济手段、法律手段和行政手段四大类。信息资源管理活动可划分为宏观管理、中观管理和微观管理三个层次。在这三个层次的信息资源管理中,宏观管理和中观管理是微观管理的前提,微观管理是宏观管理和中观管理的基础。组织机构的信息资源管理问题正是本章重点要讨论的。

2) 信息管理

对信息管理的理解,一种认为就是对信息的管理。在这里,信息管理是指狭义的信息资源管理,实际上就是对信息本身的管理。另一种则认为,信息管理不单单是对信息的管理,而且是对涉及信息活动的各种要素,如信息、技术、人员、组织进行合理的组织和有效的控制,从而满足社会的信息需求。在这里,信息管理是指广义的信息资源管理。

信息管理是管理的一种,既要对信息进行管理,也要对信息活动进行管理。信息和信息活动都是信息管理的客体。简言之,信息管理就是对信息和信息活动的管理。这是我们对信息管理的全面理解。

基于以上认识,可以把信息管理定义为如下:信息管理是在管理科学的一般原理指导下,对信息活动中的各种要素,包括信息、人员、资金、设备、技术等,进行科学的规划、组织、协调和控制,以充分开发和有效利用信息资源,从而最大限度地满足社会的信息需求。

信息管理是信息人员围绕信息资源的形成与开发利用,借助信息技术进行的信息活动。这一定义概括了信息管理的三个要素:人员、技术、信息;体现了信息管理的两个方面:信息资源和信息活动。

信息管理的历史发展可划分为三个时期:传统管理时期(以手工文献为象征)、技术管理时期(以电子信息系统为象征)、资源管理时期(以信息资源管理为象征)。

美国的马钱德和克雷斯林以及中国南开大学钟守真等人,分别提出了信息管理发展阶段新假说,指出信息资源管理是信息管理发展过程中的一个时期,认为信息管理的发展经历了传统管理阶段、系统管理阶段和资源管理阶段,目前正步入知识管理阶段。知识管理是信息管理的新发展,是对信息管理的提高和升华。从组织信息管理角度来看,可分为以下两个发展阶段:一是面向技术的信息管理阶段。这一阶段以计算机技术为核心,以管理信息系统为主要阵地,以解决大数据量信息的处理和检索问题为主要任务,管理手段计算机化,主要管理者是管理信息系统经理。二是面向资源的信息管理阶段。这一阶段以信息资源为中心,以战略信息系统为主要阵地,以解决信息资源对竞争战略决策的支持为主要任务,管理手段网络化,主要管理者是首席信息官(Chief Information Officer,CIO)。

卢泰宏对信息管理的研究内容做出了高度的概括。与信息管理的技术时期相比较,他提出了信息管理的技术管理、经济管理和人文管理三种模式,并分别对应三种社会背景:信息技术、信息经济和信息文化。概括而言,信息管理的实质就是人们综合采用技术的、经济的、人文的方法和手段对信息进行管理,以提高信息利用的效率,最大限度地实现以信息效用价值为目的的一种活动。

另外,与管理的一般职能一样,信息管理的主要职能仍然是计划、组织、领导和控制。

3）信息管理科学

关于信息管理科学,目前国内外正从不同角度展开全面研究,以下归纳已达到基本共识的定义:信息管理科学是一门以普遍存在的社会信息现象为研究对象,在揭示其基本规律的基础上解决社会信息服务中的各种问题。

对社会信息现象与规律的认识是信息管理科学的基点。

信息学、管理学和系统科学之间的关系是很密切的,三者构成了信息管理科学基础理论体系结构,是信息管理科学理论体系的主体学科。

鉴于信息管理科学的跨学科特征,其研究方法理应是综合性的。以信息论为主体包括控制论和系统论在内的学科为其提供了必要的研究方法。

4）信息管理学的实用体系和相关内容

信息管理学研究的主要问题是如何开发利用信息资源。信息管理学研究的重点应该放在组织层面。

信息资源是核心,信息技术是前提,信息系统是手段,信息经济是宗旨。基于以上观点,信息管理学的实用体系框架是:信息资源管理—信息技术应用—信息系统建设—信息经济研究。

如果进一步将"信息资源管理"和"信息管理"两个基本概念加以对照和分析可以看出,二者实际上是对同一内涵从两个不同角度的分别概括。"信息管理"是从社会管理的角度,对这一内涵的宏观概括;而"信息资源管理"则是从管理技术和管理方法角度对这一管理过程的微观描述。

通常认为信息资源管理由信息源、信息服务和信息系统三部分组成。

信息资源的管理过程主要包括以下四个方面:①获取资源;②加工资源;③利用资源;④废弃资源。

从系统观点看,信息资源管理是指对整个信息系统的管理。从过程观点看,信息是一种具有生命周期的资源,信息资源管理就是基于信息生命周期的一种人类管理活动。

现代信息技术主要包括信息处理技术、通信技术、控制技术等。更为全面的是钟义信教授提出的信息技术四基元,即感测技术、通信技术、计算机和智能技术、控制技术。

把信息技术单纯理解为"一个 C"(计算机)、"两个 C"(计算机与通信)和"三个 C"(计算机、通信、控制)是不够全面的。信息技术是指获取、传递、处理和存储、利用信息的技术。感测技术是信息的获取技术,对应人的感觉器官;通信技术是信息的传递技术,对应人的神经系统;计算机技术是信息的处理和存储技术,对应人的思维器官;控制技术是信息的利用技术,对应人的执行器官。

另外,按照专业信息工作的基本环节,可将信息技术比较完整地划分为信息获取技术、信息加工技术、信息存储技术、信息检索技术、信息传递技术、信息控制技术等。

信息处理技术的发展大体经历了三个阶段:程序管理方式阶段、文件系统阶段和数据库系统阶段。

整个数据库系统由三部分组成:用户应用程序、介于数据库和应用程序之间的数据库管理系统和存储在外存储器上的经过组织的共享数据库。其中,数据库管理系统是指对数据进行组织和管理的软件系统,它是数据库系统的核心,用户应用程序对数据库进行的所有数据操作都是在数据库管理系统的统一管理下进行的。

计算机网络的形成与发展经历了三个阶段:具有通信功能的单机系统阶段、具有通信功能的多机系统阶段、以资源共享为目的的计算机网络阶段。

由于网络的发展是一个动态的过程,因此人们便提出了各种各样的网络定义。第一种网络——计算机通信网,指以传输信息为目的、用通信线路将多个计算机连接起来的计算机系统的集合。第二种网络——计算机网络,指以相互共享资源(硬件、软件和数据等)的方式连接起来,并且各自具备独立功能的计算机系统的集合。

输入数据,经过加工处理后,输出信息的系统,称为信息系统。换句话说,一个信息系统由输入(数据)部分、信息处理部分和输出(信息)部分组成。信息处理部分,通常被称作信息处理器,它是信息系统的主要成分,也是全面理解信息资源管理的关键所在。

信息经济学是把信息和信息活动当作普遍存在的社会经济现象来加以研究的学科,主要研究信息活动中的经济问题以及经济活动中的信息问题。

信息经济概念的出现标志着人类社会的经济发展已从农业经济、工业经济进化到一个新的历史时期,即以信息技术为物质基础,以信息产业为部门构成,以信息活动作用的强化为主要特征的信息经济时期。

信息产业是依托现代信息技术,研究和开发信息资源,使其在社会经济领域里的应用不断发展,从而形成的一系列的产业群体。所以,信息产业的发展基础一是信息资源,二是现代信息技术。信息产业可分为信息技术产业和信息服务业。

对于中国这样一个世界上的发展中大国,国民经济信息化的内涵至少应该包括产业信息化、信息产业化这两个方面。产业信息化是国民经济信息化的基石,它至少应该包括以下三个方面的内容:技术信息化、管理信息化、人员信息化。

5) 信息管理学的学科发展与专业教育

国外把信息管理视为一个新领域,它主要研究组织机构(而非个人或社会)的信息资源的管理问题。我国也把探求组织层次的信息管理或信息资源管理教育作为新的方向,随着我国信息化水平的提高,社会对这类新型人才的需求将会迅速增长。

2.2　医学信息的管理

1) 医学信息

医学信息(Medical Information)是指一切与生命健康科学有关的信息,它来源于人类对生命科学的研究和理论创见,它涵盖的范围非常广泛,正如第一章所述,从分子水平到基因水平、蛋白水平、细胞水平、组织水平、器官水平、个体水平、再上升到公共卫生水平。因此,医学信息的应用范围遍及医疗卫生各个领域,我们将在以下各章节介绍。

如前所述,"信息"离不开"数据",医学数据是医学信息的素材、载体和体现。事实上,所有医疗保健活动都涉及数据的收集、分析或使用。

医学信息管理是指对医学信息进行搜集、加工、组织、存储、传递、访问、分析、利用、研究的过程,即对医学信息的开发管理和利用。

2) 医学信息的计算机管理

传统的医学信息管理强调使用纸质记录来存储和检索信息,但是在使用中由于一系列的实际问题的存在,使这些记录的有效性大打折扣,例如:

(1) 能否找到所需要的医疗记录?

(2) 能否在这些记录中找到所需要的信息?

(3) 能否迅速地找到所需要的信息?

(4) 一旦找到所需信息,它们是否可读和被理解?

(5) 能否将新的观测数据以某种一致的格式可靠地更新,以满足未来使用的需要?

传统的纸质的记录方式对上述问题的回答大都是否定的。随着计算机时代的来临,传统的手工方式——医学信息的纸质记录逐步被取代,而进入使用计算机管理医学信息的时代。

3) 医学信息管理的内容及功能

如前所述,医学信息学涵盖了从分子到组织、器官、个体、群体的广阔的范围,医学信息管理就要对这整个范围内的信息以及所涉及的所有方面(患者、医疗卫生机构、医疗卫生财务等)进行管理,并为各有关方面提供服务。大致上,医学信息管理的内容和功能可以分为:医疗记录的管理、医疗质量的管理、患者的管理、医疗卫生机构的管理、医疗卫生财务资源的管理、为临床决策提供支持、为医学科研提供支持。

2.3 医学数据挖掘技术

医学数据的利用技术和管理方式是一个广泛的论题,医学数据挖掘技术是一项主要内容,本章将介绍它的原理及在医学领域的应用。

2.3.1 数据库与数据仓库

说到数据挖掘,我们常常会碰到数据仓库的概念。数据库和数据仓库是两个概念。简而言之,数据库是面向事务的设计,数据仓库是面向主题的设计。

数据库一般存储在线交易数据,数据仓库存储的一般是历史数据。数据库设计是尽量避免冗余,一般采用符合范式的规则来设计;数据仓库在设计时是有意引入冗余,采用反范式的方式来设计。数据库是为捕获数据而设计;数据仓库是为分析数据而设计,它的两个基本的元素是维表和事实表。维是看问题的角度,比如时间、部门,维表放的就是这些东西的定义；事实表里放着要查询的数据，同时有维的 ID。

数据仓库是在数据库已经大量存在的情况下，为了进一步挖掘数据资源，为了决策需要而产生的，它绝不是所谓的"大型数据库"。因蒙（W. H. Inmon）关于数据仓库的定义：面向主题的、集成的、与时间相关且不可修改的数据集合。

"面向主题的"：传统数据库主要是为应用程序进行数据处理，未必按照同一主题存储数据；数据仓库侧重于数据分析工作，是按照主题存储的。这一点，类似于传统农贸市场与超市的区别——市场里面，白菜、萝卜、香菜会在一个摊位上，如果它们是一个小贩卖的；而超市里，白菜、萝卜、香菜则各处一区。也就是说，市场里的菜（数据）是按照小贩（应用程序）归堆（存储）的，超市里面则是按照菜的类型（同主题）归堆的。

"与时间相关"：数据库保存信息的时候，并不强调一定有时间信息。数据仓库则不同，出于决策的需要，数据仓库中的数据都要标明时间属性。决策中，时间属性很重要。同样都是累计购买过 9 000 元产品的顾客，一位是最近三个月购买 9 000 元，一位是最近一年从未买过，这对于决策者的意义是不同的。

"不可修改"：数据仓库中的数据并不是最新的，而是来源于其他数据源。数据仓库反映的是历史信息，并不是数据库处理的那种日常事务数据。因此，数据仓库中的数据是极少或根本不修改的。当然，向数据仓库添加数据是允许的。

数据仓库的出现，并不是要取代数据库。目前，大部分数据仓库还是用关系数据库管理系统来管理的。可以说，数据库、数据仓库相辅相成，各有千秋。数据仓库建设的目的，是为前端查询和分析服务，由于有较大的冗余，所以需要的存储也较大。为了更好地为前端应用服务，数据仓库必须有如下几个优点：效率足够高；数据准确；具有良好的扩展性。

2.3.2 医学数据挖掘概述

数据挖掘（Data Mining）就是从大量的、不完全的、有噪声的、模糊的、随机的数据中提取隐含在其中的，人们事先不知道的，但又是潜在有用的信息和知识的过程。

在当今的信息时代，随着信息和计算机技术的飞速发展，人们可以在短时间内搜集和积累大量的数据。但是，如何快速、准确地从这大量的数据中发现有用的知识，已成为人们迫切需要解决的问题。数据挖掘正是为满足这种需求而提出的一种新技术。

数据挖掘是集信息科学、管理科学、统计学和人工智能等学科于一身的交叉学科。数据挖掘在生物医学领域中的应用有着广阔的前景。医学数据挖掘为医学信息管理通向知识管理架设了一座桥梁。

由于医学信息自身具有的特殊性和复杂性，与常规数据挖掘相比，医学数据挖掘在挖掘对象的广泛性、挖掘算法的高效性和鲁棒性、提供知识或决策的准确性方面有着更高的要求。在医学数据挖掘方法中，决策树、神经网络、模糊逻辑、进化计算、关联规则、粗糙集理论和支持向量机等算法都显示出了各自独特的优越性，已经在医学数据挖掘中得到了成功的应用。随着理论研究的深入和进一步的实践摸索，数据挖掘技术在疾病的诊断和治疗、医学科研与教学以及医院的管理等方面发挥了更大的作用。

医学领域存在着大量的数据，包括完整的人类遗传密码的信息，大量关于病人的病史、诊断、检验和治疗的临床信息，药品管理信息，医院管理信息等，数据挖掘理论应用于医学，对医学数据进行分析，提取隐含的有价值有意义的信息，对医院管理者做出明智决策，医生对病人进行正确的诊断和治疗，以及人类疾病和健康的遗传规律的研究都起着极为重要的作用，这对促进人类健康具有积极作用。

1）医学数据挖掘的过程

数据挖掘是一个完整的过程，该过程从大型数据库中挖掘出先前未知的、有效的、实用的信息，并使用这些信息做出决策或丰富知识。

这些过程同样适用于医学数据挖掘，基本过程如下：①确定业务对象。清晰地定义出业务问题，认清数据挖掘的目的。②数据准备。搜索所有与业务对象有关的内部和外部数据信息，从中选择出适用于数据挖掘应用的数据。将数据转换成一个分析模型，这个模型是针对挖掘算法建立的。真正适合挖掘算法的分析模型是数据挖掘成功的关键。③数据挖掘。对准备好的数据进行挖掘。除了选择合适的挖掘算法外，其他一切工作都能自动地完成。④结果分析。其使用的分析方法一般应视数据挖掘操作而定，通常会用到可视化技术。⑤知识应用。将分析所得到的知识集成到业务信息系统的组织结构中去。

2）医学数据挖掘的特点

（1）医学数据的异质性。医学数据具有大容量和复杂性，医学数据包括图像、病人表述、医生的解释等，这些都是疾病诊断、预后及治疗的基础，是数据挖掘应该考虑的问题。医生对图像信号及其他临床数据的解释是用非结构化的语言来表示的，很难标准化，甚至于同一部门专家对病人状态的含糊描述也不能达到一致意见，他们不仅用不同的名称描述同一个疾病，还用不同的语法结构描述医学术语之间的关系，因此对其进行数据挖掘是很困难的。医学数据具有低数学特性，医学数据自然语言的描述及其图像很难用公式以及模式来描述。

（2）伦理的、法律的和社会问题。医学的数据是关于人的资料，因此医学资料涉及伦理、法律方面的问题，涉及数据私有性和安全性问题，涉及数据所有权问题，这些都是数据挖掘要考虑的。

（3）医学数据的隐私性。医学数据不可避免地涉及患者的一些隐私信息，医学数据挖掘者有义务和职责在保护患者隐私的基础上进行科学研究，并且确保这些医学数据的安全性和机密性。

（4）医学数据的多样性。由于大量的医学数据是从医学影像、实验数据以及医生与病人的交流中获得的，所以原始的医学数据具有多种形式。医学数据包括影像、信号、纯数值、文字等。医学数据的多样性是它区别于其他领域数据的最显著特征。

（5）医学数据的不完整性。医学数据的搜集和处理过程经常相互脱节。搜集是以治愈患者为直接目的，而处理是以寻找某种疾病的一般规律为目的，因此搜集的信息可能无法涵盖研究需要的所有信息。病例和病案的有限性使医学数据库不可能对任何一种疾病信息都能全面反映。

（6）医学数据的冗余性。医学数据库是一个庞大的数据资源，每天都会有大量的记录存储到数据库中，其中可能会包含重复的、无关紧要的甚至是相互矛盾的记录。此外，医学数据还具有时间性特征，医学检测的信号、影像都是时间函数，具有较强的时效性。

3）数据挖掘在医学中的应用

（1）在疾病辅助诊断中的应用。医学专家系统是将专家的诊断治疗经验转化为规则，只要向系统中输入患者的相关信息，就能迅速地做出判断，这样可以减少医生的失误。但是专家系统的诊断标准是根据某个或某几个专家的经验来制订的，缺乏客观性和普遍性。此外，专家系统的推理规则和结论都是预先设计好的，有些患者的临床表现可能不在此范围内，因此，有一定的局限性。采用数据挖掘可以通过对患者资料数据库中大量历史数据的处理，挖掘出有价值的诊断规则，这样根据患者的相关信息等就可以做出正确结论，从而排除了人为因素的干扰，客观性强。此外由于处理的数据量很大，因此得到的诊断规则有着较好的普遍性。

（2）在疾病预测和分析中的应用。确定某些疾病的发展模式，根据病人的病史预测病情的发展趋势，从而有针对性地预防疾病的发生。应用粗糙集理论根据以往病例归纳出诊断规则，用来预测新的疾病的发生。例如，现有的人工预测早产的准确率只有 $17\% \sim 38\%$，应用粗糙集理论则可提高到 $68\% \sim 90\%$。在病案信息库中有大量的关于病人的病情信息，对数据库中的信息进行关联规则挖掘可以发现有意义的关系及模式。

（3）在药物开发中的应用。在新药的研究、开发过程中，先导化合物的发掘是关键环节，有两种基本途径，一是随机筛选与意外发现，二是定向发掘。采用数据挖掘技术建立的药物开发系统可以用来寻找同药效学相关的有效化学物质基础，确定药效基团，指导新药的研究与开发，从而缩短新药的研究开发周期，降低研究开发费用。

（4）在医疗管理中的应用。医疗管理的核心是数据、标准、计划以及治疗的质量。目前医疗管理只是停留在基于数据库技术支持的操作型事物处理的水平上。利用数据挖掘技术构建数据挖掘模型，选用适当算法就可以预测医院利润、未来某些时间段内哪些药品使用频率最高或最低、哪些疾病发病率最高等问题。

（5）在遗传学方面的应用。用序列模式分析 DNA 序列，有助于遗传性疾病的鉴定，以及胎儿先天性疾病的诊断。

综上所述，医学数据库包括电子病历、医学影像、病理改变、化验结果等，而目前数据挖掘技术主要应用于以结构化数据为主的关系数据库、事务数据库和数据仓库，对复杂类型数据的挖掘尚在提高阶段。只有结合医学信息自身具有的特殊性和复杂性，选择适合医学数据类型的数据挖掘工具，并解决好数据挖掘过程中的关键技术，才能尽可能大地发挥数据挖掘技术在医学信息获取中的价值，从而更好地服务于医学、授惠于患者。

2.3.3 医学数据挖掘系统

数据挖掘的核心技术是人工智能、机器学习和统计学，但是数据挖掘系统不是多项技术的简单组合，而是一个完整的有机的体系，它还需要辅助技术的支持，才能完成数据采集、预处理、数据分析、结果表达这一系列任务，最后将分析结果呈现在用户面前。因此，数据挖掘系统是一个集信息管理、信息检索、专家系统、分析评估、数据仓库等为一体的应用软件系统。它由数据库管理模块、挖掘前处理模块、挖掘操作模块、模式评估模块、知识输出模块组成，这些模块的有机组成就构成了数据挖掘系统的体系结构。典型的数据挖掘系统具有如图 2-1 所示的主要组成部分。

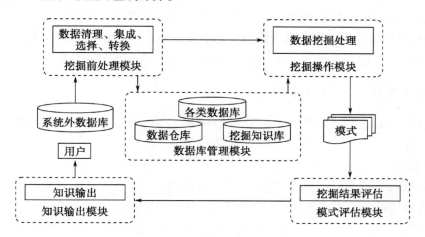

图 2-1　数据挖掘系统体系结构图

1）数据库管理模块

该模块负责对系统内各类数据库、数据仓库、挖掘知识库的维护和管理。这些数据库、数据仓库是对外部数据库进行转换、清理、净化得到的，它是数据挖掘的基础。挖掘知识库记载有经验、规则、技术、方法、理论、事实以及挖掘过程中用到的知识等，也称作领域知识库。其主要用来指导挖掘的过程以及用来评价挖掘出来的候选模式。

2）挖掘前处理模块

该模块对所收集到的数据进行清理、集成、选择、转换，生成数据仓库或数据库。其中，清理主要是清理噪声；集成是将多种数据源组合在一起；选择是指选择与问题相关的数据；转换是将所选择数据转换成可挖掘形式。如果因为数据的问题影响到挖掘模式，模式评估将会发现，并返回，重新进行数据处理过程。

3）挖掘操作模块

该模块利用各种数据挖掘算法，针对数据库、数据仓库进行数据挖掘，并借助挖掘知识库中的规则、方法、经验和事实数据等，挖掘和发现知识。这一模块是整个数据挖掘系统的核心部分，涉及的算法与技术有关联分析法、判定树回归法、贝叶斯分析法、回归分析法、各种聚类分析法、联机分析处理、文本挖掘技术、多媒体数据挖掘技术等。

4）模式评估模块

该模块对数据挖掘结果进行评估。由于所挖掘出的模式可能有许多，需要将用户的兴趣度与这些模式进行分析对比，评估模式价值，分析不足原因，如果挖掘出的模式与用户兴趣度相差较大，需返回相应的过程（如挖掘前处理或挖掘操作）重新执行。符合用户兴趣度的模式将传输给知识输出模块。

5）知识输出模块

该模块对数据挖掘出的模式进行翻译和解释，以易于理解的方式提供给真正渴望知识的决策者使用。它是用户与数据挖掘系统交流的桥梁，用户可以通过这个界面与挖掘系统直接交互，制定数据挖掘任务，提供信息，帮助挖掘聚焦，根据数据挖掘的各个步骤结果进行探索式的数据挖掘。

从上述关于数据挖掘系统的讨论来看,它所有功能的完全实现绝非一件简单的事情,正因为如此,目前市场上出现的很多数据挖掘系统并不是严格意义上的这类系统。有些可能是一个机器学习系统,或是一个统计分析工具,或是一个实验性系统原型等。

2.3.4 医学数据挖掘常用技术

医学数据挖掘常用的技术有决策树、神经网络、关联规则、OLAP 联机规则、粗糙集、传统统计方法等。

1) 决策树

决策树(Decision Tree)是一个类似于流程图的树结构,是一种用来表示人们为了做出某一个决策而进行的一系列判断过程的树形图,这种方法用于表现"在什么条件下会得到什么值"之类的规则。决策树代表着决策集的树形结构,最终结果是一棵树,其中每个内部节点表示在一个属性上的测试,每一个分枝代表一个测试输出,而每个树叶节点代表类或类分布。具体内容参见 11.2.5 节"决策树"。

决策树在医疗卫生领域的应用有:疾病诊断治疗,医院信息管理的决策支持,医疗卫生政策分析,卫生资源利用评价,基因与大分子序列的分析……

2) 神经网络

人工神经网络(Artificial Neural Network,ANN)是对人脑的某种程度上的抽象、简化和模仿。人工神经网络是由人工神经元相互连接组成的。每个神经元(或处理单元)是一个节点,节点间通过方向性连接组成网络结构。因此人工神经网络是一个数学模型,能用计算机来模拟人脑对信息进行处理。

在结构上,神经网络可以分为输入层(Input Layer)、隐含层(Hidden Layer)和输出层(Output Layer),每一层可以包含若干个节点(神经元),层与层之间的节点互相联系,如图 2-2 所示。输入层只从外部环境接收信息,输入层不完成任何计算,它为下层传递信息。输出层生成最终结果,是网络发送给外部系统的,它的每一个神经元对应一个响应变量。

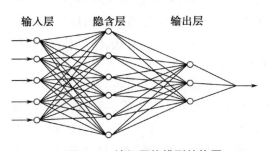

图 2-2 神经网络模型结构图

在一个神经网络中通常有两个或多个响应变量。在输入层和输出层之间,可能有一层或多层中间层,称为隐含层,因为它们不直接接触外部环境,对神经网络使用者来说不可见。隐含层完全用于分析,它们用函数联系输入层变量和输出层变量,这样能够更适应数据。隐含层的层数和每层节点的个数决定了神经网络的复杂度。

(1) 人工神经网络的工作原理。建立一个成功的 ANN 需要对网络进行训练,也就是让网络从外界(输入端)接收信息,内部的权值随着训练过程的进行不断调整,以求使结果达到最优,即使输出结果同实际情况的差异最小。这一过程所遵循的准则是通过学习使网络减少在下一次训练中犯同样的错误的可能性。现今有多种类型的神经网络,如 BP(Back

Propagation，反向传播算法）神经网络、Kohonen 神经网络、Hopfield 神经网络等数十种。由于各种具体的网络具有不同的特征，因此其工作方法也不相同，如医学中应用比较广泛的 BP 神经网络，也就是误差反向传播网络，其特点是在训练过程中将输出值同实际值的差异（误差）不断地反馈给网络，调整各层之间的权重大小，以求使理论值与实际值的误差最小。此外还有感知器模型，主要用于一些医学的分类问题的研究。

（2）人工神经网络在医学中的应用。

① 人工神经网络应用于临床诊断。在临床工作中医生大多是凭借一些临床资料（如患者症状、体征及各种检查结果），结合临床经验得出结论，而 ANN 在这一方面有较强的优势，它能够通过大量样本的学习最终获得诊断疾病的能力。第 11 章有许多经典案例。

② 人工神经网络应用于预后研究。临床医生往往根据某一个或几个预后因素估计患者的生存时间或预后，甚至凭经验来预测。ANN 可以用来处理多因素资料甚至是因素和结果关系不甚明确的资料。Santos-Garcia 等根据 1994—1999 年间因非小细胞肺癌而行肺切除的 384 份病例资料建立了一个预测手术后死亡的模型，再利用该模型对 2000 年 2 月至 2001 年 12 月间 141 例手术后的非小细胞肺癌患者做手术后的病死率计算分析，该模型对病死率预测的准确性可以达到 98%。可以认为 ANN 较传统的统计学方法可以作出更加准确的预测。

③ 人工神经网络应用于临床决策分析。ANN 是一种非常有潜力的临床决策支持系统工具。ANN 能够为每个患者"量体裁衣"地给出一个特定的预测值。

④ 人工神经网络应用于医学信号分析处理。由于神经网络可以把专家知识结合进一个数学框架来完成提取特征和分类、识别等功能，而不需要任何对数据和噪声的先验统计假设，也不需要把专家知识和经验归纳成严密清晰的条文，因而在模式识别方面其具有显著的优越性，被广泛应用于医学信号（如心电、脑电、肌电等）的分析和处理中，ANN 对心电图的识别最为有效。应用神经网络识别心电信号大体有两种做法：一种是将整个心电波形输入到网络中，经过样本学习，由网络进行识别。如约翰斯·霍普金斯大学的 S. C. Lee 就是采用将整个心电信号直接输入二阶神经网络的方法对正常心电、室性心动过速和心室颤动心电信号进行识别诊断，经过 54 例患者的训练，对正常心电图和室性心动过速的诊断很成功，准确率几乎为 100%。另一种是先从心电波形中抽取特征量，再将这些特征量输入到网络中进行识别。

ANN 由于其可以对线性或非线性多变量在不设前提条件的情况下进行统计分析，同传统的统计方法需要被分析的变量符合一定的条件相比有其自身的优点。一个良好的 ANN 甚至在资料不太完整或有偏差的情况下也可以做出正确的预测。尽管 ANN 有诸多优点，但它目前仍不像传统的统计方法为人们所熟知和应用，随着 ANN 研究的深入，ANN 必将得到临床工作者的认同和肯定，并为临床工作带来诸多便利。

3）关联规则

在两个或多个变量之间存在着某种规律性，就称其为关联（Association）。关联规则（Association Rule）是指在同一事件中出现不同项的相关性。关联分析（Association Analysis）就是用于发现隐藏在大型数据集中的令人感兴趣的联系。所发现的联系可以用关联规则或者频繁项集的形式表示。关联规则挖掘就是从大量的数据中挖掘出描述数据项之间相互联系的有价值的有关知识。

应用关联规则的很常见的一个例子是关于购物篮事务的分析。表 2-1 中列出了沃尔玛连锁超市收银台的顾客购物数据。表中每一行对应一次购买行为,左边一列是序号,右边一列是购买的物品。

表 2-1 购物篮事务的例子

序号	项集	序号	项集
1	{面包,牛奶}	4	{面包,牛奶,尿布,啤酒}
2	{面包,尿布,啤酒,鸡蛋}	5	{面包,牛奶,尿布,可乐}
3	{牛奶,尿布,啤酒,可乐}		

观察表中数据,可以提取如下规则:{尿布}-{啤酒}。这说明许多购买尿布的顾客同时购买了啤酒,所以尿布和啤酒的销售之间存在着很强的联系。通过对沃尔玛连锁超市的数据进行分析后,研究人员发现,在有婴幼儿的家庭里,一般母亲会留在家中照顾孩子,年轻的父亲下班后经常去超市买婴幼儿尿布,其中有 30%～40% 的人同时也买一些啤酒。超市随后调整了货架的摆放,把尿布和啤酒放在一起,明显增加了销售量。

关联规则在医学上的应用主要表现在以下几个方面:

(1)用于 DNA 序列间相似搜索与比较。在基因分析中一个重要的搜索问题是 DNA 序列中的相似搜索和比较。对分别来自带病和健康组织的基因序列进行比较以识别两类基因间的差异。通常在带病样本中出现的频度超过健康样本的序列,可认为是致病因素;另外,在健康样本中出现的频度超过带病样本的序列,则认为是拮抗疾病因素。

(2)用于识别同时出现的基因序列。目前许多研究关注的是一个基因与另一个基因的比较。大部分疾病不是由单一基因引起的,而是基因组合共同作用的结果。关联分析方法可用于帮助确定在目标样本中同时出现的基因的种类,此类分析将有助于发现基因组和对基因间的交叉和联系的研究。

(3)在患者生理参数分析中的作用。生理参数数据是医学诊断最基本也是最主要的依据。例如上海同济大学附属医院冯波等人用关联分析研究糖尿病患者肌肉组织和脂肪组织含量与骨密度之间的联系,得出高肌肉组织和高脂肪组织含量可降低患者髋骨骨折危险性的结论。

(4)用于疾病相关因素分析。在病案信息库中存有大量关于患者病情和患者个人的信息,包括年龄、性别、居住地、职业、生活情况等,对数据库中的信息进行关联规则分析可以发现有意义的关系及模式,对某种疾病的相关发病危险因素进行分析可以指导患者如何预防该疾病。

(5)用于疾病预测。确定某些疾病的发展模式,根据患者的病史和以往病例归纳出诊断规则,预测疾病的发展趋势,从而有针对性地预防疾病的发生。

4)OLAP 联机规则

数据仓库中包含了大量的、有价值的历史数据,现代的信息应用需要方便的工具对其中的数据进行分析处理。联机分析处理(On-line Analytical Processing,OLAP)可较好地实现数据汇总/聚集,建立多维度的分析,包括查询和报表,同时还提供切片、切块、钻取和旋转等数据分析功能,使人们从交互方式中获得信息并为预测业务发展提供辅助。OLAP 的功能特征包括快速分析、共享性和多维特性。

OLAP 访问来自数据源(如数据仓库)经过聚合的多维数据集数据。利用 OLAP 技术,分析人员、管理人员或执行人员能够针对同一个主题,从多个角度对数据进行分析,从而快速、交互地得出决策支持的分析结论。OLAP 技术主要是针对海量数据的查询,通常不对数据做修改。这种数据访问有别于在线事务处理(On-line Transaction Processing,OLTP)中对数据进行增删改操作。

"维"是 OLAP 的关键技术。"维"通常是指人们观察事物的角度,如时间、地理位置、产品等,多维性是 OLAP 的关键属性,OLAP 系统能够提供对数据分析的多维视图和分析。OLAP 能快速响应用户的查询请求,并实现数据的共享。

利用 OLAP 数据维的概念,不同的用户可以根据需要从不同的角度去分析同样的数据。切片和切块的概念就是其中的一个应用实例。选定多维数据集中的一个二维子集的动作称为切片,选定多维数据集的一个三维子集的动作称为切块。图 2-3 是对不同地区某疾病发病情况分析的切片、切块示意图。

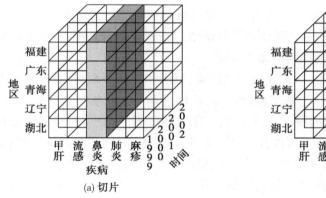
(a) 切片

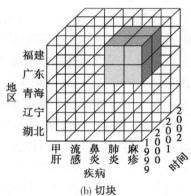
(b) 切块

图 2-3 数据挖掘中的切片和切块示意图

OLAP 按照数据的存储结构基本上又分为 MOLAP(Multi-dimensional OLAP)、ROLAP(Relational OLAP)和 HOLAP(Hybrid OLAP)。

5)粗糙集

粗糙集是波兰理工大学 Z. Pawlak 教授提出用来研究不完整数据和不精确知识的表达、学习、归纳等的一套理论。从数学的角度看,粗糙集是研究集合的;从编程的角度看,粗糙集的研究对象是一些特殊的矩阵;从人工智能的角度来看,粗糙集研究的是决策表。

粗糙集建立在分类机制的基础上,它将分类理解成在特定空间上的等价关系,而等价关系构成了对该空间的划分。粗糙集理论的主要思想是利用已知的知识库,将不精确或不确定的知识用已知的知识库中的知识来(近似)刻画。有关粗糙集和 OLAP 理论及其在数据挖掘中的应用读者可阅读附录的参考文献。

6）传统统计方法

数据挖掘来源于统计分析,而又不同于统计分析。数据挖掘不是为了替代传统的统计分析技术,相反,数据挖掘是统计分析方法的扩展和延伸。大多数的统计分析技术都基于完善的数学理论和高超的技巧,其预测的准确程度还是令人满意的,但对于使用者的知识要求比较高。而随着计算机能力的不断发展,数据挖掘可以利用相对简单和固定的程序完成同样的功能。新的计算算法如神经网络、决策树的产生使人们不需要了解其内部复杂的原理也可以通过这些方法获得良好的分析和预测效果。

由于数据挖掘和统计分析根深蒂固的联系,通常的数据挖掘工具都能够通过可选件或自身提供统计分析功能。这些功能对于数据挖掘的前期数据探索和数据挖掘之后对数据进行总结和分析都是十分必要的。统计分析所提供的诸如方差分析、假设检验、相关性分析、线性预测、时间序列分析等功能都有助于数据挖掘前期对数据进行探索,发现数据挖掘的题目,找出数据挖掘的目标,确定数据挖掘所需涉及的变量,对数据源进行抽样等。所有这些前期工作对数据挖掘的效果产生重大影响。而数据挖掘的结果也需要统计分析的描述功能(最大值、最小值、平均值、方差、四分位、个数、概率分配)进行具体描述,使数据挖掘的结果能够被用户了解。因此,统计分析和数据挖掘是相辅相成的过程,两者的合理配合是数据挖掘成功的重要条件。

事实上,传统的统计方法也是一个非常主要的数据挖掘方法。诸如方差分析、假设检验、相关性分析、线性预测、时间序列分析等方法依然在医学数据挖掘中发挥着重要的作用。本节仅以时间序列数据挖掘为例加以说明。

随着信息技术的飞速发展,数据库应用的规模、范围和深度不断扩大,计算机系统中存储的带有时间序列性质的信息越来越多,例如医院信息系统中积累了多年的门诊人次、住院人次、药品消耗量等与时间序列有关的资料。在时间序列问题中,对序列的分析通常是以时间为轴进行分析的。具体又可以分为以下4种方法:①时间序列数据挖掘;②时间序列的趋势分析;③时间序列的相似性搜索;④时间序列模式和周期模式挖掘。

时间序列预测模型已在医学中得到广泛应用。比如季节性时间序列医院月门诊量的预测研究可以准确地把握今后一段时间门诊、急诊动向。因此国内在该领域的研究比较活跃,提出了若干预测算法。如图2-4所示是其中一种预测模拟结果。

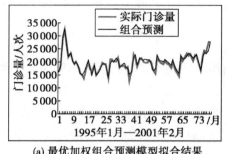

(a) 最优加权组合预测模型拟合结果

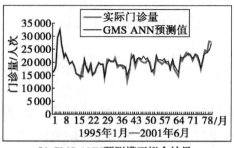

(b) GMS ANN预测模型拟合结果

图2-4　医院门诊量预测的模拟结果

问题与讨论

（1）举例说明你所理解的信息概念。举例说明信息的特征。说明信息和数据的关系。

（2）以你所知道的实例说明医学信息所涵盖的范围。

（3）举例说明你所理解的医学信息管理的内容和功能。

（4）当你第一次听到"数据挖掘"的说法时,你是怎么猜想它的实际含义的? 通过本章学习,你对于"数据挖掘"又有了怎样的新的理解?

（冯正永）

3

医学信息标准化

本章将论述有关医学信息标准、标准化、分类编码的概念、理论和方法,介绍国际主要标准化组织,国内外主要医学信息标准及医学信息交换标准。读完本章后,你应该知道下面这些问题的答案:

标准、标准化、分类、编码的概念是什么?

何为分类的序化原理? 怎样进行医学信息的分类编码?

国际标准化组织的作用是什么?

主要医学信息标准和医学信息交换标准有哪些? 各有何意义?

中医信息标准化有哪些内容?

为什么说医学信息标准化是一项极为重要又艰巨的任务?

3.1 标准与标准化

在科学领域中,医学是专有名词最多、最深奥、最难以统一规范的领域之一,却又是与人类生命、健康关系最密切的领域之一。随着医疗卫生信息化的进展,传统手工操作时代"非标准化"的矛盾日益突出。远程医疗、医疗保险、社区卫生、区域卫生的发展,要求医学信息必须跨部门和地区进行交互,这更需要标准化。因此,标准化成了医疗卫生信息化的首要任务。

3.1.1 标准概述

1) 标准的定义

国家质量监督检验检疫总局 中国国家标准化管理委员会 2014 年发布的《标准化工作指南 第 1 部分:标准化和相关活动的通用术语》(GB/T 20000.1—2014),对标准的定义是:通过标准化活动,按照规定的程序经协商一致制定,为各种活动或其结果提供规则、指南或特性,供共同使用和重复使用的文件。

标准化:为了在既定范围内获得最佳秩序,促进共同效益,对现实问题或潜在问题确立制定共同使用和重复使用的条款及编制、发布和应用文件的活动。

因此,标准应具有如下一些特性:第一,它是一种规范化文件。第二,具有共同使用和重复使用性质。第三,文件的制定必须有一定程序,经协商一致,并由公认机构批准,而这

"公认机构"是负责为公共和常用事物的活动及结果制定和提供规则、指导原则的。第四,制定标准的目的是在"一定范围"内获得最佳秩序。

2）标准的种类

从标准的内容和应用来看,可以分为以下几类:

（1）强制性标准:指政府部门制定发布,并强制执行的标准。如根据《中华人民共和国标准法》规定,保护人体健康要求,产品及其生产、储运、使用中的安全、卫生、环境保护等技术要求,污染物排放标准和环境质量要求等有关医疗卫生的标准均是强制性标准。

（2）任务导向性标准:由一群具有共同目标的人员或组织在互惠互利的原则下对某一领域协商一致而制定的标准。例如由美国放射科学会及美国电器制造商学会共同起草制定的"医学数字成像和通信标准"（DICOM）。

（3）实质性标准:当市场上符合某一领域标准的产品或服务占据了主要地位,符合大多数人利益,而少数没有使用该标准的利益方为占有市场不得不应用这一标准时,便形成实质性标准,如微软的视窗（Microsoft Windows）。

（4）共识性标准:由一群相互关联领域的志愿者们,在开放自由的方式下,通过会议、通信等充分讨论、协商,经长期的标准制定程序所产生的标准,并被日益推广应用。例如HL7（Health Level 7）。

3）标准的价值

一方面,标准是由一群专家为一个共同目标,依据一定程序和规则生产出来的产品,并被人们接受和应用,因此使用价值是标准的自然属性。另一方面,标准在生产过程中凝结了一般性人类劳动,因此标准的价值还有社会属性。标准作为一种特殊产品,可以转化为商品。

3.1.2　标准化概念

1）标准化的定义

中华人民共和国国家质量监督检验检疫总局、中国国家标准化管理委员会2014年发布的《标准化工作指南　第1部分:标准化和相关活动的通用术语》（GB/T 20000.1—2014）,对标准化的定义是:为了在既定范围内获得最佳秩序,促进共同效益,对现实问题或潜在问题确立制定共同使用和重复使用的条款及编制、发布和应用文件的活动。

在"标准"这一名词后加上"化",则转化为动词,表示转变为一种性质、状态或活动。因此,标准化首先应是制定和实施某一规范的活动;其次,该规范的内容涉及当前的现实问题或将显露的潜在问题;最后,制定该规范的目的是在一定范围内达到最佳秩序。

2）标准化的特征

根据标准化的定义,标准化具有如下的特性:

（1）明确的域:即范围。某一标准一定是针对和适应某一域的需求。域的分界必须清晰、内容必须明确。

（2）唯一性与完整性:所谓的"唯一性",指在标准化的体系中,无论是一个对象或是一组对象,应该有而且只能有一个确定的代码与之对应。所谓完整性,就是在某一个"域"内的标准化体系应涵盖它所有的对象。由于对事物的理解总是在不断深化过程中,事物也总是在发展变化中，所以，标准化系统总是在不断地修订和完善。

（3）权威性：标准必须在一个宽广的范围内被认可和执行才有意义，而一个标准的诸多内容不可能在这样宽广范围内被所有的用户完全认同和接受，因此必须由权威部门制定和颁布，并带有明确的约束性，甚至是强制性。因此权威性是标准化天生的特质。

3）标准化的原理

标准化的原理有多种，如桑德斯理论、松浦四郎理论等。我国关于标准化的原理如下：

（1）简化原理。标准化的本质就是简化，即通过标准化的活动和程序，将多余的、可替代的、低功能的内容或环节简略，确定该标准的界限、内容和最简单明了的表达方式。

例如对于"药品分类编码系统"，我们必须涵盖全部药品，筛取出药品的名称、剂量、规格、价格等基本属性，但简略了每一药品的化学结构、原料构成、生产工艺等内容。

（2）统一的原理。统一的原理是指在一定时期、一定条件下，对标准对象形式、功能或其他技术特性所确立的一致性，应与被取代的事物功能等效。统一的原则如下：首先是一致性；其次是时间和条件的适用性，超过时限和条件就被修订或取代；最后是等效性，即简化统一前后的事物必须是等效的、一致的。

例如药品的名称，可以有通用名、化学结构名、拉丁名和众多的商品名，但是所采用国家颁布的药品通用名是统一的、经久不变的。

（3）协调的原理。统一性是靠多方面协调获得的，标准能在一定范围内应用，保证最佳秩序，就是要相关利益各方充分协调、达成共识。统一性的另一层含义是标准应以实施范围内的全体成员经协商后"一致同意"为基础，"一致同意"是指有关各方成员没有实质性反对意见，而不一定是毫无异议。

例如"药品分类编码系统"除药品通用名外，医疗保险部门偏重于药品价格信息；而药房偏重药品库存管理信息；医生偏重药品的药理信息。筛选哪些内容并以统一的方式表达，是多方协调一致的结果。

（4）优化的原理。标准最终目的是"最佳的共同利益"，所以在其制定实施过程中，一定要紧扣"最优"的原则。另外，标准化不是一个孤立静止的行为，而是一个发展变化的过程，随着社会的变革、情况变化，原有的标准将不再适应，必须定期进行重新评估和修改，使其日臻完善和成熟，并推广到更大范围。因此定期修改也是优化的重要内容。例如国际疾病分类（ICD），每 10~20 年将修改制定出新的版本。

4）信息的标准化

狭义的信息标准化是指信息表达的标准化，是在一定域内，对于人们共同应用的某类和某个客体的抽象描述和表达。

广义的信息标准化不仅涉及信息元素的表达，而且涉及整个信息的处理，主要包括：①信息表达类标准。此为信息表达的基础，常见的有分类编码等。②信息交换的标准。③信息处理与流程标准。④信息处理的软、硬件标准等。我们将在医学信息标准化一节作详细阐述。

5）元数据与数据元

讨论信息标准化，必须先了解两个基本概念：元数据和数据元，它们是信息表达和信息标准化的基础。

（1）元数据。所谓元数据就是关于数据的数据，它是对信息资源的规范化描述，是按一定标准，从信息资源中抽取出相应的特性，组成的一个特征元素的集合。

元数据内容标准从数据结构、格式、语义、语法、功能各方面来制定标准，促使了数据的规范化、标准化，提高了数据库的建库量。

（2）数据元。数据元又称数据元素，是用一组属性描述定义、标识、表示以及允许值的最小数据单元，通常用于构建一个语义正确、独立、无歧义的特定概念语义的信息单元，数据元由对象类、特征和表示三部分组成，如图3-1所示。

$$数据元\begin{cases}数据元概念\begin{cases}对象类（客观世界事物的集合）\\特征（对象类共同具有的特征）\end{cases}\\表示（描述数据被表示方式）\end{cases}$$

图3-1　数据元构成图

3.1.3　标准化发展历程

1）古代的标准化

早在远古时代，人类就表现出无主观意识的标准化行为，例如世界各地出土的石器时代的石刀、石斧形态都惊人地相似，这是人们在长期生产实践中，共同探索、模仿所形成的一些约定俗成的概念和规范。

在漫长的进化过程中，当人类产生了语言，创造了文字，则标示了人类能主观去统一、规范事务和概念，体现了人类初期有意识的、朴素的标准化活动。

古代标准化典范有古罗马战车的建造者，他们设置车轴的长度基于两匹马的宽度，这轴长便成为开发道路的标准，也是制造战车乃至马车、客车轮子距离的规定，现在标准铁路轨道规范正是源自这种古老的启示。

我国古代秦始皇统一中国后，先后颁布政令，对度、量、衡、文字、货币、道路等进行全国范围的、空前的标准化，"车同轨，书同文"成为古代世界标准化的杰出典范。而北宋时代毕昇于公元1041—1048年发明的活字印刷术则孕育了近代标准化的原理和方法，并成为人类文明的光辉范例。

2）近代工业标准化

自18世纪60年代英国发生的工业革命以来，大机器生产方式促使了工业标准化飞速发展。典型范例有1798年艾利·惠特尼发明的工序生产方法，设计了可通用互换零件组装步枪，被誉为"标准化之父"。此后层出不穷的标准深入生产参数系列化、行业标准化、作业和管理标准化的各个领域，成为社会有序化的支柱之一。1969年，ISO决议将每年10月14日定为"世界标准日"。

3）信息时代标准化

当人类进入信息化时代，标准化变得尤为重要和紧迫。ISO、IEC（国际电工委员会）等国际标准化组织逐步促成了全面的信息技术标准化体系，涉及信息处理、软件与软件工程、数据交换与通信网络技术、信息安全等各个方面，极大地顺应和促进了信息化日新月异飞速的发展。

早期医院信息管理局限在单个部门,以单机版为主,例如检验结果数据处理、收费处的划价收费等,对标准化的需求不显著。即便是整个医院信息系统(HIS),为了进行数据的交换,其标准化也是粗糙和不规范的。

随着医疗卫生信息化的深入发展,医院的信息管理必须集成来自不同厂家的不同应用软件,以实现全院的信息交互和共享。医疗保险、区域卫生信息管理、公共卫生平台则要求信息在不同医院之间,进而在一个城市、一个省甚至在全国实现共享。这时,如何解决数据、通信、接口等一系列信息标准化的问题就成为当务之急。事实上医学信息标准化的发展是迅速而艰难的,我们将从以下章节中予以具体阐述。

3.2 分类

上节论述了标准化的必要性,本节阐述如何实现信息的标准化。分类和编码是信息标准化的主要方法。

3.2.1 分类的定义

分类是某一领域内概念的序化和原理的序化。

分类的准则首先取决于某一领域的应用目的,然后依从于这一目的,根据某一概念分类,再将这些类别依照属性关系有序排列。所谓属性关系,表现为甲包含了乙和丙,即乙或丙是甲的一种。同时这种概念的序化系统,或明确地或潜在地反映了其中包含某种原理的有序化。

3.2.2 分类的基本原则和类型

1) 分类的基本原则

在对信息进行分类时应遵循以下原则:

(1) 科学性:要以当代先进的医学科学水平为基准,分类目的有科学依据,分类轴心要体现对象的本质特性,编码有科学意义。

(2) 系统性:分类的对象必须按照其内在的特性和规律进行排序,并形成一个科学严谨、结构合理、层次分明的分类体系。

(3) 准确性:分类的类目应独立明确、相互排斥、互不包括。类目下的亚目,从属关系清楚、层次分明。代码确切有序,不要随意空码、跳码。

(4) 唯一性:应确定统一的代码元素集,严格做到一码一义,避免一码多义或一义多码,使整个分类编码系统井然有序、精确无误。

(5) 冗余性:一个分类编码系统除了应包括现有的所有对象外,还应预留一定的空项,以适应发展中不断涌现出来的新对象。这些预留的空项又必须依据分类编码原理和内在属性关系而定,新的对象将参照与原有对象的属性关系填充到相应的预留空项中,而不是简单堆放在原系统之后。

(6) 结构化:代码与对象的特性以及内涵应有结构化的对应关系,代码的不同位置标识了对象的特性以及它与周围的层次关系。

（7）实用性：分类和代码都要有实用价值，符合实际需要。它不能过于简单而失去准确性，又不能过于烦琐而应用困难。

（8）可操作性：分类编码应力求简单明了，易于学习掌握，同时要便于计算机输入。

2）分类的类型

分类的基本方法有三种类型：线分类法、面分类法和混合分类法。所谓线分类法，又称为树型分类法，是依据某一属性或特征，逐层分解展开，形成分类体系，例如 ICD 分类法。所谓面分类法，是依据分类对象的若干个特征或属性分为若干个"面"，每个"面"中又可分成彼此独立的若干类目，然后根据需要将这些"面"中的类目组合在一起，形成一个复合类目。例如在医院财务统计中，收费项目的"面"包括了住院费、药品费、手术费、检查费等类目；付费方式的"面"中包含了医疗保险、公费、自费等类目。这两个方面类目组合，就形成复合类目，如全年"医疗保险病人的药品总费用""自费病人的检查总费用"……从而为院长的"合理收费"提供统计依据。混合分类法则是将线分类法和面分类法进行组合使用。本章将介绍医学信息最常用的分类法类型——线分类法。

3.2.3　分类的序化原理

分类法实质上是一个序化系统，即将某一要素或特征作为分类的依据，并将所有分类的对象按照这个要素或特征的序化关系或内在规律进行排序。贯穿整个分类过程中的序化标准称为轴，分类系统若是采用了一个序化标准就称为单轴分类系统，若采用多种不同的序化标准，则称为多轴分类系统。

我们以疾病分类 ICD 来说明分类的序化原理。建立 ICD 的目的是对疾病和健康问题进行统计分析。疾病和健康问题是分类的对象，研究所有对象我们发现它们具有四大特性，即病因、部位、病理和临床表现，这就是分类的依据，每一个依据是一个分类的轴线，多个依据就形成多轴系统。

当我们确定了一个轴心进行具体分类时，可以依据特性中所包含的属性关系再分为"类目""亚目""细目"等，这三者之间从属关系就形成了序列。

在《ICD-10》第 1 章"某些传染病和寄生虫病"中，它的各个类目都是以不同的致病原因分类的，如 A00 为霍乱（霍乱弧菌感染），A01 为伤寒和副伤寒热（伤寒沙门菌感染），A06 为阿米巴病……类目下的亚目依据疾病的其他特性分类。例如 A06 类目下属的亚目是依据疾病情况（急性还是慢性）和病理改变（痢疾或仅原虫寄生）两个轴心进行分类，所以 A06.0 为急性阿米巴痢疾，A06.1 为慢性肠道阿米巴病，A06.2 为阿米巴非痢疾性结肠炎，A06.3 为肠道阿米巴肿。

3.3　编码

3.3.1　编码的概念

编码是指定一个对象或事物的类别或者（如多轴分类）类别集合的过程。这里所说的类别通常是用代码来表示的。具体来说,就是将一个表示对象或事物信息的某种符号体系(常见的是文字)转换成便于人或计算机识别和处理的另一种符号体系(代码)的过程。

例如,用文字表示的"急性阿米巴痢疾",就可以用代码"A06.0"表示,它是这种疾病(一个对象)的符号,A06.0代码包含了这种疾病的若干信息:病因是阿米巴原虫导致的传染病,临床表现是急性的、痢疾样的。

编码有不同的类别,以适应不同的用途。一类是命名法编码,它是以具体事务为对象,对每一个事务给以唯一的、确切的代码名称。另一类是分类法编码,即首先将某一范畴的对象分类,再对每一类至每一个具体对象予以编码。后者是最常用的分类编码方式,也是本章介绍的编码方式。

3.3.2 代码

代码是编码的基本构件,它可以是数字型、字母型或者是混合型,常见代码类型如下:

(1) 数字代码:为最常见的代码,通常采用顺序形式,每一新的类别都以下一个未曾用过的数字来表示,每一类别与每一数字一一对应,无重复。其优点是使用方便,易于添加新类别。

(2) 记忆代码:由类别名称的一个或多个字符组成。这种代码编码容易,用户易于记忆,使用方便。例如使用英文词汇的首字母组合作为代码:ECG(Electro Cardiogram)表示心电图;LDL(Low Density Lipoprotein)表示低密度脂蛋白。

中国人最常用的记忆代码是利用汉语拼音中每一个字的首字母组合来编码的,例如药品编码中青霉素用QMS(Qing Mei Su)表示。这种记忆代码只要会读就会用,无须培训,不用死记硬背。其缺点是如果分类庞大,重码过多。

(3) 分级代码:为了增加下一个分类级别,常常在上一级类别的代码上增加一个或多个字符以扩展分级代码。分级代码增加了类的分级内容,分级代码作为子级代码含有相关类的进一步分级的细节信息,同时表明了它与上一级类,即父类的从属关系。父类在上层,子类在下层,这样即使低级层次上发生了重要的扩展和修改,但对整个分类系统不产生影响,便于整个分类系统不断地完善。

国际疾病分类(ICD)即采用此种分类代码,例如:

S82　　　　　　小腿骨折,包括踝部

S82.0　　　　　髌骨骨折

S82.01　　　　 髌骨开放性骨折

(4) 双重代码:是一个分节的组合代码,每一节包含一种类的特征代码,组合起来便从不同类的特征去表示同一对象包含的多重信息,以利于更全面地表达这一对象归类特性。

例如国际疾病分类代码中含有的星剑号分类代码。剑号代码"†"表明疾病的原因,星号代码"*"表明疾病的临床表现。这样,结核性乳突炎代码是A18.0†H75.0*,其中A18.0†表示疾病的原因是感染了结核菌,H75.0*表明疾病的临床表现为乳突炎。

除上述常用代码以外,尚有复合代码、数值相加代码、矩阵码等,不同用户常根据自己的需要设计出相应的编码方式。

3.4　医学信息标准

3.4.1　医学信息标准的艰巨性

(1) 医学信息面广量大、种类繁多,包括数值、文字、图像、声音、气味等,各种类的信息表示内容不一、表达形式不一,难以标准化。

(2) 患者信息数量庞大,而且十分复杂细致,个性突出,共性和可重复性差,加之病人流动频繁、病情多变,形成极为复杂的海量信息。

(3) 医学信息量化困难,各变量的相互关系及变化规律难以用数学语言表达。例如头痛的性质和程度会因患者的个性特质、痛阈高低不同而表达不一。

(4) 自然语言标准化的困难。病历中的病史、病程记录、病情讨论分析多采用自然语言,常因医师的学术水平、文化素养、书写习惯不同而迥然不一,自然语言标准化是全球共同面临的难题。

(5) 共享性突出。复诊、转诊、会诊需要共享同一患者信息;电子病历需要共享不同专业和医生的信息;社区医疗、区域医疗则要共享不同地域的信息,范围越大,标准化难度越大。

因此医学信息的标准化是十分艰巨的任务。

3.4.2　医学信息标准的类型

医学信息标准是一个宽泛的范畴,类型也有多种,主要种类如下:医学信息的标准、医学信息交换的标准、医学信息处理与流程的标准、医学信息应用软件和硬件的标准。

(1) 医学信息的标准。通常所说的医学信息标准,主要是指信息表达类标准,是标准化的基础,它更注重信息本身的内容,它分门别类地定义各个医学专有名词的代码,形成医学分类系统或医学词汇表,例如在下节介绍的 ICD、SNOMED 等。

(2) 医学信息交换的标准。信息交换标准的目的就是使不同系统之间数据能以准确、精细、完整的方式被交互和通信,为此,双方所传输的信息的语法和语义必须一致,才能"读懂"和"交流"。信息交换标准比信息表达类标准要复杂,因为需更注意信息交换时的格式和规则。例如在下节介绍的 HL7、DICOM 等。

(3) 医学信息处理与流程的标准。医学信息处理与流程的标准对于医学信息系统的开发与推广应用有着十分重要的意义,它规范了一个系统或不同系统之间信息的处理流程。例如下节介绍的美国 IHE 标准。

(4) 医学信息应用软件和硬件的标准。医学软件的标准大致包括以下三大方面:一是软件产品的标准,二是生产和管理软件工程的标准,三是软件开发环境的标准。这中间又以医学信息软件产品的标准最为复杂。

医学信息软件种类繁多,例如原卫生部于1997年颁布了《医院信息系统软件基本功能规范》,于2002年又重新修订颁发了《医院信息系统基本功能规范》,强调了标准化是信息化的基础,并将HIS中数据、数据库、数据字典编码标准化作为一个独立章节予以阐述,突出了标准化在医院信息化建设中的重要地位。

本章主要介绍医学信息的标准和医学信息交换的标准。

3.4.3　医学信息分类编码的方法

医学信息分类编码的一般步骤如下:

(1) 确立分类设计的目的,这是分类的价值所在,没有明确、实用目的的分类是毫无意义的。

(2) 遵从目的,找出对象最本质的一个或多个特性或要素作为分类的依据,每一个要素或特性即一个轴心,多个特性即多个轴心,要素或特性是否反映对象本质是分类成败的关键。

(3) 围绕这个轴心进行具体分类,将依从这一准则的具有共同特征和属性的对象归并在一起,而将不具备上述共同特征和属性的对象排除在外,这样就形成了各种"类"。

(4) 依从对象的属性关系作有序的排列。即围绕一个轴心具体分类时,可以依据特性中所包含的属性关系分为"类目""亚目""细目"等,在各类目、亚目和细目之间是平行的,但三者之间却是从属关系,即每一类目下含若干亚目,每一亚目下含若干细目。同一目中只应有一个轴心,但不同目中可取不同轴心。

(5) 仍按序化关系为每一具体对象编码。

我们以种类繁多、数量巨大的西药分类编码为例说明具体方法。

首先要明确药品分类的目的是利于治疗和计费。分类的依据是药品最本质的特性:药理作用和作用对象(部位)。

根据这个原则,将具有相同药理作用或相同作用对象的药品归为一类(类目),前者如"抗生素类",后者如"心血管类""呼吸类"等,并进行序化排列。然后再根据药理特性在类目下分为若干亚目,例如"心血管类"的亚目依次为"强心类""抗心律失常类""抗高血压类"等。亚目下又分为若干细目,例如"抗高血压类"的细目依次为"利尿剂""血管扩张剂""受体阻断剂"等。细目下再分为若干项目(即药品),如"血管扩张剂"的药品依次为"肼苯哒嗪""硝普钠""尼群地平"等。如果考虑到剂型、剂量等特性,还可以继续细分下去。

最后进行编码。编码就是根据每一种药品所属的类别,给予一个代码,用以标识这一特指的药品,并包含了它的诸多药理特性。

编码要注意两个问题:①代码的位数,不仅要考虑某一类别现有的数量,同时要考虑将来扩展的最多数量予以制定。②代码的符号,应力求简洁,易于理解记忆。例如西药字典中的类目小于26种,采用英文首字母"A～Z"来表示,只需1位,且易于记忆。亚目、细目、项目均采用两位的十进制数字码"1～99",因为在同一分类中,数量可能大于9个而小于99个,如图3-2所示。

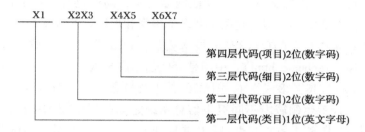

图 3-2 西药字典的分类代码

根据上述分类编码原则,假如"心血管类"药品类目代码采用 C,"抗高血压类"亚目代码是 03,"血管扩张剂"项目代码是 02,"尼群地平"的细目代码是 04,则"尼群地平"的代码就是 C030204。

3.4.4 医学术语系统、分类系统和词汇汇编

在讨论医学信息分类编码时,我们应区分以下概念,以利应用。

对象:特指实际存在的事物,如"心脏";也可以是抽象的,如"建议"。

概念:是由一组对象的共同属性抽象出来的一个思维单元,例如"医院"。

术语:是用某种语言表达的概念或对象的名称,例如"感染"。临床术语在健康概念或对象上是数量巨大的词汇,在设计理念上,临床术语可以提供更细微的分割层次,形成术语系统来描述健康保健的概念。

分类系统:是将相关性的自然语言列入分类范畴,它是一种聚合的术语,是一种为了知识整理的逻辑系统。因此,分类系统和术语系统是不同的,前者有更严谨的分类,它所有的代码都是预先设定的;而后者分类的逻辑是粗糙的,其代码可以根据遇到的任何情况自由进行编码的复合,用途却比分类系统更广。

医学词汇汇编:是一种特定应用范围内的一系列术语的汇编,它们对某一领域的覆盖更完整和全面,常包含了一系列同义词,如"诊断术语汇编"等。

3.5 与医学信息相关的国际标准化机构和组织

国际及国内广为应用的标准都是由标准发展组织(Standards Development Organization,SDO)所批准和推广。此类组织大都不直接制定标准,而是选择或培育各个领域中最适用、最优化的标准加以论证、批准和推广。而且此类组织大都是非政府性的专业学术组织或机构。下面将介绍这些公认的、权威性的、有关医学信息的组织。

3.5.1 国际标准化组织(ISO)

国际标准化组织(International Organization for Standardization,ISO)是全球最大的国际标准化机构,成立于 1947 年 2 月 23 日,总部设在瑞士日内瓦。ISO 是非政府性国际组织,主要任务是制定、发布和推广除电工电子以外的其他领域的国际标准,协调相关工作,组织各

成员国和技术委员会进行信息交流;并与其他国际组织共同研究有关标准化问题。ISO 组织机构全面严谨,截至 2024 年 3 月,它在 170 多个国家和地区设有分支机构,设有 800 多个负责标准制定的"技术委员会(TC)"和"分技术委员会(SC)",现行有效标准 2.5 万多项。(见 https://www.iso.org/home.html)。中国是 ISO 创始成员国之一。

1998 年 1 月,ISO 在奥兰多成立了一个新的技术委员会——TC215(Technical Committee 215),专门致力于医疗卫生领域内不同卫生信息系统之间的通信技术的标准化,以实现各独立系统之间数据的兼容性和交互性,减少重复开发。TC215 指派美国试验和材料协会(American Society for Testing and Materials,ASTM)承担秘书处职责,亦担任技术咨询管理工作。

TC215 下设 6 个工作组(WG)。WG1,健康档案和建模协调(Health records and modeling coordination);WG2,报文和通信(Messaging and communication);WG3,健康概念表示法(Health concept representation);WG4,安全(security);WG5,健康卡(health cards);WG6,电子药房和医药电子商务(E-pharmacy and medicines business)。

3.5.2 美国国家标准局(ANSI)

美国国家标准局(American National Standards Institute,ANSI)是一个私人非营利性组织,成立于 1918 年,其成员包括 1 100 个公司、30 个政府机构、250 个各领域的组织。ANSI 不制定标准,但它协助标准的开发和利用,提供论坛解决分歧,对来自私营机构和政府的标准要求,进行协调,达成一致意见,以避免重复的工作。HL7 就是由 ANSI 认证组织的一个典范。

3.5.3 欧洲标准化委员会(CEN)

欧洲标准化委员会(Comité Européen de Normalisatior,CEN)是以欧洲国家为主体,由国家标准机构组成的非营利性国际标准化机构,成立于 1961 年,总部设在比利时布鲁塞尔。1990 年成立了医学信息学技术委员会(TC251),它的目标和职责是组织、协调和监测医疗卫生信息标准的发展,同时负责公布这些标准。标准一旦采纳,欧洲各成员国必须实行,并取代本国标准。CEN 与国际标准化组织及其活动,如 ANSI、ASTM、HL7、DICOM 等均有广泛的交流与合作,并相互促进发展。

CEN/TC251 有各独立工作组负责以下领域的信息化工作:①医疗卫生信息模型和病史;②医疗卫生术语学、语义学和知识库;③医疗卫生通信、医疗卫生消息表达;④医学图像和多媒体;⑤医学设备通信;⑥医疗卫生隐私、质量安全措施和保密设施;⑦包括智能卡等连接设备。

3.5.4 美国试验和材料协会(ASTM)

美国试验和材料协会是目前美国最大的非政府标准组织,成立于 1898 年,在全球 90 多个不同国家有 30 000 多个会员。ASTM E31 委员会专门负责与计算机系统发展相关的医学信息标准,其中 E31.01、E31.10、E31.23 分委员会均与医学信息标准的发展直接相关,具体见

表 3-1。

表 3-1 ASTM E31 分委员会和相关的医疗信息标准

分委员会	医疗信息标准	分委员会	医疗信息标准
E31.01	医疗信息学受控词汇	E31.19	电子病历的内容和结构
E31.10	药物信息学标准	E31.20	医疗信息数据和系统的安全
E31.11	电子健康记录	E31.21	健康信息网
E31.13	临床实验室信息管理系统	E31.22	卫生信息的转录和文档
E31.14	临床实验室仪器接口	E31.23	卫生信息学的建模
E31.16	电生理波形及信号的交互	E31.24	电子病历系统功能
E31.17	医疗记录的准入、隐私、保密	E31.25	XML 的医疗卫生文档类型的定义

ASTM 后来成立了医疗保健信息标准委员会（Healthcare Informatics Standards Board，HISB），HISB 包含的标准范围如下：

（1）医疗保健模型及电子医疗保健记录。

（2）医疗数据、影像、声音、信号在组织内部和组织之间的交换和应用。

（3）医疗保健代码和术语。

（4）医疗仪器和设备的诊断通信。

（5）医疗卫生协议、知识和统计数据库的表达和通信。

（6）医疗信息的隐私、保密和安全。

（7）涉及或影响有关医疗保健信息的其他领域。

HISB 的一个重大贡献是建立和维护一个医疗保健目录，对电子医疗信息传递标准及其安全保障做了明确要求与规范。它应用于美国 1996 年的《健康保险流通与责任法案》，这从一个角度说明了标准制定对政府法案通过的重大意义。

3.5.5 其他国际标准化组织

（1）电子病历协会（Computer-Based Patient Record Institute，CPRI）。电子病历协会自 1992 年成立以来一直积极推动标准化活动，CPRI 虽然不是一个标准开发商，但它在电子病历内容、安全、隐私、保密、通用的医疗卫生标识符以及词汇和术语各个领域中，却做出了重大贡献。

（2）国际电工委员会（International Electrotechnical Commission，IEC）。国际电工委员会是制定和发布国际电工电子标准的非政府性国际机构。1906 年 6 月在英国伦敦成立，现会址在瑞士日内瓦。截至 2005 年底，IEC 共有 92 个技术委员会，共发布了 5 404 项标准。中国于 1957 年 8 月加入 IEC。它所制定的许多标准适用于医学信息的软硬件标准。

3.6 主要医学信息标准

医学信息的标准主要是指医学信息表达类标准，是医学信息标准化的基础，这一节仅介绍国际主要的几个标准：ICD、SNOMED、DRG、ICD-O、RCC、ICPC、LOINC、NANDA、MeSH、UMLS。

3.6.1　国际疾病分类(ICD)

1) ICD 概述

国际疾病分类(International Classification of Diseases,ICD),是根据疾病的某些特征,按照规则将疾病分门别类,并用编码的方法来表示的系统。目前全世界通用的是第十次修订本《疾病和有关健康问题的国际统计分类》,并被通称为 ICD-10。

2) ICD 发展简史

ICD 已有 120 年发展历史,最初用于对死亡率进行统一登记,1893 年国际统计研究所专门学会提出了一个分类方案《国际死亡原因编目》,并于 1900 年出版 ICD 第 1 版,列出 192 种疾病,以后基本上每 7 年修订一次。1940 年第 6 次修订版由世界卫生组织(WHO)承担,首次引入了疾病分类,并强调继续保持按病因分类的哲学思想。1975 年出了第 9 次修改版,即全世界广泛使用的 ICD-9。1992 年出了第 10 次修改版本 ICD-10,共列出了 14 400 种疾病种类,更名为《疾病和有关健康问题的国际统计分类》。

卫生部早在 1987 年就发布文件,要求医院采用 ICD-9 作为疾病分类统计报告标准,并于 1993 年由国家技术监督局发布《疾病分类与代码》的国家标准,将 ICD-9 完全等同于国家标准。北京协和医院世界卫生组织疾病分类合作中心(WHO Collaborating Center for the Family of International Classifications)负责有关疾病分类的中文事宜,并协助卫生行政部门收集疾病分类资料,并控制资料质量。

3) ICD 分类原理与方法

ICD 分类依据疾病的四个主要特性,即病因、部位、病理和临床表现(包括症状、体征、分期、分型、性别、年龄、急慢性、发病时间等),每一特性构成了一个分类标准,形成一个分类轴心,因此 ICD 是一个多轴心的分类系统。

ICD 分类的基础是对疾病的命名,疾病的命名又是根据它的内在本质或外部表现特性来给予的,因此疾病的本质和表现特性正是分类的依据,分类与命名之间存在一种内在的对应关系。当我们对一个特指的疾病名称赋予一个编码时,这个编码就是唯一的,且表示了特指疾病的本质和特性,以及它在分类里的上下左右关系。

ICD 的主要分类编码方法如下：

(1) 分类有三个层次,首先是类目,类目下分亚目,亚目下分细目。通常在同一个层次的分类都是围绕疾病的一个特性,即围绕一个轴心展开的(个别情况有两个轴心)。例如第 1 章"某些传染病和寄生虫病"的各个类目,都是以病因为分类标准。两个层次之间则是从属关系,例如亚目从属于类目,并继承了类目的基本特性。

(2) 类目：三位数编码,包括一个字母和两位数字。例如,S80 表示小腿浅表损伤;S81 表示小腿开放性损伤;S82 表示小腿骨折,包括踝部……

(3) 亚目：四位数编码,包括一个字母、三位数字和一个小数点。例如 S82.0 表示髌骨骨折。

（4）细目：五位数编码，包括一个字母、四位数字和一个小数点，它提供一个与四位数分类轴心不同的新的轴心分类，其特异性更强，例如 S82.01 表示髌骨开放性骨折。

（5）双重分类（星号和剑号分类系统）：剑号表示疾病的原因，星号表明疾病的临床表现。例如结核性心包病编码是 A18.8† I32.0*。

（6）ICD 索引排列方法：ICD 索引排列是按汉语拼音—英文字母顺序排列，并分不同层次。第一层次是主导词，其下可包括若干个修饰词，并依据它们与主导词的关系逐层依序排列，下一层均继承了上一层的内容，并以"——"作为分层标示，例如：

聋
—传导性　　　　　　　　　　（—代表聋，传导性）
— —单侧　　　　　　　　　　（— —代表聋，传导性，单侧）
— —双侧　　　　　　　　　　（— —代表聋，传导性，双侧）
— —和感音神经性，混合性　　（— —代表聋，传导性和感音传导性）
— — —单侧　　　　　　　　　（— — —代表聋，传导性和感音神经性，混合性，单侧）
— — —双侧　　　　　　　　　（— — —代表聋，传导性和感音神经性，混合性，双侧）

这个索引最后的诊断即双侧传导性和感音神经性混合性耳聋。

4）ICD 的应用与意义

由于 ICD-10 在 ICD-9 基础上，极大地增加了疾病分类数量和详细程度，适用于流行疾病及健康评估需求，编码方式也更加科学实用，所以在全世界得到广泛应用。但是将 ICD 直接作为临床诊断则明显不足，因为它临床表达能力有限，无法准确、全面地记录疾病的解剖位置、严重程度及临床表现等。这也是为什么诸如内科学等学科的教科书的诊断没有采用 ICD 的缘由。WHO 建议，不同国家和地区按照应用目的与水平的不同，可以对 ICD 自行扩展。这也是一项有意义的探索课题。

ICD-9-CM（Clinical Modification）是美国国家健康统计中心对 ICD-9 的临床修订版，将原有编码由 3 码扩展到 5 码，从而由原先 1 300 个代码增加到 17 000 个，更适合临床的需要，它已作为美国国内疾病统计及医疗保险支付的疾病代码标准。中国的台湾健保局也使用 ICD-9-CM 作为保险支付的疾病代码标准，并为台湾地区大多数医院所使用。

ICD 的意义是举世公认的。首先它的标准化和共享性使得疾病名称标准化、格式化，这是电子病历等临床信息系统的应用基础，也是国内外医疗卫生统计和国际交流的基础。ICD 也是医院医疗和行政管理的基础，有助于准确了解各病种的诊疗人数、医疗质量、费用支出。

3.6.2　人类与兽类医学系统术语（SNOMED）

1）SNOMED 概述

人类与兽类医学系统术语（Systematized Nomenclature of Medicine，SNOMED）在美国于 1975 年首次出版，1979 年修订完成了 SNOMED Ⅱ，在 1993 年扩展为新一代的"SNOMED International"（"SNOMED 国际版"）。SNOMED 3.0 版的词条数目达到 132 641 条，并使用 post-coordination（后协调）的方式，允许使用者自己灵活地应用多轴组合的方式，用以描述和表达复杂的临床症状和诊断。

1999年,它与CAP和NHS(国民保健)合并为一个单一的临床术语,即SNOMED Clinical Terms,简称SNOMED CT,涵盖了大约366 170个术语概念。

SNOMED已被翻译成13种语言,中国于1997年出版了《英汉对照国际医学规范术语全集》(精选本),含有12 000余词条,由李恩生教授主译。SNOMED 3.4版的中文电子版已由中国原卫生部医院管理研究所组织出版。

2)SNOMED的结构

(1)SNOMED 3.2版将全部术语分入11个独立的系统模块(Module)中,即11个分类轴中,如表3-2所示。

表3-2 SNOMED的术语模块

指示符	模块(轴)		内容
T	局部解剖学	Topography	人、兽解剖学术语
M	形态学	Morphology	人体结构变化术语
F	功能	Function	身体正常和畸形的功能
L	活有机体	Living Organisms	完整的动、植物学分类
C	化学制品、药物和生物制品	Chemicals, Drugs and Biological Products	药物目录及化学和植物制品
A	物理因素、力和活动	Physical Agents, Forces and Activities	与疾病和创伤有关的器具和活动目录
J	职业	Occupations	国际劳工局(ILO)的职业目录
S	社会环境	Social Context	与医学相关的社会条件和亲属构成
D	疾病/诊断	Diseases/Diagnoses	人兽医学中的疾病和诊断目录
P	操作	Procedure	有关管理、治疗和诊断操作的目录
G	关联词/修饰词	General Linkage/Modifiers	用于各模块中术语的连接词、描述符及限定词

(2)在每一模块中,术语按照它们的自然层次排列,并被分配一个5位或6位由字母和数字组成的代码。代码不仅与术语一一对应,更主要的是本身带有一个它所标示术语的内在信息组,并提供了术语在模块所处的位置及它的上下关系,如图3-3所示。

(3)通过使用G(关联词/修饰词)模块,一些术语可以与另一些术语连接,以利于表达复杂内容或疾病现象,即由术语代码作为基本单元,加上G模块的关联词/修饰词构成复合词,这样就为计算机应用处理提供了可能。

例如"肺结核"疾病诊断可以用下列代码为单元组合编制而成:

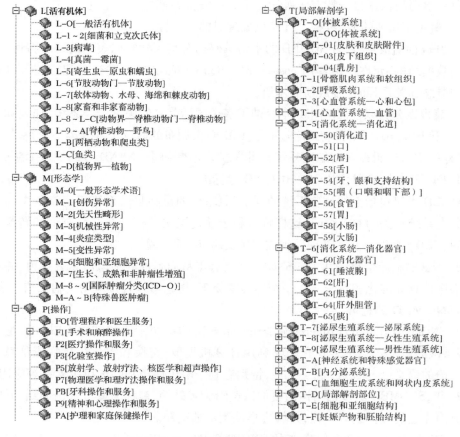

图 3-3 SNOMED 术语集示意图

T(局部解剖学)	+ M(形态学)	+ L(活有机体)	+ F(功能)	= D(疾病/诊断)
肺	+ 肉芽肿	+ 结核分枝杆菌	+ 发热	= 肺结核
T-2800	+ M-44060	+ L-21801	+ F-030	= D-1088

（4）词条的索引排列是按照编码顺序。例如在 T(局部解剖学)中：

T00000　皮肤系统

T01000　皮肤

T01200　真皮

T01220　真皮乳头

T01221　网状真皮

3）SNOMED 的意义和应用

SNOMED 可以说是当今最完整、最富于表达能力、最具弹性的医学词汇系统,它具有下述明显的特点和优势。

（1）广泛性与全面性。SNOMED 几乎涉及医学信息各个领域。其第 3 版包含了 320 000 多个医学名词及代码,具有最广覆盖面,是当今最庞大的医学术语集

（2）科学性与严谨性。在 SNOMED 庞大体系中,分类科学、层次明确、结构严谨、简便

适用。每一术语均依据自身特有的医学知识原理安排在确定的位置上,且任何一个概念只出现一次,避免了编码重复,维护了计算机处理时的唯一性。

(3)开放性与灵活性。SNOMED的术语编码拥有其医学知识表达的许多特性,又具有开放式的数据结构,允许使用者用post-coordination的方式,灵活进行搭配、组装,以表达更为复杂的概念和关系,乃至合成新的术语。

(4)兼容性和关联性。SNOMED容纳了多个国际著名的医学分类系统,如国际疾病分类(ICD-9和ICD-10)、国际肿瘤疾病分类(ICD-O)、颁布的职业工种分类、实验室的LOINC(观测指标标识符逻辑命名与编码系统)、北美护理诊断协会(NANDA)的护理诊断分类等。SNOMED CT还支持ANSI、DICOM、HL7、ISO等标准。

SNOMED不仅包括上述这些系统的词汇,更卓越的是在自己系统相应章节中加上与其他医学分类系统有关的参考编码,这样将有利于通过层次结构进行交叉查询和转换。例如将ICD-9、ICD-10编码及参考编码加在“D(疾病/诊断)”模块中。

(5)丰富的临床信息表达力。SNOMED具有丰富而弹性的临床信息表达力,并将它与广泛的临床信息标准化相对统一在一个标准框架下,使它可以直接应用于临床信息表达。

4)SNOMED的进展

(1)SNOMED RT:RT(Reference Terminology),即参照术语集,SNOMED RT是一个多维的、多层次的医学术语标准。它能够利用计算机提取、交换和统计分析临床信息。它强调临床术语的语义(Semantic)的一致性,特别有利于电子病历和临床决策支持等应用。

1996年,SNOMED由多轴结构向更加以逻辑为基础的、被称为参考术语的结构转变,旨在支持更为先进的数据编码过程,并解决早期版本的问题。

(2)SNOMED CT:1999年发布的SNOMED CT,由SNOMED国际组织于每年1月和7月维护和更新。SNOMED CT现具有19个独立的系统模块(Module),即19个分类轴,具体参见表3-3 SNOMED CT的19个术语模块。

新术语集的核心体系提供了一种公共语言,使医疗卫生不同专业和地域之间能够使用一致的方法索引、存储、访问和组织临床数据。

表3-3 SNOMED CT的19个术语模块

序号	模块(中文)	模块(英文)
1	临床发现	Clinical Finding
2	操作/介入	Procedure/Intervention
3	观察对象	Observable Entity
4	身体结构	Body Structure
5	有机体/生物体	Organism
6	物质	Substance
7	物理对象	Physical Object
8	物理力	Physical Force

序号	模块(中文)	模块(英文)
9	事件	Events
10	环境和地理定位	Environments/Geographical Locations
11	社会关系	Social Context
12	背景依赖性范畴	Context-depent categories
13	分期与等级	Staging and Scales
14	药物和生物制品	Pharmaceutical/Biologic Product
15	标本/样本	Specimen
16	限定值	Qualifier Value
17	联系概念	Linkage Concept
18	特殊概念	Special Concept
19	记录人工制品	Record Artifact

3.6.3 诊断相关组

1) DRG 概念

疾病诊断相关分组(Diagnosis-Related Groups,DRG)是美国以住院病人医疗费用及住院天数作为主要影响因素的疾病群代码系统,专门用于美国医疗保险预付款制度的分类编码标准。

DRG 由耶鲁大学于 1970 年为美国医疗保险开发,由美国卫生保健财务管理署(Health Care Financing Administration, HCFA)于 1983 年公布,并不断修改出版,2001 年发布了 IR-DRG。

2) DRG 分类原理及方法

DRG 将临床处置类似、资源消耗相近的病例进行归类,其目的是提供一个对住院病人进行分类的、数量较少的编码系统。DRG 分类方法还考虑了下列主要因素:①病人的主要诊断和有无并发症或伴随疾病(最多可考虑 4 个并发症或伴随疾病);②实施的治疗过程;③病人的年龄;④病人的性别;⑤病人出院状况。这样,共将病人分入大约 467 个诊断相关组。

3) DRG 分类的应用与意义

DRG 作为一个特定的病种分组标准,首先被应用于美国现行的医疗保险预付款制度。医疗保险方不是按照病人住院的实际花费支付费用,而是按照病人所归类的 DRG 组(即对应 DRG 不同编码)予以支付。而这个具体 DRG 分组已充分考虑了病人的年龄、性别、诊断、治疗、并发症、伴发病诸因素。

将 DRG 应用于医疗保险预付款制度是当今全球最科学和先进的支付方式之一,它废弃了传统的按项目付费方式,采用统一的疾病诊断分类定额支付方式,从而促进了医疗资源利用的标准化,激励医院加强医疗质量的管理,迫使医院为获得利润而提高自身医疗技术、降低医疗费用、缩短住院天数,有利于国家医疗保险制度的运行和优化。美国实行 DRG 5 年(1982—1987 年间)后,65 岁以上老人平均住院天数由 10.2 天缩短为 8.9 天,住院率每一年下降 2.5%。

我国医疗保险费用大都采用按照项目付费的方法,这不利于控制医疗费用上涨,也不利于医院提高自身的医疗质量和管理水平。DRG 是我们可以借鉴的一种疾病分类标准,例如北京大学医院管理研究中心受主管部门委托,进行了本土化的 DRG 研究,并自 2008 年底在北京部分医疗保险定点机构试用。目前我国已创建了适用于本国的 DRGs,并已推广应用(参见第 15 章)。

3.6.4　国际肿瘤疾病分类(ICD-O)

国际肿瘤疾病分类(ICD-O)是由 WHO 于 1976 年根据 ICD-9 研发的关于国际肿瘤疾病分类法第 1 版,1990 年根据 ICD-10 扩展形成第 2 版。它将 ICD 的 4 位解剖学代码和形态学代码组合起来,形态学代码又包含了两类:第 5 位数字表示肿瘤临床表现(肿瘤行为)代码、第 6 位数字表示组织学分级和区分代码,如表 3-4 所示。

表 3-4　ICD-O 第 5、6 位数字编码内容

第 5 位编码		第 6 位编码		
/0	良性	—		—
/1	良性或恶性未定,交界恶性	1	Ⅰ级	良好分化、分化性
/2	原位癌	2	Ⅱ级	中度分化、中度良好分化
/3	恶性,原发部位	3	Ⅲ级	不良分化
/6	恶性,转移部位、继发部位	4	Ⅳ级	未分化、间变的
/9	恶性,原发或转移部位未定	9	—	不能适用的级和区分

该分类法与 SNOMED 的形态学章内容相兼容,已得到广泛应用,并作为肿瘤登记、报告的标准代码。

3.6.5　Read 临床代码

Read 临床代码(Read Clinical Codes,RCC)是英国全科医生 Jams Read 于 20 世纪 80 年代初个人开发的,1990 年为英国国家医疗保健部采用和进一步开发。RCC 打算覆盖医疗卫生领域的所有范围。

RCC 使用 5 位字母数字代码。每一代码代表一个临床概念和相关的"首选术语"。每一个代码可以与多个日常用语中使用的同义词、首字母缩写词、人名、简缩词等连接起来,并且这些概念以分级的结构顺序排列,每一层面的下一级表示更细分化的概念。RCC 与 ICD-9 等广泛使用的一些分类法相兼容。

RCC 的上述特点使它可能覆盖病历中的所有术语,从而为电子病历开发打下基础。

3.6.6　国际社区医疗分类(ICPC)

国际社区医疗分类(International Classification of Primary Care,ICPC)是由全科医生/家庭医生国立学院、大学和学会世界组织(WONCA)建立的分类法,它比 ICD-9 更全面和细化,不仅含有诊断编码,而且含有就诊原因、治疗原因和实验结果代码。

ICPC 是两轴系统,第一个轴主要是面向机体各器官或系统的字母编码;第二个轴是面向医学的组分编码,组分编码由两个数字组成。如肺炎用 R81 编码,其中 R 是第一个轴,表示解剖部位——呼吸道,81 是第二个轴,表示诊断组分编码。

ICPC 可用于根据 SOAP 准则来组织结构化的社区医疗病历,其中 S(Subjective)表示主观信息,如症状;O(Pbjective)表示客观信息,如体征;A(Assessment)表示诊断、评估,如疾病;P(Plan)表示诊疗计划,如药物、手术。SOAP 形式是大多数国家(包括我国)病历书写的程式,所以 ICPC 可用于开发社区电子病历。

3.6.7　观测指标标识符逻辑命名与编码系统(LOINC)

观测指标标识符逻辑命名与编码系统(Logical Observations Identifiers Names and Codes,LOINC)是由美国印第安纳大学和犹他大学开发的关于临床实验室检验、检查报告,项目标识,名称,代码的标准。LOINC 2.01 版大约含有 28 000 个字词,是美国目前实验室检验、检查编码系统的主流,该标准现在由 HL7 标准组织维护。具体内容参见第 9 章。

3.6.8　护理标准

护理学作为一门独立的学科,有自己专业的医学概念、术语和知识,因此,国际上一些护理组织在发展护理标准编码体系上十分活跃,一项回顾性统计显示,全世界有 13 个独立的护理标准编码,突出的有北美护理协会(North American Nursing Diagnosis Association,NANDA)护理诊断代码、护理结果分类(Nursing Outcomes Classification,NOC)、奥马哈系统(Omaha System)等。奥马哈系统涵盖了关于护理的相关问题、干预和结果。尽管护理术语学的标准在不断发展,但至今这个领域还有许多空白有待努力开发。

这里主要介绍包括我国在内,应用较广的 NANDA 标准,这是一个用来描述患者对疾病和健康问题反应的护理诊断标准,而不像 ICD 是对疾病本身的描述。NANDA 于 1994 年通过,内容简洁,共有 128 项,分属于下述 9 个人体反应形态:①交换(Exchanging);②沟通(Communication);③关系(Relating);④价值(Valuing);⑤选择(Choosing);⑥移动(Moving);⑦感知(Perceiving);⑧认知(Knowing);⑨感觉(Feeling)。在每一形态中又列出了 1—4 个子类和更明细的项目,例如:

形态 1:交换

1.1.2.1　营养失调:高于机体需要量

1.1.2.2　营养失调:低于机体需要量

1.1.2.3　营养失调:潜在的高于机体需要量

1.2.1.1　有感染的危险

1.2.2.1 有体温改变的危险

……

3.6.9 医学主题词表(MeSH)

医学主题词表(Medical Subject Headings,MeSH)是由美国国立医学图书馆(National Library of Medicine,NLM)开发和维护的,是一套专门为医学文献分类所设计的树状词汇系统,所有列在 MEDLINE 医学文献资料库中的几百万篇的生物医学论文皆用 MeSH 分门别类存储以供检索。

MeSH 主要由字顺表、树状结构表、主题词变更表、副主题词使用范围等部分构成,本书将在第 16 章予以介绍。

虽然 MeSH 常不被看作临床医学信息的词汇标准,但它却是统一医学语言系统(UMLS)的基础,并与当前一些重要的医学信息标准如 IHE 标准、HIPPA 标准、NDC 标准(National Drug Codes,美国国家药品编码)密切相关。

3.6.10 统一医学语言系统(UMLS)

1) UMLS 概述

统一医学语言系统(Unified Medical Language System,UMLS)是由美国政府投资,美国国立卫生研究院和国立医学图书馆自 1986 年开始承担的重要项目,这是一项规模、意义巨大的医学信息标准化工程,试图建立一个放之四海而皆准的全球性的医学词汇的标准。网站是:https://www.nlm.nih.gov/research/umls/index.html。

UMLS 于 1989 年首次发表实验版本,以后逐年更新内容,其主要成分是超级叙词表(Metathesaurus),它从超过 40 个不同的来源收集了超过 331 000 个术语,并尝试与不同来源的同义词和相似术语联系,如图 3-4 所示。

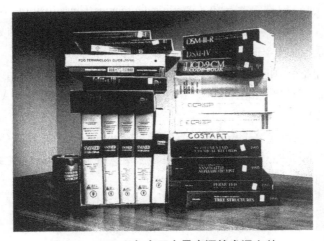

图 3-4 UMLS 包含了大量来源的术语文献

(资料来源:美国国立医学图书馆和词汇科技股份有限公司)

2）UMLS 的组成

UMLS 主要由包含医学概念的超级叙词表和语言网络两部分组成。超级叙词表包含来自 40 余种不同的术语系统和词汇汇编的生物医学概念和术语。超级叙词表保存了源头词汇编码的信息（属性、含义等）。超级叙词表由概念构成，将同一含义的多种不同名称都串联起来形成了一个概念，并加入新的信息。超级叙词表概念包含了我们介绍的主要标准的部分或全部术语，如 SNOMED、RCC、ICD-9-CM、NANDA、MeSH 等。

UMLS 语义网络提供了超级叙词表中所有概念的一致分类法，为语义类型间连接提供了网状结构和生物医学领域间的重要关系。

3）UMLS 的应用与意义

UMLS 跨越了不同的多种医学信息标准，搭建了一个统一的医学语言平台，提供了标准和其他数据以及知识资源之间的交叉参照，从而将不同医学词汇系统整合为一。这样，医学工作者和研究者就能轻易地跨越病案、文献、数据库之间的屏障，从繁杂庞大的医学数据中提取所需的信息，而避免不同标准系统中类似概念不同表达而带来的困惑和困难。我们不仅可以直接使用超级叙词表中 331 000 多个医学词汇及代码，还可以使用 post-coordination 的方式另组成新的医学词汇。UMLS 的重要意义还在于为医学上自然语言的结构化及电子病历的实现提供了新的途径。

3.7　主要医学信息交换的标准

信息交换的标准是解决不同系统之间、不同的部门之间对信息共享的基础，下面将介绍当前世界上最重要的几个医学信息交换的标准：HL7、DICOM、IHE、ANSI X12、IEEE、MEDIX、HIPAA 等。

3.7.1　HL7

1）HL7 概述

HL7（Health Level 7）是一种医疗卫生信息交换标准。

HL7 组织创始于 1987 年，是美国一个非营利性的、已被美国国家标准局（ANSI）认可的标准化开发组织。HL7 不仅实现了不同医疗机构之间、各医疗机构内不同系统之间大多数信息的通信，而且实现了不同厂商设计应用软件之间接口的标准格式。因此 HL7 是当前世界上应用最广、最重要的医学信息交换的标准之一。

2）HL7 原理

HL7 构建在 ISO 制定的开放系统互连（OSI）模式的第七层应用层。HL7 标准全面细微地规定了医疗卫生机构可能使用的临床信息和管理信息的交换格式、触发事件、信息形态及交换法则。

3）HL7 的主要组成

（1）消息：消息是包含和传递信息的字符串，是已定义顺序逻辑中相关数据的组合。HL7 定义了一组消息类型来表达各个消息的应用类别，用三个大写字母表示，放在相应字段中,例如 ADT 这个消息类型是应用于病人入院、出院与转院这一类信息。

(2) 区段:HL7 对每一种消息类型都定义了相应的消息区段,每个区段都有一个区段名,用三个大写字母表示,放在段首以标识唯一的一个消息区段,如上述 ADT 消息类型由以下几个消息段组成:消息头 MSH、事件类型 EUN、病人基本信息 PID、病人就诊信息 PVI。

(3) 字段:又译作"位",每个区段按规定顺序由一系列字段组成,字段可再细分为"元素"和"副元素"。每一字段具有已定义的属性:位置、长度、类型、可选性、ID 号等。例如上述 PID 区段内又包含了病人姓名、年龄、住址、电话等字段。

(4) 消息分隔符:指消息的构建中,用于分隔各消息组成的一些特殊的字符。

(5) 触发事件:当现实中发生的事件导致不同系统间数据流动需求,称之为触发事件。HL7 将现实中的各种医疗行为或管理行为归纳为一些典型事件,如"病人入院"即为一个事件,对应了 HL7 中的 ADT 事件。HL7 实现机制是触发事件,消息总是根据触发事件被传输到接受方。

4) HL7 的功能模块及工作流程

HL7 包括 5 个功能模块:①发送/接收模块,支持 TCP/IP 通信协议,可发送和接收医疗卫生信息,信息格式为符合 HL7 标准的字符串。②转换模块,实现字符串数据与 XML 格式之间的相互转换,对信息格式进行检查验证,保证发送/接收信息的正确完整。③应用接口模块,提供符合 HL7 标准的应用接口,发送方可以调用接口函数,按 HL7 标准格式填写参数,向接收方发送数据。④资源模块,支持各种实际应用的 HL7 医疗信息事件,如入院、检查、医嘱等。⑤对照模块,提供翻译对照功能,可以按照医疗卫生应用系统进行定制。

HL7 及各模块在两个不同医疗卫生应用系统之间进行医疗信息交换的工作流程如图 3-5 所示。

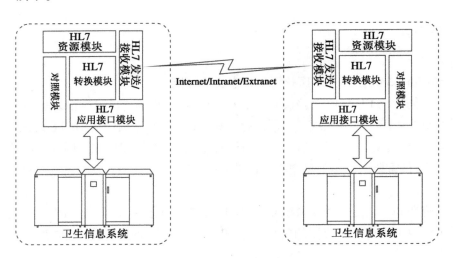

图 3-5　HL7 医疗信息交换流程图

5) HL7 的应用及发展

医院内部不同公司开发的系统间互联常采用直接打开数据库读写数据表的方法,这种方法简捷方便,但很不安全,一旦产生错误将难以确定修复,甚而造成系统瘫痪。HL7 是将相互割断的各个系统通过消息交换的方式互联,保持各个系统独立性,易于维护升级,也就提高了整个 HIS(Hospital Information System,医院信息系统)的安全性和稳定性。目前全世界已有几十个国家(包括我国)的医疗卫生机构应用 HL7。

HL7 的发展迅速,2000 年底 HL7 V2.4 版被批准为 ANSI 标准,2002 年通过的 HL7 V3.0 版采用全新的物件导向(Object-oriented)的开发方式,并支援 CORBA(Common Object Request Broker Architecture)及 DCOM(Distributed Component Object Model)的物件存取及共享模式。HL7 V3.0 版还直接支持可延伸的标示语言(Extensible Markup Language,XML)格式,以利于在广域网和局域网的环境中交换信息。虽然 HL7 并不特别限制对词汇和代码的选择,但是 HL7 正式推荐 LOINC 和 SNOMED 作为词汇和代码的首选。新版 HL7 还开发了临床文档结构(Clinical Document Architecture,CDA),即电子病历结构标准,为解决电子病历实现的难题提供了良好的解决方法。因此 HL7 将在医学信息的发展中发挥极具影响的重大作用。

3.7.2　DICOM

DICOM(Digital Imaging and Communications in Medicine,医学数字成像和通信标准)是由美国放射学会(American College of Radiology,ACR)和美国电气制造商协会(National Electrical Manufactures Association,NEMA)为主制定的一个专门用于数字化医学影像传输、显示和存储的标准。

该标准于 1985 年公布了 1.0 版,经不断创新和完善,至 2000 年推出了 DICOM 3.0 版,有 15 个部分内容。功能从点对点的通信标准,扩充到开放式互联 OSI,以及 TCP/IP 等计算机网络的工业标准,支持各式各样的医疗影像仪器设备。

DICOM 推动了不同厂家、不同设备、不同型号之间的开放式医疗数字影像的传输与交换,促使了影像归档和通信系统(Picture Archiving and Communication System,PACS)的发展并与医院其他信息系的整合,允许所产生的信息能广泛地由不同设备访问和共享。我们将在第 8 章作详细介绍。

3.7.3　IHE

IHE(Integrating the Healthcare Enterprise,医疗健康信息集成规范)是美国北美放射学会(Radiological Society of North America,RSNA)和卫生信息管理系统协会(Healthcare Information and Management System Society,HIMSS)自 1999 年开始的一项规划,它定义了一个执行框架,其目的是集成不同的医学信息系统。

DICOM 解决的是医学影像传输和存储标准的格式问题,HL7 解决的是不同系统间的通信问题,但实际互联测试时常互不相容。IHE 框架是工作流程的标准,解决的是不同应用系统间的协同工作问题。

IHE 所包含的内容有病人挂号、医生问诊检查、诊断医嘱、影像申请、拍摄阅片、形成报告等。因此它将 HIS、RIS、PACS 等各自原有的简单的线性流程,变为了互相交织的网状流程,如图 3-6 所示。

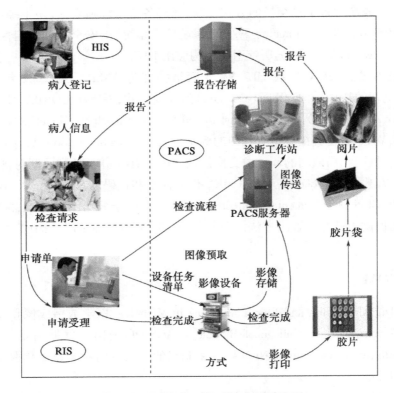

图 3-6　IHE 包含工作流程事件示意图

IHE 定义的集成框架是由行为者之间所发生的事物处理构成的。每个事物处理拥有一个名字和编码,并且在行为者之间传递指定信息。这样医院就可以利用 IHE 集成框架,遵循被严格定义的事物处理流程,协同一致地组织自己医院信息化的互联互通平台。

3.7.4　ANSI X12

被美国 ANSI 认证的机构——标准委员会(Accredited Standards Commitee,ASC)制定了一系列用于各个行业的电子数据交换的标准,其中 X12 是专门为保险业,针对订单数据、发票数据以及其他商务文书的数据所开发的信息标准,也被称为 ASC X12。这些特殊的标准与医疗保健行业密切相关,如表 3-5 所示。

表 3-5　X12 与医疗保健行业密切相关标准(中英文对照)

编码	标题	Title
148	伤害、疾病或事故的第一报告	First Report of Injury Illness or Incident
270	医疗保健的合理/有益咨询	Healthcare Eligibility/Benefit Inquiry
271	医疗保健的合理/有益信息	Healthcare Eligibility/Benefit Information
275	病人信息	Patient Information

编码	标题	Title
276	医疗保健申请状态请求	Healthcare Claim Status Request
277	医疗保健申请状态应答	Healthcare Claim Status Notification
278	医疗保健服务认证信息	Healthcare Service Invoice/Statement
811	统一服务发票明细清单	Consolidated Service Invoice/Statement
820	付款单/汇款建议	Payment Order/Remittance Advice

X12 具有完整、详细的信息交换,它对于医院跨系统的信息建设,特别是对医疗保险制度的完善产生了重大影响。

3.7.5　IEEE 相关标准

IEEE(Institute of Electrical and Electronics Engineers,美国电气和电子工程师学会)是 ISO 和 ANSI 的国际成员组织,通过 IEEE,许多通信电子与电气应用、计算机的世界标准被制定和开发。

IEEE 有两大项目的医疗保健标准,一个是 IEEE P1157,即医疗数据交换标准(Medical Data Interchange Standard,MEDIX),MEDIX 的设计完全依照 ISO 的 OSI 标准架构分为 7 层,在理论上更为优越。另一个是 IEEE 1073,是医疗设备通信标准(Standard for Medical Device Communications),它制定的整套文件明确了在整个 OSI 标准架构 7 层所需的医疗信息"巴士"(Medical Information Bus,MIB),MIB 对于床边重症监护设备是一个强劲可靠的通信服务设计。

3.7.6　HIPAA

美国国会于 1996 年 8 月 21 日通过了《1996 年健康保险流通与责任法案》(Health Insurance Portability and Accountability Act/1996,HIPAA),该法案在隐私规定中定义了受保护的健康信息(Protected Health Information,PHI),在安全规定中制定了在管理层面、物理层面以及技术层面如何保证受保护的健康信息的安全,并且规定了健康信息尤其是与保险有关的信息的传输和编码。HIPAA 对医学信息学科研以及医学信息系统的开发有很大的影响。任何利用包括病历在内的患者的个人信息,进行科学研究都要首先考虑是否会违背 HIPAA 法案。HIPAA 包含了许多关于患者医疗、管理、费用的标准化,关于表示符号标准,以及隐私和安全的标准。

我们将在以后各章节讨论建立社区性、区域性、国家性的信息平台和数据中心以及电子病历系统,在实现这些任务时,HIPAA 的影响是必须考虑的。例如,当我们建立区域电子病历(EMR)时要考虑:哪些患者的信息可以收集?哪些信息是可以公开用于公共卫生监督的?哪些信息又是要绝对替患者保密的?如何保密?这些都要受到 HIPAA 的管辖。在我国,这类保护医学信息安全及患者隐私的法律有待制定。

3.8 我国医学信息标准化的发展

3.8.1 回顾与现状

我国早在1931年就成立了工业标准委员会,是1947年成立的ISO的创始国之一,但我国标准化曾有较长时间落后于世界发展,20世纪80年代后期开始飞跃发展。

我国医学信息标准化起步较晚。早期成功案例主要有:"全国卫生系统医疗器械仪器设备分类与代码",由原卫生部批准颁布,其树状4层8位分类编码形式覆盖了全部医疗器械和仪器设备;"化学药品(原料、制剂)分类与代码YY02521997",该标准代码为8层16位,包含药品编码、中英文名称、制剂规格等;"全国医疗服务价格项目规范",由原卫生部、国家中医药管理局和原国家计委共同制定,共有5级分类,项目编码采用分层数字,包含项目编码、项目内涵、除外内容、计价单位和说明5个栏目。

"中国疾病分类"(CCD),具有90年的历史,曾经发挥过巨大作用,随着ICD的广泛应用,现已退出历史舞台。我国已翻译出版了"ICD-9""ICD-10"中文版,并作为国家标准统一执行。

1997年由李恩生主编,北京医科大学、中国协和医科大学联合翻译出版了《英汉对照国际医学规范术语全集(精选本)》,即"SNOMED"中文版,此后发行了SNOMED 3.4版的中文电子版,共含有145 856词条。SNOMED逐渐被国内医学信息专家所了解,并进行初步的应用。

《中医医院信息系统基本功能规范》由原卫生部于1998年公布,2002年重新修改颁布,它对我国医院乃至整个医疗卫生信息标准化起了重大推动作用。

我国医学信息标准化在政府大力支持下,进入了一个以基础研究为导向的新时期,例如:《国家卫生信息标准基础框架》是卫生部信息化领导小组2004年主持的一个重要课题。该课题建立了《中国卫生信息基本分类框架》和《中国卫生信息基本构成框架》,在这两个框架体系下,对我国医疗卫生信息标准研究提出指导性意见,并进一步逐个建立了满足医疗卫生需要的相关标准。

《中国医院信息基本数据集标准》(Basic Data Set Standard of Chinese Hospital Information,BDSS)是卫生部信息化领导小组委托原卫生部医院管理研究所和中华医院管理学会信息管理专业委员会研究制定。BDSS是数据表达类标准,是数据元素的定义,确切地定义数据元素的表达格式、语义和内涵;是信息交换的基础,是实现信息交换的必要条件,但不是充分条件。该数据集将对医院之间,医院与各级各类医疗卫生机构之间进行信息交换,特别是对设计HIS数据结构与数据库有重要作用。

我国台湾地区在医学信息标准化上已广泛应用了ICD-9-CM、ICD-10,积极推广HL7,而且制订了"医院资讯系统规范推动计划",共分为"医疗篇""行政管理篇""基础建设与医院相关系统"三部分。其目的是通过制定医疗资讯系统的明细功能,描述系统的框架,提供一个完整的医疗资讯系统功能规范。

3.8.2　我国中医标准化研究进展

自 20 世纪 80 年代以来，以中医、中药、针灸等为主题的多项国家标准、行业标准相继颁布，2006 年起我国还全面启动了中医药标准化工作，制定出 500 项标准，以满足中医药领域内各方面工作的需求。

1）标准应用的瓶颈与对策

当前中医临床与科研工作中，一方面是缺乏某些领域相应标准，另一方面是缺乏成熟的、体系化的工具与方法去实现标准，可以说，"工具与方法"已成为中医标准化的瓶颈。而借鉴国际上构建医学标准术语集的理念与经验，形成保留中医特色的、实用的术语集，并将此术语集应用于电子病历和临床科研是可行之路。

2）中医临床术语集的设计与实现

（1）工作方法的确立。SNOMED CT 作为当前国际上具有代表性的医学术语集值得借鉴。虽然中西医学对生命、健康、疾病的认识及理论各不相同，采取的具体干预方法也有众多区别，但二者在知识本体或术语体系构建中并不存在本质性差异。事实上，任何知识体系的建立都要以本领域内概念定义的最小数据元为实体，通过实体间固有的属性关系建立起纵向与横向的关联，进而建立严谨的知识体系。因此，中医临床术语集的设计中宜将"以概念为核心，以同义术语、语义关联为辅"作为主要的标准化方法。

（2）中医临床术语集分类框架建立与术语导入。术语集分类框架的设计是术语集构建的核心工作，它应体现中医学理论和中医临床特点，真实地再现中医临床辨证论治的诊疗规律，也能整合已有标准。具体工作如下：

首先，依据临床科研工作的实际需求设定术语集涵盖的范围，由于当前临床工作中西医结合的特点，一个能够容纳中医学、现代医学以及临床科研工作必需的非医学专有术语的分类框架体系是必要的。

然后，依据对中医学临床辨证论治本体的认识，以中医证候要素为核心，抽提出中医学知识体系中蕴含的几种最本质的特性，建立起以中医理论指导为主的术语分类概念性框架。由于中医学特有"司外揣内"这一针对症状进行"感知"与"理解"，进而形成对病因病机认识的过程，从而构成如图 3-7 所示的框架。

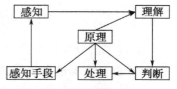

图 3-7　中医术语分类的概念性框架

为实现与现代医学术语集的无缝接轨，实现概念层次上粒度最小化的术语标准，在术语分类的概念性框架基础上，再设计了一套术语分类操作性框架（图 3-8）。据此框架，借助术语加工软件平台，在全国数十家单位、上百位专家的共同努力下，2010 年已完成中西医概念 10 余万条、术语近 20 万条的加工导入。

为实现电子病历快速录入，需要分类体系结构更贴近中医病案的规定，以合理组织、调用术语，从而建立起临床实用的术语分类操作性框架（图 3-9）。通过对来自临床的病历进行分析、筛选，借助术语加工平台，针对性地加工了 16 万条具有中医特色的描述逻辑结构，能够便捷地描记临床信息的术语单元。

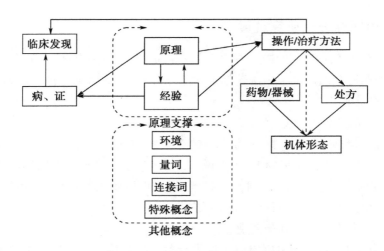

图 3-8　中医临床术语集分类框架

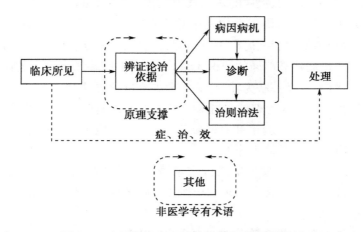

图 3-9　中医临床病历规范术语集分类操作性框架

通过术语分类框架的构建,已经制定了包容术语总量超过 36 万条的两套术语集,实现了对 25 部已有标准和规范的应用。

(3) 中医临床术语语义关联的建立。患者的症状、体征等是中医临床辨证论治的重点,而描述这些信息所具有的时空属性的信息往往是分析病因病机、进行中医诊断以及疗效判定的重要因素。因此,通过分析临床病历,梳理出医师习用的信息描述逻辑结构,并将其固定下来,不仅有利于提高电子病历的书写速度,也利于后期数据的统计分析。

因此,将症状、体征等术语作为"主体词",将描述主体词所拥有的某种时空属性的术语作为"辅助词",两者相连形成"术语单元",再为术语单元赋值,便形成一个具有相对固定的逻辑结构、能够描述明确的临床事件的组合。很显然,电子病历系统对这种术语组合的调用效率要高于粒度最小化的术语。

(4) 同义术语的加工。概念是对事物本质属性的抽象,术语是抽象的概念的载体,概念具有唯一性而术语不具备唯一性,即同一个概念可以由多条术语进行指代。在这些术语中,具有最普遍认同性的一条术语通常被作为概念的首选术语,它们是全国专家共同研究的结果,或是在实际应用环境中最为习用者,而其他术语则作为此概念的同义术语。逐步建立完善概念与同义术语的关联关系,这是解决同义、多义中医词汇的关键,是在保障正确概念基础上尽量保持描述灵活性的基础。

(5) 编码系统的建立。依据编码所携带的信息量的大小设定了适当的编码长度,并依据每一类术语携带和表达信息的种类,将编码设置为数个段位进行赋值,以便于临床科研工作从各个角度对术语进行访问和使用。编码携带的信息有:术语在分类体系中的层级关系;术语在系统中的唯一性编码;术语单元的主体词、辅助词;西医学根据八大系统症状、体征术语的分类信息;术语的中西医学属性等(参见图 3-10)。

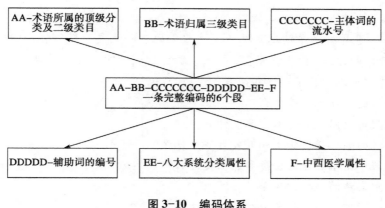

图 3-10 编码体系

《中医临床术语集》已有效地支持了电子病历与数据挖掘工作(参见第 18 章)。中医信息的标准化任重而道远,这是我们的职责。

问题与讨论

(1) 标准和标准化的定义是什么?

(2) 何为分类的序化原理?

(3) 根据医学信息分类编码的方法,自己创建一个分类编码系统。

(4) 谈谈你对国际标准化组织作用的认识。

(5) 试述 SNOMED 的结构特点和应用。

(6) 以 DRG 与 ANSI X12 为例说明标准在医疗保险中有何重要意义。

(7) 以 HL7 和 IHE 为例说明医学信息交换标准的作用。

(8) 试述我国中医标准化的设计理念和实现方法。

(9) 你对中医信息标准化有何设想?

(10) 医学信息标准化有哪些种类?为什么说医学信息标准化是一项极为重要又艰巨的任务?

(丁宝芬 刘保延)

4

医学信息系统工程概论

本章将论述有关医学信息系统开发过程中的几个主要问题,包括系统和系统工程的概念、开发的方法、需求管理、系统评价方法以及信息系统的管理和维护。阅读本章后,你应该可以回答下面这些问题:

信息系统的构成元素是什么?

系统工程解决问题的基本步骤是什么?

信息系统的主要开发模式和开发方法是什么?

开发过程中需求管理的任务和方法是什么?

信息系统实施的主要方法是什么?

信息系统管理和维护的主要任务是什么?

4.1 系统和系统工程

4.1.1 系统及其特性

系统是具有特定功能的、相互间有机联系的许多元素所构成的一个集合体。

系统由许多元素组成,这是它的集合性,如一台计算机由主机、键盘、显示器等部件组成。这些部件按特定的关系组合在一起,相互作用、相互联系,这是系统的相关性。这些部件共同作用使得计算机能正常工作,这是系统的目的性。系统的阶层性是指系统总是可以再分解为一系列子系统,并存在一定的层次结构,如主机箱里有主板、显示卡、内存、硬盘、软盘,而主板又有 CPU、输入、输出等各种集成电路芯片。整体性是指系统不是各元素的简单组合,脱离了系统,元素的作用和相互关系就失去了意义,系统作为一个集合体产生作用,元素要服从于系统的目的和功能,在整体功能的基础上展开元素的关系和活动,这些活动的总和构成系统整体的有机行为。在一个系统中,每个元素并不很完善,但可以协调综合成具有良好功能的系统;反之,即使每个元素都良好,但作为整体却不符合系统的目的或功能,也不能成为一个完善的系统。

系统总是存在于另一个大系统中,系统又能划分若干个子系统。大系统是系统的环境,系统与环境之间有接触和交换,环境变化必然引起系统的变化,能适应环境,不断自我调整的系统才有生命力,这是系统的环境适应性。

系统的概念可描述大到宇宙,小至细胞的所有对象,其中有自然的,也有人造的。信息系统是一个人造系统,其构成元素有计算机网络、硬件、软件,系统中运行的数据,操作系统的人和他们工作的规程。在现实中,信息系统的后三个元素常被忽略,以为投入足够的资金就能得到一个好的信息系统;应用信息系统的操作人员之间不能相互配合,信息系统运行也不会正常;为了实现信息系统的整体目的和功能,要重组原来的业务流程,各部门如只考虑自己的利益,信息系统很难得到充分应用;随着机构环境变化和内部的调整,信息系统如果不能及时更新或升级,将被机构所淘汰。

4.1.2　系统工程及其方法

系统工程是把自然科学和社会科学的某些思想、理论、方法、策略和手段等,根据总体协调的需要,有机地联系起来,把人们的生产、科研或经济活动有效地组织起来,应用定量分析和定性分析相结合的方法和计算机等技术工具,对系统的构成要素、组织结构、信息交换和反馈控制等功能进行分析、设计、制造和服务,从而达到最优设计、最优控制和最优管理的目的,以便充分应用人、财、物和信息,通过各种组织管理技术,使局部和整体之间的关系协调配合,以实现系统的综合最优化。

在系统工程的发展过程中,人们不断探索科学的方法,去解决原来依靠直觉处理的复杂问题。系统工程方法具有自然科学的描述性和工程技术的规范性,考虑到这类复杂问题都属于社会系统,人的因素非常重要,必须注重参与系统各方的讨论和沟通,对话性与描述性和规范性相互交织,形成系统工程解决问题的基本步骤。它包括下列五个行动环节:①阐明问题;②谋划备选方案;③预测未来环境;④建模和评估;⑤比较备选方案。如图 4-1 所示。

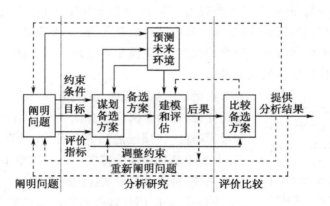

图 4-1　系统工程解决问题的基本步骤

医学信息系统的开发和应用是一个庞大的系统工程,特别是对用户众多的信息系统,如医院信息系统、医疗保险信息系统、社区卫生信息系统、区域卫生信息平台等。在这类系统的开发和应用过程中,如何在既定的目标下,协调系统用户中各方的利益冲突,使系统开发得以按时、按质完成,系统能发挥其最大的效益,是贯穿整个过程的工作。

以基本医疗保险的异地转诊为例。基本医疗保险采用属地化管理,一般以城市或区县为单位实行基金统筹和医疗服务补偿。患者异地转诊的费用,只能在事后回到参保地进行手工报销,由此产生许多问题,如患者垫付费用过多,个人负担加重;手工报销烦琐,难以规范;属地的医保管理机构无法对异地的医疗服务行为进行监管。所以,各地的基本医疗保险信息系统基于统一的信息标准进行信息共享,实现异地转诊患者的费用实时报销,是基本医疗保险信息化的发展趋势。

异地转诊不仅要解决网络互联、信息标准制定、系统接口开发、患者身份识别等技术方面的问题,还有诸如异地转诊管理办法制定、异地定点医疗机构管理、异地转诊费用结算财务管理等一系列非技术问题,患者、定点医疗机构和医疗保险管理部门是利益冲突的三方,非技术问题在短期内常常很难顺利解决,很多问题的最终解决方案是技术与管理相互协商调整,以及利益各方沟通妥协的结果。

4.2 医学信息系统

4.2.1 计算机医学应用的系统观

今天,计算机在医学及其相关领域的应用如此广泛,建立计算机医学应用的系统观,将有助于我们了解计算机在医学领域应用的特殊性,理解医学信息系统研究、开发和应用中的困难,以求合理地选择和使用计算机,并引导我们如何去探索未来。

在很多方面,计算机大大扩展了人类自身的能力,但迄今为止,计算机还没有完全超越人类,只是人造的模仿者,是在对人类的行为、思维进行抽象化的基础上,按照某种理论、模型或规则进行模仿,这种模仿是低级的、机械的,如果没有人类的参与,很多工作无法完成。这种模仿有一定的局限性,受模型或规则的限制,只覆盖抽象出的一般过程。

而医学领域应用的特殊性,就在于其应用对象是人,每个人都是一个独特的个体,每次疾病的发生发展都可能有其特异性,很难用抽象模型去处理特殊个体,诊疗事务的人性化,使计算机只能是诊疗决策的辅助者。

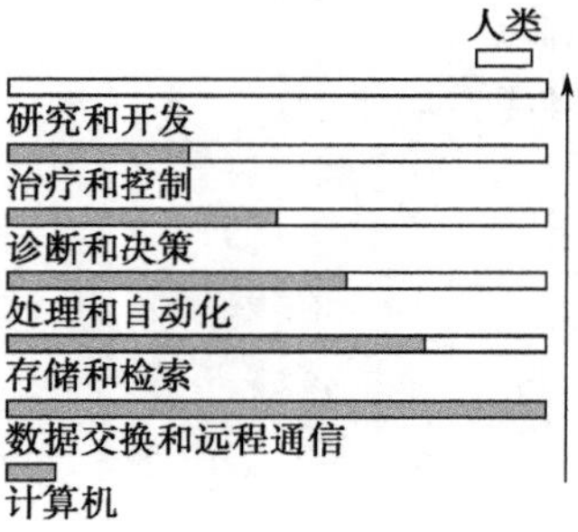

在医学信息系统中,从人类参与的程度和计算机应用的复杂性,构建的层次模型如图4-2所示,从底层的数据交换和远程通信,到顶层的研究和开发,计算机应用的复杂性越高,人类的参与程度就越多。在后续章节中介绍的各类医学信息系统,将涵盖各层次应用的案例。

第一层是应用计算机进行数据交换和远程通信,信息格式的标准化是基础,本书涉及的各种医学信息系统,都有此类应用,它几乎不需要人类的参与,与非医学领域的应用也没有什么特殊的区别。

图4-2 系统构建层次模型

第二层是应用计算机存储和检索数据,医学数据的特点是种类繁多、海量和极其复杂的关联性,还有医学数据应用服务对象和目标的多样性,这些需要人类的干预。请参见医学信息标准、医学信息资源、电子病历、医学图像等章节。

第三层是应用计算机处理和自动化。医学信息的处理需要医学专业知识支撑,建立在人类对人体、疾病、卫生等对象的研究和理解基础上。自动化只针对那些可以重复的、一般化的工作,更多的工作是人与计算机结合完成的。与前两层的不同之处是这一层多是专门为医疗卫生应用开发。请参见医院信息系统、实验室信息系统、医学图像等章节。

第四层是诊断和决策中的计算机应用。这层的应用需要人类将医学知识格式化,设计决策支持模型和标准,以便计算机处理。显然,在目前的信息技术支持下不可能由计算机系统进行诊断和决策,人类是这层应用中的主导。请参见临床决策支持系统章节。

第五层是治疗和控制中的计算机应用。这一层的应用执行是在决策之后发出的指令,医学治疗和控制的复杂性,使这层应用与工业生产的过程控制完全不同,只有很少部分治疗能够用计算机实现控制。请参见电子病历、公共卫生信息管理系统章节。

第六层是研究和开发中的计算机应用。这层是人类智慧的体现,研究如何结构化、抽象化,建立各种模型和算法,开发应用系统,提供给第一到第五层的应用。

4.2.2　各类医学信息系统简介

本书将介绍下列医学信息系统或特定医学领域的计算机应用:

(1) 医院信息系统:介绍在医院使用的各种信息系统,其应用的业务领域包括门诊的挂号收费、诊间管理;住院的床位管理、费用管理、住院医嘱管理等。

(2) 护理信息系统:介绍应用于医院护理信息全流程的信息管理系统。

(3) 电子病历:介绍如何应用信息技术创建电子病历,管理病人在医院的全部诊断、医疗、康复信息。

(4) 医学图像信息系统:介绍计算机在医学图像成像、采集、存储、传输、展示、处理和辅助诊疗方面的应用,以及医学图像传输、存储和显示的关键技术。

(5) 实验室信息系统:介绍计算机在临床实验室的应用,包括检验申请、标本管理、检验结果等信息处理,以及模式识别、条码技术和全实验室自动化。

(6) 远程医疗:介绍计算机在远距离医学活动中的作用,包括远程医疗的通信技术、远程医疗系统组成和应用模式。

(7) 临床决策支持系统:介绍依据决策理论,借助计算机技术,实现对临床诊断、治疗信息的智能化处理。

(8) 社区卫生信息系统:介绍如何用信息技术实现社区卫生信息的现代化管理,提高社区居民的健康水平。

(9) 区域卫生信息系统:介绍通过健康记录、互操作的区域卫生平台,共享卫生信息资源,提高区域的健康管理水平。

(10) 公共卫生信息系统:介绍通过建设公共卫生信息系统,实现各级公共卫生的信息化管理,以应对突发公共卫生事件等重大问题。

(11) 医疗保险信息系统:介绍我国如何利用计算机信息化技术,在全国范围内实现城镇职工医疗保险、城乡居民医疗保险和商业医疗保险等医疗保险覆盖,支持医疗卫生改革。

（12）医学信息资源：介绍如何利用搜索引擎、信息检索技术，更好地利用医学信息资源。

（13）中医信息处理：介绍在古老的中医药领域，二进制与阴阳理论的内在关联，以及如何利用计算机信息技术解决中医药的诊疗问题。

（14）医学大数据处理：介绍了大数据的概念、技术，在医学领域的应用，以及大数据在促进思维变革、开启时代转型的重要意义。

（15）医学人工智能：介绍了人工智能主要的两个技术——知识图谱和深度学习的基本思想、各自在处理医学信息方面的优越性，及其在医学信息学领域的应用。

4.3　医学信息系统开发方法

4.3.1　规划

医学信息系统大多数应用于机构，系统涉及面广、使用者多，良好的信息化规划是开发之前的重要工作。机构的信息化规划要从机构的发展战略、组织结构、业务流程等方面综合考虑。

用系统的观点看，机构也是一个系统，存在于社会环境这个大系统中。环境的变化迫使机构不断改革，提高自己的核心竞争力。信息系统的引进，是机构有目的、有计划的改变自己的过程，随着信息化建设的开展，信息系统从最初的代替或减轻人工工作，变成机构改革不可缺少的支持，信息系统决定机构现在能做什么，甚至将来能做什么，信息系统已经从一种工具演变为战略武器。

我国正处于医疗体制改革的进程之中，政策、市场、需求等因素变化多端，医疗卫生系统的各类机构需要主动调整自己的战略，以适应环境的变化。在制订机构发展战略时，传统的方法是先有机构战略，在此框架下设计信息系统的支持方式，而新的趋势是在制订机构战略的同时，考虑信息系统的作用，通过开发信息系统主动寻求战略发展机遇。

案 例　**以大医院为中心的社区医疗系统**

某医院在本地的医疗市场份额有限，医疗水平也无法与排名第一、第二的医院竞争，医院决定尝试开发与医院互动的社区医疗信息系统，稳定并扩大医疗市场。

该系统在医院与周边的社区卫生站之间建立网络，社区医生能获得医院专家的在线技术支持，提高了社区卫生站的医疗水平，增强了社区卫生站对居民的吸引力。社区居民可以通过社区卫生站预约医院的专家门诊、住院和大型检查。化验可以在社区抽血，报告通过网络回传。社区居民在医院住院，手术病人可回社区卫生站拆线，出院病人有出院随访计划传给社区，由社区医生上门随访。系统的实施大大方便了医院周边的居民，同时稳定并扩大了医院的患者来源。

4.3.2 开发

信息系统的开发模式主要有四种,即用户自开发、委托专业公司开发、与专业公司合作开发、购买软件包开发。

用户自开发的特点是系统开发过程完全由用户控制,目标、需求和进度可不断修正,系统的适应性很好,开发过程也为用户培养了人才。缺点是用户要有能力保证开发所需的各种资源,特别是人力资源,能力上要能跟上信息技术发展的水平,薪酬上要与 IT 行业匹配,成本较高。委托开发一般是用户需要定制开发的特殊系统,或是开发应用于全新业务领域的系统,委托开发的系统是量身定制,系统完全符合用户需求,但开发成本高,需求管理难。当用户有能力参与部分开发过程,或系统业务对开发公司是完全陌生的,需要用户的全力协助,或者部分系统涉及用户知识产权等情况,会选择合作开发。在卫生信息化的初期,用户多选择自开发、委托开发或合作开发模式。今天有些系统已经进入相对成熟期,如医院管理信息系统中的门急诊、住院、药品等主要模块,医院临床信息系统中的 LIS、PACS 等,现在更多的用户选择购买软件包,购买的同时也会有客户化的修改,或者部分新功能的开发。这些系统现阶段的开发主要集中在新技术应用、多系统集成、电子病历应用、中高层管理、临床辅助诊疗等方面。

系统的开发过程是用户有目的地改变自我的过程,信息系统是用户业务和管理创新的体现。随着环境的变化、用户自身的发展等,信息系统也要随之变化,开发系统的专业公司必须有能力支持系统变化的需求,随着用户一起发展。所以说,选择专业软件公司就是选择战略合作伙伴。

信息系统的开发主要有瀑布式和螺旋式两种方法。瀑布式也称为系统生命周期法,它有按部就班的步骤,遵循从整体到局部的原则,在初始阶段全面进行分析和设计,然后才进入开发和实施。瀑布式符合人们希望在充分认识系统的基础上,再进行软件开发的要求,以避免因认识不足导致系统设计缺陷。这一方法的问题是需求分析和系统设计长期停留在纸面上,这种虚幻的讨论不易深入、细致,用户很难想象未来系统实现的场景,开发方和用户方之间专业背景的差异,常常导致就阶段性结果很难达成一致意见,而拖延进度;在开发的过程中,目标、条件、需求可能不断变化;各个阶段由不同的团队负责,阶段交替环节可能有知识的流失。

螺旋式是一种周期循环的方法,其原则是从重点到次要,将整个开发过程划分为多个子过程,每个子过程完成的目标和任务是在上一个子过程结果基础上的深入和拓展,螺旋上升,直至达到系统的最终目标。这种方法的特点在于保证开发速度,随着对系统认识的不断深入和条件的变化,分阶段确定目标和任务,搁置在目前无法认识清楚的问题,或规避有利益冲突的风险,使开发过程不断有阶段性成果,用户能看到信息化的成效,有利于启发最终用户完整地认识系统,建立信息化的信心。其难点是整个开发过程的控制和如何确定下一个子过程的目标和任务。

实际开发过程往往是两种方法的结合,如在螺旋式的每个子过程中采用瀑布式,每个阶段都包含需求分析、系统开发、系统实施和验收,各个子过程任务的侧重点参照瀑布式的各步骤任务变化。

4.3.3　需求管理

无论采取哪种开发模式,需求分析是开发的第一步。在需求分析之前,要进行系统的需求调研,深入了解现行的业务流程、管理方法,发现存在的问题,确定系统目标。需求分析是在需求调研的基础上,提出用信息技术解决问题的方案,设计基于信息系统的业务流程和管理方法。

用户与开发人员的充分沟通是进行需求分析的前提。与各类、各部门的业务人员、管理人员交谈,广泛、深入地了解他们的想法,帮助他们对现行业务进行梳理、归类,转化到在信息系统支持下的业务模式,并给予清晰、完整的描述,是完成需求分析的关键。

1)　需求管理的问题

(1) 需求超前:因为用户对信息化的投资、回报与发展的认识不足,需求与实施目标不符;或阶段性目标不明;或希望一步到位,盲目推进。由于信息知识和信息技术使用经验的缺乏,多数用户是先被动接受公司的系统,使用后立即提出改进需求。

(2) 需求模糊:基于信息系统开展的业务模式和流程需要多方面的配合,不能在短时间内明确需求,或者要先在小范围内实验,然后再逐步改进。对一个涉及多部门,甚至跨行业、跨地域的复杂大系统,用户可能只熟悉自己的业务和管理范围,用户的需求可能是片面的。出于本专业岗位工作需要或个人利益的得失,可能是基于旧的工作模式,用户通常只能给出手工或现行的业务描述,不知道如何描述将手工业务模式转化到用信息技术支持;用户只能从业务角度提出需求,从信息技术角度的表达是模糊的。

(3) 需求主观:系统实施可能使用户的日常工作内容、方式、数量甚至利益发生较大的变化,他们会带着抵触情绪表达需求,甚至隐瞒需求。新的业务模式设计需要多方协调配合,责、权、利可能要重新分配,产生用户之间的利益博弈,导致不同用户的需求表述可能完全不同。有的用户一味强调自己的特殊性,不愿意吸收系统带来的先进模式,或因为调整流程和模式去适应软件系统的难度较大,要求修改软件来适应自己,忽视了软件更改的工作量,以及是否会对系统架构带来不良影响。

2)　需求管理的任务

需求产生于用户,需求表述很难在限定的时间和范围内完整全面地获得。一个软件系统的引进只代表着当前信息化的水平,一次项目的实施只是信息化过程中一个阶段性的工作。环境的改变、技术的演进和机构的发展等因素都会引发新的需求。用户在系统开发过程中受到信息技术的教育和启发,需求会逐步扩展和深入。需求变化是一个逐步演进、螺旋上升的过程,用户需求在整个开发过程中是不断被发现、不断被响应、不断提升的,所以,需求管理贯穿于整个信息化建设之中。

需求管理要控制不符合目标的需求。信息化是一个系统工程,"总体规划,分步实施"是科学的建设原则,为每个阶段确定合适的建设目标,所有不符合阶段目标的需求应该被控制。例如:本期目标是新旧系统切换,应控制与系统切换不相适应的软件更改需求,只要不影响业务运作,就暂不修改,保证系统切换如期完成,待新系统稳定后再考虑。用户根据自身信息化发展的进程,控制适度的需求,能体现阶段性成果,增强信息化建设的信心。

需求管理要控制分散的需求。信息系统是面向机构的，不同专业公司的信息系统各有特色，一个系统很难同时满足所有部门和员工的要求；信息系统的实施涉及多个部门和员工，每个部门和员工都会从自我的角度提出对信息系统的需求，如对住院患者的欠费管理，财务部门要求欠费即停医嘱计费，医疗部门则不希望因欠费干扰正常治疗；这些需求矛盾可能影响到信息系统的整体功能和实施进度。机构要收集梳理分散的需求，确定重点需求，控制非重点需求。

需求管理要屏蔽不合理的需求。信息化不是计算机化，是有计划、有目的地改变机构的过程，信息化导致业务流程重组，打破了原来的责、权、利平衡，有可能引发各种不合理的需求。如药品实际库存管理是医院信息系统实施中的难点，尤其在发药窗口，提出虚拟库存或非正常修改库存的需求很常见，考虑到软件测试和药品库存管理的工作量，这个需求只能在项目实施的试点或过渡期响应，否则等于医院默许药品流失。机构要根据业务流程的变化，控制不合理的需求，以信息系统的实施为契机，推行新的管理制度和要求，提升管理水平。

3）需求管理的方法

用户应以部门为单位组织收集、筛选和整理最终用户需求，以业务流程为主线进行评审，设计基于信息系统的工作流程和管理方式。

（1）需求采集：需求的来源是多方面的，例如软件问题、操作者抱怨、患者投诉、部门建议、各种会议等，需求的采集不仅仅是收集，更重要的是识别。所以，需求采集要从粗到细。粗是指从系统考察、系统测试、座谈会、实施培训、实施协调、管理制度制订等活动中采集需求；细是要定期召开专门会议，将粗的需求细化，转化为信息系统实现的业务模式和流程，进行描述和讨论，征求相关部门意见。

（2）需求整理：需求整理是需求分析综合的过程，要在文档化的基础上进行合理化、程序化和优化。记录每一个小问题和建议，定期讨论，由粗到细，从局部到整体，筛选合理成型的需求。与软件技术人员共同分析，设计软件实现方法和流程，与相关业务部门和人员讨论流程变动的配合问题，逐步优化需求。

（3）需求评审：需求评审应从下列四方面展开，直至相关部门签字认可，才能提交开发。

① 目的：改正软件错误、操作简便、业务变更、建设性。

② 级别：从项目实施目标来确定需求的轻、重、缓、急。

③ 工作量：满足需求的工作量。下列不同类别的需求可能导致工作量从小到大的差别：界面调整、流程变化、新功能开发、数据库底层更改、软件框架结构调整。

④ 综合平衡：综合考虑阶段目标、实施时间、投入资金、管理配合、人员培训等因素，决定是否响应需求，以及何时响应、如何响应。

（4）需求跟踪：需求在软件开发过程中可能因各种原因发生变化，应跟踪软件开发过程，测试软件功能，发现需求与软件实现的差距，及时沟通最终用户和开发人员，提高软件开发效率和质量。软件进入实施，现实环境的特殊性可能使软件运作或业务出现各种问题，要跟踪观察，发现问题，及时反馈调整。

4)不同阶段的需求管理方法

在信息化建设的不同阶段,用户需求不同,用户需求管理的方法也不同。在系统选择阶段,用户需求往往笼统、模糊、超前、不现实,应鼓励需求,以发现好的需求。在系统实施阶段,用户需求具体、细节、片面、只顾眼前,要控制需求,以保证实施进度。在系统维护阶段,用户需求是完善、优化、拓展的,要征集甄别需求,以完善系统,开发新的功能。

需求管理的最终目的是启发和引导用户不断产生新的需求。以门诊系统为例,已经从简单的挂号收费发药管理,发展出预约挂号、个人账户、双向转诊、客户关系管理等诸多功能。信息系统的实施引发的变革,使每一位用户都被卷入其中,对他们的工作产生深刻的影响,迫使他们改变自己去适应信息系统下的工作环境,进而思考设计如何利用信息系统更好、更快地工作,这是信息化对用户教育的结果,也正是信息化引发的深层次变革——人的改变。

4.3.4 实施管理

1)实施方法

系统实施主要有定时实施、并行实施、试点实施等方法。实施方法选择是否得当,对信息系统的应用成效有重大影响。

定点实施适用于必须在指定时间全面实施的系统,如医院门急诊挂号收费系统,为与医疗保险信息系统连接,必须在特定时间点实施或新旧系统切换。这个系统运行要保证业务响应速度7天×24小时不中断的要求,在切换之前必须做好充分准备,基础数据应准确无误,操作员应培训合格,进行多岗位的业务流程联合测试和演练,确保切换的万无一失。

并行实施是新旧系统同时并行,既对新系统进行严格测试,也确保新系统的问题不会影响业务。因为新旧系统同时操作,实施工作量很大。如药剂科的药品管理系统,涉及药品库存和财务管理,为了检验新系统的正确性,每一笔业务都在新旧系统中同时操作,核对结果,发现新系统的问题,及时修正,至少经过一个财务结算周期的校对后,才正式切换到新系统。

试点实施是先在某个局部实施系统的部分功能,观察效果,积累经验,测试系统。试点可以是对从未使用过的新系统的试点,也可以是新旧系统并行的试点。如住院电子病历系统,在某个病区试点,取得经验后再推广;而门诊医生工作站录入电子处方先在若干个门诊科室试点,可以同时保留旧系统的收费员录入手工处方,保证系统实施时的各种问题不会影响患者门诊处方的录入。

复杂大系统的实施通常分成几个阶段进行,以减轻实施压力,逐步建立信息化运作管理体系。如医院门急诊信息系统有门急诊挂号收费、分诊排队叫号护士站、门诊医生工作站、药房管理、输液室管理等很多功能,可以将其分为三个大的实施阶段:①门急诊挂号收费+药房管理;②分诊排队叫号护士站+输液室管理;③门诊医生工作站+其他功能。第①阶段的系统功能在很多医院有运行多年的旧系统,基本业务操作变化不大,容易实施;第②阶段是新的功能,可以按诊区分步实施,业务影响面小;第③阶段的门诊医生工作站实施,直接影响关键医疗业务,业务终端数量多,人员操作水平参差不齐,需要有一定的调整和适应时间,建议采用试点实施。

2) 实施准备

实施的准备工作除了网络和硬件调试,还有数据整理、系统测试、人员培训、制度制订等工作。

数据是系统运行正常的基础。数据整理是为新系统准备系统运行的基础数据和测试数据。基础数据是系统运行的基础,如医院门诊挂号收费系统的科室数据、号表数据、药品数据、服务项目数据等;测试数据是要根据实际业务准备模拟的业务操作数据,供系统测试和人员培训使用,如患者的基本信息、处方、检查申请单等,并设计典型的业务场景和数据。新旧系统切换时,要尽量将旧系统的数据整理导入新系统,保证业务数据连续性,减少录入工作量。

系统测试是系统运行正确的保证。这里的系统测试是指用户方的测试,主要是从实际业务的特点出发进行测试,保证系统运行正确和实施顺利。如挂号系统,要测试多种类型的患者挂号是否正常:初诊和复诊、自费和医保;要测试操作员典型业务的操作水平——平均挂号速度,以便能参考日门诊量计算挂号窗口开放数量和挂号员的排班组合;除了测试各岗位的业务,还要进行多岗位的业务流程测试,观察业务环节之间的数据传递和业务配合是否有问题。

人员培训是系统实施顺利的关键。人员培训要在基础操作培训合格的基础上,进行岗位业务培训。如挂号收费员的基础培训是录入速度,岗位培训内容有:门诊科室和专家门诊的特点、处方和检查申请单的内容解读和录入、退换号和退费的操作流程、日结账和交账方法等。有的系统操作人员定期更换,如进修生和实习生交替,都要进行岗前培训。

制度制订是系统实施成功的保障。新的系统带来新的业务,岗位职责、业务流程都可能发生变化,必须要有新制度的规范。借助新系统的实施,推行新的管理规定,解决遗留管理问题。新的业务变化可能涉及多个部门,需要进行多方协调,可以设计多套业务流程和管理方案,进行讨论、评价和选择。

4.4 医学信息系统的评价与管理

4.4.1 医学信息系统的评价

在信息系统决定开发之前,通常要进行成本效益分析和评估,这是为了科学而有效地选择。在信息系统开始实施后的评价,是对信息系统应用成效的测量,是为了总结经验,发现问题,不断改进。所以,应该把信息系统的评价作为系统开发过程中的一个步骤,及时科学地评价,使机构看到付出努力的回报,坚定信息化的信心,也能对下一步行动进行调整。

成本效益评价是其他工程中常用的方法,因为信息系统开发而直接增加的收入很少,直接效益并不明显,更多的是为患者提供更好的服务、堵住某些漏洞、提高工作效率、改进管理水平等间接效益。间接效益的评价指标不易量化,如挂号系统是否有预约挂号,有几种预约挂号方法,这样的评价指标会诱导用户对系统的使用流于形式,重实施轻改进,重技术轻管理,功能都用了,但效果却不佳。真正的评价指标应该评价系统实施的效果,如患者基本信息登记的质量、平均挂号速度、平均排队人数或等候时间、退换号率、预约挂号占日均挂号人次的比例、预约挂号实施对就诊等候时间的影响等。引导用户不断发现问题,持续改进。

建立评价指标体系可以从信息系统开发要解决的问题入手,逐步细化。评价指标体系不可过于复杂,应简单明了,易于操作。评价指标可以由定性和定量两部分组成,注意收集在系统实施之前的资料和数据,作为实施后评价的对比基础。

如门诊系统的目标之一是解决看病难,首先列举要解决的问题,根据问题确定信息系统相应的解决方式,最后确定评价指标。部分问题、目标和指标示例如表4-1所示。

表4-1 门诊挂号信息系统的目标指标

实施解决问题	信息系统问题	评价指标(定性)	评价指标(定量)
挂号难	全部是现场挂号	实施预约挂号,方式有现场、电话、网络、手机短消息	预约挂号占日均挂号人次的比例
挂号等候时间长	挂号速度慢,初诊和复诊混合排队	培训挂号员,实施初诊和复诊服务流程重组	平均挂号速度;挂号平均等候时间
患者信息只有姓名	信息登记不全,信息不标准	确定初诊患者必须登记的信息及其标准	患者基本信息的完整率和正确率
挂号服务投诉多	专家排班信息更新不及时,退换号多	确定专家排班表的维护责任人,制订专家排班信息的申报、审核、更改流程	退换号率;患者满意度;投诉人次

标杆式评价法是树立信息化的典型机构,以其实施的经典案例作为本行业信息化的评价标准,其他机构可参观学习,引进相同的信息系统,模仿经典案例的业务流程和管理方法,同时以实施经典案例的机构为基地,进行新的信息系统开发试点,取得经验后再推广。

对于辅助临床诊断治疗的临床决策支持信息系统,必须经过系统的客观评价,才能进入临床应用。客观评价意味着在评价之前要建立客观的标准评价体系,如通过手术、尸检等方法获得临床客观证据,通过组织专家研究文献、病历等收集处理大量经过验证的数据,建立标准的"真值"数据库,应对评价标准数据保密,系统的开发、应用者不参与数据库建立工作,保证评价的双盲。这种评价是一个长期的过程,分阶段进行,从设计、开发开始,进入临床应用后也应持续开展。

由欧盟支持的通用心电图定量标准研究,分两个阶段进行。第一阶段:心电图解释系统波形识别的准确度;第二阶段:将心电图系统的诊断性分类与其他临床证据和心脏病专家的集体解释比较。第一阶段于1984年完成,共有14个心电图解释系统,标准是由文档数据库构成,该数据库由4个不同国家的4位心脏病专家审阅,采用Delphi技术的反馈方法减少不同观察者之间的差异。第二阶段于1990年完成,共有10个心电图系统的诊断性分类与心电图以外的临床证据比较,与心脏病专家的集体解释结果相比较,8 位专家分析1 220 份记录完整的心电图,将其分为 7 个主要诊断类别,最好的系统的判断结果与临床证据的总体符合率为 70%,与专家组意见的一致率约为 80%。

使用信息技术的目的是提升医疗卫生服务的效率和质量,利用卫生管理部门或行业学会组织的评价,依据信息标准,对供应商的信息系统进行测评,为用户选择到满足需求、安全可用的系统提供保证;对医疗卫生机构和卫生管理部门的信息化建设与应用水平进行评价,是以评促建、以评促改、以评促用,推动信息标准贯彻执行,信息化建设规范有序的发展。2009 年 3 月国务院《关于深化医药卫生体制改革的意见》发布后,国家卫生管理部门陆续发布了一系列医疗卫生信息化建设的指导文件和相关信息标准,并以此为基础,开始推进区域卫生信息化建设和医疗机构信息化建设的测评工作。

为促进实现医疗卫生各级各类机构间的信息共享与交互,引导信息系统厂商规范系统开发,2014 年国家卫生标准委员会信息标准专业委员会和卫计委卫生统计信息中心组织,编制了区域卫生信息互联互通标准化成熟度测评方案和成熟度测评指标体系(2020 年发布修订版),医院信息互联互通标准化成熟度测评方案和成熟度测评指标体系(2020 年发布修订版)。具体内容请参见第 5 章"医院信息系统"和第 13 章"区域卫生信息系统"。

为保证我国以电子病历为核心的医院信息化建设工作顺利开展,逐步建立适合我国国情的电子病历系统应用水平评估和持续改进体系,2011 年国家卫生部发布了《电子病历系统功能应用水平分级评价方法及标准(试行)》(卫办医政发〔2011〕137 号),2018 年发布《电子病历系统应用水平分级评价管理办法(试行)》和《电子病历系统应用水平分级评价标准(试行)》。国家卫健委于 2019 年发布了《医院智慧服务分级评估标准体系(试行)》,2021 年发布《医院智慧管理分级评估标准体系(试行)》,并进一步发布《公立医院高质量发展促进行动(2021—2025 年)》,明确建设"三位一体"智慧医院。将信息化作为医院基本建设的优先领域,建设电子病历、智慧服务、智慧管理"三位一体"的智慧医院信息系统。具体内容请参见第 7 章"电子病历"。

4.4.2　医学信息系统的管理和维护

从系统的观点来看,任何医学信息系统都与应用它的实体系统相互影响,实体系统运行的需求导致了医学信息系统的开发、实施和变更,医学信息系统能否正常运行直接影响实体系统业务能否正常开展,而医学信息系统与实体系统又同时受外部环境的影响,所以医学信息系统一经应用,就需要对它进行管理和维护。荷兰 M. Looijen 等提出信息系统的管理、控制和维护工作(Management, Control and Maintenance, MCM)必须与信息系统元素(硬件、软件、数据库、处理过程和人员)的使用、环境因素和特点所影响的需求和前提条件相一致,以最有效和高效率的方式提供服务,以积极的方式影响组织机构的目标,并设计了MCM 模型,如图 4-3 所示。

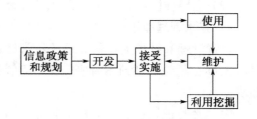

图 4-3　信息系统的管理、控制和维护工作模型

　　信息系统的管理是根据实体系统的需求,制订计划,组织计划所需要的各种资源,如人员、资金、物资等,并控制资源发挥作用,使信息系统正常运行,满足实体系统的需求。信息系统的维护是指信息系统的构成部分发生变化,以满足实体系统的需求的过程。维护按字面理解有维修和养护两重含义,所以有纠正性维护、预防性维护、改进性维护、适应性维护、附加性维护。

　　按管理学理论可将信息系统的管理和维护分为三个层次:

　　(1) 战略层次:确定管理和维护的战略目标,编制规划,寻找获取人力、财力和物力资源的途径。

　　(2) 战术层次:管理战略规划的实施过程,包括分配资源和控制进度。

　　(3) 运行层次:具体实现管理和维护的任务。

　　在实际工作中,管理和维护的工作相互关联,管理工作要使信息系统正常运行,发现各种问题,就有各种维护工作产生,而维护工作对信息系统的变更,又带来新的管理工作内容。所以,这里将管理和维护的任务一并考虑,按它们共同的对象和任务所侧重的领域来分类,可能更符合现在医院的实际情况,便于人员分配、工作安排和规范制定。

　　从任务内容上分功能、应用和技术三个方面,每一个方面的任务又可按上述战略、战术和运行分层。三者之间及其与用户的关系如图4-4所示。

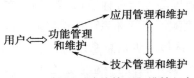

图4-4　信息系统的管理和维护任务领域及其用户的关系

1) 功能管理和维护

　　负责管理和维护信息系统以支持其功能的正常使用,功能管理是面向用户的,是用户与应用管理和技术管理之间的纽带。

　　(1) 使用管理:用户管理(培训和应用支持、权限管理),系统功能管理(功能规范维护、功能测试),业务数据管理(按标准和规范采集数据)。

　　(2) 功能维护:手册维护,功能维护(功能设置、功能与业务的配合、功能优化需求收集)。

　　(3) 数据维护:基础数据管理(基础数据定义和编码、基础数据的标准化)。

2) 应用管理和维护

　　负责管理和维护软件及数据库,应用管理是面向信息系统的,它管理和维护软件及数据库以支持信息系统满足用户的要求。

　　(1) 技术应用管理:数据库管理,技术软件管理。

　　(2) 应用维护:应用软件维护,应用软件实施。

3) 技术管理和维护

　　负责管理和维护支持信息系统正常运行的所有方面,技术管理是面向信息技术的,它结合实际应用进行管理和维护,以支持信息系统正常运行,并满足信息系统不断变化的需求。

　　(1) 运行控制:系统实施技术支持;系统运行业务过程技术管理,包括技术的性能和调整管理。

（2）技术基础设施维护：硬件维护,网络维护,安全管理。

（3）技术服务：服务范围和成本管理,帮助,技术支持。

问题与讨论

（1）如何用系统的观点看待信息系统？

（2）为什么说信息系统的开发是一个系统工程？

（3）信息系统的规划与机构战略有什么关系？

（4）为什么说选择开发公司就是选择战略合作伙伴？

（5）为什么今天更多的医疗卫生行业用户选择购买软件包？

（6）瀑布式和螺旋式开发方法有什么不同？

（7）需求获得有哪些问题？在不同的开发阶段用户如何管理需求？

（8）系统实施的准备工作有哪些？为什么用户还要进行系统测试？为什么说制度是系统实施成功的保障？

（9）为什么把信息系统的评价作为实施的一个步骤？建立临床决策支持信息系统的评价标准要注意什么？卫生管理部门如何评价区域卫生信息化建设和医院信息化建设水平？

（10）信息系统管理与维护的任务领域如何划分？

（黄学宁）

5

医院信息系统

医院信息系统是医学信息学在应用领域的一个成功范例,也是在医疗卫生信息化建设中应用最早、发展最快、普及最广的大型管理系统,本章将予以重点介绍。读完这章后,你应该知道下面这些问题的答案:

医院信息系统的定义和范畴是什么?

医院信息系统的基本功能有哪些? 它们是如何架构起来的?

医院信息系统的主要技术支持有哪些? 有何重要性?

如何进行医院信息系统的开发、实施与管理?

期望通过本章学习,读者能了解如何将前几章的基本理论和知识应用于医疗卫生各个领域,实现现代化的信息管理。

5.1 医院信息系统概述

5.1.1 医院管理

医院是实施医疗护理的场所,是通过医务人员的工作,对门诊或住院患者运用各种医疗技术和药品进行科学诊治、促进患者转归和康复的医疗机构。医院的任务是以医疗为中心,兼顾科研、教学、预防等工作。医院管理的水平直接关系到医院履行职能的水平。伴随着全球进入信息化时代,医院的管理模式也逐步由传统经验式管理迈进现代信息化管理,医院信息系统则应运而生。

医院的职能及运行主要分为三部分:医疗护理(指对患者的医疗护理工作)、医疗事务(指对医疗护理日常事务的管理工作)和经营管理(指对医院人力、物力、财力的管理工作)。医院运行的主要构成包括医疗护理的提供者(医务人员)、接受者(患者)和医疗资源三部分,医院管理过程正是对以上三方面的所有信息采集、存储、处理、传输的过程。

5.1.2 医院信息系统的定义

医院信息系统(Hospital Information System,HIS)是我国医疗卫生领域目前应用最广泛、深入的管理系统,美国著名的医学信息专家 Morris Collen 教授于 1986 年对 HIS 目标的描述是：利用计算机和通信设备采集、存储、处理、访问和传输所有和医院相关的病人医疗信息和管理信息,满足所有授权用户功能上的要求。卫生部于 2002 年颁布的《医院信息系统基本功能规范》对 HIS 的定义是:"医院信息系统是指利用计算机软硬件技术、网络通信技术等现代化手段,对医院及其所属各部门的人流、物流、财流进行综合管理,对在医疗活动各阶段中产生的数据进行采集、存储、处理、提取、传输、汇总、加工生成各种信息,从而为医院的整体运行提供全面的、自动化的管理及各种服务的信息系统。"

从上述定义可以说明,HIS 是现代化医院的基础设施、支撑环境和管理方式。HIS 直接服务对象是医院以及医院授权用户——各级管理人员和医疗护理人员,HIS 直接管理的是在医院流通的所有信息,HIS 终极服务对象是患者和民众。HIS 的基本构成至少应包括:医院数据存储功能(即数据库),医院数据输入、提取、编辑功能(即应用程序),数据通信功能和用户应用设备。

5.1.3　医院信息系统的范畴

医院是一个由许多部门组成的复杂的机构,具有永不间断的运行特征。它既要为患者提供医疗、护理服务,同时又要维持自身内部错综复杂的管理。医院的数据是海量的,存储时间长,并且需保证随时访问提取。那么,一个 HIS 的范围究竟有多大? 它应该包括多少功能? 这些功能的自动化程度究竟应达到什么标准? 这些至今仍无法统一。

对于医院的功能,我们可以从两个角度去认识,第一是功能特性,第二是功能对象。

首先,从功能特性来分析,通常我们将针对医院一些共用功能的程序,例如患者一般信息、费用信息、物资信息、人员信息⋯⋯一致公认地归入 HIS 范围,它们是医院信息管理的基础。而将针对某一专业或专科内部专用功能的程序,例如"图像归档和通信系统"(PACS)、"实验室信息系统"(LIS)、"电子病历"(EMR)、"临床决策支持系统"(CDSS)这样一些庞大、复杂、专业性突出又自成一体的信息系统是否归入 HIS,有不同意见。因为无论从硬件设备、软件技术还是管理规范,无论从资金投入、实施时间还是人员培训,打造一个包罗万象的"一体化的医院信息系统(Integrated Hospital Information System,IHIS)"都是难以实施的。事实上,HIS 与医院外部的信息系统,如社区卫生信息系统、区域卫生信息系统的通信与共享日益发展,划分 HIS 的范围界限将越来越困难。因此,我们常将那些由共用功能程序组成的 HIS 称为狭义的或核心的 HIS,而将那些包含了所有共用和专用功能程序的 IHIS 称为广义的或理论上的 HIS。

其次,我们从功能对象来分析。一类主要是针对医院"人流、物流、财流"进行的经济管理和医疗事务管理,我们称之为"医院管理信息系统"(Hospital Management Information System,HMIS),包括患者的出、入、转院管理,费用管理,药品物资管理,医务人员管理等,它与我们前面所述的狭义 HIS 相同。另一类主要是针对患者本身的临床医疗护理管理,我们称之为"临床信息系统"(Clinic Information System,CIS)。CIS 是指利用计算机软硬件技术、网络通信技术对病人临床医疗信息进行采集、存储、处理、访问和传输,支持医务人员医疗活动,提供临床决策支持,以病人为中心,以提高医疗质量为目的的信息系统。因此 CIS 是一个由不同医学专用功能程序组成的、宽广的领域,它包括:图像归档和通信系统、实验室信息系统、电子病历……随着医学和计算机科学的发展,新的系统还会不断产生。

CIS 与 HIS 既相互区别,又相互关联、相互依存,HIS 是 CIS 的基础,CIS 是 HIS 发展的必由之路。CIS 是 HIS 在横向的拓展、纵向的深入,在医疗护理业务上的回归。HIS 与 CIS 终将融为一体,但在发展的进程中,它们必然依据不同的功能特性和不同的功能对象,一个一个产生、发展,并相互依存和包容。因此我们可以认为 IHIS 包括了 HIS、CIS。

上述医院的三种职能、三个组成部分,以及三个信息管理系统之间的关系,如图 5-1 所示。

本章将介绍核心的 HIS,而将 CIS 所包含的若干信息系统,如 LIS、PACS、EMR 另立章节分别介绍。HIS 作为医院最主要的信息系统,我们将重点介绍它的功能组成、技术支持、开发方法、管理制度,以期对医学信息应用系统有一个全面的认识。我们还将着重介绍流程重组、集成与整合等内容,说明信息化对医院管理和医疗保健事业的发展是一种变革和促进。

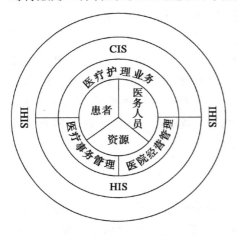

图 5-1　HIS、CIS、IHIS 与医院信息关系图

5.1.4　医院信息系统的发展史

1) 国外医院信息系统的发展

在美国、欧洲、日本等发达国家和地区,HIS 的发展已有近半个世纪的历史。以美国为例,它经历了 4 个发展阶段。

第一阶段是萌芽阶段(20 世纪 60 年代初期—60 年代末期),随着计算机在医院的应用,美国开始对 HIS 的研究开发。最初是事务处理系统和收费系统,以适应医院内部管理和医疗保险制度的要求;之后 HIS 扩展到病人诊断、医嘱管理、护理计划等方向。著名代表是麻省总医院开发的 COSTAR(Computer Stored Ambulatory Record),可以提供财务、事务和医疗的信息管理功能。

第二阶段是发展阶段(20 世纪 60 年代末期—80 年代中期),美国开发了能覆盖全医院的 HIS,管理范畴明显扩展。该期间 SNOMED(1965 年)、ICD-9(1966 年)、ICD-9-CM、DRG、DICOM(1985 年)等标准的颁布,极大提高了 HIS 的水平。1985 年美国全国医院数据处理工作调查表明,100 张床位以上的医院,80%实现了财务信息管理,60%支持挂号登记和事务管理,25%具有了完整的 HIS。著名代表有退伍军人管理局的 DHCP(Decentralized Hospital Computer Program)系统。

第三阶段是成熟阶段(20 世纪 80 年代末期—90 年代中期),发展的重点指向临床信息系统方向,如实验室系统、医学影像系统、重症监护系统等,其目的是提高临床医疗质量。该阶段 HL7(1986 年)、UMLS(1989 年)、ICD-10(1992 年)的颁布都对 HIS 的发展产生深刻的影响。

第四阶段是提高阶段(20 世纪 90 年代中期至今),该阶段医院信息管理向临床医疗管理进一步发展和提升,如电子病历、临床决策支持系统,并重新对 HIS 功效进行评价。HIS

的规模也更大、更完善,例如 2002 年底建立的第一个数字化心脏医院——印第安纳心脏病医院,其信息系统开发费用达 1500 万美元。

欧洲 HIS 的发展自 20 世纪 60 年代开始,国家投入大,发展极为迅速。建立区域协同性的 HIS 是他们的特色之一,例如丹麦的 Red System 管理 66 所医院,目前多国参与的欧盟 HIS 工程业已启动。以病人为中心的 HIS 是其另一特色,典型代表有瑞士日内瓦的 Cantonal 医院、荷兰的 Leiden 大学医院、丹麦的 Kommunedata 系统等。

2） 我国医院信息系统的发展

我国 HIS 起步较欧美发达国家晚约 10 年,经历了相似的发展阶段。第一阶段为萌芽和起步阶段（20 世纪 60 年代末期—80 年代中期）,1978 年南京军区总医院首次引进 DJS130 小型机,进行了对 HIS 的最初研发,1980 年后北京积水潭医院、北京协和医院、解放军总医院相继开始 HIS 的研制与应用。初期仅是单机单任务的信息管理,如窗口挂号、收费管理等,以后逐步发展为以职能部门业务为主的信息系统,如药房管理、病案首页管理、门诊收费管理等。虽然这些系统各自独立,难以实现全院的信息共享,但却积累了经验,培养了人才。

第二阶段是提高阶段（20 世纪 80 年代中期—90 年代中期）,卫生部和中国人民解放军总后卫生部开始引导和主持 HIS 开发,将其分别列入"八·五攻关课题"和"金卫工程'军字一号工程'",基于局域网的多机、多任务、多业务功能的全院互联互通的以医院事务管理为中心的 HIS 逐步形成。该阶段典型的范例有 1995 年开发的"中国医院信息系统"和"军慧医院信息系统"。

第三阶段是快速发展阶段（20 世纪 90 年代中期—21 世纪初）,20 世纪初我国推行了"城镇职工医疗保险制度",作为该制度实施基础的 HIS 被提到刻不容缓的议事日程,原来对 HIS 持观望、犹豫态度的医院毅然纷纷上马,原来低水平的 HIS 被迫升级换代,从而引来了我国 HIS 快速普及发展阶段。2002 年卫生部重新修订颁布《医院信息系统基本功能规范》,它进一步促进了 HIS 的规范化、标准化和完整性。

该阶段 HIS 发展的另一个显著特点便是开始面向临床信息系统范畴,RIS（放射科信息系统）、LIS、PACS、NIS（网络信息服务）、手术麻醉系统、合理用药系统、远程医疗等信息系统快速崛起,特别是电子病历、医疗质量管理、无线移动护理的应用,极大提高了医疗护理质量。

第四阶段是创新扩展阶段（21 世纪以来）,新的计算机技术、互联网、物联网、大数据、人工智能（AI）等技术促进 HIS 的创新扩展,研发了适用于多院区、医联体、医共体的 HIS,互联网医院的 HIS。研发了基于机器人、AI 的导医,包含临床咨询、复诊、转诊、随访等功能。

5.2 医院信息系统的功能

5.2.1 系统功能的分析

HIS 的系统功能分析包括:分析医院的各项业务活动（包括医院经营和医疗事务管

理),并确定 HIS 应该具有哪些功能,这些功能如何组织并实现,从而确定系统的功能模型。系统功能分析是系统设计、模块划分、结构组成的依据和基础。

HIS 的系统功能分析必须遵循以下原则:

(1) 实现医院的总体功能目标,覆盖医院必备的业务活动,包括医院经营管理、医疗事务管理和临床医疗护理各范畴。

(2) 由于医院的职能与患者的生命健康直接关联,所以系统的功能必须保证高度的准确性、可靠性、稳定性。

(3) 系统的功能必须遵循我国现行的法律、法规、规章制度,遵循我国原卫生部颁发的《医院信息系统基本功能规范》。

(4) 系统功能必须有可靠的安全保障,确保患者医疗过程中的安全,确保患者信息的私密性。

(5) 系统功能应具有完整性、规范性、灵活性和可扩展性。HIS 是一个不断完善、扩展、更新的应用系统,既要适应旧功能模块的完善升级,也要适应新功能模块的添加与集成。

5.2.2　系统的基本功能

医院功能具有广泛复杂而且与生命健康密切相关的特点,如何梳理规整它的功能,找出其最本质和基础的特性是构建 HIS 的基础,我们可以从医院信息处理和医院业务管理两个层面来分析。

1) 从信息处理角度分析

HIS 本质上是一个信息管理系统,它必须具有对数据或信息的采集、存储、处理、传输和获取 5 个基本功能。

(1) 信息的采集功能。如果将 HIS 比喻为一座自动化工厂,那么浩瀚的医院信息则是它的原料。信息采集是系统功能的第一步。信息采集应遵循下列原则:

① 所有原始的数据和信息都应该在它最初出现的时间、最初出现的地点一次性采集。对于 HIS 来说,常在业务处理的一线窗口。例如患者姓名、年龄、住址等个人一般信息应在该医院第一次门诊或急诊时采集,当他再次门诊或转为住院时则应从系统中查询、调用。一次性采集避免了二次或多次录入的差错、重复和时间浪费。

② 采集必须方便、准确、及时,以适应医院治病救人的特点。系统内部的安全设置可以保证在一线窗口采集的信息真实、可靠和适时。

③ 采集的方法主要分为人工录入和机器录入。人工录入最常见的是手工录入。此外还有语音识别技术和字符扫描识别技术。后者借用多种形式的"卡"(磁卡、IC 卡、条形码)及相应读卡器,是一种快捷、准确的录入方式,例如医疗保险患者的挂号就是利用扫描识别技术。另外,借助 LIS、PACS 等管理系统,可从大型仪器设备的输出端直接采集和录入相应数据和信息,例如化验结果数据、医学图像信息。借助互联网或医院局域网,也可以直接下载信息,例如各种医学知识。

(2) 信息的存储功能。医院的性质决定了其拥有的数据、信息是宝贵的资源,需长期保存。例如国家规定患者门诊病历信息必须保存 15 年,住院病历则是 30 年。因此 HIS 必须有完善可靠的存储功能,并充分考虑存储数量、存储方式、存储时间、信息格式、使用方式、调用速度、安全保密等诸方面问题。例如对于当前应用的数据采用在线存储于机器硬盘,对于历史数据近线或离线存储于另外的硬盘或磁带库。二者之间通过系统自动定时转移数据,保证当前运行数据量的均衡、历史数据方便调用。为保证安全,还采用双服务器定时备份和异地远程备份等存储功能。

(3) 信息的处理功能。从原始数据录入后到最后结果的输出,整个过程就是信息加工处理功能,此为 HIS 的核心和主体功能。该功能首先要适用于医院各部门的业务需求,例如对于已录入的同一病人的药品信息,药房子系统需要实现库存变化,计价收费子系统需要实现费用扣除,护理信息系统需要实现药品的配制、发放和使用。该功能还要适用于各个部门的性能需求,例如对于门诊收费窗口,信息加工处理速度必须很快,尽可能缩短患者排队等候时间。

(4) 信息的传输功能。HIS 是在一个覆盖全医院的局域网中运行,它包含了许多子系统,涉及许多业务部门,具有成百上千个工作站。每一个系统、部门、工作站在处理自身业务、实现自身功能时必须利用来自其他系统和部门的数据,同时它们处理生成的数据又会提供给其他系统、部门和工作站使用。因此,HIS 中海量的信息每时每刻地进行着频繁传输。准确、快速的传输是 HIS 正常运行的关键。

HIS 信息传输功能涉及信息的传输量、传输方式、传输速度,这些又与 HIS 的系统架构、网络结构、硬件配置有关系,我们将在 5.3 节中介绍。

(5) 信息的获取功能。HIS 必须为医院不同业务部门和应用对象提供他们各自需要的信息,从而实现医院的职能。例如财务部门需要收支报表,临床医师需要检验结果,院长需要门诊和住院的分析报表……如何准确、方便、明了地提供用户所需的信息是 HIS 显示出的最终功能。提供信息表达的方式也因用户需求而不同,可以是文字、数值、表格、图形、图像、声音等形式;可以用屏幕显示、打印文档、电子文件等方式。

HIS 系统的 5 个基本功能——采集、存储、处理、传输和获取的相互关系如图 5-2 所示。

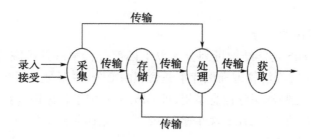

图 5-2　HIS 信息处理的 5 个基本功能的相互关系

2) 从业务管理的角度分析

上述的信息处理的 5 个基本功能贯穿了 HIS 的始终,它们相互融合,共同实现不同业务需求,支持医院全部业务工作的正常运行。因此,要确立 HIS 的功能,首先必须充分理解医院各个部门的专业业务,依据不同的业务需求确定不同的专业功能,以及不同功能间的相互关系,最后形成 HIS 的总体功能结构。

5.2.3 HIS 功能架构

HIS 的功能架构是依据医院总体和各部门的业务需求而构建的,依据不同业务部门功能将 HIS 划分为若干子系统,子系统再划分为若干模块。

1) HIS 功能架构划分的原则

(1) 遵从总体目标的要求。医院的信息管理是一个庞大的工程,建立一个无所不管的 HIS 是不现实的,我们必须首先选择那些距离总体目标最近、最关键的部门功能,而暂时放弃那些距离总体目标较远、影响较小的部门功能(例如图书情报管理、档案资料管理等),或者让它们形成独立系统而不是直接纳入 HIS 内。

(2) 遵从专业业务需求。医院的每一个部门或专业都有其独特的业务需求,往往需要采集或获取不同的信息、进行不同的信息处理,需要不同的传输途径和存储空间,这样就形成各个功能相对独立的系统或模块,例如药品管理子系统、门诊划价收费子系统。

(3) 组建合理的层次关联。医院的信息具有高度共享性,各部门、各专业的业务功能具有高度关联性,因此依据信息共享、功能关联的紧密程度,再将 HIS 逐级划分为下一级的层次:系统、分系统、子系统、模块、子模块,以利于 HIS 的结构优化。

(4) 遵循高内聚、低耦合的原则。耦合是指不同子系统或模块之间互相依赖、连接的紧密程度,而内聚则是指一个子系统或模块内部各因素之间结合的紧密度。HIS 功能设计应遵循高内聚、低耦合原则,即子系统或模块应保持相对独立性,内部各因素有密切的逻辑联系;而子系统之间关系弱,主要是数据共享关系,即数据耦合关系。

(5) 规模适当、分步实施。考虑到医院 7 天×24 小时连续运转的特性、资金投入巨大的因素,以及医院对信息化认知程度需要逐步提高的现实,HIS 规模应适当,应由核心到外围、由主体到分支,分步实施,逐步扩展。

(6) 适应与变革。HIS 是现代化信息管理模式,却要取代医院传统的手工管理模式,因此冲突和矛盾客观存在。如何既能适应现有医院的业务管理模式,又进行变革,这是 HIS 功能平衡与发展的技巧。

2) IHIS 功能架构的划分

根据上述原则,IHIS 功能结构可划分为以下四部分:第一是医院信息系统,即上述的狭义 HIS,它包含了医院经济管理和医疗事务管理两部分,主要是对医院人、财、物等资源常规运行的管理。第二是临床医疗信息系统,即 CIS,主要用于临床医疗护理工作管理。第三是支持与维护系统,主要用于 IHIS 软件管理和维护。第四是外部接口。

(1) 医院信息系统(HIS)

门急诊管理分系统:含有"门急诊导医""门急诊挂号""排队叫号""门急诊划价收费"等下一级子系统或模块。

住院病人管理分系统:含有"病人出入转管理""床位管理""住院费用管理"等下一级子系统或模块。

药品管理分系统:含有"药库管理""门诊药房管理""住院药房管理""制剂管理""药

品会计""药事管理"等下一级子系统或模块。

病案管理分系统：含有"病案编目""病案流通""病案质控"等模块。

医院统计分析分系统：包括"医院财务管理""医疗、护理质量管理""患者满意度统计分析"等子系统。

财务管理分系统：包括"会计账务""经济核算"等下一级子系统或模块。

后勤物资管理分系统：包括"物资材料管理""后勤事务管理""基建管理"等下一级子系统或模块。

固定资产与医疗设备管理分系统：包括"固定资产管理""医疗仪器设备管理"等模块。

人力资源管理分系统：包括"人事管理""工资管理"等模块。

医院行政管理分系统：包括"办公自动化""档案管理"等模块。

医疗管理与质量监控分系统：包括"医疗质控""护理质控"等分系统或模块。

（2）临床信息系统：包括门急诊医生工作站、住院医生工作站、护士工作站或护理信息系统、电子病历系统、实验室信息系统（LIS）、放射科信息系统（RIS）、图像归档和通信系统（PACS）、病理科及其他医技科室系统、手术麻醉管理分系统、输血及血库管理分系统、重症监护管理分系统、营养管理分系统、临床决策支持系统等。

（3）IHIS 支持与维护系统：包括"网络管理""数据字典与数据库管理""数据备份与恢复""用户管理""系统安全管理"等模块。

（4）外部接口：根据卫生部 2002 年颁布的《医院信息系统基本功能规范》，应包括"医疗保险接口""远程医疗接口""社区医疗服务接口"。

面向整个 IHIS，还设计了查询和决策支持子系统。综合查询子系统：包括"患者查询""医务人员查询""检查结果查询"等模块。还有医院办公系统及院长辅助决策支持子系统。

IHIS 功能结构划分及其相互关联如图 5-3 所示。

5.2.4　HIS 功能示例

HIS 是一个功能庞大的信息系统，本书不可能也无须全部介绍，这里仅以门诊信息管理作为示例，说明其如何划分为各个子系统和模块，各具有哪些功能，以及各子系统和模块是如何协调一致实现业务需求的。由此举一反三，读者可以自行设计其他系统的功能。

1）门诊挂号子系统

（1）初始化功能：系统首先建立科室类、号类、时间类、医生名单、医疗保险机构名称等工作环境参数和"字典"。

（2）身份登记：在门诊服务台或导医台，向系统录入初诊患者个人基本信息后，系统将自动赋予患者唯一的门诊 ID 号。

（3）挂号、退号：在挂号处，支持医保、自费、公费等多种身份患者的挂号、退号；支持现金、刷卡、记账等多种收费方式；支持窗口、电话、网络、手机等多种方式的预约和当日挂号；支持病人选择医生；支持退号、退费；支持生成和打印挂号单（见图 5-4）。

（4）统计分析：具有各种相关的统计分析功能，可以生成各类统计报表。

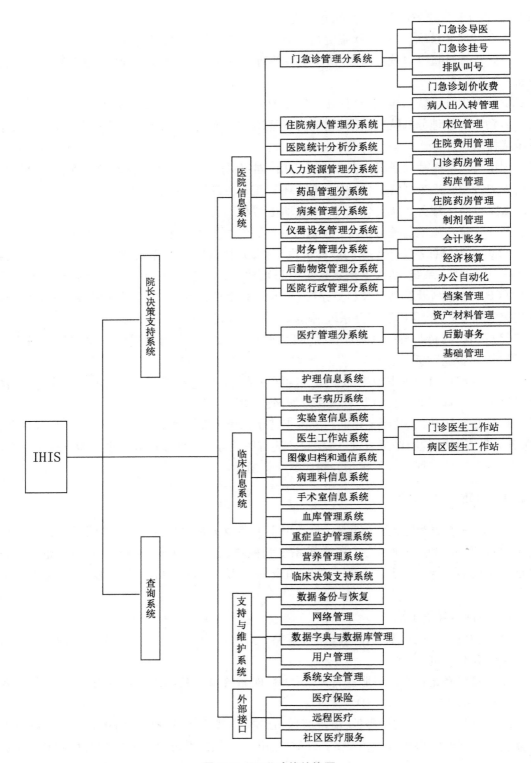

图 5-3　IHIS 功能结构图

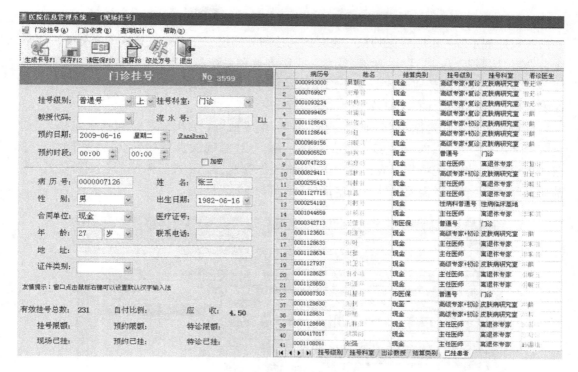

图 5-4　门诊挂号

（5）查询：在门诊大厅查询处或触摸屏，能按患者、号别、科室、医生查询相关信息。

2）门诊划价收费子系统

（1）初始化功能：系统首先建立收费项目、收费类别等工作环境参数和"字典"。

（2）划价收费：通过网络自动获取患者门诊收费信息（如药品、检查项目、治疗项目）并自动划价计费（包括对医保费用报销比例的计算）。

（3）退费：支持充赔式退款，保留工作记录，具有发票号和机器生成号等发票监督机制。

（4）发票生成：自动生成、打印发票及费用项目明细，发票凭证随机连号。

（5）统计查询：支持按设定时间分类汇总打印报表，向患者、收费员提供发票的查询。

3）排队叫号分诊子系统

在候诊护士工作站，该子系统将已挂号病人按其选定的专科、诊室、医师依序排队，进行屏幕显示和语音提示，指导病人顺序就诊。

4）门诊药房管理子系统

（1）数据准备与"药品字典"。

（2）自动获取药品信息，能自动处理药库进药、门诊发药、库存管理、效期管理、"毒麻"药品管理，具有统计、报表等功能。

（3）提供药品信息查询，具有药品审核、预警功能。

5）医生工作站与医嘱系统

医生工作站具有医嘱处理，开列检查、检验申请单，调阅检查、检验报告，调用电子病历,医学知识检索等功能。

医嘱处理系统:医嘱是医师根据患者疾病诊断和病情变化对病人处置所开列的医疗指令,内容包括服药、注射、手术、检查、饮食……医嘱处理系统是 HIS 的核心,首先,医院最主要的职能——医疗服务或医疗行为全部由医嘱派生;其次,患者在医院的医疗费用全部由医嘱派生;最后,它是具有法律效应的重要医疗记录。

医嘱的实现流程遵循4个步骤:录入、确认、生成执行、打印。录入,包括选定病人、选定医嘱类型、逐项录入医嘱内容。确认,指医师护士对医嘱认真复核确认后,进行电子签名。生成执行,指系统将其生成各类表单,传输到收费处、药房,进行瞬间后台划价收费、配药。打印,指生成患者需要的处方或申请单(见图5-5)。

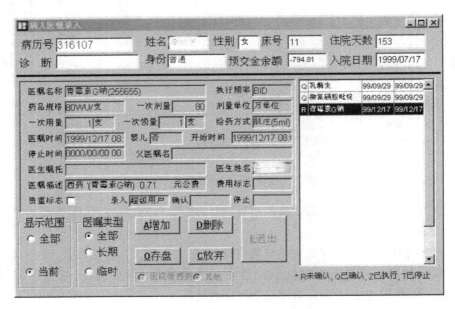

图 5-5　医嘱录入

依据医院门诊业务内容和患者就诊程序,上述各子系统、模块的功能协调一致地完成门诊相关信息的管理。

5.2.5　数据挖掘技术在 HIS 中的应用

第2章已从理论上介绍了数据仓库、数据挖掘与 OLAP。本节将着重介绍它们在 HIS 中的应用。

数据仓库是面向主体的、集成的、不可更新的、与时间相关的数据的集合。因此,它不同于数据库,它是依据医院关心的某一主题,对分散在各个数据库的原有数据进行选择、提取、清理、转换、集成、存储于数据仓库,所以它是历史数据,不可变更,需联机处理,可随时间而不断重新集成综合。数据仓库模型是存储数据的多维数据模型,有星型、雪花型等不同模型,其基本元素是多维表和事实表。当选择集成的数据装载到这个多维数据模型中以后,我们就可以从不同维度,观察不同度量的数值来分析所获得的数据,从而得出一个判断或结论用于决策支持。下面试举一个案例予以说明：

（1）医院领导希望了解近 5 年来，不同病种在不同费用类别的支出，以期帮助解决合理收费问题。这就是一个主题，而年度（2004—2008 年）、病种（如冠心病、支气管炎、肿瘤等）、医疗费用类别（药品费、检查费、治疗费等）构成了三个维度，最后形成了立方体的三维数据模型，如图 5-6 所示。

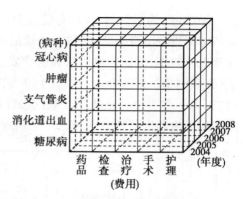

图 5-6　患者费用三维分析数据模型

（2）如果我们在分析中加入更多的观察角度（维），则构成了一个多维的星型数据模型，如图 5-7 所示，就可以得到关于医疗费用分布的更全面、更有意义的结果。这些新增的观察角度有：医疗费用偿付类别（医疗保险、公费、自费等）、专科类别（内科、外科、妇产科等）、年龄类别（儿童、成人）。

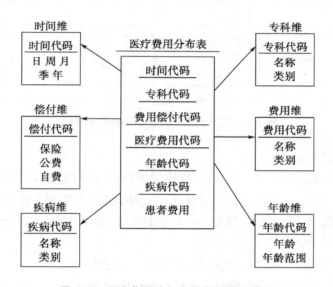

图 5-7　医疗费用分析 6 维星型数据模型

联机分析处理（Online Analytical Processing，OLAP）是针对特定问题的联机数据访问和分析处理。OLAP 具有数据汇集、多维比较分析功能，还具有"切片、切块、钻取、旋转"等数据分析能力，以便获得有用信息，OLAP 是对关系型数据库的联机事务处理的改进和升华。利用 OLAP 可以对 HIS 的在线数据丰富多彩地进行分析，满足各级用户的需求。因此，它对于提高医院的绩效管理、医疗质量，降低医疗费用、医疗差错等有很大的作用。

5.2.6　互联网医院

互联网医疗是医疗行业发展新方向。作为一种新型医疗健康服务业态，互联网医疗以互联网为载体，通过汇聚医疗资源，在医疗服务在线化、便捷化等方面形成了新的特色。

2018年,为贯彻落实《国务院办公厅关于促进"互联网+医疗健康"发展的意见》(国办发〔2018〕26号)有关要求,进一步规范互联网诊疗行为,发挥远程医疗服务积极作用,提高医疗服务效率,保证医疗质量和医疗安全,国家卫生健康委员会和国家中医药管理局发布了《互联网诊疗管理办法(试行)》《互联网医院管理办法(试行)》《远程医疗服务管理规范(试行)》。这三个办法成为互联网医疗的基本规范框架。各地根据自身情况,在上述办法的基础上也制定了地方性规则。互联网医院系统的总体框架如图5-8所示。

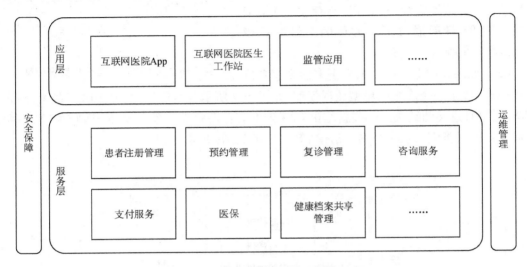

图5-8 互联网医院系统总体框架示意图

1)互联网医院准入

国家按照《医疗机构管理条例》《医疗机构管理条例实施细则》对互联网医院实行准入管理。各地在准入细则上可能有不同的要求。比如,除了需要提交中央规定的四项材料外,北京市还要求提交信息系统三级安全等级保护证明;浙江省还要求提供符合《互联网医院基本标准(试行)》要求的各项佐证材料。

获得互联网医疗资质后,互联网医院的命名需要符合以下要求:

(1)实体医疗机构自行或者与第三方机构合作搭建信息平台,使用在本机构和其他医疗机构注册的医师开展互联网诊疗活动的,应当申请将互联网医院作为第二名称。

(2)实体医疗机构仅使用在本机构注册的医师开展互联网诊疗活动的,可以申请将互联网医院作为第二名称。

2)执业规则

国家要求在互联网医院提供医疗服务的医师、护士应当能够在国家医师、护士电子注册系统中进行查询。互联网医院应当对医务人员进行电子实名认证。鼓励有条件的互联网医院通过人脸识别等人体特征识别技术加强医务人员管理。

对于互联网医院是否要进行多点执业备案,主要还是要看实际负责监管互联网医院的地方政策和监管实践。比如,上海市无专门关于互联网医院多点执业的规定,但有关于医师多点执业的规定。根据上海市卫健委2020年12月22日发布的《上海市医师不良执业行为记分管理办法(试行)》(沪卫规〔2020〕14号),未经备案擅自在主要执业机构之外的医疗卫生机构执业的,属于不良执业行为。

3)诊疗流程

《互联网诊疗管理办法(试行)》对诊疗服务规范做了基础性的规定,如图5-9所示。主要围绕以下几点:

(1)诊疗服务的范围:仅限于部分常见病、慢性病复诊,以及和家庭医生签约。

(2)患者知情同意:互联网医院必须对患者进行风险提示,获得患者的知情同意。

(3)首诊禁止:不得通过互联网开展首诊活动,要求接诊医师掌握患者的病历资料。

(4)互联网诊疗服务终止制度:当患者出现病情变化需要医务人员亲自诊查时,医疗机构及其医务人员应当立即终止互联网诊疗活动,引导患者到实体医疗机构就诊。

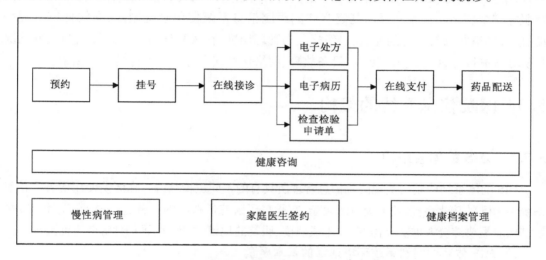

图5-9　互联网医院系统服务规范与流程示意图

4)监督管理

互联网医院除根据开展业务内容设置相应临床科室(需与所依托的实体医疗机构临床科室保持一致)外,还必须设置医疗质量管理部门、信息技术服务与管理部门、药学服务部门。互联网医院需有专人负责互联网医院的医疗质量、医疗安全、电子病历的管理,提供互联网医院信息系统维护等技术服务,确保互联网医院系统稳定运行。比如,上海市要求互联网医院开展互联网诊疗服务过程中所产生的文字、符号、图表、图形、数据、音频、视频等数字化信息,需做电子签名,按照电子病历要求进行管理。

在进行系统建设时需满足以下几点:

(1)用于互联网医院运行的服务器不少于2套,数据库服务器与应用系统服务器需划分。

(2)存放服务器的机房应当具备双路供电或紧急发电设施。存储医疗数据的服务器不得存放在境外。

(3)拥有至少2套开展互联网医院业务的音视频通信系统(含必要的软件系统和硬件设备)。

（4）具备高速率高可靠的网络接入,业务使用的网络带宽不低于10 Mbps,且至少由两家宽带网络供应商提供服务。鼓励有条件的互联网医院接入互联网专线、虚拟专用网(VPN),保障医疗相关数据传输服务质量。

（5）建立数据访问控制信息系统,确保系统稳定和服务全程留痕,并与实体医疗机构的 HIS、PACS、RIS、LIS 系统实现数据交换与共享。

（6）具备远程会诊、远程门诊、远程病理诊断、远程医学影像诊断和远程心电诊断等功能。

（7）信息系统实施第三级信息安全等级保护。

针对互联网医疗这种新的形式,互联网医院需要严格按照国家法律法规加强内部各项管理,落实个人隐私信息保护措施,加强互联网医院信息平台内容审核管理,保证互联网医疗服务安全、有效、有序开展。制定互联网医院信息系统使用管理制度、在线处方管理制度、患者知情同意与登记制度、在线医疗文书管理制度、在线复诊患者风险评估与突发状况预防处置制度等,以及停电、断网、设备故障、网络信息安全等突发事件的应急预案。

5.3   医院信息系统的架构

5.3.1   HIS 的体系结构

HIS 的体系结构是指实现医院信息管理所具有的不同逻辑结构。在医院使用的各类信息系统中 HIS 的功能最多、业务流程最复杂,它承载了医院最核心的业务,在分析和设计 HIS 体系结构时需要综合考虑功能需求、技术成熟度、医院的规模、扩展性、维护性等各方面要求。

1）HIS 体系结构和系统环境选择的基本要素

（1）必须完全支持系统的功能需求,特别是支持系统24小时×7天连续运行,支持实时业务处理的快速运行,具有管理复杂关系数据库表的能力,具有良好的安全性、容错性等。

（2）具有灵活性、可伸缩性、可剪裁性和可扩展性,以支持不同医院的不同需求,保护医院对 HIS 过去、现在和将来的投资。

（3）HIS 产品应该跟随当前主流软硬件平台一同发展,以便能享受到新技术的红利。产品迭代时对医院现有的软硬件也要有一定的兼容性,以保障用户的投资。

（4）系统运行环境既要考虑成熟性,也要考虑先进性,成熟性是系统运行稳定可靠的保证,先进性则有利于系统的不断开发,保持生命力。

2）HIS 的体系结构主要类型

20世纪60年代至80年代末 HIS 通常采用“集中式体系结构”和“分散式体系结构”,现在已不再应用。

当前广泛采用的体系结构有以下几种:

（1）客户机(Client)/服务器(Server)架构

客户机/服务器架构(C/S架构),由表示层和数据层组成,是一种两层架构。表示层可以直接访问数据层。业务逻辑处理程序可以在表示层上,也可以在数据层上,也可以在两层上都有。典型的 C/S 架构如图 5-10 所示。

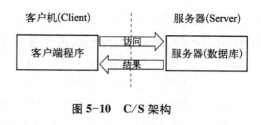

图 5-10　C/S 架构

客户端程序需要在每台客户机上进行安装和配置。因为用户界面、系统功能、业务逻辑（通常客户端程序里也包含了很多业务逻辑处理的代码）经常变化，所以客户端程序还要具备自动升级的功能。一般采用此架构的 HIS 系统，服务器端通常就是数据库服务器，其中也会包含大量用来处理业务逻辑、执行查询、统计等工作的存储过程。

在 HIS 系统建设的早期，硬件整体性能不高、服务器价格比较昂贵，采用 C/S 架构可以由客户端机器承担一部分业务处理的计算工作量，减轻对服务器和网络的资源需求，很多系统都采用这种模式。同时，C/S 架构的程序结构简单，对软件的设计要求不高，可以快速开发。

随着业务复杂程度的增加、硬件性能的大幅提升，C/S 架构的弊端也越来越明显。①维护性较差：由于业务处理逻辑分散在程序的各个地方，相同的逻辑变更要修改很多地方，也很难保证修改全面、无差错。②扩展性不好：由于代码耦合性较高，在增加或拓展功能时较难利用已有代码，需要对同样的逻辑进行重复编码。③不能发挥服务器的性能优势：当前服务端资源的成本和过去相比是越来越便宜了（服务器的性能增长非常快速，而价格一直在下降），继续由客户端机器来承担大量的业务逻辑处理，反而浪费了服务器的计算能力。④不利于增加系统负载：随着业务量的增加，对系统的数据处理能力、网络等要求也在快速增加，在 C/S 架构里需要对客户机和服务器都做升级才能跟上需要，是一笔很大的成本开销。同时因为服务端直接就是数据库服务器，由于它还需要做业务逻辑处理，在大用户量时容易出现性能瓶颈。

（2）三层架构

三层架构是一种十分完善的软件应用程序架构，它将应用程序组织成三个逻辑和物理计算层：表示层（或用户界面）、应用层（负责处理业务逻辑）和数据层（负责存储和管理与应用程序相关的数据），是客户机/服务器应用程序的主要架构。相对于 C/S 架构，三层架构在客户机/服务器结构之间加入应用服务器，把 C/S 结构过于复杂的大模块细分为多个层次，从而简化了原来两个层次间内部的复杂关系，把原来分布在客户机上应用程序中的一部分与业务相关的功能放入应用服务器上实现，使得客户机通过它共享这些功能，而自身仅保留用户界面处理。典型的三层架构如图 5-11 所示。

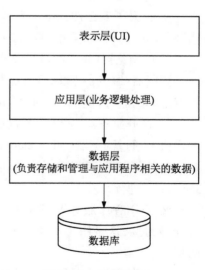

图 5-11　三层架构

① 表示层：是应用程序的用户界面和通信层，最终用户在此与应用程序进行交互。其主要目的是向用户显示信息并从用户处收集信息。此顶级层的运行方式

多样,例如,可以在 Web 浏览器上运行,作为桌面应用程序运行。Web 表示层通常使用 HTML、CSS 和 JavaScript 开发,可根据平台以各种不同语言(C++、C#、Java 等)编写桌面应用程序。

② 应用层:也称为逻辑层或中间层,是应用程序的核心。在这一层通过业务逻辑(即一组特定的业务规则)来处理表示层中收集的信息,有时还包括数据层中的其他信息。应用层还可以添加、删除或修改数据层中的数据。应用层可选择的技术很多,如 Python、Java、C#、Perl、PHP 或 Ruby 开发,运行诸如 Django、Rails、Symphony 或 ASP. NET 之类的框架。应用层使用 API 调用与数据层通信。

③ 数据层:有时也称为数据库层、数据访问层或后端,用于存储和管理应用程序所处理的信息。这可以是关系数据库管理系统,例如 PostgreSQL、MySQL、MariaDB、Oracle、DB2、Informix 或 Microsoft SQL Server,也可以是 NoSQL 数据库服务器,如 Cassandra、CouchDB 或 MongoDB。

在三层应用程序中,所有通信均通过应用层进行。表示层和数据层无法直接相互通信。

三层架构的主要优势在于其逻辑功能和物理功能的分离。每一层都可以在最能满足其功能需求的单独操作系统和服务器平台上运行,例如 Web 服务器、应用程序服务器或数据库服务器。每一层均在至少一个专用服务器硬件或虚拟服务器上运行,因此可以对每一层的服务进行定制和优化,而不会影响其他层。

相对于 C/S 架构,三层架构还有以下优势:

① 加快了开发速度:因为每个层可以由不同团队同时开发,所以组织可以更快地将应用程序推向市场,而程序员也可以对每个层使用最新、最好的语言和工具。

② 提高了可扩展性:任何层都可以根据需要独立于其他层进行扩展。

③ 改进了可靠性:一个层中的中断不太可能影响其他层的可用性或性能。

④ 提升了安全性:由于表示层和数据层无法直接通信,因此设计良好的应用层可以充当某种内部防火墙,阻止 SQL 注入和其他恶意攻击。

(3) 浏览器(Brower)/服务器(Server)架构

浏览器/服务器架构(B/S 架构)是三层架构在 Web 开发中的应用。在 Web 开发中层具有不同的名称,但执行类似的功能。

① Web 服务器是表示层,提供用户界面。这通常是一个网页或网站,比如门诊挂号,在客户机上通过浏览器(如:Internet Explorer、Chrome、Edge)就能访问,不需要在客户机上安装专门的桌面应用程序。内容可以是静态的,也可以是动态的,通常使用 HTML、CSS 和 JavaScript 进行开发。

② 应用程序服务器对应于中间层,用于存放处理用户输入所用的业务逻辑。仍以门诊挂号为例,这是用于查询门诊排班数据库,以返回当前可挂号的科目、保存挂号记录的层。

③ 数据库服务器是 Web 应用程序的数据层或后端层。它依托数据库管理软件运行,如 Microsoft SQL Server 、MySQL、Oracle、DB2 或 PostgreSQL 等。

3）中间件

中间件（Middleware）是一种独立的系统软件或服务程序，分布式应用软件可以借助它在不同技术之间共享资源，中间件位于客户机服务器的操作系统上，管理计算机资源和网络通信。

中间件一般提供如下功能：

（1）通信支持

通信支持是中间件基本的功能。中间件为其所支持的应用软件提供平台化的运行环境，该环境屏蔽底层通信之间的接口差异，实现互操作。早期应用与分布式的中间件进行交互主要的通信方式有远程调用和消息两种。远程调用提供基于过程的服务访问，通过支持数据的转换、提供通信服务，从而屏蔽不同的操作系统和网络协议。消息方式则提供了一种异步交互的机制。

（2）应用支持

中间件为上层应用开发提供统一的平台和运行环境，提供应用层不同服务之间的互操作机制。它封装不同操作系统，向应用层提供统一的标准接口，使应用的开发和运行与操作系统无关，实现其独立性，从而给应用结构化和开发方法提供有力的支持。

（3）公共服务

公共服务是将应用软件中共性功能或约束提取出来并分类实现，支持复用，提供给应用程序使用。通过提供标准、统一的公共服务，可减少上层应用的开发工作量，缩短应用的开发时间，有助于提高应用软件的质量。

中间件在 B/S 模式下起到了功能层的作用。当用户从 Web 界面向服务器提交了数据请求或者应用请求时，功能层负责将这些请求分类为数据或应用请求，再向数据库发出数据交换申请。数据库对请求进行筛选处理之后，再将所需的数据通过功能层传递回到用户端。通过如此处理，单一用户可以进行点对面的操作，无需通过其他软件进行数据转换。当前，J2EE 架构是 Web 应用服务器方面的主流标准。

4）HIS 架构应用情况

因为 HIS 的发展周期较长，各地区的发展水平不一样，目前在大、中型医院中 HIS 采用 C/S 架构、三层架构都有。很多医院的 HIS 系统是 C/S 架构，已经使用超过了 10 年，但由于医院的功能需求、厂商技术能力等各方面原因，还没有升级到更好的三层架构。

我国的社区医院和乡镇卫生院应用的小型 HIS 特别适用于 B/S 结构，我们可以将服务器建立在技术完备、管理规范的社区或县镇的信息中心，而将浏览器端放在数量众多、分布广泛且信息技术薄弱的社区医院和乡镇卫生院，从而实现方便、高效的医疗卫生信息服务。

5.3.2　HIS 的网络及硬件架构

网络是连接服务器和用户端的信息传输通道，目前 HIS 主要依赖覆盖全医院的计算机网络系统来实现其功能，在新的互联网医院模式驱动下，医院的局域网边界将不断延伸至云端网络。

1) 医院网络的拓扑结构

由网络设备和传输介质可组成不同的网络拓扑结构,一个设计周密、完整、合理、先进的拓扑结构是网络能够平稳、可靠、安全运行的前提。随着互联网医院的加速推进,还需要考虑互联网流量的场景需求。图5-12为最基本的HIS网络拓扑结构示意图。

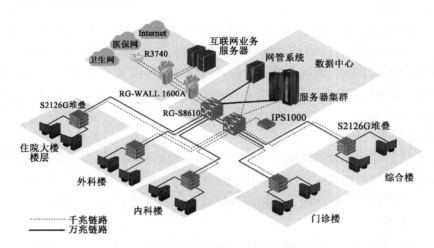

图5-12　HIS网络拓扑结构示意图

2) 医院网络数据的传输速度

医院网络数据的传输速度,即网络带宽是依据HIS的功能需求而设定的,计算机网络传输速率已经提高到10 Gbps,使局域网信息系统用户终端获得100 Mbps的数据传输技术与设备已广泛普及,一家三级甲等医院可能包含了数千台计算机终端,传递的信息有文字、数字及图像,所以主干网要求10 Gbps的较高传输速率,以处理图像为主要任务的工作站(如放射科)要求1 000 Mbps以上的速率与服务器进行数据交换,而仅以数字和文字为主要任务的工作站,100 Mbps的速率即可满足需求。

3) 医院网络设备和传输介质

网络由网络设备和传输介质构成。传输介质包括双绞线、同轴电缆、光纤、无线介质等。目前医院局域网主要采用的光纤,其传输距离达2 000 m以上,抗干扰、抗雷击性能好,多用于主干网。双绞线、同轴电缆传输距离100 m,价格较低,用于楼内布线。对于多院区之间的信息互联,需要按照实际距离和业务需求,裸纤适用于传输距离小于80 km的点对点无保护电路,对于距离更远且非核心业务传输要求,适用移动专线链路连接。

网络设备通过介质将计算机连接到一起,常用的网络设备有集线器、交换机、路由器等。集线器可将多台设备互联共享通信介质,但同一时刻只能有一台设备发送数据。交换机所连接的多台设备却都可以在任意两者之间同时进行通信。路由器主要用于两个网络之间的互联,例如医院网络与医疗保险网的连接。

4) 医院无线网络覆盖

无线局域网(Wireless Local Area Networks,WLAN)是利用射频(Radio Frequency,RF)技

术,通过电磁波在空气中进行数据传输和收发。国际组织 IEEE 自 1996 年陆续公布了 802.11z、802.11a、802.11b 和 802.11g 等标准,近年来 802.11ax 得到迅速推广和应用(也称为 Wi-Fi 6),理论传输速度提升到了 9.6 Gbps。组建医院无线局域网扩大了 HIS 的范围和空间,使 HIS 的应用从固定的信息点位扩展到以三维空间分布,可覆盖网络内的全部范围。

5) 医院 5G 移动通信技术优势及应用

5G 通信技术是在 4G 移动通信技术上开发的第五代通信模式,这项技术的数据传递速度将达到 100 Gb/s,加快人与物之间的互通互联。5G 技术最显著的特点就是速度快,应用在区域医疗中便于医务人员快速查找患者的病例资料,尤其表现在获取医疗影像资料中,另外在低功耗方面也尤为明显,有效减少大部分智能产品充电次数,增强用户的体验感,逐步在医院物联网中得到广泛使用。

6) 医院移动终端设备和物联网

移动终端随着智能移动终端技术的高速发展,已在医院内广泛应用,主要硬件设备有:①平板电脑(tablet PC),是一种方便携带的小型电脑,以触摸屏作为基本的输入设备。②掌上电脑(Personal Digital Assistant,PDA),是一种更小型的具有通话、智能、计算、网络多种功能的手持设备。如图 5-13 所示。③条形码技术,是按照预先设置的编码规则和条码标准,由黑白相间的条和空组成的唯一性识别标志。条码可由读卡器读取,从而获得条码中所包含的全部信息,起到识别确认对象、传递信息作用。条码类型详见第 11 章。

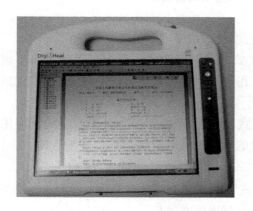 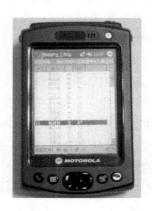

图 5-13　平板电脑(左)和掌上电脑(右)

移动终端技术的发展使 HIS 由静态变为动态。因"点"而存在的 HIS 是静态的,固定在计算机上。而无线局域网节点可遍布医院围墙内所有楼宇、庭院的三维空间,而平板电脑、PDA 的可携带性,使 HIS 变为动态的。医生护士可以摆脱台式计算机的束缚,在医院任何地方,在运动过程中(如查房、治疗),随时应用平板电脑、PDA 录入医嘱,书写病历,查询记录,传递报告和图像,真正做到"临床"医疗护理。近年来 5G 技术的逐步普及,网络传输速率大幅提高,覆盖面更广,实现高质量的远程诊疗、远程治疗、应急医疗、健康管理等逐步成为可能。

随着无线技术进一步的发展,支持 HIS 自动化物联网管理。患者系上条形码的腕带,可以实现适时定位,从而可以及时发现突然发病昏厥患者的确切位置(如在卫生间、庭院)以利抢救。医疗仪器、设备、配件、药品借助条形码技术,可以更好地进行库存管理。借助传输设置,可以支持药品的自动配送,提高工作效率,杜绝医疗差错。

7) 高可用环境建设

目前医院的 HIS 系统建设已逐步向以一体化临床应用发展,如电子病历、检验数据采集以及影像系统等,使医院整体的业务开展对 HIS 系统的依附越加紧密,这就要求 HIS 系统需要满足 7 天×24 小时不间断运行,成熟的计算机集群系统能够较好地满足这一要求。

(1) 高可用集群的概念

高可用集群(High Availability Cluster, HA Cluster):集群就是一组计算机,它们作为一个整体向用户提供一组网络资源。它所包含的单个的计算机系统就是集群的节点。高可用集群是指如单系统一样运行并支持(计算机)持续正常运行的一个主机群。

(2) 高可用集群的基本构成

一个集群系统通常由多个服务器(或称为节点)、共享存储子系统和使节点可以进行信息传递的内部节点连接构成。两节点集群是高可用的基本架构。医院 HIS 传统的高可用集群系统一般需要由后台共享存储设备、集群内部心跳网络、高带宽的生产环境网络和虚拟的访问资源名称组成。随着高可用技术的发展,集群依赖的存储设备已不局限于共享模式,分布式数据存储方式能进一步提高集群中应用的性能。

(3) 高可用集群的运行模式

在 HIS 集群中节点可以有几种运行模式,这取决于实际应用环境。

① 两节点或者多节点 Active-Active 模式。在集群中每一个节点都作为一个虚拟的服务器独立运行,当其中一个节点失效时,应用请求只会分发到其他有效节点,实现负载扩展和均衡,主要应用在前端应用服务。

② 两节点集群环境 Active-Passive 模式,其中一个集群节点处理所有集群应用请求而另外一个节点则只简单地等待那个起作用的节点失效。这是一种传统配置模式,适用于绝大多数的数据库高可用场景。

③ 两节点以上集群环境 AlwaysOn 模式。例如在 Microsoft Windows Server 故障转移集群(WSFC)和 Microsoft SQL Server 2012 以上商用版本集成后支持这种配置方式,由两个或多个服务器组成高可用组,通过主要节点向其他辅助节点同步数据实现多个实例副本,并且在多个副本中切换实现故障转移,同时又可将其他辅助节点作为可读节点。这种模式集合了数据库高可用和性能扩展,适用于大规模医院和大数据量交互的场景。

(4) 利用集群技术构建 HIS 系统的高可用性

组建集群系统包括硬件部分和软件部分两个方面,其中硬件部分主要是集群服务器、高性能的冗余网络和双活共享存储设备。目前行业内针对不同应用场景的高可用方案较多,各硬件公司如 IBM、HP 和 DELL 等均可提供多种高可用性集群系统方案,分别基于 Windows、Linux 和 Unix 等主流系统平台。在医院高性能冗余网络中,主干网带宽已能达到 10 Gbps 的较高传输速率。在存储设备方面,主要基于光纤通道的 SAN,存储介质逐渐普及为高速固态闪存存储。不同的解决方案侧重不同,各有优缺点,实际应用时必须根据医院的具体应用需求与集群系统解决方案结合起来精心设计。

5.3.3 HIS 的集成

1）HIS 集成的提出

正如我们在前两节所介绍，伴随计算机信息技术发展和医院信息化需求的增长，HIS 应用范围越来越大，包含不同专业的应用系统越来越多。然而每一个信息系统都是针对不同业务部门、不同工作性质、不同目标而研发的，具有不同的信息存取和表示方法，往往缺乏共通性而无法连接。

医学信息系统种类繁多、内容复杂，使任何一个厂商都不可能提供全部软件产品，不同厂商又不可能遵循统一通用的原则来生产各种软件和医疗仪器设备。另外医院因需求变化和资金制约也不可能"一次性"地购买全部软件产品。随着医院信息整合、临床业务服务协同、集团化区域化医疗发展等方面需求不断加强，将不同厂商的不同软件产品，逐步集成到同一个医院环境下，让它们互联互通、协调一致地实现全部功能，就变成 HIS 发展的迫切需要。由此，就需要在医院信息系统建设中引入医院信息集成平台，实现医院内部数据和业务整合，消除信息孤岛。卫生部统计信息中心于 2011 年发布了《基于电子病历的医院信息平台建设技术解决方案》，是平台建设的重要参考和依据。医院信息集成平台也是国家医疗健康信息医院信息互联互通标准化成熟度测评中四级的基本项。

集成平台是一个支持复杂信息环境下应用开发和系统集成运行的软件平台。它基于制造业信息特征，在异构分布环境（操作系统、网络、数据库）下提供透明、一致的信息访问和交互手段，对其运行上的应用进行管理，为应用提供服务，并支持各特定领域应用系统的集成。集成平台的产生一方面来自企业实际应用对软件系统的需求，另一方面也是计算机软件技术本身发展的结果。

集成平台不是单一的一个系统软件，它由多种针对不同需求的系统组成。这些系统可以根据需要选择不同厂商的产品。

2）医院信息集成平台建设内容

医院信息集成平台的建设内容可分为业务及数据服务、数据访问与存储、业务协同基础、服务接入与管理、医院门户、电子证照管理 6 方面。

（1）业务及数据服务

主数据管理（Master Data Management，MDM）：通过主数据索引解决在不同机构、不同系统中的提供共享数据实体的识别和统一的问题。主数据包括：医疗机构、专业人员、科室、医学标准术语等各类基础数据，是跨系统、跨应用和跨流程共享的数据对象，能够集成卫生信息基本数据集并对业务系统主数据统一管理，规范医疗卫生事件的信息含义一致性，具备特征一致性、识别唯一性、长期有效性和业务稳定性。主要功能有：主数据模型管理、主数据定义、主数据映射、订阅、发布等。

主数据注册服务：通过对主数据元数据的登记注册，建立主数据的唯一标识和资源索引，并通过服务资源的"发布—发现—访问"机制，实现服务资源共享。

患者主索引（Enterprise Master Patient Index，EMPI）服务：用以标识该域内每个患者，

并保持其在特定域范围内唯一性的编码。可通过采用居民健康卡、身份证进行唯一标识的加载与识别,建立统一的主索引。主要功能有: 主索引信息查询、索引合并、索引修改等。

电子病历档案服务: 医院运营管理、医疗服务和医疗业务各信息系统构成了患者临床电子病历数据的重要来源。平台为电子病历档案的存储和共享提供了一套标准的访问服务。

(2) 数据访问与存储

数据交换: 通过信息标准、交换原则的定义,实现数据在系统平台范围内自由、可靠、可信的交换。

数据存储: 对整个平台各类数据的存储、处理和管理。包括基础信息库、业务信息库、临床文档信息库、操作数据、对外服务信息库等各类型数据。

数据质量: 实现数据的分层、分级、分类管理,从患者识别、隐私安全、临床应用、业务管理、科研价值等角度进行数据质量评价。全面分析数据的真实性、完整性、时效性、有效性。

(3) 业务协同基础

业务规则与流程管理: 对医疗业务规则进行管理,支持业务协同相关的检测和决策控制等。主要功能有: 业务协同服务注册、流程管理与服务编排、业务规则管理、复杂事件处理、协同事务实现等。

协同服务工具: 将即时消息、信息门户、视频流媒体、电子邮件、短消息和电话传真以及其他服务扩展等各种类型的协同工具服务组件化,统一在平台上进行注册,以便平台的其他应用程序和组件利用。

(4) 服务接入与管理

企业服务总线(Enterprise Service Bus,ESB): 支撑面向服务的技术架构,实现平台各项服务的集成,提供标准化的服务接口,实现院内各系统之间的联通,实现跨系统业务的流转。主要功能有: 服务注册、消息传输、服务订阅和分发、服务权限管理等。支持 TCP/IP、SOAP、HTTP/HTTPS、FTP/FILE、SMTP、DICOM 等多种通信协议。

单点登录(Single Sign On,SSO): 实现统一身份认证和权限管理,在平台上建立统一的应用入口。根据需要,可以集成 CA(Certificate Authority)身份认证。

服务监控: 对平台服务数据、服务调用情况、性能数据等运行状态进行智能监控。

(5) 医院门户

将医院各种信息公布、医疗服务资源集成到信息管理平台上,建立院内于患者的信息通道,是外部用户的统一访问入口。如: 医院基本信息、预约挂号、信息查询等。

(6) 电子证照管理

电子证照管理包括医疗机构电子证照管理模块、医师电子证照管理模块、护士电子证照管理模块。

3) HIS 集成的主要方式

由于医院现有的各类应用系统所采用的技术、系统架构参差不齐,为保证最大的兼容性,减少应用系统改造的工作量,降低集成难度,平台需要通过集成引擎提供多种对接方式,以最大限度地兼容医院现有系统。目前,市面上有多种集成引擎,大部分是专业厂商开发的通用型产品,经过二次开发或封装(比如集成 HL7 消息引擎),应用于医院。

从实现集成的技术来看,主要有下列几种:

(1) 直接连接方式:应用程序借助于直接过程调用或函数调用,实现与数据库通信或相互之间通信。应用编程接口(API)是最常用的高效集成方式,特别适用于医院使用一家或少数几家厂商的产品。但当异构产品较多时则不适合,因为有 n 个产品,则要设计 $n(n-1)$ 个接口,这样必然增加了整个 HIS 的复杂程度和风险性,同时也增大了供应商的技术难度和开发成本。

(2) 信息交换方式:应用程序通过信息交换方式实现与数据库通信或相互之间通信。使用信息交换标准即此种类型,即两个需要集成的系统都支持同一种信息交换标准,使收发两端对信息的语法和语义达成完全一致,这样两个系统间可依赖信息正确传递而实现通信。医学信息系统中最重要的信息交换标准有 HL7、DICOM、EDIFACT 等(参见第 4 章)。HL7 为 HIS 与不同的卫生信息系统提供统一的信息交换接口。DICOM 是图像信息的交换标准,对于非图像信息 DICOM 方法与 HL7 相似,以利于 PACS 与 HIS 的集成。EDIFACT 则是临床实验室信息数据交换标准,可用于 LIS 与 HIS 集成。

(3) 中间件(Middleware)技术:中间件是一种独立的系统软件或服务程序,在操作系统之上,应用软件之下,管理计算机资源和网络通信。它为上层应用软件提供运行和开发环境,帮助用户灵活、高效地集成不同的复杂的应用软件,以利于分布式软件在不同的技术之间共享资源。详见 5.3.1 节 HIS 的体系结构中的介绍。

目前,HIS 集成的其他方法还有构件、Web 服务、SOA(面向服务的架构)等。

4) HIS 集成的意义

应用程序的集成是一种普遍应用的信息技术,然而对于 HIS 而言却意义非凡,如图 5-14 所示。

首先因为 HIS 是医院中最早普遍应用的大型软件,它经历了由小到大、由简至繁的成长过程,必须不断升级换代。近 10 年来,越来越多的专业信息管理系统被引进医院,使 HIS 成为一支主干,不断被"嫁接"上新的异构系统,集成技术作为互联互通的纽带把它们整合到一个平台上,促进了医院的信息化。

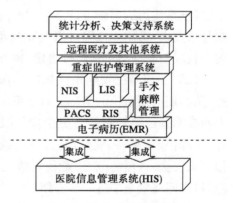

图 5-14　HIS 的系统集成示意图

由于中间件的程序接口定义了相对稳定的高层应用环境,不管低层的计算机硬件和系统软件如何更新换代,只要将中间件相应升级更新,却不改变外部接口定义,则应用程序就无需修改,因而极大减少了 HIS 的应用软件开发、升级、维护费用,降低了技术难度,节省大量的资金和人力。

5) 医疗信息建设中的"中台"

中台概念来源于互联网行业,是将企业的共性需求进行抽象,并打造成平台化、组件化的系统能力,以接口、组件等形式共享给各业务单元使用。对于互联网行业来说,中台理念在很多大型企业中都有应用。但对于医疗行业来说,"中台"的定义还不够清晰,它不是一个纯粹的技术或系统。医疗信息化现在的很多工作也能和中台的理解对应上。

中台通常被划分为业务中台、数据中台和技术中台。

(1)业务中台:将业务的公共需求组合成统一的业务服务,供各个业务单元使用。比如:提炼出预约挂号、门诊收费服务,提供给 HIS 收费模块(窗口业务)、自助机、手机端 App 等终端系统使用。

(2)数据中台:业务数据经过收集、处理和分析,形成数据集,并基于算法进行智能决策,以支持业务中台的运作。

(3)技术中台:面向技术,通常是与业务关联度不大的底层基础服务,如:安全认证、权限管理、流程引擎、门户、通知等,属于每个应用都有可能用到的功能。

5.3.4　HIS 的安全

HIS 的安全性是十分重要的,一个较大型医院的 HIS 每天承担着数万门诊病人、数千住院病人的医疗、账务等动态信息的管理,同时还承担着医疗、药品、财务、物资、人事等大量信息的管理,HIS 已成为医院基本的运行环境,它关系到医院和病人的切身利益,甚至是患者的生命安全。HIS 安全性是一个广泛的议题,主要包括数据安全、数据库安全、网络信息安全和应用软件安全。第3章论及的安全理论与方法均适用于 HIS。

(1)应用安全是 HIS 安全技术保障的核心,由于 HIS 的系统庞大、流程复杂,应用系统直接面向患者和医护人员,当应用系统出现未知的安全事件或者系统业务中断,将产生极大负面影响。提高应用系统安全应该从用户登录应用前的身份鉴别、登入系统中的访问控制、退出系统后的系统审计三个方面进行全面的校验、监控、审计和防范。其中用户权限控制是重点之一,用户权限可以关联到菜单项、控件和关键性操作,例如检查退费处理,可将用户权限与某一菜单或控件绑定,也可以设置上级领导确认的关键性操作,杜绝漏洞。

(2)主机系统安全是优先需要保障的,主机上运行着 HIS 数据库系统和业务系统服务,是实现应用系统的基础。对于系统客户端来说,服务器主机的安全级别更高,所需要的专业技术及运维管理能力更全面。服务器主机系统安全主要包括身份鉴别、系统安全审计、资源控制、灾备、剩余信息保护、数据库加固和安全补丁、访问控制、虚拟主机隔离和虚拟主机安全、入侵防范、恶意代码防范等。其中入侵防范和恶意代码防范主要来自网络风险,将在网络安全中进一步介绍。

(3)网络安全是指网络系统的硬件、软件及其系统中的数据受到保护,不因偶然的或者恶意的原因而遭受到破坏、更改、泄露,系统连续可靠正常地运行,网络服务不中断。由于 HIS 具有外部接口,把不同安全级别的网络相互连接,就产生了网络安全边界。保障边界的安全主要通过边界访问控制、边界入侵防范、边界恶意代防范等实现。其中各类网络攻击行为不仅来自外部网络,还可能来自内部的局域网,另外网络攻击、病毒和恶意程序目前已发展成捆绑联合的趋势,需要采用一定的安全措施并配套综合的病毒防护体系,确保重要信息资产免受攻击威胁。在规划医院数据中心网络架构时,需要根据 HIS 不同的业务功能区域需求,划分多个不同信任等级的业务区域,例如直接访问因特网安全风险最高,安全级别最低,不应直接开放。医院无线网络安全还需要对无线攻击进行检测预警,主要针对泛洪攻击、暴力密钥破解和其他欺骗攻击的检测。防入侵还应从接入网络的终端安全控制入手,将终端安全状况和网络准入控制结合在一起,通过检查、隔离、加固和审计等手段,加强网络用户终端的主动防御能力,保证医院内网中每个终端的安全性,保护医院内网的安全性。

(4) 物理安全,即 HIS 服务器运行在稳定、可靠的机房环境内。机房的环境包括恒温、恒湿、洁净度、抗静电、防火、防水、防尘、防电磁干扰、UPS(不间断电源)供配电保障、系统安全等。机房建设是一项具有高复杂性、涉及多方面技术的综合性系统工程,它融合交叉了多项专业系统,如:装修系统、电气系统、消防系统、集中监控系统、空调新风系统、防雷接地系统、机房弱电系统等。

(5) 数据安全是计算机信息安全系统的最终目的和核心目标,HIS 数据是医院的核心资产,它记载了患者的就诊信息、医院的运营数据和资产数据等信息。为了确保数据的质量和安全,需要在数据录入、存储、传输、备份与恢复等每个环节做好安全保障,例如在数据存储时使用 RAID(Redundant Array of Independent Disks) 即"磁盘阵列",提供更高的存储性能和数据冗余的技术;采用全备份、增量备份、异地备份等,以利于数据恢复。在 HIS 数据流过程中做好相应的身份鉴别、访问控制、系统审计、权限控制、日志记录、传输加密、对关键特殊字段的加密存储和安全管理制度等必要的安全机制,保障数据的安全,以防止数据被泄露、篡改、丢失和破坏。

总之,要充分认识 HIS 安全的重要性,以及可能造成的毁损性后果,做到"警钟长鸣、常备不懈"。

5.4　医院信息系统的开发实施与管理

HIS 本身是一个信息系统工程,它遵循了系统工程开发实施的一般原理与过程,我们已在第 4 章中做了介绍。但是,作为针对医院信息管理的系统工程,HIS 又具备了它的特点:必须切合医院业务特点和需求,必须适应医疗改革的要求。

5.4.1　HIS 的开发实施

1) HIS 开发实施一般步骤

(1) 总体规划

总体规划是医院对 HIS 建设在一定时间段(3~5 年)的总体计划和分阶段具体计划,包括开发目标、所需条件、可行性分析和实施计划 4 个方面。

① 开发目标:涉及 HIS 的定性、功能、水平、生命周期诸因素。目标过高,超过自身条件将导致实施失败;目标过低,生命周期短,难以持续发展。

② 所需条件:资金和设备的投入,专业技术的水平,组织管理的基础,特别是领导与用户对信息化认知的程度。HIS 建设受到医院现有条件的制约。

③ 可行性分析:包括对资金预算、技术力量、工期质量、可能发生的问题与风险,以及

社会经济效益的分析评估,其目的是减少与规避风险,提高成功率。

④ 实施计划:从时间和功能上将总体规划进行分解,从 HIS 研发角度可细分为大体规划—定义研究—整体设计—细节设计—实施测试—运行验收—使用维护各阶段。从 HIS 组成角度可按业务部门分期分批实施,如先门诊后住院,先管理后临床。

（2） 系统分析

① 需求分析:通常是由系统分析员深入现场向用户调查了解他们的业务流程和需求,对获得的原始信息、报表进行分析研究,从而对 HIS 需求做出定量分析和客户化修改,建立或完善系统的逻辑结构。需求分析的成功与系统分析员具备的专业能力、对医院业务了解的深度,以及与用户沟通能力息息相关。采用向用户演示 HIS 功能,指导他们模拟操作,并进一步征求意见等做法,是一种直观、高效的需求调研方法。

② 流程分析:调查分析医院的业务流程,确定每一信息产生的源头,标识它们在整个系统的流动途径,并明确它们在相关模块中的处理方式、计算方法、显示形式是非常重要的。对流程的正确分析与理解,是改革传统手工管理模式、进行流程再造的前提。

③ 环境分析:HIS 必须在特定的环境中运行,因此首先要分析医院未来网络环境、硬件设备、运行环境、管理技术与水平,再确定 HIS 的具体设计方案。

（3） 系统设计

① 结构设计:完成 HIS 的总体结构图和子系统、模块的划分,明确它们之间的关联。

② 流程设计: 根据流程分析,绘制 HIS 的信息流程图,并规定每一信息在系统中的输入点、处理过程、存储地、输出点。

③ 界面设计:要做到直观友善、风格统一、简单易行,得到用户认同。

④ 程序编制:此为 HIS 开发关键,优秀的编程人员、丰富的经验、先进的开发工具、对系统功能流程深刻的理解、与用户良好的沟通是程序编制成功的保证。

（4） 数据准备

数据准备是指将医院的基础数据按照信息系统的要求,统一、规范、格式化地表达。只有格式化的数据才能被计算机识别处理,才能被医院所有部门和用户共享,所以它是十分重要的基础工作。

HIS 的数据准备包括三方面工作。首先是开发人员根据业务需求确定 HIS 必备的数据字典种类,并按照分类编码的原则制定每一数据字典的格式(详见第 3 章)。其次是指导业务科室和用户,将自己所需要的数据按照规定的数据字典格式予以收集整理。最后由开发人员提供软件工具或指导用户将数据录入系统,或将原有的字典转换到新 HIS 中。

HIS 必备的数据字典很多,它的应用原则是: 首先采用国际、国内、部省级的经典分类编码"字典",以利于将来在更大范围内的数据共享,主要有 ICD-10、医疗仪器分类字典、医疗收费项目字典等。其次是自行设计开发的字典,如"医院科室字典""医院职工字典"等。对于不同医疗保险公司的各自药品字典、收费字典,可以采用文本对照的方式,与医院自备的字典一一对应。

（5） HIS 的测试与验收

HIS 的测试是指在开发中对于系统的正确性和有效性进行检测,以判断是否达到预定的设计要求,对于隐含的错误或不合格内容,提示开发人员修正补充。HIS 测试的基本方法是向系统中导入测试数据后实际运行,予以判断检测。

验收是指双方依据验收标准——验收计划书、功能说明书、ISO 标准,逐一对照 HIS 实际功能作出的评价。若主要功能均符合上述验收标准,测试数据 95% 以上正确,开发人员承诺对少数非关键性错误限期内整改解决,可视为验收通过。

(6) 运行与维护

HIS 的初始运行称为"上线"。系统上线是一项极为困难和关键的过程,要求稳定性、平滑性和"一次成功"。上线一般选择每月第一天零点,以利于医疗保险、统计报表之方便。大型 HIS 宜采取"分批上线、逐个稳定"方针。若牵涉到新、旧 HIS 的功能切换,则宜采取"双轨制",各自平行运行 1~2 周,以利于数据检测、系统的安全和平滑过渡。

系统正式运行后即进入维护阶段。对于运行中出现的程序错误、功能障碍,或因政策改变所导致的维护工作,开发方应在规定的时间内主动及时解决。系统的维护费用应随HIS 系统的规模和复杂程度而异,并呈逐步上升趋势。

(7) 教育培训

HIS 的终极用户是广大的医生护士及各部门工作人员,他们大都没有接受过计算机专业教育,因此教育培训直接关系到系统能否正常运行。HIS 教育培训应关注以下几方面:①培训时间应安排在 HIS 上线前两个月,分批举办。②培训内容以各自部门的子系统操作为主,兼顾全系统的基本介绍。③培训师资应是开发方和院方专业技术人员或教师。④培训教材为系统的使用手册。⑤培训方法以现场情景式操作为主,辅助以操作录像演示。⑥培训考核应严格执行,通过者发放"上岗证"后方可使用 HIS。

2) HIS 开发实施的组织

医院主要负责人的直接领导和积极推动是 HIS 开发实施的第一要素,所以我们常将HIS 称为"一把手工程"。由医院、开发公司和咨询监理三方面共同组织的领导小组,是 HIS 实施开发的核心组织与力量,其组织架构如图 5-15 所示。领导小组应按计划定期召开各级工作会议,协调解决工程的各种问题。

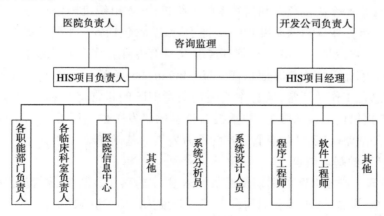

图 5-15 HIS 开发实施组织架构

3）HIS 的咨询和监理

咨询是指经过特殊训练的专业人员向客户客观并独立地提供顾问服务，帮助客户确定和分析相关问题，推荐解决这些问题的方案，并为这些解决方案的实施提供帮助。监理是指专业人员或机构依据准则，对某一行为主体进行督察、监控和评价，同时还要采取组织、协调、控制、实施等方式促使行为主体更准确、合理地达到预期目标。

HIS 的咨询监理公司作为第三方，以其对医院业务和 HIS 的深刻理解，所拥有的咨询监理工作的专业知识和丰富经验，将对整个 HIS 项目全过程提供指导、顾问、监督、评价服务，协调医院和公司的分歧，卓有成效地保证 HIS 工程的进度、质量和资金预算，确保达到预期目标。HIS 的咨询监理在发达国家已成常规，在我国才刚刚起步，我们应充分认识它的重要性并积极推广运用。

4）HIS 的选择策略

HIS 的选择总体可以分为自主开发和产品购买两大类，其他还有委托开发、合作开发和"托管"等。每一类的概念、内容和优缺点参见第 4 章。目前主要选择的是产品购买。

产品购买，选择是关键。应充分考虑下列因素：①厂商的资质、信誉、技术；②产品的成熟度和稳定性；③产品的先进性和可持续发展能力；④既往用户的满意度；⑤售后服务（服务内容、响应时间、质量保证）；⑥价格（性价比）；⑦最后要考虑是选择单一厂商产品，还是选择多家厂商优质产品进行集成。以上诸因素中需要强调的是，在产品成熟度和先进性之间如何寻找平衡点，性价比如何达到最大化。

5.4.2　HIS 的组织管理

HIS 在医院投入正常运行后，便成为医院的基础设施和支撑环境，因此一旦产生大型故障或瘫痪将给医院工作造成严重的后果，例如门诊挂号收费系统故障时，数百患者将无法按序就诊、付费、取药和接受治疗；手术麻醉系统故障则可能危及患者生命。因此必须建立完善的组织，实行严格的管理。

1）HIS 管理的组织结构

医院必须建立一个高度负责和高效率的组织机构，该组织机构包括一个领导小组和一个职能部门。领导小组应由医院院长（"一把手"）主持，包括各个主要职能部门主管。职能部门是信息中心，它应是一支既富有管理经验又具有专业技术的稳定队伍，其信息中心主任职务在发达国家已演变为首席信息官（Chief Information Officer，CIO），他在院长领导下直接负责全院信息化工作。通常，信息中心主任负责 HIS 的正常运行和维护，监督执行规章制度，向全医院提供信息技术服务，并承担新技术的研发工作。而 CIO 的另一个重要职能是参与对医院的战略决策，使信息管理成为医院发展的基础和动力之一。

2）HIS 管理的基本内容

① 目标管理：制定 HIS 的远期及近期目标，并实施落实。② 资源管理：HIS 所涉及的人员、技术、资金、设备、数据等资源的合理配置与使用。③ 基础数据管理：对 HIS 海量数据的存取、维护、备份和恢复等。④ 运行管理：制定全面完善的操作规范、管理制度、安全保密规定，并严格执行，按时填报运行日志和故障记录。⑤ 结果管理：对 HIS 运行的结果

进行总结、分析和预测,及时发现问题,指出发展趋势,提供决策支持意见。⑥ 安全管理:详见 5.3.4 节。⑦ 人员管理:定期培训专业技术人员和全院操作人员,培养一支高素质、高水平的技术队伍。

问题与讨论

(1) HIS 的定义是什么? 如何认识它的范畴?

(2) HIS 的基本功能有哪些? 简述它的功能架构。

(3) HIS 的体系结构有哪几种? 各有何特点?

(4) 为保障 HIS 系统 7 天×24 小时稳定运行,需要做哪些考虑?

(5) 试举例说明数据仓库、数据挖掘与 OLAP 在 HIS 上的应用。

(6) 医院信息集成平台的建设主要分哪几方面?

(7) 请列出 4 种及以上可以作为主数据管理的基础数据。

(8) HIS 集成的方法有哪些? 如何实现?

(9) 中间件在 HIS 集成中有何作用?

(10) 如何进行医院信息系统的开发、实施与管理?

(11) 利用已学习的基础知识和技术方法尝试自己设计一个管理系统。

(12) 以 HIS 为例,试述信息化对医院传统管理的变革。

(丁宝芬　王　毅)

6

护理信息学与护理信息系统

本章将论述有关护理信息学专业的演进及内容,以及它和医疗机构护理信息系统的关系、特色,并讨论医疗机构发展护理信息系统的过程与成果,且以实例说明。

读完本章后,你应该知道下面这些问题的答案:

护理信息学对护理专业的发展有什么重大意义?

护理信息学与护理信息系统的关联性是怎样的?

护理信息系统有何特色?

护理信息系统的发展过程与概念是什么?

护理人员在护理信息发展中有哪些重要的作用?

如何推进护理信息学的发展?

6.1 护理信息学

在信息科技视各界争相探索与研发应用的背景下,我国护理信息化也得到积极开发和逐步普及,取得良好的成效。但是我国护理信息的发展还有很多值得努力的地方,2019年《中华现代护理杂志》的一份调研显示,护理信息化不仅在应用功能上存在局限性,在临床操作性、实用性与管理价值上仍有很大的改善空间。而在2021—2022年,中国医院协会信息专业委员会的一项大规模调查报告显示,目前护理信息化主要还是停留在传统执行医嘱的角色。希望本章的内容能激发对未来发展的创新性想法,所介绍的医院护理信息化成功案例能吸引更多人员参与,得到更多技术和资金的投入。

6.1.1 护理新次专科的形成

任何医疗专业的发展除了本身内部的深化之外,通常也受外部环境的影响。在护理领域,近20年来兴起的护理信息学(Nursing Informatics, NI)就是一项典型的受外部科技与国际趋势发展影响所产生的护理新的次专科(specialty)。

1)信息科技革命性冲击

信息科技对于当前社会可能带来的改变,已被视为如同18世纪中叶以蒸汽机利用为主的第一次工业革命和19世纪六七十年代以电力为主的第二次工业革命一样,将会以其知识经济力量,再次以科技的形式对人类生活产生根本性的改变,成为第三次工业革命的激发力量。因此当今任何专业发展在看待信息科技所带来的冲击与机会时,无不慎重应对和与时俱进,而 Google 人工智能技术自 2017 年以来连续 20 场击败世界围棋棋王,OpenAI 公司于 2022 年进一步展现其 ChatGPT 技术对于询问问题所提供即时回应的惊人效能事件,更加深了我们严肃思考信息科技革命的未来挑战与改变。

信息科技在护理领域的影响亦然。现代护理学的一个重要内容是系统化整体护理(systematic approach to holistic nursing care),而它的基础框架是护理程序(nursing process)。护理程序包括 5 方面内容,并依次排列影响,形成一个封闭的环:即从护理评估(nursing assessment)产生护理诊断(nursing diagnosis),然后提出护理计划(nursing planning),执行护理措施(nursing intervention),最后对于结果进行护理评价(nursing evaluation)。因此,护理过程本身就是信息采集、传输、分析、处理与知识应用累积的过程,无一不受到信息科技的影响,国际 NI 先驱 Hannah 护理博士于 1985 年便从这个角度指出了此领域的自然发展背景。传统上大量护理信息的采集与记录造成了护理工作的巨大负担,而对后续数据品质与分析的限制性,都成为对护理专业进行提升的挑战。

2)NI 专业的建立

NI 先驱 Graves 和 Corcoran 于 1989 年定义了 NI 内容为计算机科学(computer science)、信息科学(information science)与护理科学(nursing science)三个领域的结合,用来协助护理资料、信息与知识的应用发展,以支援护理工作。1998 年"国际医学信息学会的护理信息学工作小组(Nursing Informatics Working Group of International Medical Informatics Association Nursing Informatics,IMIA-NI)"正式将 NI 定义为护理、信息与信息管理科技应用的整合,形成了国际上对于 NI 领域的界定基础。因此计算机科学与信息科学的巨大影响力,也注定了未来 NI 的重要性。

NI 的发展,影响并促使该领域成为护理正式的次专科之一,其关键事件为 1994 年美国护士协会(American Nurses Association,ANA)正式将 NI 定义为护理的次专科(specialty),并界定其专业服务内容。至此 NI 正式成为国际上认可的护理专业之一。

6.1.2　NI 的中文名称

NI 中文目前常称为"护理信息学",有时简称为"护理信息"。但由于中文中难以区分 information 和 informatics 的差异,使得"护理信息"很容易被认知为 nursing information,而将其误认为属于信息的专业与信息处理的层次,进而限制了其在护理专业领域中应受到的重视与发展。因此,为了还原此领域在护理专业的定位,在习称"护理信息"的同时,宜注意其本质指的是"护理信息学",而更合适的中文名称可能是"信息护理",如同其他护理次专科"内科护理""儿科护理"等,也就是 NI 领域处理的虽然包括信息科技与信息管理,但其实仍是以护理专业为主。

6.1.3　NI 与 NIS

护理信息系统(Nursing Information System,NIS)和 NI 有密切的关系,且相辅相成。NI 是较宽广的定义,不只涵盖医院内的信息应用与系统,范围与深度都更广;而 NIS 则是 NI 相当重要的实现,是临床护理人员真正使用的工具,直接实际影响临床护理的质量与患者权益,也是未来许多护理专业知识发展的主要来源。

在 NI 的发展回顾中,NI 先驱 Saba 和 McCormick 引用了 Adrowich 等人所建立的临床信息系统(Clinical Information System, CIS)的架构,指出许多医院的信息系统并无法实现护理人员专业的需求,在改善人机操作界面以提高护理人员接受度、协助护理人员累积实证以支援护理行动等课题上,仍有很大改善空间。而在其主编的《信息护理基础》(*Essentials of Nursing Informatics*)一书中介绍的应用软件、网络信息与资源、手持式无线设备、实证决策辅助系统、卫生政策、用药安全、资料标准与护理词汇和术语、护理基本资料集、系统建置等都是在 NI 领域中相当新的课题,也介绍了护理临床实务、护理行政管理、护理教育、护理研究、护理人员可以扮演重要角色的网络信息与教育课题等,以上都是当今发展 NIS 值得注意的。

在 Ball、Hannah、Newbold 与 Douglas 等信息护理先驱编辑的《信息护理学》(*Nursing Informatics*)一书中,最重要的观念为指出了 NI 赋予护理人员新能力的定位,涵盖课题包含实用性工程与设计、护理词汇与资料、知识探勘、影像应用、组织改革变迁、NIS 选择与咨询、专案管理、系统建置与上线责任、临床路径自动化、护理信息系统应用、护理主管信息系统、渗透性电脑科学、居家护理应用、远程健康护理、远程通信等。这些课题对 NIS 的设计、规划与实施都有重大深远的影响。

6.2　演化中的护理信息系统

NIS 是 NI 最具体的落实,也是护理人员使用的主要工具,与护理工作信息息息相关,因此了解 NIS 相当重要;而了解 NIS 的内容与发展,要先清楚几个 NIS 的特色。

6.2.1　护理专业优于技术问题

从专业的角度看,NIS 的发展与内容来自护理、信息技术与信息管理专业的融合。信息技术主要涉及的是有关使用电脑与通信科技为主的软硬件技术应用发展;信息管理则包含关于信息的获取、存储、处理等对使用者决策、行动与结果的影响。因此要了解一套护理信息系统的内容是否适用,应该先想清楚利用信息科技能否达到护理过程中有关信息管理的需求与目的,进而能提升护理质量与患者权益。而评价此系统是否适用,只要掌握对工作有否帮助、是否好用、护士是否乐意使用这三个关键。

早期的信息管理学,依据在应用上对数据(data)、模式(model)与知识(knowledge)处理的重点差异,给予了应用系统不同的名称与归类。例如以数据搜集与管理为主的系统称为信息系统(information system);以结合数学模式进行问题分析与解决为主的称为决策辅助系统(decision support system);而不易以数学模式处理,另以类似法则(rule)处理分析的应用系统称为专家系统(expert system)。虽然如今信息技术应用大都可以结合这三种目的,但这种强调数据、问题解决或者核心专业知识处理的三种层次,正提示了护理领导与专业人员,成功的护理信息应用答案不在于信息或者计算机工程师,而是护理专业本身,因为护理需要的不仅是数据采集、传输，更重要的是协助病情分析、照顾处理和循证医学的发展。护理需要的不是一般的信息系统，而是提升为决策支持与 AI 层级的高级专业应用。

6.2.2　护理人员的立场与态度

从使用者的立场来看，护理人员，尤其是主管的主动或被动的态度将决定 NIS 的责任与定位。若护理人员认为自己只是信息系统单纯的使用者，那么 NIS 变成医院更高主管与信息单位的责任，一切由组织决定。那将只要讨论医院信息系统中提供给护理人员使用的功能就可以了，此种模式的 NIS，若能获得医院足够的资源，通常可以在较短的时间中，有相当具体的成果，也可以具备常见的功能，不见得不好，至今许多医院的护理人员仍保持此看法。

但若是护理人员与主管，将 NIS 视为护理专业表现，是发展与提升患者权益的重要内容，那么护理人员应该扮演积极角色，体会、认识到 NIS 涉及护理的独特性与信息护理专业的重要性，并积极投入 NIS 的开发与建设，那么 NIS 从设计到上线、到发展，都与护理息息相关，而成为护理专业的一部分。在此观点下开发的 NIS 常会具备许多护理人员尤其是主管领导者独特的设计与功能。不过在此模式下，开发期会需要更多护理人员投入，并与信息和其他临床专业人员密切合作。

6.2.3　NIS 的医院个体化差异

各机构的 NIS 会有其外部与内在的特殊性。依据护理过程与护理基础，NIS 虽然会有跨机构共同的功能模组，但也因为机构与护理人员有各自的特色、文化、理念、规模与重点等因素，护理部门主管有特定的领导理念，这些都会为 NIS 的发展建设带来特殊的风格与内容。其实，即使在同一机构中，不同护理专科与病房，也会因为护理内容与患者的差异，反映出对于 NIS 的差异性。

此差异性的特色，其实也提醒 NIS 系统建设的负责人，NIS 建设虽然可以参考学习其他机构的成果，但也会有难以转移的部分。不过这个特色也带来 NIS 开发的一种机会，任何机构都可以建立本身 NIS 的特色，使得后期建设的系统并不会因为开发晚而落于人后，反而可以更有特色。

6.2.4　NIS 的动态发展周期

NIS 绝不是静态的课题。NIS 的发展有其相当高的动态性与生命周期，对专业护理与服务患者会产生新的质变。护理信息来自三个专业领域的融合，因此任何单一领域的突破，都会带来新的改变与机会。例如 5G 宽频通信技术的成熟与智慧型手持式设备（如手机、导航设备）将会促进通信医学（telemedicine）的发展，进而可能从根本上改变个人健康护理模式，产生新的以个人健康为主的网络服务模式，例如连结健康（connected health）与数位赋能照顾（digital-enabled care），这些便是受网络通信技术启发而导致新发展的代表。

随着 NIS 的发展，常可见到护理部门对于新功能更成熟与更深层次的期望，也都成了 NIS 持续发展的动能，因此不同时期、不同阶段的 NIS 有时差异是很大的。那些许久不变的

NIS 内容其实反映了该机构护理主管对于 NIS 潜力的保守看法。

NIS 非静态的特色也来自外部环境的改变,例如医疗质量事故、法规、竞争、政策与国际发展的趋势。例如给错药造成患者的不良事件,促使了对给药过程的检讨与改善,设置了有利于患者辨识的电子条码。再如为了加强护理实证与知识发展,需要护理信息整合与交换所基于的护理词汇标准(nursing terminology and standards)的推广与建立,也使 NIS 可能是医学信息各专业领域中最快引入标准化的系统。

6.2.5 NIS 的长期发展性

NIS 是一项耗资大、期限长的革命性工程,它直接影响了医院最广大的护理人员的专业护理能力与表现,更可强化对患者护理服务的质量与安全福祉,而这也是 HIS 联结其他信息系统的核心架构,影响相当长远。任何设计与建置必须有长期的理解与决心,上线后任何的修改都将相当不易,而影响成败关键的因素是机构领导者的决心与支持。决心主要来自护理主管与核心领导对于 NIS 在护理专业洞察性的远见,愿意采取更积极、主导的角色,自信可承担更多的责任。机构领导对于相关经费与人力应给予策略与实质性的支持。

6.2.6 NIS 功能参考架构

护理业务具有数据多、差异性大、应用范围广、共用性高的特性,故信息化的目的在于简化作业程序、掌握信息时效、提高工作效率;且能即时监控管理,减少人为差错;并可整合资源,创造效益。综合以上特性及目的,传统上护理 NIS 大致涵盖了“护理照顾系统”“医嘱执行系统”“护理管理系统”“护理教育与研究系统”“护理品质管理系统”五个子系统,如图 6-1 所示。

系统发展的重点是“护理照顾系统”,如图 6-1 右侧所示,此子系统以临床护理流程分类,主要功能包含护理评估、护理计划、护理指导、护理记录、个案管理以及其他护理作业六部分。其下又可依临床需求进一步细分不同的系统项目,如护理评估底下可再分为生理监测与护理评估表单两部分,而生理监测又可再分为管理记录、输出入记录、生命体征及病况记录三部分。

其他四个子系统也是护理作业中不可或缺的一环,其功能及架构的设计,除考虑临床护理人员的需求外,还包含护理行政主管及未来护理业务发展的需求,通过 NIS 的运作也让护理主管更容易掌握患者病情及护理人员的工作状况。这部分细节展开于图 6-1 左侧,如医嘱执行系统可分为医嘱签收与给药护理记录两部分,而医嘱签收又可分为药物医嘱、检验医嘱、输血医嘱与治疗处置医嘱四项。

图 6-1 中亦示范性地展示了可由护士自行开发小系统或模块,以弥补医院 NIS 不足。例如在护理管理系统的护理站管理系统下,有排班系统。在病房业务管理工作下,可开发服务满意度问卷、疾病分类等小系统。自制系统可以与医院 NIS 结合,使整个 NIS 系统功能更臻完善。

考虑未来 NIS 的专业发展将关系到标准化医学词汇、各系统间的整合、临床决策支援功能,所以在图 6-1 的架构下可以不断扩大 NIS 的层次,拓展 NIS 的功能。

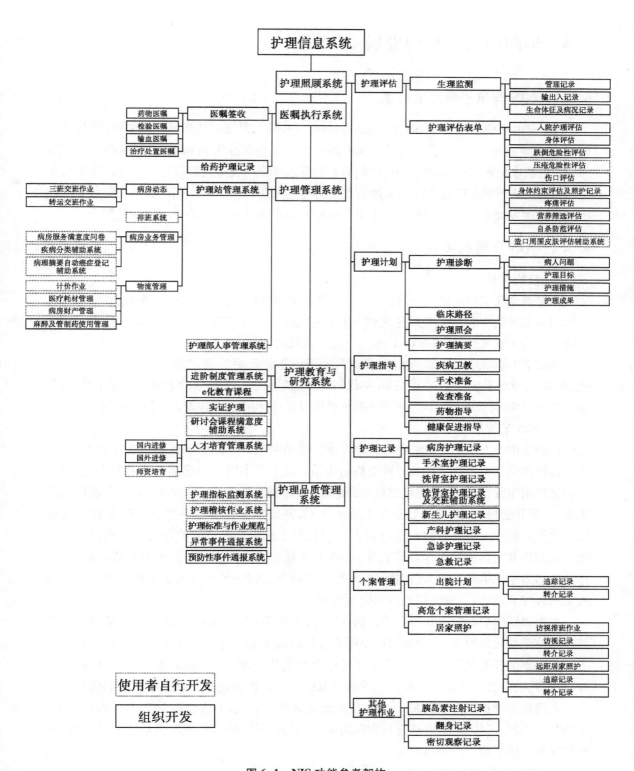

图 6-1　NIS 功能参考架构

6.3　护理信息系统的发展

6.3.1　NIS 与电子病历的关系

　　NIS 与电子病历（Electronic Medical Record，EMR）的发展有相当紧密的关联，因此可从 EMR 的角度检视 NIS 的发展。由于 EMR 的发展主要在医疗机构环境中，因此在医院护理作业中的临床护理、质量监测、行政管理、教育训练及实证研究等内容皆是 NIS 可以发展的主题。但如同前面所提到的，NIS 的发展有其动态与阶段性，因此检视一个 NIS 系统，也要从各医疗机构的发展历史与背景看。以下某医学中心发展 NIS 的经验是一个很好的例子。

6.3.2　NIS 发展的实例

1）机构背景

　　本案例为我国台湾地区一所医学中心，成立于 20 世纪 80 年代初期，床位数 1 500 张、日均门诊患者约 5 000 人、住院患者约 1 000 人、急诊人次约 170 人。全院员工 3 000 多人，其中医师约 600 名、护理人员约 1 400 名、医技人员约 500 名。

　　该医学中心信息化自 20 世纪 80 年代开始于计价系统，后逐步完成门急诊、挂号、批价、申报、医嘱、检验等系统。在 20 世纪 90 年代初期曾经建设了一个独立的护理计划应用系统，但到了 21 世初期护理部门认识到 NIS 的重要性，乃开始积极着手建设护理信息系统。

2）NIS 的发展

　　该医学中心 NIS 的建置采用由护理专业主导的策略，于 2003 年首先成立专案小组，开始进行护理信息系统的软件及硬件架构的规划。此专案小组在护理部主管的大力支持下，由护理部副主管领军，并延揽对信息有兴趣的护理同事，组成核心干部群，明确设定目标及进度，定期开会检讨，发现问题并提出解决方案，并定期向护理部主管及医院主管简报进展。成员除护理人员外亦包含信息科工程师及医工人员。参与的护理人员除具备信息科技运用知识并能熟悉护理作业流程外，亦负责开发系统之测试。而为达到有效沟通，减少作业认知差距及掌握护理人员实际需求，更安排信息工程师到护理站临床作业中观摩护理人员的医疗活动，以了解使用者的问题及需求。

　　由于该医学中心的 NIS 属于从无到有设计，因此其专案小组在初期规划中，除参观学习其他医院信息化现况外，也深入探讨使用者对护理信息化的期望及需求，作为 NIS 建置的参考依据。整个开发过程中，同步进行检视护理相关作业及表单，确认系统架构、功能及流程，选择系统配备等。而信息科则主导购置电脑产品及相关配备。系统规划考虑信息安全及病人隐私的维护。开发的每一功能在系统完成测试后，皆举办全院护理人员教育训练，介绍系统功能、操作步骤，并选定试用病房试行，根据评价，进行相关改善后才全院上线，并提供完整操作手册供同事随时参考。

3）NIS 架构与五年发展计划

　　该医学中心开发的 NIS 架构以移动护理站（整合各项护理活动装置设备、平板电脑与护理工作车于一体)操作应用为主(见图 6-2)。在平板电脑上安装各护理站所使用的医院信息系统程式,使护理人员可自由将移动护理站移至病床边或其他位置,可使用医院信息系统的各项功能;并以无线网络方式及时与院内其他网站联结,执行护理查询及处置工作。移动护理站的设计,应能涵盖护理人员护理病患过程中所需使用的物品,平板电脑则具无线网络功能,电池可连续使用八小时,设有执行记录的平台及供护理人员使用的椅子。

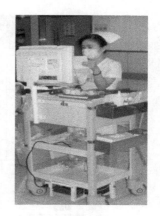

该医学中心的 NIS 在医院领导支持、医院信息科与厂商的协助下,从 2003 年的薄弱基础开始,历时五年,到 2008 年逐步完成下述功能:临床护理上的护理病历(护理评估、护理计划、护理记录)、护理质量监测、出院准备服务、居家护理等;行政管理上的通报系统、排班系统、人事及人力资源管理、病人分类、绩效管理、成本及计价收费等;教育训练的卫教指导、线上学习、远程咨询及远程教学;实证及研究的资源检索、统计查询等。且该院护理信息系统可与医院其他相关系统如医嘱、药剂、检验、社工、院内网站等建立良好的联结及沟通,依输入原则使资料达到一致性,有助于对病患的直接护理。

图 6-2　临床护理人员使用的移动护理站

4）NIS 代表性内容

该 NIS 护理信息系统功能主要是确立及建置护理病历。包含以 Orem 的自我照顾理论(self-care theory)发展而成的护理评估表(见图 6-3),并增列高危险因子评估,同时可联结以电脑化的护理计划标准作业。在生命体征纪录中包含体温、脉搏、呼吸、血压、输出入量、

編輯	W92 ▼	列印	個人範本	離開						

醫院
護理評估表

ID	000000453F	Birthday		Bed Number		Section	眼科
Name		Age		Gender	男	Admission Date	
診斷							

入院地點:門診,入院方式:輪椅,耳溫 ℃,一般脈搏 次/分, 次/分, mmHg, 軸, 左手, cm, kg, 出生情況:足月,預防注射:依規定已完成

此次麥病經過
- 何時不適,症狀,曾在何處 住院/門診/急診 就過哪些處置,醫師建議住院詳檢/治療。
  入院行第□次化學治療。
  入院做□常規檢查。
  入院預行□手術。
  意識清楚/模糊/嗜睡,身上管路描述。

過去病史
- 糖尿病;高血壓;心臟病;痛風;白內障;青光眼;視網膜剝離;攝護腺肥大;開刀;COPD;氣喘;癌症;SLE;蜂窩組織炎;NHL;Lymphoma;人工血管□肝炎;肝硬化;胃/食道潰瘍;出血;意外傷害;人工肛門;腎臟疾病;副動靜脈廔管。
  病史已□年,有/無服藥控制,有/無手術治療過。
  化學/放射線治療□次。

空氣
呼吸型態: 正常,胸廓對稱性: 正常,呼吸音: 正常,咳嗽: 無,疲憊: 無,咳嗽能力: 自咳,特殊狀況: 無

水份
膚色: 正常,皮膚黏膜濕度: 正常,囟門: 正常,脫水: 無

食物攝取
進食方式: 正常,進食情形: 正常,食物限制: 無

排泄功能
小便: 正常,大便: 正常,其他: 無

社會互動

图 6-3　护理评估表

血糖值、疼痛指数、中心静脉压、血氧浓度、昏迷指数等重要监测项目,并有图表呈现及异常值警示(见图 6-4)。在护理记录方面则以 SOIE 方式,自行输入或以制式范例套入修改界面。所有操作方式为了提高系统的有用性,皆要求以清晰、易操作、点选下拉式设计、色彩柔和、异常值颜色区分、界面转换快速、使用图形等为设计重要原则(见图 6-5)。

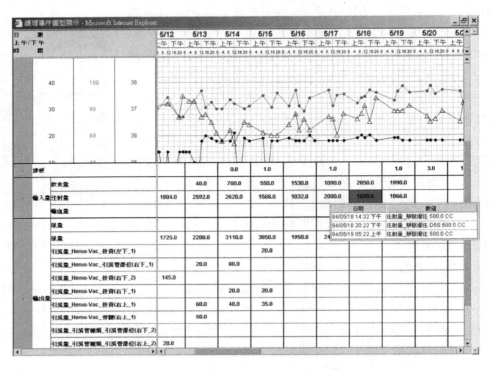

图 6-4　NIS 中的生命体征记录表

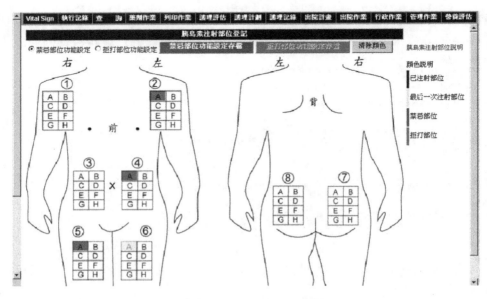

图 6-5　以图形、点选、颜色设计为主的胰岛素注射部位标示登记功能

　　NIS在临床功能之外,逐步扩充作为日后护理知识教育及行政管理之基础。主要功能有护理质量监测系统、人事系统、人力资源管理系统、线上学习(见图6-6)等。系统要能翔实记录护理过程,累积临床护理资料,建立完整资料库,借分析、比较、检讨、研究与整合,形成护理新知识与经验,可执行床边指导,亦能使护理具有临床实证基础,提升护理形象及管理决策之基础。该医学中心NIS自2003年至2008年已完成规划目标的80%,2009年完成出院服务信息化并上线。至今其建置的NIS为该院带来的实质效益有提供方便、及时、正确、高时效、高质量的记录内容与辅助工具,以利于护理人员获得正确判断、拟定适当的护理计划、正确进行护理记录、减少文书作业书写、增加与病患接触时间、及时反映及处理病人的问题、及时线上查询、充分掌握病患现况的好处,且绝大部分同事对系统接受度及满意度都很高。而对于患者,也提升了护理安全感,及时获得信息,接受处置,充分沟通,及时获得床边护理指导,还增加预防保健知识及自我护理技能。对于医院整体,经由NIS的建置也协助医院完成了以病人为中心的信息管理,各医疗专业团队成员能整合病人相关信息,发挥专业判断,提供完善医疗服务,提升病患满意度。信息库的建立可作为临床护理质量的依据,以及未来研究创新服务持续提升护理质量的基础。

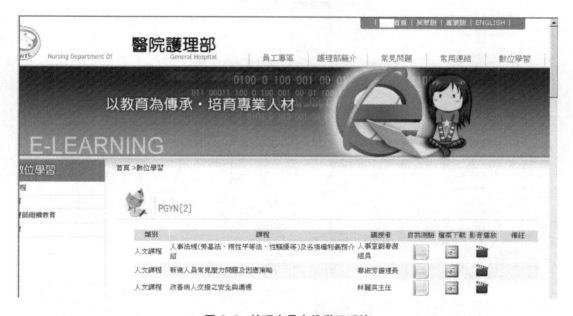

图6-6　护理人员在线学习系统

6.4　NI地区发展的策略案例

6.4.1　发展背景

　　现以台湾地区NI为例予以说明,因为全民健保制度的实施,HIS发展得相当早,但早期并未注意到护理角色的存在,使得NIS的发展较晚。因此在NIS的发展经验中,除了各医院

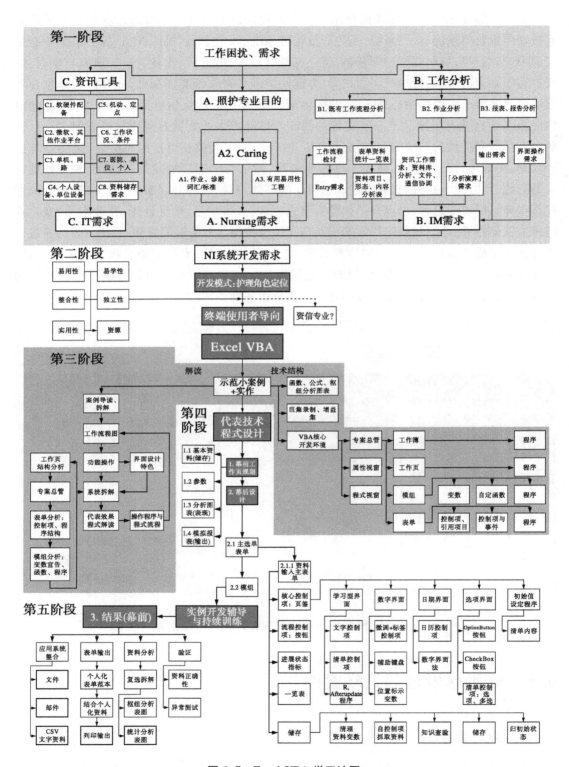

图 6-7 Excel VBA 学习地图

独自的发展策略外,在整体上采取了同时大力推动 NI 的策略,来加速此护理专业领域的形成,让各医院更注意 NIS 的发展需求与价值。

6.4.2 NI 专业优先与推广

采取了推动 NI 专业发展优先,在专业学会组织中,将过去设立在医疗信息学会中的护理信息工作小组逐步独立出来单独运作,以对其专业表达支持与肯定,因此成立了专属的护理信息学会。在宣传推广上则以护理人员熟悉的信息工具 Excel 为示范工具,同时教导 NI 专业的高层次意义与程式设计的技巧,解决其个人与单位的实际问题。

举办了多场 Excel VBA 护理信息技术训练营,学员中包括护理各级主管、资深临床护理师、年轻护士和信息人员。要特别指出的是,这些训练营是需要积极投入且自费的活动。也鼓励医院高层主管、资深临床护理师和可开发系统的年轻护士积极参与,目的在于 NIS 专案能否成功取决于高层护理主管对 NI 的理解、参与与支持,而系统的完成有赖资深临床护理人员对问题的理解和年轻护理人员可以长时间投入程式撰写测试的组合。

6.4.3 NI 的教材设计

训练营的培训教材是根据多年的教学经验设计的"NI 学习地图"(见图 6-7),共分为五个阶段。第一阶段先决定工作需求,专案主题必须以护理工作、护理信息、IT 科技、信息管理和护理专业为目标。第二阶段的关键点,是使护理人员真正理解专业的需求,并能清楚地表达,让技术开发人员理解,或选择自行开发系统,力求做到易用、易学、对实际的工作有助益,并能与现有的系统相容,以及能有效利用现有资源原则。第三阶段是从观摩案例和实践中学习,例如:如何用结构性的了解程式(VBA)的开发环境,设计一个 BMI 评估与健康管理应用程序。第四阶段的核心策略是以一个功能完整,能满足护理工作需求,且使用最少模组及技术的观摩案例为教材,如:护理评估、病人满意度调查,期望护理人员能提供修改意见,做出符合自身或工作部门需求的系统(见图 6-8 教材的分解说明)。在第五阶段,参加训练的护理人员均已具备基本的系统编写能力及技能后,开始进行长时间的专案开发。

6.4.4 护理人员学习成果

在此训练营的信息科技工具,选择了 Excel 和其内部通常最易被忽略的工具中的 VBA 巨集应用开发环境。Excel 对护理人员而言是相当熟悉的信息工具,而 Excel VBA 对多数的护理人员虽然是陌生的,但在经过教育训练,熟悉其工作环境,并提供观摩案例及技术解说后,绝大部分的护理人员都能掌握学习重点,进行信息系统的设计及界面的开发,并对 NIS 的发展有更深入的理解与积极的期望。目前完全由护士自主开发、获奖,并列入国际护理信息教科书的代表性案例有山东中医药大学附属眼科医院的"出院病历质控登记管理系统"(见图 6-9)、上海儿科医院的"儿童静脉维持药物计算小程序的逻辑规则"(见图 6-10)、"儿科静脉维持药物计算小程序演示界面"(见图 6-11)。

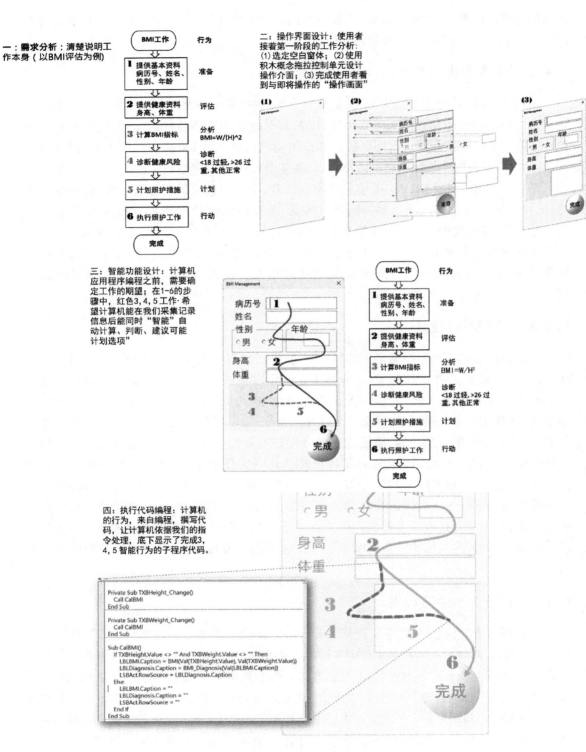

一：**需求分析**：清楚说明工作本身（以BMI评估为例）

二：操作界面设计：使用者接着第一阶段的工作分析：(1)选定空白窗体；(2)使用积木概念拖拉控制单元设计操作介面；(3)完成使用者看到与即将操作的"操作画面"

三：智能功能设计：计算机应用程序编程之前，需要确定工作的期望；在1-6的步骤中，红色3,4,5工作·希望计算机能在我们采集记录信息后能同时"智能"自动计算、判断、建议可能计划选项"

四：执行代码编程：计算机的行为，来自编程，撰写代码，让计算机依据我们的指令处理，底下显示了完成3,4,5智能行为的子程序代码。

图6-8　教材的分解说明

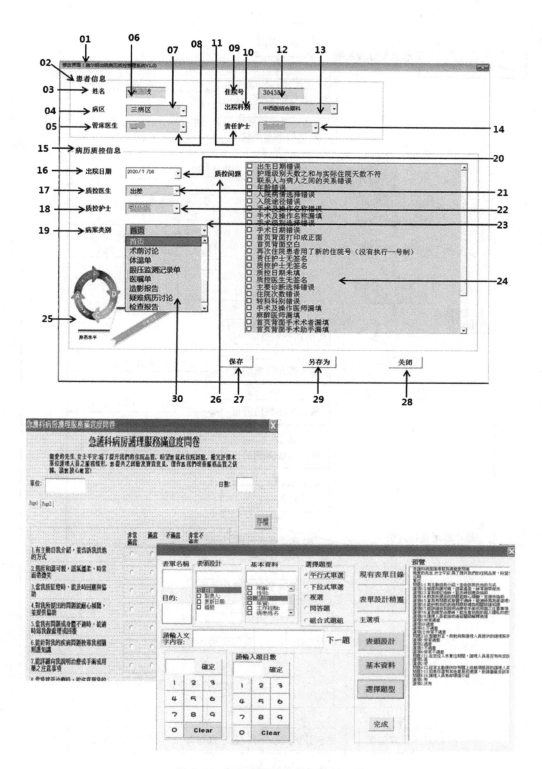

图 6-9 出院病历质控登记管理系统

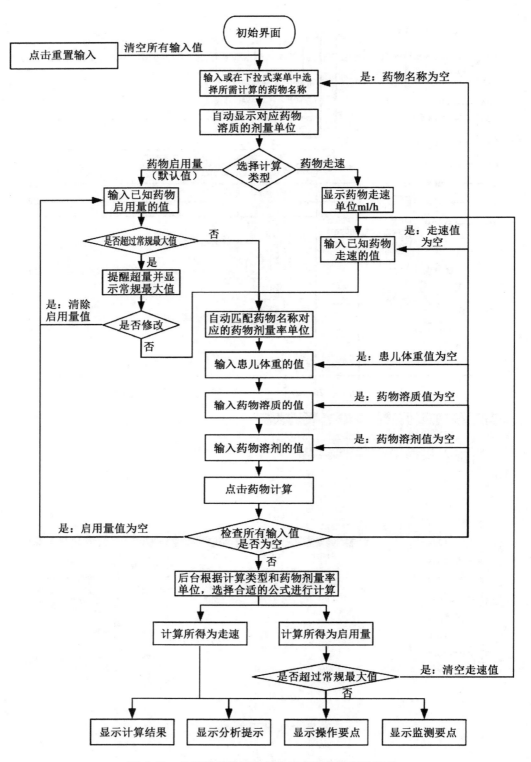

图 6-10   儿科静脉维持药物计算小程序的逻辑规则

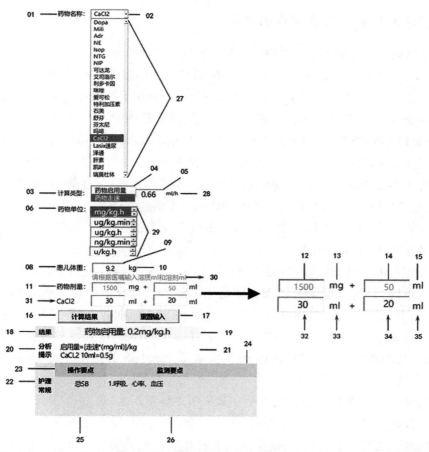

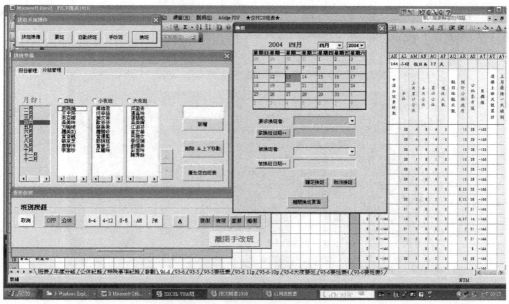

图 6-11　儿科静脉维持药物计算小程序输入和输出演示界面图

6.4.5 护理人员超乎信息专业的表现

训练结果最值得注意的是许多护理人员已经开始使用 Excel 工具设计、创造一种"使用者导向(End User Computing, EUC)"的 NIS 案例,作为在信息资源有限,难以在短期内解决的替代方案,同时也因护理人员主导整个 NIS 的设计与真正了解护理的专业需求,更有能力传达护理专业的理念、需求与风格。而当护理人员学会程序设计技巧后,所表现出来的创意、对工作流程掌握的精细与特殊的设计风格,都可以反映出未来 NIS 的无限可能。例如在手术造口周围皮肤评估辅助系统中,原评估的工作表单只记录 10 项左右的信息项目,对于传统 NIS 的开发人员而言,这是再简单不过的信息库应用系统,但在懂得 NI 的护理人员设计下,其变成了相当有风格,且在传统 NIS 设计中看不到的杰作。

此系统使用 Coloplast 发展的 The Ostomy Skin Tool 为工具,协助临床工作人员对造口周围皮肤做客观的评估,并找出损伤的原因,期望能对造口周围皮肤有一致性的评估。将评估结果做数据化的描述,快速且有效地进行评估及记录,可比较过去及现在皮肤的状况,做持续性的追踪,并将结果作为临床实证之用。而其设计方式采用流程导向,以图片配合文字说明,并依进行流程呈现,辅以颜色、计分、大小、加框等,引导使用者做完整且正确的评估。在画面规划上,采用可以简化使用者操作的图片界面导向与概念地图,触控式操作,保留使用者所熟悉的原纸本内容等,突破了传统 HIS 的设计方式,已将 NIS 的设计提升到高品位层次。

该系统采取终端使用者设计模式,由护理人员主导使用 Excel VBA 设计,而不是传统的造口周围皮肤评估辅助系统。护士开启 Excel 档案出现首页,数秒后进入评估的主画面,然后依据系统操作说明和系统提示,逐步录入患者和疾病相关信息,待信息填写齐全后存入 Excel 的"评估结果"工作页,将会出现"进行诊断"及"离开"两个选项,让使用者决定继续进行评估或离开系统。如图 6-12 所示。

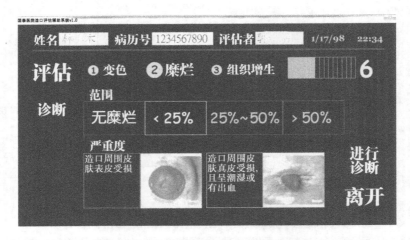

图 6-12 使用 Excel VBA 设计的造口周围皮肤评估辅助系统

6.4.6　推动 NI 的成果

以 Excel VBA 教学作为 NI 推广策略,使 NI 和 NIS 在各医院获得极大的重视。截止2023 年在我国 19 家三甲医院推广应用,获得良好效果。

6.5　全院 NI 护理信息力发展之模型

上述的 NI 自主胜任与领导的策略近期还有一个成功案例,这是厦门一家三甲专科医院,该院开放床位约 550 床,护理人员不到 500 位,日均门诊量约 1 000 例。自 2016 年开始,遵循我国医院发展目标、规范,借鉴上述台湾地区的护理人员信息能力案例,吸取国际先进经验,医院领导组织动员技术人员,特别是护理人员,从设计建立模式开始,持续努力学习,逐步归纳、总结、发展,历时 5 年,最后成就了"全医院层级护理信息胜任力"的成功案例。

首先,2016 年为"项目启动"期,在院级领导的支持下,成立了多学科团队,开展院内护理信息培训,除了延揽资深护理人员外,还鼓励新进护理人员采取志愿模式参加,邀请台湾地区专家,开启护理信息能力的培训工作。2017 年进入"前期筹备"期,进行医院 NIS 落地准备,建立"临床护理人员信息胜任力评估指标"。2018 年开始"体系探索"期,医院护理信息系统开始上线,持续进行人才培训与教学。2019 年是"建章立制"期,建立医院护理信息委员会,并举办胜任力与领导力研讨会。2020 年进行"HIMSS TIGER 中阶护理信息能力认证",建立临床信息能力实践模式。2021 年见到成效,对"组织胜任力模式"提供具体的五项一级指标:管理策略与领导力、组织架构与运作、改善护理信息实践环境、护理信息核心能力培养和护理信息系统专案管理,再细分为 23 项中级指标,具体如图 6-13 所示。

结果:在这 5 年中,共有 116 名护士自愿参加长期的护理信息能力培训与实际案例辅导,培训时间近 8 000 学时。2018 年 38 名护士获得中国首批"HIMSS TIGER 中阶护理信息能力认证"。

现在护士主导设计院内护理信息系统 V1.0(Nursing Informatics System V1.0,NIS V1.0)和手持设备(Personal Digital Assistant,PDA),皆顺利上线。护士主导设计了高达30 项护理信息专案,7 项护理信息设计专案纳入系统,投入临床使用,且推广至 14 家医院应用。在对该院 316 名临床护士进行调查后,结果显示,信息系统在服务质量、信息质量、系统质量、用户满意及净收益 5 个维度的均分,皆超过预期程度,表明临床护士对系统的使用满意、体验较好。

该院获得的研究成果:护士主导设计的信息系统申请到国家发明专利 3 项,其他国家级别的专利 19 项,已发表 10 篇期刊论文。在 2020 年中华护理学会主办的第二届中国护理信息大会上,该院论文宣读数量和壁报交流数量分别占总量的 25% 和 40%,在 2020 年第四届国际专科护士大会(The Fourth International Specialty Nurses Conference),获论文二等奖。在 2021 年美国马里兰大学护理信息研习营(Summer Institute in Nursing Informatics,SINI),该院获得全场第一、第二名的佳绩。在 2022 年 SINI,有 4 篇论文被录用为口头演讲,5 篇为壁报发言。

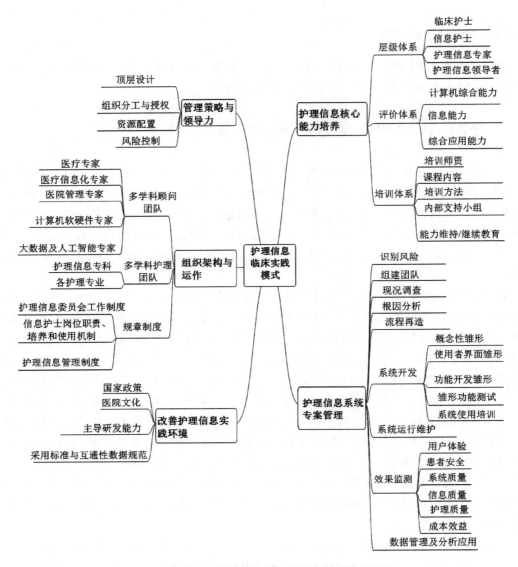

图 6-13　建立院级护理信息胜任力之临床实践模式

6.6　护理信息系统的未来

　　NIS 大抵属于 NI 在医院或者其他医疗机构环境的落实，但信息科技工具与信息管理需求永远在快速改变中，而 NI 专业在国际医学信息发展的趋势也在快速改变中。与其他领域一样，我们相信信息科技将带来护理专业革命性的改变，使得护理人员在低头小心翼翼认真建置 NIS 的同时，要抬头对大环境与趋势保持敏锐的观察与思考。

　　要让 NIS 具备和护理专业一起成长的生命力，NIS 规划与参与人员必须具备使命感，并且要有一定程度的付出。维持此动能的力量可以从积极参与 NI 专业着手，并持续注意国际最新技术的应用发展。前者可以积极参加国际医学信息学会护理信息工作小组（Nursing

Informatics Working Group of International Medical Informatics Association，IMIA-NIWG）、美国医学信息学会护理信息工作小组（Nursing Informatics Working Group of American Medical Informatics Association，AMIA-NIWG）的活动，可密切注意全球最大健康信息组织——美国卫生信息管理系统协会（Healthcare Information Management and Systems Society，HIMSS）每年在美国或者亚洲举办的 HIMSS 与 HIMSS AsiaPac 年会与展览。长期下来便可掌握国际先进经验与重大趋势。

　　NIS 本身的建置和 HIS 一样，皆有着一旦开发完成上线了，就不易回头与修改的惯性，虽然目前朝向以技术标准化的观念与共同模组的技术来加强 HIS 与 NIS 的弹性与可塑性，但设计的理念与专业的发展是无法以技术问题解决的，这些需要设计者的巧思与远见，且只有身处其中的护理领导可以胜任此工作，而无法仰赖信息技术人员或者其他人。希望未来 NIS 的护理参与人员能在积极、主导、创意与自信的态度下努力，为信息护理专业与 NIS 的发展建立典范性的模式。

问题与讨论

　　（1）为何护理信息学是护理专业次专科之一？

　　（2）信息科技对于护理专业发展的贡献与影响有何重要意义？

　　（3）请说明 NI 与 NIS 的差异及关系。

　　（4）NIS 及 NI 的发展方向与关系为何？

　　（5）NIS 发展有哪些特色需要注意？

　　（6）如何自己学习 NI 与 NIS？

　　（7）请举例说明亟待解决的护理信息管理问题为何，解决目标是什么，可以应用哪些信息科技工具。

　　（8）NIS 系统设计时应考察哪些要素？

（张博论　冯容庄　卢小珏　郭明娟　陈　媛）

7 电子病历

　　本章将论述有关电子病历的概念、理论、实现方法、关键技术以及面临的挑战。读完这章后，你应该知道下面这些问题的答案：

　　电子病历和电子病历系统的概念是什么？

　　电子病历和纸质病历的本质区别是什么？

　　电子病历独特的实现方法有哪些？

　　电子病历的功能和应用有哪些？

　　电子病历面临的挑战有哪些？

7.1　病历概述

7.1.1　病历的概念

　　病历是对病人发病情况、病情变化、转归诊断和治疗情况的系统记录，是在医疗活动过程中形成的文字、图表、影像等资料的总和。病历完成的主体是临床医师、护士、医疗技术人员等。他们通过问诊、体检、实验室检查、诊断、治疗、护理等医疗活动获得信息，经过归纳、分析、整理记录于病历。

　　病历的书写有严格的规范，在我国必须符合《中华人民共和国医师法》《护士条例》《医疗事故处理条例》，以及卫健委和各省（自治区、直辖市）颁发的病历书写规范。

　　病历作为一个载体，承接和包含了病人的、疾病的、诊疗过程的、医院的、医务人员的、国家政策法规的各种信息，以及医务人员对这些信息的解读、认知和处理。

　　病历的核心作用是改善病人健康状况，促进健康科学的应用，具体如下：

　　（1）记录、表达了对患者健康状况及疾病的监控、诊疗情况，是再就诊或转诊的历史资料和诊疗基础。

　　（2）支持医务人员的诊断、治疗、护理、检验等工作，反映其工作效果和质量。

　　（3）支持科研、教学工作，病历是临床研究、流行病学调查、循证医学的宝贵资料和重要依据，也是对医学生和低年资医生的良好教材。

　　（4）病历是医疗行为的合法报告，是医疗纠纷和医疗诉讼的重要证据。

（5）支持各类医疗保险、公费医疗费用结算及支付。

（6）支持对医院业绩的评估，是医院医疗质量、技术实力、管理水平的重要评价依据。

7.1.2 病历的演变历史

1）西方病历演变简史

早在公元前 5 世纪，著名的希腊籍医学奠基人希波克拉底就书写了病历。他提倡病历需实现两个主要目标：第一，应该准确地反映疾病的过程；第二，应指出疾病的可能原因。它采取了两个主要的方法：第一是以时间为序来记录；第二是详细记录病人家属叙述的病情。它的病历记录理念和方法至今仍在使用。

图 7-1 为 2 400 多年前希波克拉底为病人 Apollouius 撰写的病史原文。

Ἀπολλώνιος ὀρθοστάδην ὑπεφέρετο χρόνον πολὺν, ἦν δὲ μεγαλό-σπλαγχνος, καὶ περὶ ἧπαρ συνήθης ὀδύνη χρόνον πολὺν παρείπετο, καὶ δὴ τότε καὶ ἰκτερώδης ἐγένετο, φυσώδης, χροιῆς τῆς ὑπολεύκου. φαγὼν δὲ καὶ πιὼν ἀκαιρότερον βόειον ἐθερμάνθη σμικρὰ τὸ πρῶτον, κατεκλίθη. γάλαξι δὲ χρησάμενος ἐφθοῖσι καὶ ὠμοῖσι πολλοῖσιν, αἰγείοισι καὶ μηλείοισι, καὶ διαίτῃ κακῇ πάντων, βλάβαι μεγάλαι· οἵ τε γὰρ πυρετοὶ παρωξύνθησαν, κοιλίη τε τῶν προσενεχθέντων οὐδὲν διέδωκεν ἄξιον λόγου, οὖρά τε λεπτὰ καὶ ὀλίγα διῄει. ὕπνοι οὐκ ἐνῆσαν. ἐμφύσημα κακόν, πολὺ δίψος, κῶμα-τώδης, ὑποχονδρίου δεξιοῦ ἔπαρμα σὺν ὀδύνῃ. ἄκρεα πάντοθεν ὑπό-ψυχρα, σμικρὰ παρέλεγε, λήθη πάντων ὅ τι λέγοι. παρεφέρετο. περὶ δὲ τεσσαρεσκαιδεκάτην, ἀφ᾽ ἧς κατεκλίθη, ῥιγώσας ἐπεθερμάνθη. ἐξεμάνη. βοή, ταραχή, λόγοι πολλοί, καὶ πάλιν ἵδρυσις, καὶ τὸ κῶμα τηνικαῦτα προσῆλθε. μετὰ δὲ ταῦτα κοιλίη ταραχώδης πολλοῖσι χολώδεσιν, ἀκρή-τοισιν, ὠμοῖσιν. οὖρα μέλανα, σμικρά, λεπτά. πολλὴ δυσφορίη. τὰ τῶν διαχωρημάτων ποικίλως. ἢ γὰρ μέλανα καὶ σμικρὰ καὶ ἰώδεα ἢ λιπαρὰ καὶ ὠμὰ καὶ δακνώδεα. κατὰ δὲ χρόνους ἐδόκει καὶ γαλακτώδεα διδόναι. περὶ δὲ εἰκοστὴν τετάρτην διὰ παρηγορίης. τὰ μὲν ἄλλα ἐπὶ τῶν αὐτῶν, σμικρὰ δὲ κατενόησεν. ἐξ οὗ δὲ κατεκλίθη, οὐδενὸς ἐμνήσθη. πάλιν δὲ ταχὺ παρ-ενόει. ὥρμητο πάντα ἐπὶ τὸ χεῖρον. περὶ δὲ τριηκοστὴν πυρετὸς ὀξύς, διαχωρήματα πολλὰ λεπτά, παράληρος, ἄκρεα ψυχρά, ἄφωνος. τριηκοστῇ τετάρτῃ ἔθανε.

图 7-1 2 400 多年前希波克拉底撰写的病史原文

1880 年，美国外科医生 William Mayo 创建了著名的 Mayo 诊所，建立了各个医生自用的账簿式的医疗记录。1907 年，Mayo 诊所进一步建立了每位病人一个单独文件夹的医疗记录，并规定这种医疗记录必备的一组基本数据，从而形成了现代病历的雏形。

1960 年前后，Weed 提出了以问题为中心的病历（problem-oriented medical record），围绕病历中的一个或数个问题，形成 SOAP 的框架结构。S（subject）为主观部分，即病人的主诉或自己的感觉；O（object）为客观部分，即医护人员通过体格检查的临床发现；A（analysis）为评估部分，即实验室检查结果或诊断；P（plan）为计划部分，即医护人员的治疗处理，如医嘱。而在每一部分，仍以时间为序进行系统的记录，该理念与方法沿用至今。

2）中国病历演变简史

我国最早的比较完整的病案（即中医病历）是汉初著名医学家淳于意（公元前 215—前 140 年）写的《诊籍》。唐代"太医局"（医学教育机构）在学生结业考试科目中设有假令（试验证候方治)一项,类似于现代的病案分析。经长期演进,至明、清两代出现了许多名家医案著作,如江瓘的《名医类案》、叶天士的《临证指南医案》等。中医病案自形成之日起,便带有自己鲜明的民族特点和科学内涵,例如体格检查的"望、闻、问、切"诊,中医诊断的"辨证分析"。

中国现代病历的建立始于 20 世纪初,它引进和借鉴了国外的"西医病历"。1909 年美国在湖南省郴县开设的惠爱医院,设置了大型记录本,由医生对病人的问诊做简单记录。1914 年北京协和医院开始建立了比较简单的个人病历,1916 年增加了医嘱记录,形成中国现代病历的雏形。

新中国成立以后,国家高度重视病历的规范化,吸收了欧美、苏联等的先进经验,使病历从格式到内容一步一步走向规范化。卫生部颁布了《病历书写基本规范(试行)》,并于 2002 年 9 月 1 日起施行,标志着我国病历水平达到一个新的高度。1992 年我国颁布了《中医病案书写规范(试行)》,经国家中医药管理局组织修订,自 2000 年 9 月 1 日起执行《中医病案规范(试行)》,它标志着我国中医病历走向了成熟。

3) 电子病历的兴起

在近 2 500 年的人类历史长河中,纸质病历发挥了巨大的作用。但随着医学科学的发展,它的众多问题和局限性也日益显示。近代计算机科学的发展,为电子病历提供了可能,电子病历是病历发展史的必然和飞跃,它一方面继承了纸质病历的内核,另一方面又是对纸质病历的革新和拓展。

7.1.3　纸质病历存在的问题

1) 信息的独占性

纸质病历通常是以患者的主管医师为主,其他医务人员参与完成的一项医疗文件。因

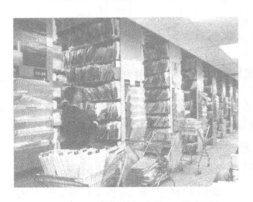

图 7-2　病历库中的纸质病历

此,纸质病历在某一时间段,只能为一所医院、一个专科、一个医师所独占。而现代医学知识的飞速增长,促进了专科的增长和细化,导致了一个患者身上存在的多种疾病记录在不同的专科病历中。即使同一种疾病信息也会因在不同医院就诊而记录在不同的病历中。当我们希望对某一患者总的健康状况有一个全面了解时,却无法将分散在不同病历的信息汇集在一起。这样,一方面造成大量的患者疾病信息无法被共享和利用;另一方面造成同样的信息被不断重复采集、记录,导致医疗资源和费用的极大浪费。

2) 信息的易损性

纸张作为患病信息的载体,容易破损、霉变、遗失,常因一些小的疏忽而造成永久性的丢失。例如在几十万份的病历库中,可能因为工作人员看错一个病历号码,插入错误的行列而使某一病历永不见天日。

3）信息的不确定性

由于纸质病历是自由文本形式，因此它的内容、顺序可变化，字迹可潦草，它所包含的信息常因记录医师的主观理解、书写习惯、遣词造句能力欠缺而变得含混、缺损，而呈现不确定性。

4）信息利用的被动性

纸质病历的信息只有在医师重新阅读理解时才能被参考和利用，而不能在记录的同时主动提示问题，帮助医师做出正确决策。因此纸质病历信息的利用是被动的、滞后的。

5）难以支持医学的科学研究

纸质病历的信息是分散的、零乱的、不规范的，而科学研究要求数据必须是清晰、明确、全面、规范的，并被合法地使用。当我们试图收集科研数据时，必须重新阅读大量的病历信息，努力去搜索、采集、比对相关数据，而它们往往是残缺、片面、含糊的。这给回顾性研究和循证医学带来极大困难。

综上所述，纸质病历的局限性和存在的问题已极大地影响了医疗质量、患者康复和科学研究，随着计算机科学的发展，电子病历成为病历发展的必然趋势，并将最终取而代之。

7.2　电子病历概述

7.2.1　电子病历和电子病历系统的定义

电子病历（Electronic Medical Record，EMR），顾名思义，是指利用计算机信息技术，以电子媒介为载体，记录患者疾病和诊疗过程的病历资料，并能进行检索、管理的信息存储库。早在 1997 年美国电子病历学会（Computer-based Patient Record Institute，CPRI）进行了修订，并在 Richard S. Dick 的论文《电子病历，健康保健的一项基本技术》中做了明确阐述："电子病历的内容包含了纸质病历的所有信息，但它绝不只是利用计算机将纸质病历移植为电子载体，而是将纸质病历中文字的、图表的信息变为计算机能识别和理解的格式化数据予以输入、存储、处理、查询。它不仅包括了静态的病历信息，还可以利用信息技术将文本、图像、声音结合起来，进行多媒体的信息综合处理。"

2003 年 ISO/TC 215（国际标准化组织/负责卫生信息领域标准的技术委员会）对于广义的电子病历（Electronic Health Record，EHR）给出了较为完整的定义：是一个计算机可以处理，可安全存储和传输，能被多个授权用户访问，覆盖过去、现在和将来，与个体健康相关的信息库，具备独立于应用系统的标准化模型，目的是支持连续、高效、高质量的综合医疗保健。

电子病历系统（Electronic Health Record System，EHR-S）是指记录、检索、处理电子健康信息的系统（引自"ISO/TS 18308，CEN 13606"）。

美国医学研究所（Institute of Medicine，IOM）在 1997 年给出的定义是：电子病历系统是产生、使用、储存和检索病人健康信息记录的一套机制和装置，通常设在卫生服务机构内，包括人员、数据、规章制度、操作规范、处理和储存设备（如纸张、笔、硬件和软件）、通信和其他为之服务的设施。

IOM 在 2003 年做进一步阐述:电子病历系统纵向采集个体的电子化健康信息(包括个人健康情况和卫生服务),只有经过授权的用户才可以随时获得相关的个体信息或群体信息,提供改善卫生服务质量(安全、效率)的知识和辅助决策信息,提高卫生服务机构的工作效率。

如果我们将电子病历看作医疗健康数据集,那么电子病历系统就是形成、操控和利用该数据集的综合系统。电子病历系统必须使用计算机信息化技术及其他工具,把有关电子病历的"意义"(meaning)附加在特定的信息中,通常是用程式语言在屏幕上建立格式,然后将它连接到相关的数据库上,使用者需要在格式的"栏目"(field)上输入特定数据,接下来这些数据将被保存到数据库已知的"栏目"和已知的表格中。

电子病历系统必须具有如下功能:能够处理各类医疗健康数据(包括影像、波形、数值、文字等);能够涵盖多方面功能,包括医疗数据访问、医疗业务支持、临床决策支持、健康数据管理等;能够将大量异构的子系统整合为一体(包括 LIS、PACS、NIS、CDSS 等);能够以共享形式被所有授权的用户使用。电子病历系统是高度复杂的,是医院所有信息管理系统的核心。

由于本章所阐述的电子病历是指在医疗机构应用的,主要记录患者疾病状况、诊治过程的病历,所以沿用了 EMR 的定义和内涵,而在"社区卫生"和"区域卫生"章节里我们会引入 EHR,即健康记录的概念。本章在论述电子病历的构架、集成、决策支持功能时,实际上是指电子病历系统,因为这两者是既相互区别,又相辅相成的。

7.2.2 电子病历的本质与优势

1) 电子病历的本质

电子病历的本质是什么? 它与纸质病历的根本区别是什么? 这是首先应该明白的。

早先,人们将病历内容手工录入计算机,将检验、检查图片、报告等扫描存入计算机,并将这种电子文档称为电子病历。但在实质上,这只是将病历由纸质介质移植为电子载体,计算机并不明白它所包含的信息。真正意义的电子病历,是指它所包含的信息能被计算机所识别和理解,并能由计算机进行处理。因此它应该具备自己独立的结构化模型,它所包含的数据应该是结构化的、标准化的。这样,当我们"书写"电子病历的时候,或者说向电子病历录入信息时,实际上是在调用、组织和运行电子病历系统独特的结构化模型和结构化数据。

2) 电子病历的优势

电子病历具有纸质病历的所有功能,可以实现其全部目标,除此以外,相对于纸质病历存在的问题,电子病历具有以下优势:

(1) 正确性与完整性:电子病历以规范的印刷体替代了随意的手写体记录,所以阅读更方便准确;以标准化的病历模型替代了手写的文本格式,所以内容更完整、组织更规范。由于是利用计算机将数据录入到标准化病历模型中,所以系统应用程序能够自动检测这些数据是否正确与完整,并对录入错误予以警示,例如纠正拼写错误,提示检验结果异常,要求补充诊断依据和疾病资料等。

（2）形式多样性：纸质病历只能记录文字、数值、表格信息，而电子病历借助多媒体技术，则可以记录多种形式信息，例如声音（心脏杂音）、图像（X 线图片）。纸质病历信息是固定格式，无法再变动；而电子病历却可以将单一界面录入的信息用不同形式呈现出来，具有良好适应性。例如将糖尿病人历次检查的血糖数值以曲线图表示，以利于医师直观、迅速判断病情变化。

（3）共享性：相对于纸质病历"独占性"的缺陷，"共享性"是电子病历最大优势之一。通过应用标准化的数据和标准化的信息交换协议，病历信息不仅可以被授权的不同医师在同一时间共享，也可以跨越不同科室、部门共享，还可以跨越不同医院、不同地域被所有授权机构所共享。

（4）安全性：纸质病历很容易被人为地修改、重写，且不留下痕迹。患者个人隐私（艾滋病、性病等）、医疗安全的内容也极易被人窃取。电子病历则可以通过一系列安全措施，保证录入的病历信息的原始性、完整性，并对修改的内容、人员、时间留取记录。

（5）结构化：纸质病历是以描述性的文本格式录入、存储数据的，这些数据是非结构化的。电子病历却是依据 ICD、SNOMED、LOINC 等标准化医学术语录入、存储数据的（参见第 4 章），这些数据是结构化的，能被计算机识别、理解和应用，并为临床决策支持功能奠定基础。

7.2.3 电子病历的发展史

1）电子病历产生的动因

随着医疗管理的深入，医院主管机构要求获得各医院医疗状况的精确报告，而病历被视为报告资料的可靠来源。20 世纪 40 年代起，美国等发达国家要求从病历中提炼一些信息，定期向国家数据管理中心提交，它们包括人口统计学信息（如新生儿）、疾病诊断信息（如传染病）、住院信息（如治愈率、死亡率）以及医疗信息（如手术结果）。这种统计报告的需求，促进了对病历数据的规范化实施。

20 世纪 60 年代，以计算机信息技术为基础的"医院信息系统"（HIS）进入医院，它根据患者的医疗信息，例如药品、检查、手术等完成收费服务。其后的社会医疗保险制度，要求在更大范围内收集、传输患者的医疗信息来完善保险费用的支付服务，而所有这些收费信息都源自患者病历的医嘱，它们是病历电子化的触发因素。

1972 年 Morris Collen 使用信息管理系统去存储和描述实验室检验结果，并将它们用于预防保健领域。此后 LIS、PACS、RIS（放射科信息系统）……逐步进入医院，它们对于不同信息系统的异构数据在病历中的集成起了促进作用。

社会医疗保险制度的发展与完善，尤其是它将付费方式由按项目付费过渡到按病种付费，这就迫使医院必须建立电子化病历资料提交审核，同时利用电子病历来规范治疗方案、节省支出、获得经济收益。这种经济利益需求正是电子病历成长的动因（参见第 15 章"社会医疗保险"）。

当然电子病历产生的另一个动因是政府和公众对于个人健康的重视，对于医疗质量的关注,幸运的是现代计算机信息技术为电子病历的实现提供了基础。

2) 电子病历的演变

从纸质病历到电子化的病历文档,到表格式电子病历,到高度结构化的电子病历,经历了数十年的演变过程,各阶段既相对独立,又交叉混合出现,反映了电子病历发展的艰辛和顽强。

(1) 电子化的病历文档。由医师或专人手工录入、语音录入,或者采用计算机扫描等方式将病历内容转为电子文档存储于计算机内,可利用病历 ID 号进行检索、调阅。

(2) 电子化的病历管理。采用条码、无线射频识别技术,附加于纸质病历上,再利用资料库索引技术记录纸质病历的存放位置和它的借出流向,从而达到病历电子化的登记、管理。

(3) 表格式的电子病历。20 世纪 70 年代欧美开发了表格式的电子病历,如"Regenstrief 信息系统",为各专科设计了以表格为主的病历形式,医师可以依据界面左上方诊断表、左下方结构化数据,向表格中录入病历信息。但对于描述性的内容,例如现病史、病程记录仍采用手工录入的文本格式。这是一种部分结构化的电子病历,它是电子病历发展中必然的过渡形式。

(4) 高度结构化的电子病历。它采用结构化录入的方式,将医疗信息录入结构化的病历模板中,即本章所介绍的电子病历,尽管它与完全意义的电子病历还有差距,还有许多极具挑战的难题,但病历内容绝大部分已经可以被计算机识别和理解,并能按照医师的需求自动处理其中的绝大部分信息。

3) 电子病历的推广应用

在欧洲,尤其是荷兰和英国,电子病历最初是被社区医院的全科医师(GP)所应用,这是因为全科医师更熟悉自己的患者,与他们保持长久的联系;全科病历信息内容较专科病历更简单;社区医院较专科或中心医院的设备和医疗项目更简单。专科电子病历则与之相反,需要一个长期研究、完善的过程。

电子病历在各国应用的情况差异很大。早在 1996 年,瑞典斯德哥尔摩的卡罗林斯卡医学院就开始使用电子病历;1997 年,荷兰有 50%GP 已应用了电子病历;21 世纪初,欧洲各国电子病历普及率达 50%~90%。美国前总统布什在 2004 年国情咨文和总统竞选中,要求医疗界在 10 年内彻底取消传统的纸质病历。与此相匹配,2006 年度联邦政府预算中为实施电子病历设立 1.25 亿美元专款,政府、学术界与产业界第一次达成高度共识,共同推进该政策,电子病历进入高速发展期。

我国自 20 世纪 90 年代末开始电子病历研发,初期仅为电子化的病历文档,并逐步发展为半结构化电子病历。2005 年卫生部制定了"十一五"期间的"eHealth"计划,电子病历成为卫生信息化的三个重点示范项目之一。近十多年,社会与市场的需求促使电子病历正以其旺盛的生命力逐步地、快速地向前迈进。

7.3　电子病历的架构模型

电子病历的架构模型为一个文件导向式的内容规范,而不是一个传统的电子病历信息库,因此它必须遵循病历的基础规范,同时具有严格的内在逻辑关系和架构,形成一个完整的树状结构模型。

7.3.1　电子病历的设计原则

电子病历作为传统纸质病历的沿革,继承和遵循病历的下述基本原则:

1)　以病人为中心的设计原则

电子病历以单个病人为单位,因此病历档案的根目录是个人健康记录,每个病人可以拥有不同医疗机构的诊疗记录,以及同一个医疗机构多次的门诊和住院诊疗记录,而每一次诊疗记录为一个病历单元。

2)　以问题为核心的设计原则

一次就诊,是以解决病人一个主要疾病为中心的,一份电子病历就是围绕这个主要问题(疾病),从主观症状、客观检查、评估诊断、治疗计划,即 SOAP 结构来组织处理信息。若有多个疾病,则分别按此方法处理。以问题为核心的设计原则及 SOAP 结构能清晰地反映该疾病演变的客观规律,为纷繁杂乱的疾病信息组织提供了规范的框架,便于归类和组织,同时可以正确地反映医务人员的思路以及疾病诊疗的过程。

3)　以时间为顺序的设计原则

以时间为顺序的设计原则为纷繁复杂的疾病信息组织提供了一个主轴,便于信息的排序和表达,准确地反映疾病发生、发展、转归的过程,并提示和验证诊断、治疗的正确与否。

4)　以病历书写规范为形式的设计原则

为了遵循病历书写规范,电子病历的大体架构模型沿用了纸质病历的外观和形式,例如"住院病历"形式仍旧包括:患者一般信息、主诉、现病史、既往史、体格检查、实验室检查、诊断、治疗计划……但在内核里进行了信息化的处理。

根据上述的设计原则,可以建造不同的电子病历的架构模型。2009 年 8 月我国卫生部发布了《电子病历基本架构与数据标准(征求意见稿)》,对电子病历做了全面设计和整体规范,包括《电子病历基本架构与数据标准》《电子病历数据组与数据元标准》《电子病历基础模板与数据集标准》。这将极大地推动我国电子病历的发展。图 7-3 是我国电子病历基本内容架构总图。

7.3.2　电子病历书写内容架构模型的设计原理

本节以目前国内住院电子病历书写内容的架构模型为例,说明其设计原理及方法。电子病历书写内容的架构模型包含了两方面,第一是必须表达病历规范的格式和外观,第二是必须能反映临床医学知识和诊断治疗的规律。

1)　表达病历规范的格式

依据原卫生部病历书写规范,表 7-1 是一份心绞痛电子病历的分层次结构内容,其前 3 层结构表达了通用的结构。

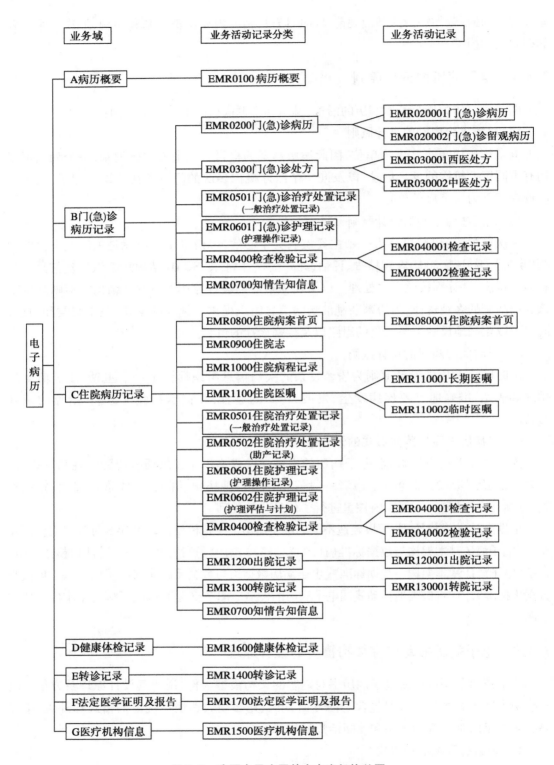

图 7-3　我国电子病历基本内容架构总图

表 7-1 电子病历的书写内容分层结构

层次	名称	包含病历内容
第 1 层	心绞痛病历模板	〈体温单〉、〈医嘱单〉、〈入院记录〉 ……
第 2 层	入院记录	〈主诉〉、〈现病史〉、〈既往史〉 ……
第 3 层	现病史	〈心绞痛症状〉、〈伴发症状〉 ……
第 4 层	心绞痛症状	〈疼痛范围〉、〈疼痛性质〉、〈伴随症状〉 ……
第 5 层	疼痛范围	〈长度〉、〈宽度〉
第 6 层	长度	〈数值〉、〈单位〉 ……
……	……	……

2）反映临床医学知识和诊断治疗的规律

电子病历是关于疾病信息的记录,必然包括了临床医学知识和诊断治疗的规律,表 7-1 的第 3 层以下表达了这部分内容。试举一个案例予以说明。

患者朱××,男,75 岁,5 年前出现发作性心前区部位疼痛,性质为压迫样闷痛,常因劳累诱发,疼痛范围约一只手掌大小,向左肩部放射,休息 3 至 5 分钟后可以缓解,含服硝酸甘油有效。体格检查:体温 37.5 ℃,血压 160/95 mmHg,神志清,颈静脉充盈。双肺呼吸音粗糙,心浊音界向左扩大,心率 90 次/分,心律不齐,可闻及早搏,每分钟 3~5 次,心尖区闻及 Ⅲ 级收缩期杂音。腹部平软。心电图示:Ⅱ、Ⅲ、aVF 导联 ST 段压低 0.15 mV,T 波倒置。心肌酶谱正常。

主要诊断:冠状动脉粥样硬化性心脏病,劳累心绞痛。

该病例的现病史是对"心绞痛"症状信息的一个逻辑性表述,依据临床医学知识应包括以下要素:疼痛部位、疼痛性质、疼痛范围、始发时期、持续时间、放射方向、诱发原因、缓解原因、硝酸甘油疗效判断等。这样就构成了电子病历第 4 层结构。

上述每个要素还可以再分解,例如"疼痛性质"可再细分为压迫性、紧缩性、闷胀性等;"诱发原因"可细分为劳累、饱食、寒冷、焦急、愤怒、兴奋等;而"疼痛范围"一只手掌大小,可以用长度×宽度(10 cm×8 cm)来表示……这样,根据临床医学知识或诊疗规则,就构成了电子病历第 5 层结构。对于"疼痛范围"的长度和宽度,可用数值和单位(cm)来表示,又构成了电子病历第 6 层结构……这样,我们可以依据临床医学知识原理的驱使,将病历信息进一步逐级细分为若干层次,设计出电子病历的架构模型(如表 7-1 所示)。

7.3.3 电子病历书写内容的树状结构模型

根据上节的论述,我们可以用树状结构来表达电子病历书写内容的架构模型,如图 7-4 所示。该图前 3 层源自病历书写规范的设置,表达了病历内容的逻辑关系;第 3 层以后源自临床医学知识和诊断治疗规则,表达了由医学知识驱动的疾病信息的逻辑关系,它们共同反映了该患者疾病的本质和自然特征。

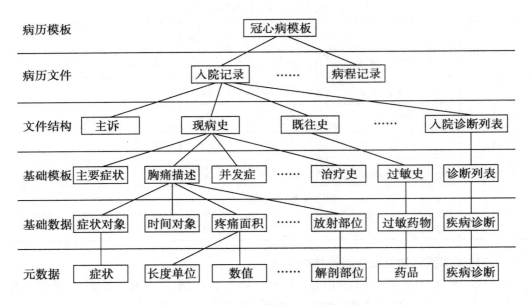

图 7-4   电子病历书写内容多层结构示意图

这种树状结构在电子病历的录入界面如图 7-5 所示。树状结构的根节点是某一专科或专病。根节点下包含了若干枝节点,可以不断分解,直到最终的节点称为叶。每一节点只有一个父节点,而可以拥有若干子节点,从而形成从根节点到叶的一条条扩展路径。所有这些节点和叶都以结构化的医学术语来表达。因此电子病历模型的树状结构与医学术语的树状结构是两个不同的概念,不应混淆。

电子病历书写内容架构模型是由医学专家和计算机工程师使用特定的设计工具——模型编辑器(model editor)建立的,模型编辑器将遵循病历规范建立通用型的电子病历模型,再遵循医学知识驱动性,以树状结构进行可视化扩展。建立一个新的电子病历架构模型时,在编辑器中开始只设置一个根节点作为最顶层节点,如某一疾病(心绞痛),下面就可以利用编辑器通过增加和扩展同级节点以及下一级子节点来实现,每增加一个新节点时,必须同时指定该节点的类型以及属性值。例如上述"心绞痛范围"长度的节点是数值型,单位是 cm。

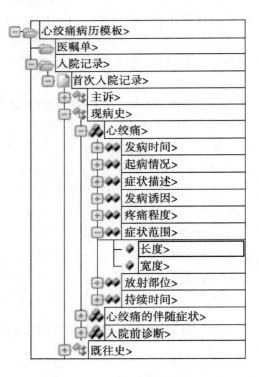

图 7-5   电子病历书写内容的树状结构录入

7.4 电子病历的数据处理

电子病历包含了数量巨大、形式多样、纷繁复杂的信息：患者个人一般信息、疾病演变信息、医务人员信息、医疗行为信息、医学知识库、费用支付信息、仪器设备信息、医学伦理信息……对于如此庞大的信息或数据的处理是电子病历系统最核心的部分。

对于电子病历的数据处理，我们从以下 5 个方面予以阐述：数据的描述、数据的建模、数据的结构化、数据的录入、数据的显示。关于数据存储主要是依托使用的数据库平台，大都以 XML 形式实现。关于数据的集成在下一节进行专项介绍。

7.4.1 数据的描述

在这一节里主要讨论病历数据的特点，描述病历数据有何要求。

纸质病历是一系列有序的文件，其中包含病人在治疗过程中使用和收集的相关数据。纸质病历是按特定方式组织的，包括病人姓名、身份和医疗保险等管理性数据；性别、血型和过敏等永久性医学数据（只出现一次）；还有一些其他可变性医学数据（多次出现的数据和随时间变化的数据）。

可变性的数据可以进一步分为不同的亚类，比如病史、体格检查、实验室检查结果、药物处方、图片（如 X 线片和闪烁扫描图）、生理信号（如心电图、肺活量）等，如表 7-2 所示。

表 7-2　病历内容中变量的类型

变量类型	例子	变量类型	例子
整数	年龄（按日、月、年计算）	编码	疾病
	心跳/min		药物
	就诊次数/月		事件
实数	血压/kPa 或 mmHg	自然语言	病史
	体温/℃		治疗

由于病历数据复杂性，在考虑病历数据描述方法时必须注重以下处理原则：

1）数据结构基本要求

EMR 的各种应用都是以系统中保存的数据为基础的。如果数据不能利用，数据的价值也就体现不出来了，所以保存的数据能否被处理就显得非常重要。

病历的描述方法不仅要满足现阶段的数据处理要求，还要尽量满足今后一段时间内的数据处理要求；病历的描述方法不仅要满足一个部门、一所医院的数据处理要求，还要尽量满足不同部门、不同医院，乃至不同地区的数据处理要求。例如要做流行性感冒的疾病调研，就需要对不同地区、不同年份的相关病历信息进行分析。

2）完整性和可靠性

计算机记录数据的一个重要问题是如何保证上述四种不同类型数据的完整性和可靠性。例如，人工测量的血压是否和传感器测量的血压一样可靠？一个医生使用的代码和另一个医生是否一致?

不完整的数据可以导致不确定性。例如在病历中,医师通常只记录异常信息,而省略、默认正常信息,这样收集在计算机中的病人信息就会缺失,无法判断这些缺失的信息究竟属于正常的,还是因遗漏没有采集的。不完整的数据会影响电子病历的作用,甚至导致错误的理解。

3)时间的表示

在医疗保健中,时间起着重要的作用。病人的病程随着时间而演变,医生对疾病的认识也随着时间逐步加深,医疗行为都是在特定的时间执行,因此,标记时间是很重要的,病历本身就是按时间顺序的记录。一个EMR系统应允许对一个事件有关的数据使用三个时间标记来标注,即:①数据录入时间;②获得理解的时间;③该理解被应用的时间。

时间表达存在于医疗事件中,它可以是绝对或相对的,在精确度方面相差也很大。在EMR系统中,有关时间的处理是件很复杂的事情。因此,EMR系统首先要能识别出病历记录中哪些信息是"时间",其次要能对不同形式的时间根据需要进行换算,以满足数据处理的需要。

4)描述方法的规范性和开放性

病历数据的处理必须解决两个重要问题:共享和集成。在异构系统之间进行数据交换必须遵循一定的标准,没有这样的"共同语言",两个系统之间就不能进行有效沟通。因此,病历数据的描述方法必须实现规范性,同时也要实现开放性,以便于对当前通用的各种数据规范提供良好的支持。

病历数据结构的复杂性和多样性是其特点之一。随着临床工作的不断发展,还会有更多类型的数据出现在病历中。这就需要描述方法具有开放性,能够不做或少做修改就可满足新数据描述的需要。例如目前常用的基于XML的描述方法。

7.4.2 数据的建模

我们了解了描述病历数据的要求后,就可以进一步研究电子病历数据的整体模型。HL7 V3提出了参考信息模型(Reference Information Model,RIM),它以医疗事件对象为枢纽,对整个医疗数据进行概念建模。在RIM中,整个医疗过程由相互联系的若干事件进行表达,所有医疗数据都可以与某个事件相对应,因此可以通过建立事件索引,串联患者的全部医疗数据,从而对患者整体医疗数据集建立模型,即医疗事件索引信息模型(Healthcare Act Indexing Information Model,HAIIA)。

HAIIA模型中的事件索引记录了每个事件的关键属性:主体、客体、事件类型与状态、发生时间与地点、数据位置等。而数据位置属性则记录了对应数据的位置和方式。对于数据不同的状态,再分别定义它的数据结构,如数值和文字数据的关系数据结构、标准化文档数据的CDA文件、非标准化文档数据的PDF(Portable Document Format)文件、医学影像数据的DICOM文件、医学波形数据的MFER(Medical waveform Format Encoding Rules)文件等。按照该模型,不仅可以将已有医疗数据结构化地、规范化地归入电子病历中,而且可以扩展不断增长的数据模型和事件类别。

　　常见的建模方式有三种：第一种是"关系型数据库建模"，这种方式主要是用关系型数据库对病历进行建模，原则是"尽量用计算机来保存数据"。第二种是"基于 RTF 的病历模型"，是针对第一种方式的改进，目标就是对自由文本进行结构化处理。原先自由文本保存到数据库中时都只是普通的文本，不包含字体等格式控制信息。后来为了丰富显示效果、添加特殊字符，一般都采用 RTF(Rich Text Format)格式保存文档。实际上还可以通过 XML 来处理自由文本，可以直接以 XML 格式保存数据。第三种方式是树形结构的病历模型，基于"不丢失病历数据"的原则，重点考虑的是如何以结构化的方式保存数据(我们将在下一节具体介绍数据的结构化)。树形结构中每一个根节点都表示一份病历文件。每一份文件的内容按照描述的重点可以依次分成若干层次的类别，树形结构相当于病历的骨架，树的结构是动态的，用动态的结构来保存数据。

7.4.3　数据的结构化

1）什么是数据的结构化

　　结构化数据是指能够用数字或统一的数据模型加以描述的数据，具有严格的长度和格式，如存储在关系型数据库里，可以用二维表结构来表达的数据。非结构化数据的数据长度和格式是不固定的，如文本、图片等。

　　半结构化数据模型是一种基于图的自描述的对象实例模型，其中数据包括原子数据和复杂数据，半结构化数据通常以标记文本的格式存放。

　　电子病历数据的结构化不仅需要用统一的数据模型来描述病历，还需要根据数据内在概念的序化和原理的序化，被准确地分类和编码，并归属于某一医学分类系统中(参见第4章)。这种医学分类系统是电子病历结构化数据的预定义词汇表。

2）为什么需要数据结构化

　　数据结构化可以看作是电子病历的第一要素，我们从以下三方面予以理解：

　　首先，只有是结构化数据，并且已被标准化地组织成预定义词汇表，并存放在电子病历系统中，才能被计算机所识别、理解和处理。换言之，如果计算机系统要对病历包含的信息进行有意义的处理，就必须要有标准的、规范的术语和分类系统的支撑。纸质的病历数据主要是自由文本，即自然语言形式，如病史、病程记录等。但自然语言是非标准化的，因此计算机处理起来非常困难。自由文本可以看作是书写者对所观测现象的个人解释，如果其他人需要使用这些数据，就必须重新阅读它们，然后根据自己的解释在头脑中重构这些医学现象。因此从语义上讲，自由文本因为结构化不够，往往可以有多种解释，这类解释上的误差是不能用计算机处理的方式予以消除的。

　　其次，电子病历的主要目的是能对患者诊断治疗予以警示、提醒，提高医疗质量，实现临床决策支持功能，而这些都要依赖于计算机能"解读"病历数据的医学含义，再利用一些规则去分析、运算它们。结构化数据在标准化过程中已赋予它们医学原理和医学概念的内涵，并规范了各数据间相互的逻辑关系，所以能实现上述目标。同样的道理，结构化数据为电子病历的数据挖掘、循证医学、科学研究提供了基础。

　　最后，电子病历的一个极大的优势是共享性。结构化数据，特别是在最大范围内公认且共用的结构化数据才能实现真正的共享,并为跨医院、跨地区的相互转诊、远程会诊提供基础。

3) 如何实现数据结构化

数据结构化的原理和方法在不断探索和完善中,目前,电子病历系统中实现数据结构化最有效、最便捷的方法之一就是将国际经典的医学分类系统作为电子病历的预定义词汇表,具有代表性的有国际疾病分类(ICD)、人类与兽类医学系统术语(SNOMED)、观测指标标识符逻辑命名与编码系统(LOINC)……这些分类科学、完整、严密、广泛而深入,基本覆盖了除中医以外电子病历所需要的数据。

7.4.4　数据的录入

准确及时的数据录入是电子病历系统中难度最大、费时最多的工作,几乎所有的临床医务工作者都必须参与这一日常性工作。数据录入的方式可以分为三种:自由录入或固定表单式录入方法,开放式结构化录入方法和自然语言处理方法。

1) 自由录入或固定表单式录入方式

早期的电子病历采用文本格式的录入方法,也可以由医生护士或聘请专职人员采用手工录入方式,将相关数据录入病历表格中去,形成电子病历文档。另一种方式是采用语音识别系统,由医生护士口授录入,再审查确认,形成电子文档。它们本质上都是手工录入。

固定表单式录入方式的优点是,在较低程度上可以实现部分数据的结构化,技术上要求比较简单。其缺点也很明显:首先限制了医生的思路,将诊疗行为变为一种机械的填表过程。其次,不能适应复杂多变的疾病表现,若要面面俱到又会使表格过于复杂庞大。最后,固定僵化的表格不利于系统的维护,例如患者如果同时存在数种疾病,不能灵活配置表格。因此,表单式录入方式只适用于病历中内容相对固定,结构相对稳定,非自然语言描述的部分,例如"体格检查""实验室检查报告"。

2) 开放式结构化录入方式

开放式结构化录入(Open Structured Date Entry,Open SDE)是目前应用最广泛、并具有良好前景的录入方法。

(1) Open SDE 的基础。Open SDE 的基本条件包括:结构化的病历模型、知识驱动性内容、预定义词汇表与合成表达规则。下面我们借用上述朱××劳力性心绞痛病例予以说明。

① 结构化的病历模型:我们已经在 7.3 节中介绍。根据病历书写规范,为了录入朱××的"现病史"信息,首先选择第 1 层根目录上的"心绞痛"模板,其次选择第 2 层子目录上"入院记录",再次选择第 3 层子目录上的"现病史"……按照树状病历模型,逐层向下录入。

② 知识驱动性内容:自第 4 层开始,将依据临床医学知识的驱动,展开树状结构。录入朱××的"现病史"信息时,在第 4 层选择"胸痛";在第 5 层,分别设置了 9 个子节点:部位、性质、范围、开始时间、持续时间、放射方向、诱发原因、缓解原因、硝酸甘油疗效。对于每个子节点,第 6 层又设置叶节点。例如"范围"这个子节点,第 6 层又设置了"数值"和"单位"两个叶节点。

③ 预定义词汇表：开放式结构化录入就是在每个节点选择正确的结构化数据予以录入，这些数据均来自预先定义的词汇表。这些词汇表绝不是医学词汇的累积，而是根据标准化原理，经分类、编码、可扩充和维护的医学术语分类系统，例如 SNOMED 等。试以胸痛"诱发原因"为例，若以 SNOMED 为预定义词汇表，可提供"无明显诱因的""运动后""因饱餐""因情绪激动""劳累后"等不同含义的词汇。

④ 合成表达规则：即将这些不同层次、不同节点的内容按预定的规则合成，去表达明确的医学概念，或者描述明晰的医疗事件。为确保这种描述含义的正确性，电子病历系统会对一些有歧义的部分生成提示性的问题，供录入者选择、修改、确认。

（2）Open SDE 的录入方法。有了上述的基础，Open SDE 的录入方法十分便捷，步骤如下：选择相应的病历模板，由于调用模板的同时也提取了结构，所以医生只需要通过简单的鼠标点击，针对具体病例，再对树状结构的各个节点选择正确数据录入即可，如图 7-6 所示。

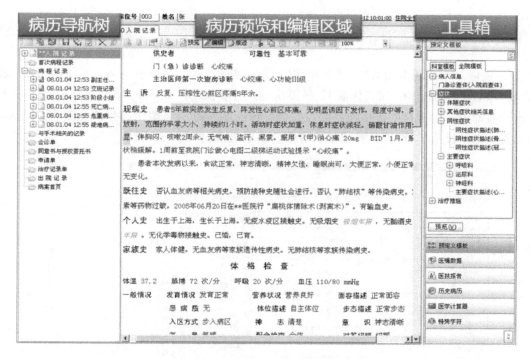

图 7-6　开放式的结构化录入

① 调用专科或专病病历模板。

② 根据患者病情，在通用模板的基础上调整或重组，形成适合于该患者本次就医的病历模型。例如朱××以心绞痛就诊，同时患有"支气管哮喘"病，我们就可以调用与后者相关的病历模板，组装到心绞痛电子病历中。

③ 菜单驱动用户界面是最常用的录入方法，医生在左侧模型列表中选择项目"入院记录"，即产生下一级若干子项目，再选择"现病史"，于是在界面右侧出现"现病史"录入界面。该界面显示了有心绞痛症状的各节点，选择其中一个节点，如"发病诱因"，便出现下拉

菜单,其中罗列了 SNOMED 中与此相关的预定义的医学术语,鼠标点击正确术语即可完成,如图 7-7 所示。

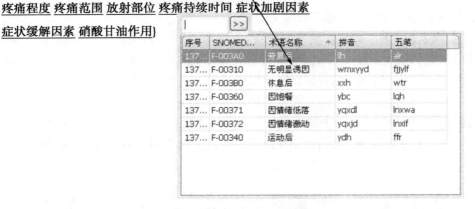

图 7-7　Open SDE 的菜单驱动的用户界面录入

④ 表格录入也是常用方法,多见于体格检查、实验室检查的数据录入,也见于症状的录入。例如对于"生命体征"的"体温℃、脉搏次/分、呼吸次/分、血压 mmHg"则只需直接填入具体体数值即可。由于这些表格项目的设置也是预先制定好的结构化医疗概念集合,概念间逻辑关系也预设定了,所以计算机能够理解并自动处理,如图 7-8 所示。

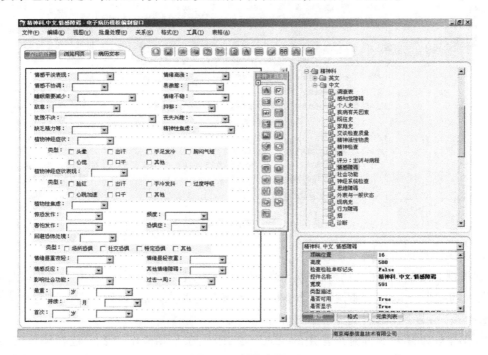

图 7-8　表格式录入

⑤ 其他录入方法。由于电子病历支持多媒体技术的应用,所以具有多种录入方法。例如用图标法来绘制胸部 X 线病变情况时,可以调用预定义的体表投影图形,在病变的部位做出图形标记,为表示"右上肺空洞",可以向肺部示意图右上方拖入空心圆圈标记;要表示"左中肺肿瘤",可以向肺部示意图左中部拖入毛刺样球形标记。

3）高度结构化的录入方式

完全结构化的录入是一个理想的录入方式,然而它存在一些问题。首先医学知识是一个巨大复杂的体系,疾病的诊疗和健康问题是一个庞大深奥的领域。需要用概念粒度较细、严格规范的标准术语建立整个医学概念体系;需要用全面、严谨的逻辑关系表达整体医学概念间关系;这将是一项旷日持久的工程。其次,要医生放弃习惯的文本录入方式而采用完全结构化录入是一件既耗费时间又类似机械性的操作,它可能会限制医生的创造性思维。最后,完全性结构化的录入将是一个需要投入巨大物质资源和人力资源的工程。

因此,在完全结构化和自由文本中寻求妥协互补,形成高度结构化的录入方式是现实可行,而且是可以持续发展的。例如在 Open SDE 方式中允许插入自由文本,以描述那些难以结构化表达的内容,这样的自由文本因为处于结构化的模型中,又尽量采用了结构化的医学词汇,所以也具有一定程度的结构化,便于计算机进一步处理。

4）自然语言处理

自然语言处理（Natural Language Processing, NLP）是指利用信息技术从自由文本上自动提取结构化数据。NLP 的优点是医生在书写病历时不必改变他们习惯的记录方式,可以应用自由文本录入,也可以借助语音录入,将结构化的工作交给计算机来处理,NLP 可以分析自然语言中的句子,理解其中词汇语义,并自动予以处理。有关 NLP 我们将在本章第 12 节阐述。

7.4.5 数据的显示

数据一旦被录入计算机中,特别是采用 Open SDE 方式录入,将可以根据不同的目的以不同的形式被呈现出来,而不需要再次录入或手工干预,这是纸质病历所无法实现的,以下是电子病历数据显示的相关问题。

1）数据的可视化

数据显示,首先要解决各种类型数据本身的可视化问题,找出不同类型数据最佳的表达方式,例如对"生命体征参数"数据的可视化表达很简单,如"体温 37℃、脉搏 80 次/分、呼吸 20 次/分、血压 140/90 mmHg";对"医嘱"数据的可视化表达则非常复杂,要制定独特"医嘱范式"。另外,根据不同类型数据的不同需求,有不同的显示方式,如连续滚动、页面扫描、趋势图。

2）数据流程

电子病历中患者数据是根据时间顺序来组织的,数据流程图遵照了"时间—事件"的轴线,形成一个对病历数据综合显示的视图,从而全面、直观、清晰地呈现疾病演变的过程。数据流程图的时间间隔,即时间的粒度,可以根据需要而设置。例如对于重症监护患者的心率、血压监测,时间粒度是以 min 来设置的;对于门诊慢性病患者的疗效评价,时间粒度可以设置为周或月。

3) 数据的概括与摘要

电子病历系统能概括并显示患者的疾病信息,例如对朱××"心绞痛"现病史,系统可以自动概括出阳性症状(发作性心前区部位疼痛)、阳性体征(早搏、Ⅲ级收缩期杂音)、异常实验室检查结果(心电图 ST 段下移,T 波倒置)等,最后,自动产生一份简洁明了的病历摘要。

4) 动态显示

医师都知道,要从既往纸质病历中查找一个所需的特殊信息有多么困难。美国统计资料表明,在既往纸质病历中,有 10%~87% 比例的信息未被医师重新发现。纸质病历无法回答医生的问题,然而,电子病历都可以借助搜寻工具去定位它们,检索出来,并按照医生的意图用设定的格式表达出来。例如对糖尿病患者的历次检查的血糖数值,可以用表格呈现,也可以用图形显示,并可以随时更新,动态地反映血糖变化。

5) 数据的查询和监测

相对纸质病历而言,数据的查询和监测是电子病历得天独厚的优势。数据查询和监测在原理和方法上相似,医师先设计一个标准,然后利用系统程序去检测、分析病历记录,如果某个或某些记录满足了设定的标准,就可以得到一个恰当的输出——查询结果或者警示信息。

数据检测是防止医疗错误的重要环节,电子病历系统设置了多种类型的数据检测标准。首先是"范围检测",能发现和预防录入一些超出范围的数值,例如血清钾为 50.0 mmol/L(正常 3.5~5.5 mmol/L)肯定是录入错误。其次是"模型检测",例如患者身份证号码超过 18 位,肯定为错;处方药品服用剂量是零,肯定为错(参见图 7-9)。最后是"一致性检测",能将录入数据与已有数据进行比对,以检查数据的正确性。例如错误地将女病人性别选择为男性,又记录了既往有输卵管结扎手术史等。

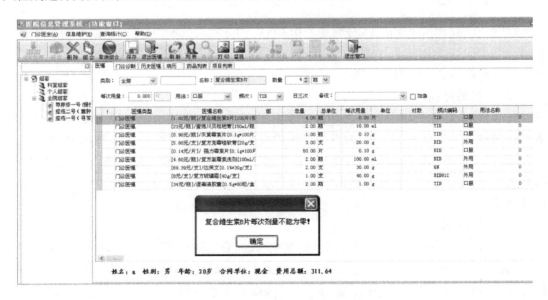

图 7-9 电子病历的查询和监测功能

7.5　电子病历的集成

随着医学的飞速发展,临床医学的专业分科和医务人员的专业分工越来越精细,这样就使同一个病人的病历信息可能跨医师、跨专业、跨医院甚至跨地域,散落于不同医院、不同系统中。而患者的治疗却需要多学科、多医务人员的合作,病历信息的集成是必须解决的问题。

7.5.1　电子病历集成的支点和辐射点

由于医务人员诊疗工作的信息交流主要是围绕一个具体的患者展开的,并且要将这种交流的过程和结论记录到电子病历中,这样就使电子病历成为信息集成的支点,而所有信息来源地和信息抵达地成为电子病历集成的辐射点,它们可以是医生的办公室、家庭、检验科、社区保健站⋯⋯支点与辐射点组成了电子病历集成的范围和框架,而所有的诊疗信息都应该整合到支点——电子病历系统中。

7.5.2　电子病历集成的关键技术

本节主要介绍电子病历集成的关键技术,这些技术是如何将医院内普遍存在的多个异构系统(如不同厂家研发的 HIS、LIS、PACS⋯⋯)、异构数据通过通信支持整合到电子病历中。

首先可以采用目前国际通用的标准接口,如 HL7、DICOM 等。另外可以采用中间软件技术,即设计一套具备标准开放式接口的数据服务中间件,它具有公共标准接口,保证数据服务的开放性,使得各个异构系统和工作站借用它与电子病历系统进行集成。与此同时,它与身份认证系统集成,提供身份认证、权限管理、数据审核等功能,保证数据在传输中的安全性。各类具有特定功能的工作站,各级用户入口是电子病历的终端,即各辐射点,它们借助集成技术与电子病历进行频繁的数据交换,满足自身对电子病历的需求与控制。

IHE 技术框架为新近推广应用的新技术,它定义了已有标准的具体使用方法,为标准信息的传输配置了一套通用准则,规范了如何应用 HL7、DICOM 等标准通信协议进行系统集成。此标准框架的系统集成引擎包括以下三个模块:①消息解析模块,用来接收来自各异构系统的标准或非标准信息,进行消息解析。②工作流驱动模块,用来依据工作流配置文件的预定义规则,自动驱使消息的发送与路由。③消息发送模块,用于构造待发送消息,并发送到目标系统。

工作流程配置文件则依据 IHE 技术框架基本原则进行编制,针对需求特殊性,对于触发事件及动作进行动态调整,实现系统集成的适时应用。

如果将病历系统看作一个核心,则在它之外必须有一个独立的、可扩展的数据交换系统,以便于将其他系统中的数据集成进来。这就像变压器的作用,在一定范围内不管输入的电压如何变化,输出电压总是稳定的。所以电子病历数据集成的重点首先是解决数据格式统一的问题,例如 CDA、HL7 等规范所能实现的功能;其次是考虑系统之间事务流程问题,类似于 IHE 所能实现的框架定义(参见图 7-10)。

电子病历数据集成还有 CORBA、RMI、XMLRPC、SOCKET、SOAP 等方法,有兴趣读者可选择相关的参考书学习。

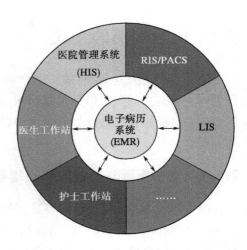

7.5.3 电子病历集成的作用

集成可以跨越空间障碍,使同一个病人的诊疗信息可以跨系统甚至跨医院整合到电子病历中,以利于多学科、多医务人员合作治疗患者。医生也可以通过电子病历系统向它们发送诊疗信息和决策指导,真正实现医疗信息的共享。

集成可以跨越时间障碍,使不同时间、多次就

图 7-10　电子病历的集成

诊的信息及时整合到电子病历中。例如使来自实验室的检验结果及时传达到医生,并提示医生立即查阅处理,而在过去,这类检验结果可能滞留在实验室、护士站甚至医师白大褂口袋里,进行“悠闲”的旅行。

7.6　电子病历的知识库

临床医师在书写电子病历时会涉及大量的医学知识,他经常需要针对患者具体的病情去搜索、获取、利用相关的医学知识;他对医学知识掌握的深度和宽度必然影响到他诊疗的效果。在纸质病历时代,临床医师往往是通过查询参考文献、请教资深医师来获取医学知识的。电子病历系统构建一个全面、深入、可以延展的医学知识库,将不同的知识源整合到系统中来,使得医师在工作站、在病床旁,通过电子病历系统及时访问知识库,获取相关医学知识,从而做出正确的医疗决策。另外,患者也可以通过电子病历系统访问与自己疾病相关的医疗保健知识库,从而增强医疗的依从性和自我保健预防的能力。

7.6.1 病历知识库的结构

病历知识库的目的是将医学知识,包括专家的经验结构化地组织到数据库中,能被方便地访问和调用,并能像资深专家一样,按既定诊疗规则进行组合和表达。因此医学知识库必须具有这些特性:准确性、全面性、结构化、可扩充性和易于维护。

病历知识库的结构大致可以分为四个部分:

(1)事实库:包括医学知识诸领域的内容,如解剖、症状、诊断、药物……该库的数据类型可以是文字、数值、符号、图形、声音等。

(2)规则库:是电子病历系统对各种关系规则的汇总,包括数据之间的关系,内容之间的关系。例如“心肌梗塞”的诊断应涉及心绞痛症状,心电图 ST 段、T 波异常改变,心肌酶增高这三方面特定的异常改变,经系统设定的合成表达规则,可以做出“心肌梗塞”的诊断。

（3）知识获取模块：该模块可将医学领域已有的事实性知识、医学专家经验转化为计算机可以理解和处理的形式，并整合到知识库中，同时具有增、删、改的维护功能，以保持知识库的完整性、一致性。

（4）人机接口：主要功能是将要录入的知识转换为电子病历系统中结构化的标准化表达形式，以便系统能够处理；同时将输出的信息转换成易于理解和应用的外部形式，显示给医师、护士。

7.6.2　病历知识库的建立

（1）病历知识库的建立应用了人工智能（Artificial Intelligence，AI）原理。人工智能是一门探索和模拟人的感觉和思维过程的规律，并设计出类似人某些智能的智能机器的科学，通常是指利用计算机模拟人（主要是专家）的思维和推理的一门科学。其工作原理主要包括：知识的表达、知识的获取、知识推理、系统构成技术等内容。知识的表达和知识的获取是建立病历知识库的基础，知识推理是临床决策支持的原理和方法（见下节），而系统构成属于计算机知识范畴，不在本书讨论范畴。

（2）知识的表达（knowledge representation），指知识的形式化和符号化。所谓知识是指一些事实、概念、规则、方法、技术以及应用它们的能力的综合体，所谓表达是指描述这些事物的知识的一组约定，是上述知识的符号化过程。具体地说，就是要将医学知识按其内在概念与原理进行分类与编码，形成标准化（详见第 4 章）。关于病历知识库中知识的表达，我们可以借用国际上已充分肯定和应用的医学知识分类系统，如 SNOMED、ICD 等，但仍有大量的病历知识未完成知识表达的工作，有待我们逐步完善，而绝不要轻易地自行建立知识库。

（3）知识的获取（knowledge acquisition）：指从知识源发现、吸收、构造和组织知识，使之形成系统知识库的过程。

知识的获取的主要方式有三种。第一是人工移植：通常通过人工智能设计师、计算机工程师与医学专家对话交流，将其医学知识（理论知识和实践经验）通过人机交互移植到知识库中。第二是机器学习：即在人工智能系统中，机器通过学习，获取知识，对知识库进行增加、删除、修改、更新。这种学习可以在人工示教监督之下进行，也可以在系统指导监督下自学。第三是机器感知：即人工智能系统在调试运行过程中，通过机器感觉（例如文字和图像识别）、机器听觉（例如语音识别）、机器触觉（例如温度识别）等途径，直接感知外部世界，输入自然信息，获得知识。

电子病历知识库的知识获取就是利用上述方法，将医学诸领域（解剖、生理、病理、诊断、治疗、预防……包括病历结构关系）的知识从其知识源（书籍、文献、专家经验）中抽取出来，进行表达，再组织到知识库中。

（4）知识推理技术（knowledge inference）：指利用计算机技术，在知识表达基础上使用形式化的知识模型，进行机器思维，求解问题，从而实现知识推理的智能操作过程。这是临床决策支持的主要方法，将在下节讨论。

总之，通过知识的表达和知识的获取，我们可以构建知识库。其中的各医学领域的知识形成事实库;而医学知识(包括专家的经验)内含的本质性的关联和规律,形成了规则库。人机接口的功能帮助我们将这些事实和规则"录入"知识库里去,同时在应用电子病历系统时,它能以医生护士可以理解的和符合日常工作习惯的形式呈现出来。

这样,当我们向电子病历系统中录入患者的症状、体征、检查结果数据时,实际上是调用了知识库中的相关"事实",再借助规则库,通过知识推理功能,可以利用"人机对话"形式,一步一步推向最终目标状态——疾病诊断和治疗方案。

7.7 电子病历的临床决策支持功能

Wyatt 和 Spiegelhalter 对临床决策支持系统(Clinical Decision Support System, CDSS)提出了精辟的定义:根据两项或两项以上病人数据,主动生成针对具体病例的建议的知识系统。这个定义说明了 CDSS 至少包含了三个主要元素:医学知识、病人数据和具体诊疗意见。关于决策支持的原理、方法、设计、开发与应用,在本书的第 11 章将做详细的介绍。本节重点介绍它与电子病历的关系及应用。

1) 电子病历与 CDSS 的内在关系

临床医生在对患者的治疗过程中必须不断地做出决策:需要进行哪种检查? 诊断何种疾病? 应用什么药物? 是否选择手术? 治疗效果怎么样? 这些决策常以医嘱、病历分析、鉴别诊断等形式在病历上表达,并记录在案。这种内在关联决定了电子病历应含有 CDSS,二者应整合在一起。

2) 电子病历为 CDSS 的实现提供可能性

前面介绍了 CDSS 的三要素,其中医学知识和病人数据是诊疗建议的基础和前提,唯有电子病历完全具备了这二者。病历知识库中的事实库涵盖了医学知识和专家经验,而规则库则汇总了电子病历中各数据间、事件间的关系规则。电子病历中的患者数据库汇集和整合了患者的全面而详细信息:一般信息、症状、体征、实验室检查结果、诊断、治疗方案……只有这两类数据都是全面的、完整的、深入的、特别是结构化的,CDSS 的决策才可能产生,并且是正确的。

3) 电子病历中的 CDSS 功能作用

CDSS 在电子病历中的功能与作用是多方面的。下面介绍最基础的几种。

(1) CDSS 将各种疾病的诊疗指南融入电子病历中,提高了医务人员对正确诊疗方式的依从性,规范了他们的医疗护理行为,提高了医疗质量和安全性。"临床路径"和"临床指南"是两种基本的 CDSS。

临床路径(clinical pathway):首先根据病种、病情进行分类,然后对每一类制定出规范的诊疗方案,形成规范化的医疗路径。

临床指南(clinical guideline):根据各专科、各病种特点,给予具体的指导意见,制定具体的治疗方案。例如建议用何种药物、多大剂量、使用频率和时间。

(2) 提醒与警示:CDSS 另两项重要工具是提醒(reminder)和警示(alert)。它是将电子病历中患者的资料,与一系列预先设定的诊断、治疗规则进行比对,发现匹配的,则自动在屏幕上显示出提醒和警示。例如,长期服用"双氢克尿噻"药的某病人本次血清钾的检查结果为 3.0 mmol/L,因为电子病历系统内已设定规则:血清钾的正常值为 4.1～5.6 mmol/L,"双氢克尿噻"为排钾利尿剂,低钾慎用。因此在该患者的医嘱栏将弹出对话框"患者血清钾降低,建议停用双氢克尿噻!"

提醒和警示的最大作用是它出现在医护人员诊疗的过程中,甚至在诊疗的初始阶段,能及时纠正错误的医嘱,依从正确的诊疗建议,防范了医疗差错与事故,这与纸质病历只能在事后发现问题和总结教训相比,将诊疗质量和安全的终末环节管理前移到中间环节管理。

（3）医学专家系统。医学专家系统是基于医学知识库的知识利用系统,是一种求解问题的计算机程序系统。它可以像具有某一医学领域知识、能力、经验的专家一样分析和判断复杂的临床问题,并利用专家推理方法来求解这些问题。早在 1999 年哈佛医学院 Dreiseitl 撰文,他选择了 43 个变量,使用了 Logistic 回归、逆传播神经网、贝叶斯神经网等多种方法,利用临床信息可以评价心肌梗死的诊断。

图 7-11 是一套专家系统,针对两份不同患者的电子病历中的各自关键信息（图中圆圈表示处）,自动做出不同的诊断提示。左图病历显示有重度、持续心绞痛症状,心电图呈现心肌梗死的 ST 段和 Q 波表现,心肌酶升高,提示急性心肌梗死。右图病历显示劳力诱发的短暂心绞痛症状,心电图呈现心肌缺血表现,心肌酶正常,提示劳力型心绞痛。

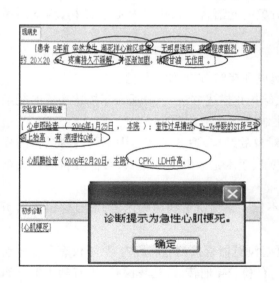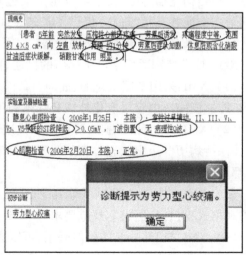

图 7-11　电子病历中的决策支持功能

7.8　与电子病历相关的其他计算机信息技术

电子病历本身就是建立在计算机信息技术上的,以上已做了相关介绍,本节将介绍其他几个关键技术 HL7、XML、CDA、医学分类系统等,我们会重点介绍这些技术的基本原理及其在电子病历中的应用,而将其技术实现留给计算机专业人员。

7.8.1　HL7 在电子病历中的应用

HL7(Health Level 7)是卫生信息交换标准,其目的是为不同异构的医疗卫生系统提供统一的信息交换接口,以利于信息的交换、系统的集成。

电子病历中的患者数据来源于各种不同的医疗信息系统,例如有来自 HIS 的患者一般信息、医嘱信息,来自 LIS 的检验结果信息,来自 PACS 的影像诊断信息……电子病历所包括的医学知识、诊疗规则要调用病历知识库中的多种医学分类系统的术语。而上述这些系统由于生产厂商不同、系统的组织架构不同、数据库逻辑组成不同、编码方式不同而互为异构系统,导致数据交换障碍。HL7 接口引擎能将各个异构系统的数据提取出来,用 XML 语言表达,形成标准格式,传输到电子病历中。HL7 还支持现行的多种经典的医学分类系统,如 ICD-9、ICD-10、SNOMED 等,为知识库的利用提供便利。因此,在电子病历系统服务器中引入 HL7 引擎,使其具备 HL7 的所有功能是十分必要的。

7.8.2　XML 在电子病历中的应用

1）XML 概念

XML(Extensible Markup Language)即可延伸的标识语言。XML 不仅是一种标识语言,还是一种结构化描述语言,是可以定义描述对象的元语言。XML 文档自含结构,为不同系统间信息交换并互相"理解"提供了基础。

2）XML 应用于电子病历的优势

XML 技术特别适用于电子病历的描述、集成和存储,它有如下优势:

（1）XML 采用了层次化的、面向对象的、结构化描述方法,十分适合于描述病历的复杂内容,能够使病历内容层次化地展开和结构化地处理。

（2）XML 是一种元语言,可以定义描述对象的结构,适合于病历中不同内容结构的变化,并保持病历的历史状态。例如对于病程记录、手术记录的文本格式,影像资料的视频格式,都能进行恰当的处理。

（3）XML 将内容与形式关联在一起,这不仅完整保留了病历的内容,而且保留了病历的外观格式,符合病历书写规范要求。

（4）XML 与 Internet 的天然联系,可以通过浏览器直接浏览病历内容,不仅有利于移动设备(手机、笔记本电脑)调阅、录入电子病历,有利于异地转诊、远程医疗,也有利于电子病历的开发和远程维护。

（5）XML 具有继承病历的功能。它记录的是文本格式,不依赖于某一系统平台、软件或数据库格式,不因软硬件更新而被迫升级换代。通过 DTD(Document Type Definition),无需修改现有的软件,就可以实现病历继承。

（6）XML 作为商务时代的"标准语言",拥有大量的开发应用工具,有利于病历内容的转换、传输、处理,具有持久生命力。

（7）XML 是一种强势的语言,允许用户在不违背规范的前提下,根据新的需求进行扩充,具有很大的适应性和灵活性,有利于在医学飞速发展现状下的病历内容拓展。

3) XML 在电子病历中的具体应用

(1) 应用于电子病历的内容描述。在 7.4 节我们重点强调了结构化是电子病历的核心和灵魂,同时也分析了在近阶段实现完全结构化是难以企及的,半结构化或高度结构化是可行的,即对于现病史、病程记录中复杂病情的描述和分析,保留一部分非结构化的内容。XML 独特的半结构化数据模型本身就具有的自描述性和扩展性,非常适合对非结构化病历内容的描述。具体实现的方法如下:

如 7.4 节所述,对于病历模型设计是构架层次的,也就是结构化的。对于某一层次,如病程记录的复杂内容采用自由文本描述,形成一个医疗文档,这样就较好地达到了结构化与自由化的平衡,既能表达电子病历复杂多变的病历内容,又能实现高度结构化的目的。

(2) 应用于电子病历数据的存储。我们已知 XML 文档是电子病历存储管理的基本单位,然而采用 XML 文档记录病历并不排斥和取代患者信息数据库,它们各自有其适用范围,并互依互存。数据库系统用于采集患者数据,并不断被访问、检索和更新,但患者数据不宜在数据库长期保存。电子病历系统主要是从多个系统的数据库提取特定患者数据,并提供浏览,患者数据不能更改,需长期保存,所以电子病历数据用 XML 形式存储更合适。两种存储方式各有用途,它们相对独立、同时并存(参见图 7-12)。图 7-13 是用 XML 描述病历内容片段。

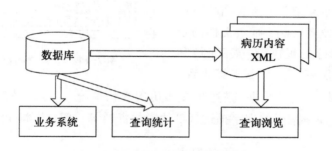

图 7-12　电子病历患者数据库与 XML 的描述

```
<Model name="入院记录(胸外科)" Version="462">
……
<Embededd name="主诉症状">
    <Object name="症状类型">
        <AtomNode name="形态学" description="细胞、组织、器官的改变。"/>
        ……
    </Object>
……
</Embedded>
……
</Model>
```

图 7-13　用 XML 描述病历内容片段

7.8.3　CDA 在电子病历中的应用

1）CDA 概念

CDA(Clinical Document Architecture)即临床文档架构,是一个适用于医疗保健领域内不同系统之间交换临床文档的标记标准,它可以对需要交换的临床文档的结构和语义制定标准,并定义如何在 HL7 中打包 CDA 文档。

一个 CDA 文档定义了一个完整的信息对象,它包括文本、图表、影像等。CDA 的语义内容来源于共享的 HL7 参考信息模型,使用了 HL7 V3 的数据类型。CDA 文档使用 XML 编辑、转换。CDA 文档还可以与 Internet 连接,将自身转换输出到各种移动设备上。

2）CDA 在电子病历中的具体应用

基于 CDA 的上述特征,所以它非常适用于电子病历。CDA 由"头(Header)"和"体(Body)"两部分组成,前者再分为文档信息、服务提供者、服务接收者和受访数据四部分,如图7-14所示。

CDA"头"的"文档信息"内容有文档的ID、文档标题(如"现病史")、有效时间、机密状态等。"服务提供者"包括文档的身份验证者、文档的生成者(某医师)、文档的录入者(某护士)、诊疗的提供者(某医师)和文档的存放处(某医院)等。"服务接收者"

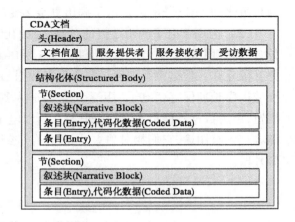

图7-14　CDA 文档结构示意图

包括某患者或家属。"受访数据"描述了文档历次受访情况。CDA"体"包含了具体的临床文档信息,例如"现病史"的文字描述、CT 的影像资料等。CDA"体"可由多层次嵌套的部分组成。

综上所述,CDA 文档既支持结构化数据,又支持自由文本,能够解决二者并存的难题。在电子病历中,一些描述性内容首先尽可能地利用标准性术语,形成文本文件,然后用 CDA 标准去定义该文档的结构和语义,将其组成一个 XML 化的 CDA 文档,最后将 CDA 文档封装在 HL7 消息中,以消息包形式传输,并作为封闭化的数据类型存储于电子病历中,并可进行交换。

7.8.4　医学分类系统在电子病历中的应用

在 7.4 节我们论述了数据结构化是研制电子病历的首要问题,目前国内对于实现数据结构化的态度可归结为三类:其一,认为难度太大,持等待甚至抱怨态度;其二,自己动手编制电子病历医学词汇表,近年文献中有大量报道;其三,采用国际国内经典的医学分类系统。

等待观望是消极的。自己动手是不可取的,因为面对浩瀚的医学知识和病历内容,期望由少数非标准化专家在较短时间内开发完整、规范的医学分类系统是不可能的。即使自行研发的预定义词汇表能暂时应用于电子病历,由于词汇表缺乏严格的原理和概念的序化,加之范围的局限,将难以支持今后的决策支持功能,也难以适应电子病历的拓展和升级。

我们要积极支持我国自己开发的"医院信息基本数据集标准(BDSS)",由于这是一项浩大而旷日持久的工程,所以参考选择国内外经典的医学分类系统不失为一个立竿见影的有效方案。

经典的医学分类系统有 ICD、SNOMED、LOINC 等,由于除 ICD 外,大多数系统最新版本尚未有中文版,更重要的是大家对它们理解和认识的局限性,因此无法发现和挖掘它们丰富的内涵和巨大的生命力,下面试举一例予以说明。

当我们希望了解心绞痛患者朱××住院治疗效果时,会遍历该患者病程记录,查询"心绞痛"症状是否缓解,在图 7-15 相隔 4 天的二次病程记录中,出现了 5 个"心绞痛"医学词汇,该如何去解析其含义呢?是表示心绞痛症状的有与无?还是心绞痛诊断的是与否?如果我们是以 SNOMED 作为预定义的词汇表,那么图中第(2)组的 2 个"心绞痛"在系统中编码是 D312000,表示诊断;而第(1)组 3 个"心绞痛"在系统中编码是 F37007,表示症状。后者若与关联词编码 G0009"无……依据"(no evidence……)组合,表示"无心绞痛症状",证明用药物治疗 4 天后有效。这种结构化数据的作用是用关键词检索或其他方式所无法比拟的,如图 7-15 所示。

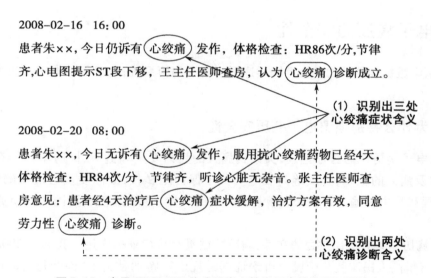

图 7-15 应用 SNOMED 作为预定义的词汇表的病历记录检索

在 7.3 节中我们介绍的电子病历架构模型是树状结构,它随着医学知识的驱动,树状模型分枝越来越细、越来越深入,也就越来越全面真实地反映了疾病的本质和特征。电子病历模型,以及各层次的内容会涉及许多医学术语,这些术语可以被调用到电子病历的相应层次或位置,产生一对一的映射关系。因此,当电子病历调用这些术语的同时,也将这些术语包含的医学原理和逻辑关系融入电子病历中了。

7.9 电子病历的相关法律规定

纸质病历一直是具有法律效力的文件,2002年9月实施的《医疗事故处理条例》规定病历可以作为处理医疗纠纷、审理医疗案件的重要证据。2002年最高人民法院颁布的《关于行政诉讼证据若干问题的规定》指出,在医疗行为引起的侵权诉讼中,病历具有法律效力。

关于电子病历的法律效力,在《医疗机构病历管理规定(2013年版)》(国卫医发〔2013〕31号)第四条已明确规定:"按照病历记录形式不同,可区分为纸质病历和电子病历。电子病历与纸质病历具有同等效力。"

2017年,国家卫生和计划生育委员会、国家中医药管理局组织制定了《电子病历应用管理规范(试行)》,其中第十条为:"有条件的医疗机构电子病历系统可以使用电子签名进行身份认证,可靠的电子签名与手写签名或盖章具有同等的法律效力。"第二十六条:"可靠的电子签名"是指符合《电子签名法》第十三条有关条件的电子签名。

今后,我们还要不断完善、健全有关电子病历的相关法律、法规。例如将电子病历具有法律效力的规定补充到各医疗法规;制定、颁布对电子病历认证机构、认证办法、存储中心、电子签章等各方面的实施细则;健全保护患者隐私的法规等。

7.10 电子病历的安全性

有关医学数据和系统的安全性同样适用于电子病历系统,这里仅就电子病历特性做进一步阐述。

7.10.1 为什么特别强调电子病历安全性

首先,电子病历作为医疗记录,关系到病人的生命安全和健康,同时本身具有高度的私密性,涉及病人的隐私,必须绝对安全。关于保护隐私权,欧洲委员会发布的《对私人数据的处理和自由传输的保护条例》做了严格的规定,是欧盟各成员国法律所必须遵循的原则。

其次,病历是具有法律效力的文件,病历数据具有法律证据作用。我国自2002年4月1日起施行《最高人民法院关于民事诉讼证据的规定》,特别是关于"医疗行为举证责任倒置原则",使得EMR中医疗数据的安全性显得愈发重要,这不仅维护了患者利益,也维护了医务人员的利益。

再次,"共享性"是EMR的优势。通过网络,特别是Internet,EMR中的医疗数据可以跨医院、跨地域实现共享。那么,哪些数据可以共享?哪些数据不能共享?或在什么情况下可以共享?这是EMR安全性必须解决的问题。

最后,由于医疗记录的所有权属于患者,产生者却非患者,而是由许多医师共同完成,因此,电子病历经常被不同身份(医生、患者、管理者等)的合法用户访问、提取、共享。这使得电子病历的安全性更加复杂,并难以管理。

7.10.2　如何实现电子病历的安全性

1）加解密技术（encryption & decryption）

主要是防止电子病历数据在存储和传输过程中的丢失、盗窃、篡改和破坏。该技术可对被传输数据的封包在发出方加密,在接受方解密,用于加解密的是密钥管理任务。

2）数据签名技术（digital signature）

主要是为保持电子病历中数据的原始性和完整性不被他人随意修改。电子病历某一部分数据的录入者可应用自己专属的独特的密钥（常为分配的）或是"生理密钥"（指纹、虹膜、声音）进行处理,类似于传统纸质病历的签名。该技术将在下节"电子签名"中详细介绍。

3）身份认证技术（authentication）

身份认证技术是用于正确地识别合法使用者及设备,使授权使用的人和设备能互通,而非法用户不能进入电子病历系统。识别合法使用者的常用方法是使用者名称与密码（或卡片）两段认证方式。识别合法设备的常用方法是由电子证书核发单位（CA）发放电子证书（certificate）,当然该方法也适用于使用者的身份认证。

授权认证机制还可以按相关的法规制度对不同身份的用户授予不同的权限（如读、写、改的权利）;对电子病历不同内容（如医嘱、手术记录、检验报告）进行不同设置,为不同身份的用户所应用,防止对信息的误用和滥用（如检验技师不能开医嘱）。

4）包含时间印戳的电子证书

为了保证电子病历数据时间的原始性、标准性,医师完成的病历记录,经电子签名确认后,即使本人也不允许修改,记录将传至第三方机构,由它发放包含时间信息的电子证书,即加盖"时间印戳"（其时间设定为当地标准时间,可精确到秒）,并保留原始记录备查。

5）医疗凭证

用于证明在网络上具有从事医疗职业的医务人员资格和医疗机构资格的身份。该凭证由 CA 发放,有三种类型,分别针对医务人员、医疗机构和服务器应用软件。当我们在电子病历上使用电子签名时,首先要依据这些凭证来确认该医院、该医师、该电子病历系统是否是合法且安全的。

6）电子病历存储中心（storage center）

①"当地式存储"是指将电子病历数据采用"数据库导向（database oriented）"形式存储于所在医疗机构,采用 C/S 方式存取信息,但它不利于异地共享。②"分布式存储"是将电子病历数据采用"文件式导向（document-based oriented）"形式,采用 XML 档案作为存取数据的载体,有利于更大范围的信息交换与共享。③"集中式存储"则将电子病历归档后,集中传送至卫生行政主管部门建立的地区性的存储中心,予以统一保存,这种存储方式因政府部门主管更具公信力,也具有更可靠的安全保障,同时调阅方便。当中心与医院的数据不一致时,以中心的为准,它具有更好的法律效力。

7.10.3 电子签名技术

上节已介绍电子签名是确保电子病历安全性的重要措施之一,下面进一步论述数字签名的相关技术,以及其在电子病历中的具体应用。

1) 电子签名概念

美国1999年通过的《统一电子交易法》中将电子签名定义为:"是指由意图签署一项记录的人实施的或采用的,附属于或逻辑上与该电子记录相联系的电子声音、符号或过程。"我国2004年8月通过的《中华人民共和国电子签名法》(以下简称《电子签名法》)明确了数据电文和电子签名的法律效力,并规范与电子签名相关的活动。

2) 电子签名的技术实现

目前电子签名的技术有手印、声音印记、视网膜扫描等。

(1) 鉴于电子病历高度安全性要求,在众多电子病历签名方式中,目前国内外多采用基于PKI(Public Key Infrastructure)的数字签名技术。PKI是利用非对称密码算法原理和技术,并提供网络安全服务的通用性的基础设施。"非对称密码算法"的密钥是一对互不相等的数据单,其中一条对外界公开的为"公钥",另一条由拥有者保管的为"私钥",利用这种特性密钥进行加密和解密的特定算法,将加密前的"明文"与加密后的"密文"进行加密或还原。

(2) PKI的核心执行机构是CA,即第三方认证中心。我国《电子签名法》第十六条规定:"电子签名需要第三方认证的,由依法设立的电子认证服务提供者提供认证服务。"CA除了认证服务,还负责密钥的产生、保管、注销、挂失等服务。CA是由国家主管部门批准的、有技术保障的第三方机构,具有权威性、可信性和公正性。医疗领域应成立专门的CA,因为医务人员签名的认证有其特殊性。首先,在常规认证同时还要审查该医务人员有无合法执业资格,所服务的医疗机构有无合法的执业资格。其次,我国众多的医务人员要使用电子签名必须全部经CA认证。最后,一份电子病历常由多名医务人员完成,需要多人就不同的内容、不同的目的签名。例如,管床医师每天分次录入数据,需一人多次签名;上级医师查房、修改病历后签名,又会形成对同一段记录的多人签名。

(3) 电子签名必须与时间印戳相关联。时间印戳记载了电子签名的生成时间,可验证医师在签名前是否已获执业资格,医师再次修改病历的时间差,以及盗用私钥篡改病历的时间。

3) 电子签名的技术在电子病历中的应用

电子病历必须应用电子签名,除了遵循电子签名的一般规范外,还有其特殊性,下面以台湾电子病历模组(TMT)入院记录单张电子签章架构为例(见图7-16)予以说明。在该签章模组里不仅设置了姓名、职称、单位、签名日期、时间,还设置了签章人员所需负责的内容范围(即文件内容的相对位置,或文件内容外的相对位置),并预留签章软件及签章数据栏位置,另外也预留了时间印戳服务器位置。

电子签名与电子病历既然属于法律范畴,那么除了严格的管理制度和管理监督措施以外,此对于窃取、篡改、滥用电子签名,构成犯罪事实的,应予以法律制裁,以保障电子病历的健康成长。

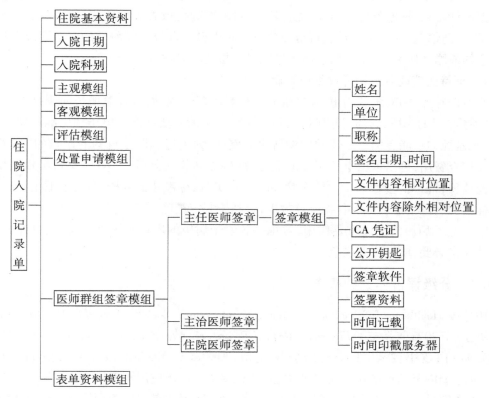

图 7-16 TMT 电子病历模组——单张电子签章架构

7.11 电子病历系统的作用和应用水平分级评价体系

7.11.1 电子病历系统的作用

1）增加病历的正确性、共享性和便利性

电子病历规范的架构模型、知识驱动性的结构化录入方式、对录入错误的监测提示功能,保证了电子病历内容的正确性。电子病历数据的标准化及数据传输的标准化,实现了信息的共享性。电子病历的分布式存储、网络传输、良好的人机界面使得医护人员和患者的应用更加便利。

2）提高医疗质量

电子病历的结构化数据、强大的医学知识库、决策支持功能有利于它在医疗过程中对错误及时做出"提醒"和"警示",并对诊断和治疗做出规范、正确的建议,这些都极大地提高了医疗质量,保障患者的安全和健康。

3）支持医学研究

循证医学(Evidence-based Medicine,EBM)是以临床资料实证为基础的医学科学。电子病历结构化的数据规范、准确,含有医学知识原理和概念,为循证医学研究提供了基础,它能根据设计要求,抽取研究组和对照组案例,同时准确提取相关的资料——症状、体征、检查结果、用药情况,并按照设计进行统计分析。对于患者自身治疗前后的对比研究,对于群体患者的前瞻性研究,电子病历也能提供无可比拟的科研数据。

4) 支持医疗改革和经济效益的监管

面对医疗服务市场、医疗机构的经济效益等诸多问题,面对日益增长的医疗费用和老百姓"看病贵"的矛盾,如何寻求解决良策是医疗改革的主要课题。电子病历准确规范的数据、适时监控的功能有助于上述问题的解决。例如,为了遏制医疗机构的昂贵的"大处方"和过度检查费用,可以依据电子病历记录的"疾病诊断相关分组(DRG)"支付医疗费用,取代目前按项目付费(参考第 15 章"医疗保险")。另外,标准化的数据,有利于卫生行政部门从大样本的病历中准确提取各类统计数据,以利于制定正确、有效的医改方案。

鉴于电子病历的上述重要作用,对每一套电子病历的应用水平做出客观、具体的分级评价就非常必要,成为当务之急。

7.11.2 分级评价体系的概念

HIMSS(Healthcare Information and Management Systems Society,美国医疗卫生信息和管理系统协会)于 2006 年发布了 *Electronic Medical Records vs. Electronic Health Records*:*Yes*,*There is a Difference* 白皮书,提出电子病历应用模型(Electronic Medical Records Adoption Model,EMRAM)。HIMSS EMRAM 根据实现功能的不同将电子病历应用水平划分为 0~7 级,共 8 个等级。HIMSS 电子病历应用水平的评估侧重于对临床系统的信息处理功能,对相关的放射、检验、药房等辅助部门系统功能以及临床数据库功能等进行评价。

当信息系统达到相应标准时就能够通过评估、评价达到对应的等级。并以此为依据,评价医疗机构的信息化建设水平。

为保证以电子病历为核心的医院信息化建设工作顺利开展,逐步建立适合我国国情的电子病历系统应用水平评估和持续改进体系,借鉴上述国外的思路,参考了诺兰模型、SERVQUAL 等服务质量评价模型,卫生部于 2011 年 10 月发布《电子病历系统功能应用水平分级评价方法及标准(试行)》(卫办医政发〔2011〕137 号),卫健委于 2018 年 12 月发布《电子病历系统应用水平分级评价管理办法(试行)》和《电子病历系统应用水平分级评价标准(试行)》,创立和实行电子病历系统应用评价体系,并沿用至今。

7.11.3 分级评价体系的内涵

我国电子病历系统应用水平划分为 0~8 级,共 9 个等级,10 个角色,39 个评价项目。

(1) 9 个等级:每一等级的标准包括电子病历各个局部系统的要求和对医疗机构整体电子病历系统的要求。0 级:未形成电子病历系统;1 级:建立独立医疗信息系统;2 级:医疗信息部门内部交换;3 级:部门间数据交换;4 级:全院信息共享,初级医疗决策支持;5 级:统一数据管理,中级医疗决策支持;6 级:全流程医疗数据闭环管理,高级医疗决策支持;7 级:医疗安全质量管控,区域医疗信息共享;8 级:健康信息整合,医疗安全质量持续提升。

（2）10个角色：病房医师、病房护士、门诊医师、检查科室、检验处理、治疗信息处理、医疗保障、病历管理、电子病历基础、信息利用。

（3）39个评价项目：病房医嘱处理、病房检验申请、病房检验报告、病房检查申请、病房检查报告、病房病历记录、病人管理与评估、医嘱执行、护理记录、处方书写、门诊检验申请、门诊检验报告、门诊检查申请、门诊检查报告、门诊病历记录、申请与预约、检查报告、检查图像、标本处理、检验结果记录、报告生成、一般治疗记录、手术预约与登记、麻醉信息、监护数据、血液准备、配血与用血、门诊药品调剂、病房药品配置、病历质量控制、电子病历文档应用、病历数据存储、电子认证与签名、基础设施与安全管控、系统灾难恢复体系、临床数据整合、医疗质量控制、知识获取及管理等。

7.11.4　分级评价体系的实施与效果

近10年来，应用"电子病历系统应用水平分级评价体系"对全国各医疗机构电子病历的功能状态、应用水平进行了客观、科学评价。例如，截至2022年12月，在全国232家电子病历高级别医院中，共有4家医院获评7级、32家医院获评6级、196家医院获评5级。

"以评促建、以评促用"，电子病历分级评价极大地提升了医疗业务效率，提高了医疗质量，带动医院各项工作持续改进和发展。

7.12　电子病历面临的挑战

尽管几十年来电子病历取得很大的成绩，然而仍不能完全实现它本身的定义，也不能满足医疗卫生事业发展的需求。相对于HIS、LIS、PACS等医学信息系统，它更为年轻、艰难，因而充满激烈的挑战。

7.12.1　自然语言处理

自然语言处理（NLP）是指利用信息技术从自由文本上自动提取结构化数据。NLP基本功能是对所用的术语产生索引，这些索引可以提取含有一个或多个指定术语的文本，并将它们联系起来处理，进行推论。

人们早就期望通过NLP来理解、分析、处理自由文本内容，并为之长期努力，但迄今仍难以全部实现。然而专家们同时认为，针对某一专门学科领域，遵循某一专业的规律，进行自然语言的语义分析，是比较客观可行的研究方向。换言之，利用NLP识别、处理一篇病史记录，较识别、理解一篇小说或诗歌更现实可行。由于医学语言具有一定规则性，而电子病历的文档具有规范的结构性，电子病历便成为适合于语义分析的领域，为NLP实现提供可行性。

医疗专业词典（包括医学分类系统、医学术语集）、医学领域中文本句法以及语言结构知识（语法、词法等）有助于分析电子病历中的自由文本（或自然语言）。

因此医学专业词典的编码要求将医学术语和这些知识（语义学、同义词）组成有意义的表达方式,使得这些术语有其语义基础,与语法知识结合起来,就可以做出具有医学意义的语句解释。例如上述心绞痛患者的主诉"发作性心前区压榨样疼痛3个月"中有若干术语:"疼痛"是一个症状,"心前区"是一个部位,"压榨性"是一种性质描述,"发作性"是一种频率描述,"3个月"是一个时间描述(月是时间单位,3是长短数值)。根据语法知识的组合,"疼痛"是主导词,"心前区""压榨性"等都是对疼痛的描述,换言之,疼痛可以通过部位、性质、发作频率、发生时间来进行描述。NLP将这些术语提取出来,产生索引,映射到指定术语文本,例如SNOMED,电子病历系统就可以"读懂"这个主诉的医学含义。

NLP用于电子病历具有许多优势:医生在书写病历时不必改变他们习惯的记录方式,可以应用自由文本录入,也可以借助语音录入,将结构化的工作交给计算机来处理。NLP可以分析自然语言中的句子,理解其中词汇语义,并自动予以处理。医生在分析复杂多变的病例时,可以不受模板结构的限制,自由地思考和创新。

但NLP也存在很多问题。首先,NLP可能存在错误解释的危险,需要人工去检查和确认它的解释。遗憾的是,描述性信息经常包含歧义性,它可以为人脑所解决,却难以通过计算机的算法解决。例如:

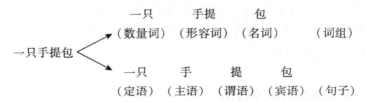

其次,NLP目前还只能在较小范围内实现它的功能,难以覆盖电子病历全貌。我们期待计算机科学、语言学、数学、医学的多学科研究的进展。

7.12.2 基于语义的电子病历

1) 结构化电子病历的问题

以上介绍的完全结构化的电子病历只是一个理想的目标,它还需要解决下列难以解决的问题:

① 表达性:为了表达病历中海量的医学知识的含义,结构化通过切分这些知识,直到基本的词或术语,而这些词或术语常是自定义的,或非标准的,因此它们并不能表达精确的、独一无二的语义。而人工切分既耗时费力,又缺乏标准。

② 关联性:电子病历海量信息之间的复杂的逻辑关系如何表示?严谨规范的临床医学知识如何推理? 例如"急性单纯性阑尾炎",若用结构化划分,"急性"指疾病的分期;"单纯性"指疾病的分型,不含其他合并症;"阑尾"指解剖部位;"炎症"指病理改变。因此人为设置这些变化多端的相互关联是非常困难的。

③ 知识驱动性:临床医学是一个庞大且深奥的领域,数百年理论研究和经验积累已形成一个规范化的体系。例如"冠心病"诊断依据必须具有特征性的心绞痛症状、典型心电图表现和特定的心肌酶变化。利用结构化数据,人为设置所有医学知识驱动的逻辑推理也是难以实现的。

④ 全面性：除了医学知识，电子病历还包含大量的日常用语信息，它们也需要语义识别。例如现病史中不可避免有描述性的自然语言，诸如"酒驾""跑步"等，远超出了医学术语范畴。

⑤ 歧义性：自然语言文本各个层次存在歧义性或多义性，特别是方块汉语的单词切分难题，即对"字—词—词组—句子—段落"的判断，而消除歧义现象需要大量的知识和推理，如上节所论述。

⑥ 方便性：要求医生放弃便捷的传统文本录入方式，采用完全结构化的录入是一件既耗费时间又类似机械性的操作，必然受到他们的反感乃至抵制。

⑦ 局限性：医学本身有许多未知领域，每一个患者有其独特的临床表现，严格的结构化录入难以涵盖复杂多变的临床表现，会限制医生的创造性思维，阻碍其对医学未知领域的发现和思考。

2）基于语义技术的电子病历的设计原理

结构化电子病历的上述问题促使我们去寻找更好的解决途径，这就是基于语义技术的电子病历。有关设计原理如下。

（1）医学本体知识在电子病历中的应用

语义技术是采用国际统一标准的基于语义的数据表达语言，如元数据 RDF/RDFS 和 OWL 本体语言的表达方式，OWL 是 RDF/RDFS 的进一步扩充，主要增加了逻辑运算描述能力等许多特征。针对特定知识领域又开发了各种本体，表达了某一领域概念的标准化。因此，医生可以用自由文本的方式书写电子病历，由语义技术将病历中的医学信息逐步拆分到基本的颗粒——医学元数据或医学本体。它们在电子病历中的作用有如下特点：

① 由于医学本体精确定义了医学知识概念和概念间的关系，电子病历系统便可以正确识别和理解自由文本中的信息，消除信息的歧义、多义和同义，而依据本体概念间的关系有利于进行正确的逻辑推导。

② 由于电子病历必须与许多异构的医学信息系统（如实验室系统、影像系统、区域卫生系统等）实现信息的互操作，因此医学本体对知识唯一、精确的描述有利于信息在语义层次上的共享、交互、检索和重用。

③ 本体主要是由计算机可应用的数学方式来表达的，因此电子病历中的医学知识以本体表达后就可以用 EMRs 进行处理。

（2）电子病历中知识的标识

电子病历中的医学概念和日常用语概念在转化为 RDF 或 OWL 后都被赋予唯一的语义，并被分配到一个唯一的标识符，即统一的资源定位 URL，这就为电子病历对医学知识、数据资源的快速准确访问、识别和交互奠定了基础。

（3）电子病历医学概念的标准化

医学概念的标准化是电子病历的基础。医学本体就是对医学概念的标准化表达，但这种概念是分散的，概念间的关系是多向的，并不适用于电子病历对临床诊断、治疗的专业要求。

医学术语在本质上就是医学概念的语言符号,医学分类系统是将相关的自然语言列入分类范畴,是一种按医学概念或原理序化整理的逻辑系统,是一种聚合的术语。UMLS就是一个接近上层本体的分类系统。最适用于电子病历的有 SNOMED、ICD、LOINC 等。以 SNOMED 为例,它涵盖了医疗卫生领域的 31.1 万个概念,而且都具有唯一的语义含义,并归纳到 19 个层级结构中,还有 136 种语义关联。这些为语义电子病历提供了标准化的基础。SNOMED 的概念分类与语义关联如图 7-17 所示。

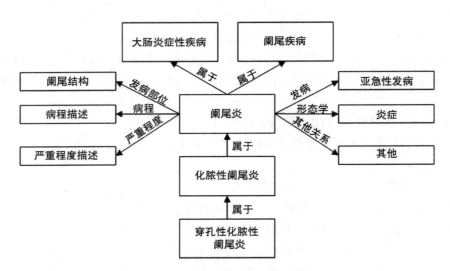

图 7-17　SNOMED 的概念分类与语义关联

(4) 电子病历中的语义共识

不同厂商开发的电子病历都是异构系统,如何使其中的自由文本语言做到语义上的共识,只有靠本体映射的方法来实现。本体映射的基本原理是发现两个异构本体内实体之间是否存在相关性,即进行相关度匹配,如果高度匹配,则表示电子病历中某一实体与所映射的本体的某一数据(或术语)具有一致的语义。本体映射的关键点有两个:一是对病历内容分解的粒度能独立匹配;二是特定的语境,包括医学领域、上下文提示、语言习惯等。

例如,在本章 7.8 节的图 7-15 是一位患者两天的病程记录,图中出现了 5 个完全一样的"心绞痛"医学词汇,但第一组 3 个"心绞痛"表示症状,第二组 2 个"心绞痛"表示诊断,语义截然不同。通过上下文的语境和概念的关联,进行本体映射,就可以得到正确的语义解释。

2005 年我国与荷兰鹿特丹伊拉斯姆斯大学进行了一项关于本体映射的研究,将我国 100 多份心脏科病历译成英文,将其用结构化数据录入,然后采用 Collexis 元素搜索引擎向 SNOMED 映射,进行机械配对,以探讨电子病历内容被 SNOMED 术语匹配的覆盖比率。经多次试验,可接近 75% 的匹配度,从而证明本体映射的可信度。该论文于 2006 年发表在美国《医学信息方法》(*Methods of Information in Medicine*)杂志上。

(5) 电子病历的医学知识推理

临床决策支持系统(CDSS)是电子病历的重要功能,其关键就是能够依据临床医学原理,对患者的病历数据进行知识推理。应用语义技术进行知识推理有三个层次:首先是遵循三元组之间的关系,在 RDF 层的推理;其次是本体层推理;最后是医学知识驱动性的逻辑层推理。

在本章 7.7 节,如图 7-11 所示,左图显示 ST 段弓背向上抬高,Q 波呈病理性倒置,推导出心电图的"心肌梗死"诊断。右图显示 ST 段下降,T 波倒置,提示心电图的"心绞痛"诊断。因此,从心电图的知识概念来看,它们分别构成了两个心电活动的诊断三元组,并形成推理途径。

3) 基于语义技术的电子病历模型

图 7-18 是我们设计的基于语义技术的电子病历模型,分为四部分,底层是数据库层,包括"医学本体库""医学知识库""医学语义逻辑规则库""电子病历模板库""电子病历数据库";第二层是数据处理层,包括"语义数据管理模块""电子病历管理模块";第三层是语义数据处理工作流,它包含了五种核心语义处理工具,对底层的数据进行全盘语义技术处理;最后将结果送到第四层展现层,形成电子病历,并存储在 EMR 服务器供用户使用。以上功能是双向的,即自然语言书写的或半结构化的电子病历也可以通过自上而下的流程被语义技术识别、理解、处理及应用。图 7-19 则是设计的基于语义技术的电子病历中的语义关系。

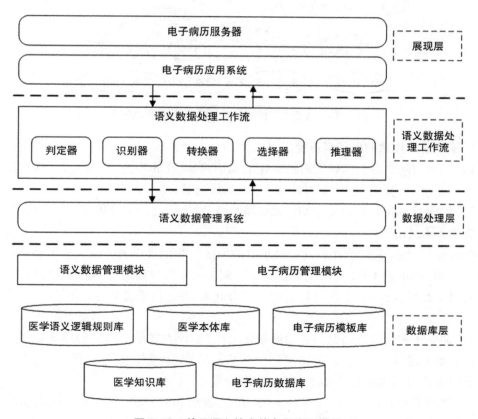

图 7-18 基于语义技术的电子病历模型

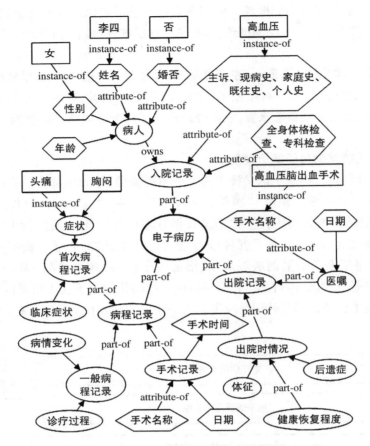

图7-19 基于语义技术的电子病历中的语义关系

4）基于语义技术的电子病历使用方法

（1）医生利用原卫生部制定的格式化的病历模板，在相应栏目（如主诉、现病史、体格检查……）在Word文档类的形式中，自主录入病历内容。

（2）EMR-S根据该栏目专业知识及语境特点，对病历进行自动化或半自动化的语义标注，形成基于语义的若干个三元组。

例如，对"急性单纯性阑尾炎是一种肠道的炎症"，我们可以通过语义表示，转化为以下三元组形式的RDF或OWL，"阑尾炎是炎症""阑尾炎发生在肠道""该例阑尾炎是急性的""该例阑尾炎是单纯性的（不含合并症）"。综合起来，对这段语义就可以得到唯一正确的语义理解。

（3）向电子病历提出问题，如"诊断是什么？""治疗方案是什么？"EMR-S依据本体库、知识库、规则库进行语义关联、逻辑规则的推理运算，最后回答医生问题，或者提出建议。当然，也应该具有其他功能，如统计分析、查询检索等。

（4）医生参照系统答案，选择：①"同意"，参照执行；②"不同意"，提出新问题，向EMR-S求证；③"同意，目前无法执行"，是因为已有的本体库、知识库、规则库不支持，需要进行补充完善。

5）基于语义技术电子病历研发的基础和问题

（1）基于语义技术电子病历研发的基础

① 语义具有领域性特征，自然语言的理解易于建立在有限的词汇、句型和特定的主题范围内，电子病历具有明确的"域"，即临床医学。它的格式化各栏目（主述、现病史等）都有明确的主题范围。

② 关于医学知识已创建许多近似医学本体的分类系统或术语库，如 SNOMED、UMLS 等。

③ 由于生物医学知识的相对完整性、规范性和关联性，疾病的规律也已经形成经典的理论，易于设立推理规则。所以迄今为止，生物医学领域是语义技术应用规模最大且技术探索最为活跃的领域之一。

上述电子病历的三个特点，正是利于语义技术实现电子病历的基础和有利条件。

（2）基于语义技术电子病历研发的问题

① 首先，语义技术是一种发展中的、还不够成熟的技术，有待研究完善。

② 医学是一个广阔、复杂的领域，尽管在基因等领域获得了极大成功，但在临床医学领域还存在大量未知的问题。

③ 医学本体映射的基本工具——基于语义搜索引擎，目前还未见成熟的中文语义搜索引擎。

④ 我国缺乏语义技术研究的人才，特别是熟悉医疗卫生的语义技术人才。

6）语义技术在电子病历发展中的重要作用

语义技术给电子病历的发展带来巨大的变革，其重要作用如下：

① 医生采用自由文本录入的方式较结构化录入更方便快捷，减轻书写负担，提高效率。

② 颠覆了过去在"词"层面上的信息共享，实现了在语义层面上的信息共享，有利于电子病历与多种异构系统的整合，有利于医学知识的整合。

③ 语义标注等功能使电子病历的内容真正能为计算机自动识别与理解。本体间的联系和逻辑关系使临床决策支持系统成为现实，而不需要人为去设计推理规则，而这种规则是难以穷举的。

④ 有利于从语义角度准确、自动地阅读理解病历，检索资料，用于临床科研。

⑤ 语义技术有助于对长期的、大样本的电子病历做循证医学研究，有助于发现新的疾病、新的诊疗方法及药物。

⑥ 医生不必改变他们习惯的病历记录方式，不受病历结构化的限制，可以自由地思考和创新。

综上所述，尽管在一段时间内基于语义技术的电子病历还会与结构化电子病历并存，并互相促进，但语义技术是电子病历发展的一次变革，是电子病历发展的必由之路。

7.12.3　其他重要挑战

1）标准

本章已重点强调了标准对于电子病历的重要性和必要性。

2007 年 2 月 21 日，国际组织 HL7 宣布《电子病历系统功能（ANSI/HL7 EHR）》获得美国国家标准局（ANSI）正式批准，成为世界上第一个关于电子病历的国家标准。它规范了 EHR-S 应该具有的基本功能，使其开发者和使用者有了统一的理解，成为 EHR-S 产品质量认证的工业标准，为制定 EHR-S 的质量认证标准提供了一个初始框架。

由美国医学会（AMA）、美国医学信息学协会（AMIA）等 7 个机构组成的美国电子病历合作组织（EHR Collaborative），代表了电子病历各方面的利益相关人，如临床医生，医疗服务的提供方、支付方和购买方，科研人员，IT 生产厂商和服务厂商，信息主管，公共卫生机构，卫生行政机构等。该合作组织与 HL7 协作，历时 3 年才通过试行这一标准。

《电子病历系统功能（ANSI/HL7 EHR）》给出了 140 多个功能，主要包括电子病历功能模型和功能范例两大部分。这样，不同国家、不同卫生机构的电子病历的开发者、用户和质量认证机构在测试电子病历功能时，就有了统一的标准。

我国 2018 年发布《电子病历系统应用水平分级评价管理办法（试行）》和《电子病历系统应用水平分级评价标准（试行）》，为 EHR-S 的质量认证标准提供了依据和保障，为 EHR-S 标准化的发展奠定了基础。

2）用户需求与用户界面

目前电子病历的录入烦琐、费时，一份完整的首次住院记录常需要上千次点击才能完成。直观、高效、友好的用户界面是电子病历系统设计的重要内容。如何将计算机处理数据的强大能力与人机互动技术完美匹配，是电子病历用户界面设计的挑战。

3）私密性和保密性

私密性和保密性是电子病历的热点，也是目前的薄弱点。解决方案有：严格控制访问权限；利用计算机追踪系统监测访问者身份、监测资料使用情况；设置患者签署"知情同意书"功能等。切实解决这些问题是又一个挑战。

4）认识与共识

医疗卫生行业早先推广应用的信息系统 HIS、LIS、PACS 等，主要针对人、财、物的管理，它们与企业的管理系统同根同源，IT 厂商易于开发，易于被用户接受。然而电子病历则是医疗专业性极强的信息系统，以 IT 厂商为主体的开发不能适应临床医务人员的需求和临床医疗的规范。

因此，电子病历的推广应用，要求医疗行业的领导、医务人员、IT 从业人员乃至相关用户都应对电子病历有深入的认知，并达成共识。为此，可采用论坛、论文、培训、宣传等方法。只有行业自身的需求才是其发展的最主要动力；只有获得社会和经济效益的回报，用户才会投资。因此大家必须联合起来，积极去定义标准、投资基金、制定法规、实施变革，加快电子病历的开发与应用。

问题与讨论

（1）何谓电子病历和电子病历系统？两者的关系是什么？

（2）电子病历和纸质病历的本质区别是什么？

（3）电子病历的架构模型如何构建？为什么要这样构建？

（4）电子病历的数据处理有何特点？谈谈你对电子病历数据结构化的认识。

（5）为什么说电子病历是医院各种信息系统的核心？集成起了什么作用？

（6）试述电子病历的功能和作用。

（7）试述电子病历的法律效力和相关法律规定。

（8）为什么强调电子病历的安全性？如何实现？

（9）试述电子病历系统应用水平分级评价体系的内容及作用。

（10）谈谈你对电子病历面临挑战的认识。

（丁宝芬）

8

医学图像信息系统

本章将论述有关医学图像的基础知识,以及医学图像信息系统的原理和应用,读完本章后,你应该知道下面这些问题的答案:

图像的基本要素是什么?医学图像的特点是什么?

常用的医学图像设备有哪些?它们的成像原理是什么?

如何实现医学图像的采集、存储和传输?

什么是 PACS?什么是 DICOM 标准?

物联网和人工智能如何为 PACS 赋能?

8.1 关于图像的基础知识

本节将主要介绍有关图像的基础知识,关于它的一些基本要素:大小、像素、维度、颜色等,所有这些要素从计算机的角度来看,都必须用数字表示才真正有意义。

8.1.1 图像的构成与显示

图像是各种观测系统通过不同的物理作用和技术方式观测客观世界,获得的可以直接或间接作用于人眼视觉系统的印象或认知,是人类继语言文字之外的另一种描述客观世界的方式。素有"一图顶千言"之说,可见图像在人类知识体系和信息传递中具有重要作用。

图像信息可以被保存在胶片、纸张、岩壁、织物上进行复制、传递和解释,只有数字化的图像才能够被计算机读取、识别、储存和处理。随着成像技术的进步,图像信息越来越丰富,不仅有二维图像,还有三维或更高维的图像,一幅图像所容纳的信息单元——像素的个数越来越多,图像在存储、传输、调取和再利用时所需的空间和带宽资源越来越大,因而这些操作的高效性和保真性的要求也越来越高。

图像所能分解的最小单元称为像素。我们使用的计算机显示屏可以看作是宽×高的点矩阵,这矩阵内的每一点就是一个像素。我们平时说的计算机显示屏是 1 960×1 280,2 560×1 600,3 240×2 160,就是指相应的显示屏的宽度和高度所包含的像素。

对于同一物体,如果使用不同分辨率的成像设备,得到的图像的像素可以有很大的差别。所以像素的多少不但与成像物体大小有关，而且与成像技术设备有关。可以说像素和其数字化表达是图像可视化的基础和重要属性。

每一个像素的显示都可能表现为亮度和色彩。而任何像素的亮度和色彩显示可以分解为三种基本颜色的强弱组合。一个彩色的像素可以由 3 个发单色光的单元（如分别发出红、蓝、绿三个基本颜色的二极管），通过调节控制每个发光单元光的强弱来实现一个像素的亮度和色彩的控制，也可以由压控变色发光二极管达到同样的目的。

在计算机里，我们进一步把每个单色元素从最强到最弱（无光）分为若干层次，比如分为 4 个层次，这样 3 个单色元素就可能组合成 4×4×4＝64 种颜色。当然这是最简单的。现在我们使用的计算机一般单色都分为 128 个层次或 256 个层次，所能组合成的颜色数已经远远超过了我们人眼的识别范围。以红、蓝、绿三种基色且各自分为 256 个层次为例，得到表 8-1 所示的像素颜色。

表 8-1　像素的颜色

像素	红	蓝	绿
红	256	0	0
蓝	0	256	0
绿	0	0	256
白	256	256	256
黑	0	0	0
灰	128	128	128
黄	256	0	256

值得注意的是，上表中的白、黑、灰三种颜色，即非彩色，也是由三种基色组成的。在这个意义上，黑色、白色和灰色都是彩色的特例。事实上，黑白照片出现在彩色照片之前，黑白电影出现在彩色电影之前。医院里的 X 光照片也是黑白片，黑白影像是以灰度（即亮暗的程度）来体现被拍摄事物的表面信息的，因此黑白图像也被称作灰度图像。灰度图像的三个基本颜色通道的数值是一样的，对于每个像素，要用三个存储单元存储三个相同的数值，是一种冗余或者对存储资源的低效使用，因此单纯灰度图像的像素可以不使用三基色表示，仅使用亮暗程度来表示，也就是常说的灰阶。灰阶层次的精细程度与表示这个像素值的计算机数据类型有关，例如短整型数、整型数、长整型数、浮点数、双精度数等。以一个单字节（byte）表示的非负数值而言，其 8 比特（bit）最大可以反映 256 个灰阶。相对于单字节数值，多字节表示的数值就可以用于描述层次更加细微的灰阶差异。大部分的 CT 生产商采用一个字（word，双字节表示）表示一个像素的灰度值（CT 值），可以产生 65 536 个层次的灰阶。最新的设备出现了用浮点数（由四个字节表示）表示的 CT 值。然而每个像素采用较多的字节表示，也就意味着一个二维或三维图像就要用到成倍增长的存储空间，对于每天采集大量图像数据的影像设备和相应的近程、远程的安全存储设备而言，数据备份就会大幅增加存储成本，同时也会对数据传输的带宽带来成倍的负荷。

除了灰度图像常规的黑白显示,伪彩色也可以被用来对灰度图像进行更有解释性的可视化,其原则是:①不同的灰阶用不同的颜色表示;②相邻灰阶的像素用相邻的色彩。伪彩色显示可以帮助医生对疾病进行更有效的诊断。

8.1.2　图像的维度

所有图像都有维度。我们所在的空间是三维的,我们平常所说的平面图或立体图就是二维或三维图。二维图上的每个点有两个坐标,比如 (x, y);三维图上的每个点有三个坐标,比如 (x, y, z);类推,四维图上的每个点有四个坐标,比如 (x, y, z, t)。二维和三维图可以在平面上很直观地画出来,四维以上的图就不能在平面上显示了。

要注意的是,这里说的维度,可能是空间的维度,也可能是代表了别的物理量。比如医院里常常测得的心电图,就是以时间作为横轴,以心电压作为纵轴的二维图像,都与空间维度毫无关系。而 CT 扫描将身体组织的一个个截面的二维图拼成该组织的立体图,即三维图。其中的坐标就正好是空间维度。

在这个基础上,我们可以进一步来理解四维图了。设想一个身体组织在某时刻的立体图,间隔 1 s 后,它可能是另一个形态,或者说另一个三维图。如果我们对这个组织有一系列的三维图,按时间顺序显示出来,这就是这个身体组织的四维图像了。

8.2　医学图像设备和仪器

从 1590 年左右显微镜的发明到 1895 年 X 线的发现,近 100 多年的历史证明,医学图像成像技术的每一重大进展都给医学诊断和治疗技术带来极大的改变和发展,医学图像的成像方式也不断增加,而计算机技术和数字图像处理技术的迅速发展和普及,则进一步扩大了医学图像的应用范围。

经由计算机的医学图像成像有多种方法,但它们之间的相似之处是先用某种能量(例如射线或能量波)通过人体,与人体相互作用后对该能量进行测量,然后用数学的方法估计出该能量与人体组织相互作用(吸收、衰减、核磁扰动等)的二维、三维分布,把能量的强弱转换为显示的明暗或色彩的不同,就产生了图像,如图 8-1 所示。

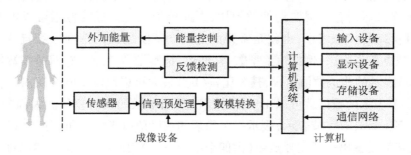

图 8-1　医学图像设备结构示意图

下面介绍几种主要的医学图像模式。

（1）X线图像：利用不同人体器官和组织对X线的衰减不同,透射的X线的强度也不同这一性质,检测出相应的二维能量分布,并进行可视化转换,从而可获取人体内部结构的图像。

与常规X片图像的形成过程相比,X线数字成像系统形成数字图像所需的X线剂量较少,能用较低的X线剂量得到清晰图像。可利用计算机图像处理技术对图像进行一系列处理,从而改善图像的清晰度和对比度等性能,得到更多的可视化诊断信息。

计算机X线摄影（Computed Radiography,CR）是X线平片数字化较为早期的技术。CR系统是使用可记录并可由激光读出X线成像信息的成像板（Imaging Plate,IP）作为载体,经X线曝光并读出处理信息,形成数字式平片图像。

数字X线摄影（Digital Radiography,DR）是在X线影像增强器电视系统的基础上,采用模/数转换器将模拟视频信号转换成数字信号后送入计算机系统中进行存储、分析、显示的技术。数字X线摄影包括直接数字X线摄影（Direct Digital Radiography,DDR）和电荷耦合器件（Charge-coupled Device,CCD）阵列方式等。

数字减影血管造影（Digital Subtraction Angiography,DSA）是利用数字图像处理技术中的图像几何运算功能,将造影剂注入前后的数字化X线图像进行相减操作,获得两帧图像的差异部分——被造影剂充盈的血管图像。目前DAS有时间减影（temporal subtraction）、能量减影（energy subtraction）、混合减影（hybrid subtraction）和数字体层摄影减影（digital tomography subtraction）等类型。

（2）X线CT图像：X线CT（Computerized Tomography,CT）是以测定X线在人体内的衰减系数为物理基础,采用投影图像重建的数学原理,经过计算机高速运算,求解出衰减系数数值在人体某断面上的二维分布矩阵,然后应用图像处理与显示技术将该二维分布矩阵转变为真实图像的灰度分布,从而实现建立断层图像的现代医学成像技术。概括地说,X线CT图像的本质是衰减系数成像。

与传统的X线检查手段相比,CT具有以下优点：能获得真正的断面图像,具有非常高的密度分辨率,可准确测量各组织的X线吸收衰减值,并通过各种计算进行定量分析。

（3）磁共振图像：磁共振图像（Magnetic Resonance Imaging,MRI）系统通过对处在静磁场中的人体施加某种特定频率的射频脉冲,使人体组织中的氢原子受到激励而发生磁共振现象,当中止脉冲后,氢原子在弛豫过程中发射出射频信号而成像。目前MRI成像技术的进一步研究仍主要集中在如何提高成像速度方面。另外,功能性MRI的出现进一步扩大了磁共振影像的临床应用范围。磁共振血管造影（Magnetic Resonance Angiography,MRA）可以发现血管的疾病,与三维显示技术相结合能够为诊断提供更多的可视化立体信息。磁共振波谱分析（Magnetic Resonance Spectroscopy,MRS）亦是研究的热门课题,有可能在获得病人解剖结构信息的同时又得到功能信息,将MRS与MRI进行图像融合,能够获得更多的有价值的诊断信息。

（4）超声图像：频率高于20 000 Hz的声波称为超声波。超声成像（Ultrasound,US）就是利用超声波在人体内部传播时组织密度不连续性形成的回波进行成像的技术。依据波束扫描方式和显示技术的不同,超声图像可分为A型、M型、断层图像的B型和多普勒D型显示等。可能会给医学影像领域带来巨大影响的新的超声成像技术研究,是三维超声成像。三维超声影像具有图像立体感强、可以进行 B 超图像中无法完成的三维定量测量、能够缩短医生诊断所需的时间等特点,是一种极具发展前景的超声成像技术。

(5)放射性核素图像:放射性核素成像(Nuclear Medicine Imaging)技术是通过将放射性示踪药物引入人体内,使带有放射性核素的示踪原子进入要成像的组织,然后测量放射性核素在人体内的分布来成像的一种技术。放射性核素成像技术能够反映人体内的生理生化过程,能够反映器官和组织的功能状态,可显示动态图像,是一种基本无损伤的诊断方法。

(6)医用红外图像:人体是天然热辐射源,可以利用红外线探测器检测人体热源深度及热辐射值,并将其转变为电信号,送入计算机进行成像。红外图像用来诊断与温度有关的疾病。系统根据正常与异常组织区域的热辐射差,得出细胞新陈代谢相对强度分布图,即功能影像图,用于对浅表部位肿瘤、乳腺癌及皮肤伤痛等疾病的诊断。

(7)内窥镜图像:内窥镜是一种直接插入人体的腔管内进行实时观察表面形态的光学诊断装置。光纤内窥镜使用的纤维束有两种,一种是传递光源以照明视场的导光束;另一种是回传图像的传像束。电子内窥镜的发明为内窥镜影像的临床应用提供了一种新的技术,具有轮廓清晰、可以定量测量等特点,三维立体内窥镜系统还可产生逼真的立体图像。

(8)显微图像:显微图像一般是指利用显微镜光学系统获得的关于细胞、组织切片的二维影像。目前处理和分析显微图像的主要工具是图像分析仪,它应用数字图像处理技术、计算机技术和形态计量学方法,实现对细胞、组织的定量分析,并可进行三维重组和动态显示。

不同成像方法获得的数字图像像素不同,不同图像成像系统也影响图像像素显示亮度和色彩变化的层次。如某个 X 线图像成像系统的 X 线强度变化的转换数位是 10 bit,有 0 ~ 1 023 个变化层次级差,另一个 X 线图像采集系统的 X 线强度变化的转换数位是 12 bit,有 0 ~ 4 095 个变化层次级差。对于同样幅度的 X 线,后一个 X 线图像采集系统记录了更多 X 线强度变化的细节,当 X 线强度变化转换成显示的明暗后,我们从显示图像上能看到更多明暗变化的细微差别,意味着能区分人体组织更多细节的差异。

不同成像方法在一次检查中所获取的图像数量差别很大,MRI 一组检查甚至可能获得上千幅图像。不同成像方法获取的人体信息也不一样,如核医学图像(NMI),尽管只有 1.6 万像素,但因其能获取生理学信息,常用于肾功能检查。表 8-2 为常见医学图像的主要参数特征比较。

表 8-2　常见医学图像的参数特征比较

项目	CR	MRI	CT	US	NMI
像素	2 048×2 560	256×256	512×512	512×512	128×128
数位	12	10	12	8	8
图像数量/幅	2	100	60	30(静态)	30
字节/M	12	20	30	7.5	0.5
生理学信息	No	Yes	No	No	Yes
费用	中	高	高	低	中

8.3 医学图像处理的关键技术

根据以上医学图像成像原理及方法,医学成像设备可以分为以下几个主要部分:

(1) 传感器:也就是换能器,即将一种能量的信号转换成另一种能量的信号的器件。通常最终是转换成电信号,以方便处理并输入计算机系统。如测量血压的压力传感器、测量离子浓度的离子传感器、X线传感器、超声传感器等。电极也可以看作传感器。传感器是医学成像设备的关键部件。

(2) 信号预处理和采集系统:信号预处理主要完成信号的放大、滤波、线性化以及信号的电气隔离等,将由传感器获得的信号调整到适合信号采集系统的要求。信号采集可以将模拟信号转换成能被计算机处理的数字信号。

(3) 计算机系统:主要完成数字信号处理、数据管理和程序控制等工作。随着主机性能和模数转换精度的提高,很多在预处理阶段完成的工作可移到数字信号处理阶段完成,有些设备,如 CT 等,采用独立的信号处理设计,以进一步提高信号处理能力。

(4) 人机交互系统:通常由键盘、鼠标、显示装置等组成,一般还带有网络接口,构成现代医学图像仪器的外在特征。显示装置可以显示简单的数值,也可以显示曲线甚至图像。一些医疗设备还具备记录装置和打印机等。

(5) 能量发射系统:许多医疗图像设备需要向人体发射某种能量,如 X 线成像设备需要向人体发射 X 射线,并接收透过人体而衰减后的射线能量进行成像。超声波设备需要向人体部位发射超声波,通过探测超声波在人体不同部位的传播形态分析人体该部位的组织情况。

(6) 其他系统:如机械传动系统、定位系统、管路系统等辅助设备。

8.3.1 医学图像的采集

医学图像的采集方式随图像设备而不同。下面我们将介绍临床常见的一些医学图像的原理和采集方式。特别以数字 X 线摄影和超声波测量为例作比较详细的说明。

1) 数字 X 线摄影系统

根据成像原理不同,数字 X 线摄影系统可分为计算机 X 线摄影系统(CR)和数字 X 线摄影系统(DR)。

CR(Computed Radiography)系统结构主要由 4 部分组成,如图 8-2 所示。

(1) 信息采集:常规 X 线摄影系统通过将胶片在 X 线照射下曝光,经冲洗后形成影像,这是一种模拟信号,不能进行图像处理。CR 系统实现了用成像板(IP)来接收 X 线下的模拟信号,经 A/D 转换实现图像数字化,从而使传统的 X 线影像能够进入存储系统进行图像处理和传输。

(2) 信息转换系统:是把存储在 IP 板上的 X 线模拟信息转换为数字信号的系统。IP 板是一种接受 X 线并存储 X 线成像信息的装置。CR 的信息转换部分主要由激光阅读器、光电倍增管和 A/D 转换器组成。

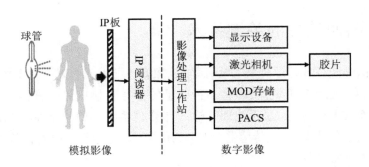

图 8-2　CR 系统工作原理图

（3）信息处理系统：采用不同的技术，根据诊断要求，实施图像处理，从而达到图像质量的最优化。

（4）经处理后的图像信息可以同时进行存储和打印，可以存储在硬盘或其他介质上，可以打印在胶片上。

DR（Digital Radiography）系统是指采用一维或二维的 X 线探测器，如平板探测器（Flat Penal Detector，FPD）直接把 X 线影像转换为数字信号的技术。系统由数字影像采集板（非晶硅）、专用滤线器、数字图像获取控制系统、X 线摄影系统、数字图像工作站构成。其工作原理是在数字影像采集板中，X 线经荧光屏转变为可见光，再经光电检测和数据采集电路按矩阵像素转换成电信号，传输至计算机，通过监视器将图像显示出来，如图 8-3 所示。

CR 与 DR 结构示意图类似，但是为完全不同的技术。CR 技术是利用原有 X 线设备，增加 IP 板和 CR 扫描仪，通过 IP 板将 X 线模拟潜像保存下来，再经激光扫描器将潜像转换为光电信号，进而再进行数字化。操作过程与普通拍片基本相同。DR 则完全不同，没有任何胶片和胶片机。X 线影像直接通过数字影像采集板转换成数字影像，再直接送到计算机中，进行显示和其他操作。

X 线计算机断层扫描机（Computed Tomography，CT）从多角度检测经过人体后的 X 线衰减量，并用数学方法重建身体某一层面的轴向 X 线图像，如图 8-4 所示。

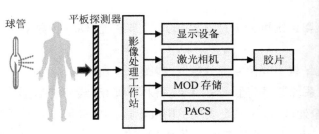

图 8-3　DR 系统工作原理图

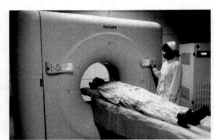

图 8-4　CT 机的使用

CT 机的数学原理是数学家 J. Radon 在 1917 年所提出的投影重建图像的理论，即任何物体可以从它的投影的无限集合来重建图像。CT 的物理学原理是射线的吸收定律，即当单色射线经过某一物体时，其能量由于与物质原子相互作用而衰减，其衰减程度与物体的厚度和衰减系数有关。G. N. Housfield 用上述理论设计的 CT 机的基本形式是：用一束经过准直器的 X 线，围绕人体的长轴进行扫描，扫描过程中，处于人体相对侧的 X 线检测器对穿出人体的 X 线进行检测，利用所得到的信号波形成一系列的投影图，用计算机对这些投影数据按特定的数学模型作图像重建，最后取得这一部位的片状横向断层图像，如图 8-5、图 8-6 所示。

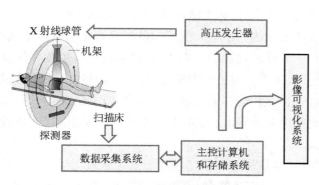

图 8-5　CT 扫描机系统框图

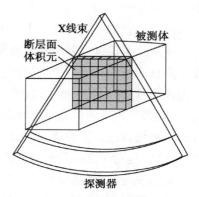

图 8-6　CT 断层面扫描示意图

CT 的数据采集系统包括扫描机架、探测器和与之相辅的扫描床。经过人体组织吸收衰减后的 X 线被探测器所记录。CT 使用的探测器的原理是记录 X 线通过电离物质而产生光电信号。这些电离物质可能是高压惰性气体，可能是闪烁晶体探测器，或者是不经过光电转化，直接进行光子计数的更先进探测器。

计算机在 CT 机中占有相当重要的地位。它在 CT 机中的主要功能有：根据扫描系统所获得的原始数据，按照重建图像的数学方程，计算出图像像素矩阵中的每一个数值；将存储器中的像素矩阵显示在医用显示屏上；控制扫描系统的正常工作以及控制机器的其他动作。

CT 机厂商都会给 CT 设备配有图像显示的专用软件，这些软件能帮助医生对病情进行诊断。如图像的放大、镜像反转、窗位检测、图像比较、距离测量、文字注释等。

随着计算机技术的发展和应用需求变得更加高级而出现的图像综合分析和处理技术，提供了多种形式的可视化显示方式，如最大和最小强度投影（Maximum/Minimum Intensity Projection，MIP 或 MinIP），三维遮盖表面显示（Shaded Surface Display，SSD），容积透视（3D Volume Rendering）软件，三维虚拟内窥镜和多平面重建（Multi-planar Reformation，MPR）等技术，可以帮助医生更加直观地诊断。另外，在高级后处理软件上，还融合了人工智能（AI）、计算机辅助诊断（Computer Aided Diagnosis，CAD）等先进诊断技术并实现定性定量诊断，突破了从前单一定性诊断和单凭经验诊断的模式。

2）超声波成像系统

利用超声波在人体中传播的物理特性，可以对人体内部脏器或病变作体层显示，据此对疾病进行诊断。由于它具有操作简便、安全、无辐射、低价格的优点，临床上应用广泛。超声诊断仪的发展经历了 A 型、M 型、B 型、C 型、D 型等，现代 B 型超声诊断仪同时包含了

M型功能,以及彩色多普勒成像、能量图、谐波成像和三维成像等功能。对人体的许多部位和脏器,例如眼、甲状腺、乳腺、心血管、肝脏、胆囊、脾脏、泌尿系统以及妇科器官等,超声波诊断均显示了极大使用价值。

人耳能听到的声频在20 Hz到20 kHz之间,低于20 Hz的称为次声波,高于20 kHz的称为超声波。临床用于超声诊断的音频通常在1~20 MHz之间。声波在传播途中遇障碍物会形成反射,产生反射声波即回波。脉冲回波测距法是指向声传播介质中发射超声脉冲,经目标反射,接收其回波,并检出其中有关目标的信息,从而确定目标的方位和距离。

超声诊断仪也是利用回波测距的方法工作的。生物体组织和脏器具有不同的声阻抗,在声阻抗不同的界面会产生回波。将超声波脉冲发射到生物体内,再接收来自生物体的反射回波信号,完成对生物体组织的扫查。由于界面两边的声学差异(即声阻抗变化)不是很大,故大部分超声能量能穿过界面继续向前传播,达到第二界面时又产生回波,并仍有大部分超声能量透过该界面继续行进。因此超声脉冲发出后,可以接收到深部不同层次的回波信号,这就是超声波检测的物理依据。

我们说过,一种能量形式只有当转换成电信号并数字化后才能被计算机记录下来。超声波是机械能,也需要转换成电信号,这就是超声换能器,又称超声探头,在医学超声仪器中完成电和声的转换。

早期的B超是完全模拟式的,随着数字扫描变换技术的出现和声束控制中的数字技术的逐步应用,B超设备的图像质量出现了很大的飞跃,形成了一个比较经典的结构模式,这种模拟/数字混合式的超声成像系统的信号流程如图8-7所示。

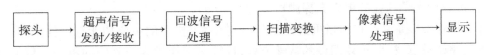

图8-7　超声成像系统信号流程

8.3.2　医学图像的传输

我们在介绍X线影像和B超影像的过程中,已介绍了图像在设备系统内的传输。当将图像的模拟信号转换成数字信号以后,在联机系统内的图像传输也就容易实现。

在计算机系统内的图像传输相对文本传输还是有其特殊性,由于在计算机内图像文件占有的空间要比文本文件大得多,如果有大量的图像需要传输,怎么压缩图像文件的占有空间就是一个需要解决的问题。人们研究了各种图像的压缩存储方式,例如JEPG的图像格式就比BMP图像格式要经济得多,当然还有其他很多种的图像格式。

有调查表明,用户对调阅图像速度的要求是,近期图像(3~6个月)调阅时间小于10 s,远期图像调阅时间小于100 s。图像数据量大,一幅2 048×2 048×12 bit的CR图像有5 M,一个MRI检查序列可能有几百幅图像。高速的宽带网络、高性能的服务器和终端电脑有利于图像传输,但不断增长的接入信息点数和用户调阅需求,会很快消耗这些硬件资源,而硬件的升级需要投资的增加。因此,影像归档与通信系统(PACS)需要寻求其他方法予以改进。

图像压缩可减少存储空间,加快传输速度。但要根据实际情况合理地选用适当的算法。评价压缩与解压缩技术的好坏,一是在压缩和解压缩的过程中尽量不损失信息,即无损压缩;二是压缩或解压缩的速度,即压缩或解压缩过程所需的时间;三是压缩比,即压缩前后图像数据量的大小之比,如3∶1、10∶1、15∶1。显然,压缩比越大越好。不过,随着压缩比的增加,压缩或解压缩的时间也增加。有时为了满足速度和压缩比的要求,不得不损失一点信息。对图像质量要求高的应用,如诊断终端,选择无损压缩;而只需浏览图像的应用,则选择有损压缩。

分布存储是指在 PACS 系统中将图像数据分数据库、分服务器、分网络存储,以改善图像调阅速度。据调查,90%以上的调阅需求是对近期图像的,将近期图像与远期图像分开存储,能满足大部分的需求。在医院里,门急诊对调阅速度的要求显然高于住院,因此也有PACS 系统将门急诊图像与住院图像分布存储。

后台调阅是为解决一次调阅大量图像而设计的。对要调阅一个有几千幅图像的检查的情况,在第一组图像调入本地时,即可开始显示和处理,同时后台仍继续调阅。用户还可以标记重要的图像,下次重复调阅时可以选择只调阅标记过的图像。这样,大大减少了用户的等待时间,也可减轻网络负担。

预约调阅是指在病人入院或挂号后,PACS 系统自动将该病人的历史图像从远期存储处调到近期存储处。或者是复诊病人的图像产生后,PACS 自动调阅初诊图像将其传送到用户终端上。需要说明的是,PACS 中存储和使用的图像,与我们通常所了解的图像是不完全一样的,除了包含图像本身像素的信息外,还有许多与患者信息和图像采集技术相关的信息。

8.3.3　医学图像的显示

医学图像需要在屏幕上显示或用打印机打印出来方便观察和诊断。同时,为了保证医疗诊断的可靠性和准确性,医学图像的显示器相比一般显示器有更高的要求。常用到的医用显示器有4种分辨率,即 1 280×1 024、1 600×1 200、2 048×1 536、2 560×2 048,分别对应1 MP、2 MP、3 MP、5 MP。与普通显示器不同的是,医用显示器的分辨率通常是固定的,虽然在彩显上没有过多要求,但是对表达灰阶影像的黑与白之间的程度,即最亮值与最暗值之比,通常在 600∶1 以上。

来自图像的数字信号可以被精确地和有目的地测量、描述、传送和重建。然而,图像的可视化解释依赖于显示图像时所用的不同特性的系统。因此,由相同信号产生的图像在不同的显示设备下可能会呈现不同的表现、信息和特征,直接关系到使用者对图像的最终感受,进而对图像理解和疾病诊断产生重大影响。

通过软拷贝方式显示的医学图像,是由一个个分离的不同亮度的点组成的。人眼在不同亮度条件下对图像的分辨能力不同,或者说眼睛区分不同亮度的能力在表达图像处理结果时是有差异的。定义当前的平均亮度为系统的亮度适应级,以这个亮度适应级为中心划定一个不大的区间,此区间就是视觉系统在某一时刻所能感受到的主观亮度范围。传统 X线图像的观片灯具有照度大且亮度均匀的特点,非常符合人的视觉系统亮度区分特性要求。

因为人眼对灰阶差的感知具有高度的非线性,一定对比灵敏度下背景亮度越高,能分辨的亮度差也就越大,即显示器的空间分辨率和密度分辨率之间存在矛盾。显示器的亮度越高,人可分辨的灰阶也越多,但是亮度过高,空间分辨率会降低。因此面向不同的应用,需要对分辨率、背景亮度及绝对亮度差等指标做出权衡选择。例如,显示非移位骨折等场合要求分辨细节的能力要强,而分辨亮度细微改变的能力对检测肺小结等软组织微小差别则显得特别重要。

为了达到最佳显示效果,DICOM标准根据Barten模型定义了一个灰阶标准显示函数(感知线性化)。DICOM所定义的存在于数字图像值和显示亮度之间的关系是基于人类对于较大范围亮度的理解而产生的模型和测量标准,而并非基于任何一种图像显示设备或是任何一种图像格式的形态特征描述,它也不依赖于用户的个人喜好,因而达到视觉一致性的目的。试验证明,经过DICOM灰阶标准显示函数校正的显示器,效果明显好于没有经过校正的显示器。对于PACS系统使用的显示器,需要经过测试和调节确定最佳工作状态。

在PACS的发展进程中,显示设备也在不断改进。从分辨率只有640×480,亮度100~220 cd/m²,到分辨率达2 048×2 560,亮度450 cd/m²,而液晶显示器可达500~1 000 cd/m²。现代专业医学图像显示器更是配有专用显示卡、显示器校正工具和软件包,使显示器在整个使用过程中最大限度地保持特性一致。

此外,国外有学者进行过大量的X线胶片阅片与CRT显示器软拷贝阅片的对比实验研究,研究结果指出,观察气胸和肺间质异常或骨骼的细微裂纹,需要分辨率为4 K×4 K×12 bit的图像显示器;而要在乳房片上发现微钙化病灶或对比度低的乳腺肿瘤则要求高达6 K×6 K×12 bit的数字显示点阵。因此,在实现包括X线图像在内的医学图像的数字化之前,充分了解临床上对数字图像质量的要求,根据图像种类、技术要求以及成本预算来综合考虑,进而合理地选择专业图像显示器(见图8-8)显得十分必要。

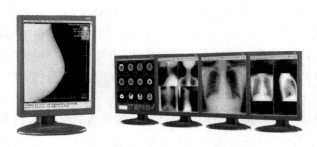

图8-8　PACS专用高清晰显示器

相应地,人们也开发了各种医学图像的显示软件,例如前面介绍的CT机有图像显示的专用软件,如图像的放大、镜像反转、窗位检测、图像比较、距离测量、文字注释等,这些软件能帮助医生对病情进行诊断。进一步还有三维重建显示等。所有这些图像处理和分析的技术,其目的是提高信息的相对量,如增强图像中的某些部分或提取某些特征,以便提取信息。常见的基本图像处理技术包括:

(1)图像恢复:目的是要改进图像质量,将图像中的干扰信息去除。在图像获取时,许多因素会导致图像质量下降。如CT扫描时病人的呼吸、心跳等,不仅造成图像模糊,甚至产生伪像。用变换、滤波等算法可以去除干扰。

（2）图像增强：按应用需求对图形进行处理，以加强信息提取。图像增强技术主要包括：对比度处理、基于灰度直方图的变换处理、图像减影和平均、空间滤波、频域增强和伪彩色处理等。

（3）边缘检测：边缘是图像中具有不同平均灰度的两个区域之间的边界，边缘检测是利用边缘反映局部灰度变化这一特性直接将边缘找出来。从数学的角度而言，对图像的灰度特性进行微分运算，就可以检测图像边缘像素点处的不连续程度，从而实现对边缘的检测。

（4）图像分割：图像分割是指把一幅图像分成各具特性（灰度、颜色、纹理）的区域并提取出感兴趣的目标（单个区域、多个区域或三维结构）。图像分割是图像分析和计算机视觉低层次处理中最基本和最重要的研究内容，是成功地进行下一步图像分析和理解的关键技术。可以说，图像分割结果的质量直接影响以后进行的分析和理解的质量。

（5）图像测量：测量图像的几何特征（面积、形状、圆周等）、强度特征（灰度分布：均值、标准差）、颜色特征（颜色、颜色分布）、纹理特征（细微结构：定量地表示小距离内灰度值的变化）。

（6）图像压缩：图像压缩是用某种特定的算法将原图像的数据进行压缩，获得与原图像相比尽量逼真的图像，使存储占用的空间减少，传输速度加快。而解压缩算法可以近似或完全恢复原来的图像。

（7）图像配准与融合：配准指寻找两幅图像数据集之间的几何变换关系，将两幅图像的坐标空间转换到同一个标准空间的过程。模板配准是把标准图形（模板）放在图像中，观察其相关性，如脑外科手术时手术器械与病人手术部位的配准。可视化配准是指来自不同设备的图像之间的配准，或同一设备不同断层图像之间的配准。如病人头部某一局部组织既有对 X 线的吸收属性（X 线图像），也有组织质子密度的属性（MRI 图像），还有代谢物浓度的属性（MRS 图像）等，这些原本统一的属性被分散到各个图像上，配准就是要形成一个新的图像（二维或三维），含有各种属性，即病人的计算机仿真模型。融合则是将各种图像配准并构成一个统一的数据集。外科手术导航系统中就有病人、手术器械和病人的计算机仿真模型之间的配准和融合。

图 8-9 中，(a) 是 PET 图像，由于是功能图像，其解剖结构并不清楚；(b) 是 CT 图像，由于脑部组织的 CT 值相似，图像中不能区分脑部组织，但颅骨等结构非常清晰；(c) 是融合图像，充分利用了两种成像方式的优点。

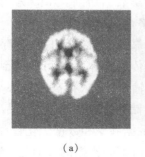
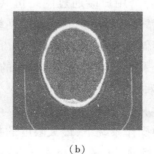
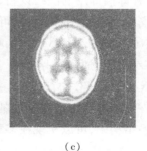

(a)   (b)   (c)

图 8-9 （a）PET 图像，（b）CT 图像，（c）融合图像

（8）三维成像：通常在获得二维医学断层图像以后,医生对序列断层图像依次进行观察和分析,在头脑中构建目标的三维图像以及目标与周围组织之间的空间关系。利用图像三维重建和显示技术可以将扫描所获得的断层图像数据用计算机重新构建解剖结构的三维图像,在医学诊断、外科手术和放射治疗计划设计等方面有着极具临床价值的应用(见图8-10)。

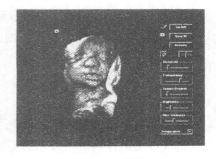

图8-10　胎儿的三维超声图像

8.3.4　医学图像的存储

医学图像数字化就可以将图像方便地存储、传输到任何可以使用计算机的地方去,数字化图像所占用物理空间的大小显然远小于胶片图像的大小。

一家医院一天的图像数据总量至少几个G,医疗资料安全长期保存的要求使PACS系统的存储方案设计非常重要,高可靠性、超大容量和低成本的图像存储方式是追求的目标。为了平衡投资与应用之间的关系,PACS系统的图像存储通常都分层次存储,如按图像产生时间分为在线、近线、离线三类,SCSI磁盘或磁盘阵列存取速度快,但目前容量有限(数百个G),用于存储在线图像。近线图像多采用光盘库、磁带库、NAS和SAN。

在价格方面,光盘库和磁带库具有明显优势,并且光盘库和磁带库有一定的扩展性,如DVD光盘单碟容量已近1 TB,一个光盘库可容纳600张光盘。但在性能方面,光盘库和磁带库由于包含了机械转换原因,当对库中存储的图像进行调用时,数据的传输和读取速度必然会受到影响。为此,目前光盘库和磁带库多与磁盘阵列配合使用,由光盘库或磁带库作为主存储设备,磁盘阵列作为高速缓存,以此来提高光盘库或磁带库存储系统的性能。另外,当库中的光盘或磁带用完后换入新的光盘或磁带,换到库外介质上的图像数据就变成了离线图像。显然,这部分图像数据的调用效率更低。

存储技术水平的发展对PACS存储方案的设计和选择有很大的影响。早期的PACS,因磁盘容量小,价格昂贵,近线多用光盘或磁带的方法存储,影响存储速度,如光盘库即使是多台并发读取,其速率也只有每秒数十兆。但随着技术的发展,近线存储又出现了新的方式。

NAS(Network Attached Storage,网络直接连接存储)是一种特殊的专用数据存储服务器,内嵌系统软件,可提供跨平台文件共享功能。NAS通过传统IP网络接口与网络直接相连,是一种即插即用的网络设备,各个用户端通过网络可共享数据访问。NAS为用户提供了易于安装、易于使用和管理、可靠性高和可扩展性好的网络存储解决方案。

SAN(Storage Area Network,存储区域网络)是一种高可靠的、高性能的、互连存储和服务器的专用光纤通道网络。由于采用了光纤接口,SAN的传输速率最高可以达到Gbit/s级。SAN多采用FC协议,这是一种专门为存储I/O(输入/输出)要求很高的核心数据库、海量文件处理等应用量身定制的协议。SAN将服务器和存储连接在一个安全、灵活、可扩展的体系结构中,可以实现在多种操作系统下,最大限度的数据共享和数据优化管理。

因此,就SAN性能来看,它是目前其他存储介质和方案所不能比拟的。但是SAN方案的代价很高,尚未普及使用。所以,PACS系统提出一种在性能与价格之间取得折中的存储解决方案——多 PC 机存储系统。这种方案的存储介质是 IDE 硬盘,由多台存储 PC 机组成存储系统,每台 PC 机上可挂接 4 块或更多 IDE 硬盘。系统使用技术十分成熟的 8mm 磁带进行数据备份,同时对硬盘进行合理的分区,以提高备份和恢复的效率。当有多个访问请求调阅存储在不同硬盘上或存储 PC 机上的数据时,系统可以有效地提供访问的系统并发性能。这种系统是通过增加 PC 机来完成扩展的,容量扩展的同时不会影响其他任何时期图像数据的调用。而且由于 PC 机的性能价格比越来越高,容量扩展的资金投入将会随着时间的推移变得越来越合算。

8.3.5　DICOM 标准

由上述可知,各种医疗器械所产生的图像都有各自的格式,互不兼容。这给医学图像信息处理带来困扰。为了解决上述问题,由美国 ACR 与 NEMA 共同组成的联合委员会于 1993 年 9 月发布了医学数字影像与通信标准(Digital Imaging and Communication in Medicine,DICOM)3.0,目前国际上大部分医疗设备厂商都遵从了 DICOM 3.0 标准。

DICOM 标准规定了各种医学影像的格式、内容、存储方法以及交换医学影像信息的协议。任何医疗器械或者软件,只要遵照 DICOM 标准,就能够相互自由交换信息。

这个标准的内容如下:

第 1 部分给出了标准的设计原则,定义了标准中使用的一些术语,对标准的其他部分作了简要概述。

第 2 部分介绍了 DICOM 标准的一致性概念,如何制订并描述 DICOM 产品。包括选择什么样的信息对象(information object)、服务类(service class)以及消息传递(massage transfer)等。一致性是指遵守 DICOM 标准的设备能够互相连接、互相操作的能力。

第 3 部分描述了信息对象的定义方法,对数字医学图像存储和通信方面的信息对象提供了抽象的定义。

第 4 部分为服务类的说明。服务类可简单地理解为 DICOM 提供的命令或提供给应用程序使用的内部调用函数。

第 5 部分为数据结构及语意。描述怎样对信息对象和服务类进行构造和编码。

第 6 部分为数据字典。这样在 DICOM 设备之间进行消息交换时,消息中的内容具有明确的无歧义的编号和意义,可以相互理解和解释。

第 7 部分为消息(message)交换。消息是两个符合 DICOM 标准的应用实体之间进行通信的基本单元。该部分定义了 DICOM 命令的结构(该命令若结合相关数据即组成了一个 DICOM 消息),同时也定义了在医学图像环境中的应用实体用于交换消息的协议握手(association negotiation)方式。

第 8 部分为消息交换的网络通信支持。说明了在网络环境下的通信服务和支持 DICOM 应用、进行消息交换的上层协议。

第 9 部分说明 DICOM 如何支持点对点消息通信的服务和协议。

第 10、11、12 部分定义了 DICOM 文件的存储方式,包括可移动存储介质、DICOM 文件集、文件存储格式等。

第13部分为DICOM打印管理的点对点通信支持。

第14部分说明了灰度图像的标准显示功能。

第15部分说明了应用需遵循的安全策略。

现在,医疗设备厂商都宣布支持DICOM标准,遵从DICOM标准生产的设备,可以方便地与其他设备和系统进行通信和交换产生的图像。而PACS系统只有以DICOM标准为基础,才能具有更好的开放性和扩展性。

8.4 影像归档和通信系统

8.4.1 系统概念

1) PACS的概念

PACS是Picture Archiving and Communication System的缩写,即影像归档和通信系统。PACS系统的使用不但为医院达到无胶片化环境提供了解决的方案,而且为今后进一步实现远程医疗、远程教学、远程学术交流和计算机辅助的医学影像诊断提供了支撑环境。PACS也是医院迈向数字化信息时代的重要标志之一,是医疗信息资源达到充分共享的关键,对医院信息化建设起着重要的作用。

2) PACS的设计原则

(1) 实用性、安全性:PACS的建设要强调紧密结合实际,不仅要满足目前的需要,更重要的是要考虑未来发展的需要,坚持整体规划、循序渐进、不断完善的建设原则。PACS要强调安全性及可靠性,选择合理的网络结构、数据库和数据备份方案,建立完善的使用权限管理机制。

(2) 高效性:系统应方便用户的使用,在实现全面的图像处理功能的前提下,以提供高效的传输及快捷的诊断报告为技术性能指标,使医生不用等待即可观看图像进行诊断。

(3) 先进性、可扩展性、方便性:系统的设计必须考虑未来技术的发展趋势,考虑医院的发展规模,考虑长期应用的需求方向。因此,系统的设计必须做到适度超前,易于扩展,要尽可能利用成熟的先进思想和技术。系统需要着重考虑图像的调阅速度以及RIS(Radiology Installation Service,放射科信息系统)使用的方便性。系统的设计要方便、易用,以满足各个层次、各种类型的使用者的需要。

(4) 可操作性:系统的设计必须保证未来的运行是可操作的,即保证运行的系统符合实际需求。

(5) 高在线量:系统应考虑国内医院的现状(资金少、病人多、在线量高等),提供高性价比的在线存储方式(3~5年),在保障系统安全的同时,使尽可能多的数据在线。

(6) 必须符合有关法律、法规、规章制度的要求,符合DICOM 3.0、HL7等标准。

3) PACS的类型

按照目前国际上流行的划分方法,PACS可以按规模和应用功能分为两类。

（1）小型 PACS(mini PACS)：局限于单一医学影像部门或影像亚专业单元范围内，在医学影像学科内部分地实现影像的数字化传输、存储和软拷贝显示功能。

（2）全规模 PACS(full service PACS)：涵盖全放射科或医学影像学科范围，包括所有医学成像设备，有独立的影像存储及管理亚系统，足够量的软拷贝显示和硬拷贝输出设备，以及临床影像浏览、会诊系统和远程放射学服务。采用模块化结构、开放性架构，与医院信息系统/放射信息系统(HIS/RIS)整合良好。

8.4.2 系统功能和结构

1) PACS 的主要功能

（1）采集医学图像：通过网络与医疗器械通信，获得数字化医学图像。

（2）存储医学图像：将采集的数字化医学图像有序地组织起来，存储到持久介质（如硬盘、光盘、磁带等）。

（3）检索医学图像：通过某些特定信息（如患者姓名、医院 ID 等）检索到患者某次检查所产生的医学图像。

（4）再现医学图像：医学图像有特定的格式，除了包含图像本身像素的信息外，还有许多与图像相关的信息，需要进行转换后再现在特定的显示设备上，供临床诊断使用。

（5）图像后处理：可以对单幅或者多幅平面图像进行后处理，包括测量、标注、变换、3D 重建等。

2) PACS 的拓扑结构

PACS 的拓扑结构如图 8-11 所示。

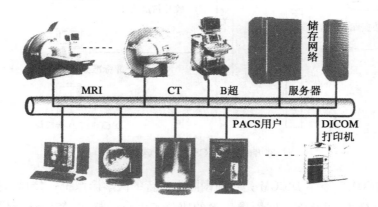

图 8-11 影像归档和通信系统结构图

3) PACS 的软件系统

PACS 软件系统结构设计如图 8-12 所示，各个子系统功能分述如下。

（1）图像采集子系统。图像采集子系统是 PACS 的"根"，是系统能够正常运行的基本点。只有采集到图像后，才能进行后续的显示、处理等工作。采集的图像质量决定了系统是否可用以及是否具有实际意义。

根据国内现状，图像采集子系统支持以下四种医学图像采集方式，如图 8-13 所示。

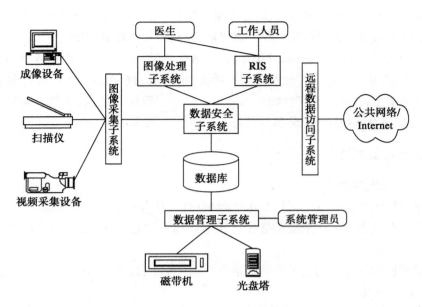

图 8-12   PACS 软件结构设计图

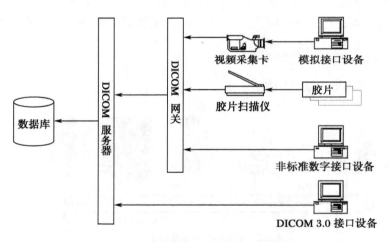

图 8-13   PACS 图像采集系统

① 直接 DICOM 采集：DICOM 是目前国际上流行的医学影像统一接口,它详细描述了医学影像的存储格式,以及网络间影像传输的协议和消息的格式,使医学影像设备的制造厂商和用户可以在标准网络上实现设备互联,简化了各种类型的医学影像系统的开发和应用。目前,大部分知名的医学影像设备制造厂商都采用 DICOM 作为其通信互联的标准,在欧洲的一些国家,已有法律规定新售出的影像设备都必须配有 DICOM 接口,可以相信,未来的医学影像设备都将遵循 DICOM 标准。

DICOM 服务器是实现了 DICOM 标准的服务类软件和硬件,凡是符合该标准的医疗影像设备所产生的图像可以直接通过网络发送到该服务器,并由该服务器转储到数据库中。

② 间接 DICOM 采集：有些较老的影像设备虽然具有数字接口,但其格式并不符合

DICOM 标准,PACS 的图像采集子系统中实现了 DICOM 网关,负责将这些设备产生的图像转换为 DICOM 标准格式,并作为虚拟 DICOM 生产者将转换后的数据发送给 DICOM 服务器处理。

③ 视频采集:目前国内医院中还有一些很老的设备只能产生模拟视频输出,针对这种设备,我们通过视频采集卡来采集其模拟信号,并转换为数字信号,然后传送给 DICOM 网关进行进一步的转换处理。

④ 胶片扫描:在使用 PACS 之前,医院已经积累了大量的胶片,为保证数据的完整性,我们可以通过专用胶片扫描仪将这些胶片扫描转换为数字化影像,然后交给 DICOM 网关做进一步的处理。

(2)图像处理子系统。图像处理子系统是 PACS 的核心,它负责显示患者的各种影像,供医生进行观察和诊断,同时它还要具有一定的图像处理能力,为医生对病情的诊断提供丰富、灵活、全面的辅助手段。

图像处理子系统能够分别显示彩色/黑白、静态/动态和单帧/多帧图像;支持多种分格模式,可以对任意格中图像进行单独处理。图像处理子系统支持以下图像处理功能:图像缩放、图像变换及滤波、图像分析、开窗、漫游、剪影、区域处理、边缘增强、细化与检测、着色等。图像处理子系统支持对图像进行测量,包括对图像中距离、角度、区域面积、区域均值、区域方差的计算以及对图像灰度值的波形分析。

(3) RIS 子系统。RIS 子系统实现了影像科室的工作流数字化工作。RIS 子系统实现了患者预约、患者登记、信息查询、统计报表等功能,能够完整地跟踪患者在影像科室的行动。此外,RIS 子系统还具有模板管理、报告书写、报告查阅和报告审批功能,通过丰富的报告模板和强大的模板管理功能,能够帮助医生快捷、准确地书写诊断报告,并完成报告在科室间的流转,大大节省了时间,提高了效率。

8.5　PACS 的应用与效益

8.5.1　实现医学影像无片化管理,简化就医流程

传统的影像资料是以胶片形式存储的,这不但需要占用很大的建筑空间,而且为防止这些资料产生霉变、虫蛀等损坏都要消耗很大的资源。而更重要的是,使用很不方便。一张胶片往往需要在患者和医生之间、科室之间、医院之间,甚至城市之间传递。而如果需要查询某年某月某日某个患者的某张胶片,那就更是费时费力且可能毫无所获。

借助于 PACS,医院就可以实现医学影像的无片化管理。医院每天产生的大量患者影像资料就不再需要一个大的胶片仓库来存储。这些资料的保存只需要定时做好数据库备份就行了,而查阅任何时间的任何影像资料都只需要操作鼠标和键盘,便捷而有效。

8.5.2　方便医、学、研,提高诊断效率和诊断水平

使用 PACS 的影像诊断系统,可以有效地提高诊断效率和诊断水平。这也必然方便医、

学、研水平的提高。

PACS 的诊断应用部分由影像诊断系统、辅助诊断、图像后处理、DICOM 打印、诊间查询系统、会诊系统等功能模块组成。

1) 影像显示

PACS 影像显示如图 8-14 所示。

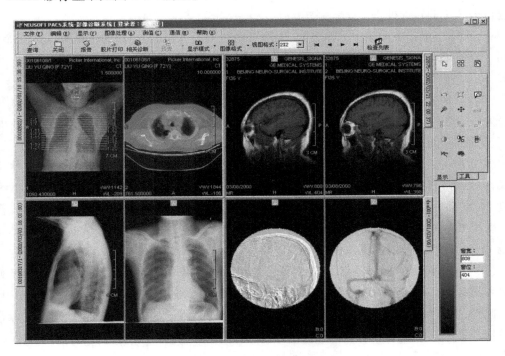

图 8-14 PACS 影像显示

（1）病例查询：可根据患者的影像号、姓名、检查日期、检查部位、设备类型、设备明细、住院号、门诊号、典型诊断片语、检查报告片语、检查资料模式等进行综合查询和模糊查询；可以进行选择性的图像调阅。

（2）导入/导出：影像可以存为 DICOM 3.0、BMP、JPEG 等格式文件。

（3）显示设置：可设置信息显示开关、标注颜色、文字大小、放大镜比例。

（4）调用图像：可边调图边显示工作，医生可以在 1~2 s 内进行工作。

（5）显示模式：可以以检查、序列、图像等多种模式显示图像，便于图像的比较；可以拖曳任意检查、序列图像到指定的显示位置，便于对比检查。

（6）显示数量：可设置单幅、2 幅、4 幅、9 幅、16 幅等显示方式。

（7）自定义显示信息：可以定义图像上显示的信息（病人名称、影像号、检查时间、缩放比例等）以及信息显示的位置。

（8）相关诊断功能：可显示本病人的所有影像检查资料。

（9）其他功能：如放大镜功能、缩放功能、移动功能、极大化功能、镜像功能、反相功能、旋转功能、适合大小功能。

2）影像处理功能

影像处理功能用于更加详细地观察医疗影像,进一步根据影像的数据信息,得到准确的诊断结果。主要包含以下功能:

（1）窗宽、窗位调节:调节医疗影像的窗宽、窗位。

（2）预置:可预置不同设备、不同部位的经验性窗宽、窗位值。

（3）滤波:包括平滑、边缘检测、浮雕等图像处理。

（4）伪彩:以彩色图像代替影像中的灰度图像,直观地反映影像。

（5）播放:可调为连续、循环播放 DSA 图像等医疗影像。

（6）CT 值曲线:直接获得其 CT 值变化的曲线。

（7）CT、MRI 值:测量图像上不同点的 CT 值(见图 8-15)或 MRI 值。

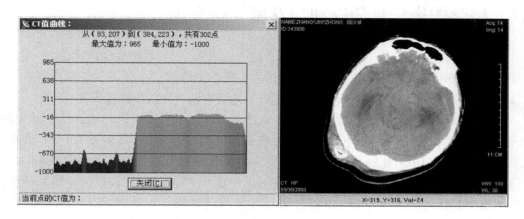

图 8-15 CT 值测量

（8）平均值:计算封闭图形内 CT 值或 MRI 值的平均值。

3）辅助测量与标注功能

主要包括:箭头标注、直线测量、角度测量、文本注释、手画线、矩形、椭圆形、折线。

4）诊断报告生成

（1）报告书写:医生根据系统赋予权限,阅读、书写或审核医疗影像报告。

（2）可以使用拒签、批注等模式进行报告审核,便于初级医师的成长。

（3）应用报告模板:根据患者的诊断部位调用已定义的典型报告模板,模板调入后可进行简单的编辑,快速生成影像诊断报告,支持 ICD-10 编码。

（4）特殊符号输入:对 μ、γ、ξ、θ、π 等特殊符号,系统提供特殊符号的工具栏,可由诊断医生从中选择特殊符号。

（5）报告的打印和预览:在打印之前可以选择系统中已定义好的输出报告模板,以确定输出报告的形式。

5）胶片输出

DICOM 打印功能,是 PACS 系统的重要功能之一,各种数字医疗设备生成的医学图像,最终要保存在系统服务器中,但患者的诊断图像,需要硬拷贝输出。该功能是将各种医学图像文件用 DICOM 网络打印机输出到医用胶片或医用打印纸上。

6)辅助智能诊断和三维重建

利用峰值时间测量、脑血流量测量、三维重建、虚拟内窥镜等先进的诊断算法,实现影像辅助诊断,获得更准确的诊断依据。

8.5.3 实现医学影像无损存储和传输,实现远程诊疗

使用医学影像的计算机存储和传输可以避免影像随时间流逝或空间的传递而发生损坏,这也就为远程诊疗(telemedicine)的实现提供了便利。例如北京、上海的某些著名医生可以为远在拉萨的患者诊治,这种远程诊疗甚至可以扩展到全球各个角落,只要这些地方使用 PACS,因为 DICOM 的标准是世界统一的。

8.6 医学图像信息的管理与发展

医学图像的信息化是一个必然趋势,但不是一项工程、一个系统就能实现的,必须认识到这是一个长期的系统工程,是一个渐变的过程。医学图像的信息化不仅仅要进行基础设施、硬件设备的建设,更重要的是研究如何更有效地管理和利用医学图像资源。

与 HIS 融合是建设 PACS 的关键,因为通过与 HIS 融合可以解决与临床医疗的传输、管理和应用等问题。将标准 DICOM 设备直接连接到影像服务器,对于非 DICOM 的数字设备,使用相应的 DICOM 网关或接口连接到影像服务器;使用 RIS 接口将 DICOM 中的病人信息与 HIS 中的病人检查信息匹配,并在 HIS 中嵌入 PACS 的 OCX 控件。结果是全院信息网络中的任何一个工作站,在浏览病人图像的同时均可查看此病人相应的临床信息;同样,在 HIS 中增加病人的影像信息,临床科室下达医嘱或诊断时,可打开病人的影像信息作参考。

1)总体规划,分步实施

PACS 建设投资巨大,涉及学科众多,医院必须慎重行事。先从小规模做起,如购置 CR,将现有的普通 X 光图像数字化,以减少片库,建立对 PACS 的初步概念。再将符合 DICOM 标准的设备接入,对分散在各设备上的图像集中管理。然后整合 PACS、RIS 和 HIS,从实际需求出发,逐步将图像传送到临床科室。PACS 的建设遵从总体规划、分步实施的原则,既可避免基础建设的投资浪费,又可根据医院的实际情况,逐步投入,分阶段实施。

2)重组和优化工作流程

医学图像的信息化过程中,PACS 仅仅是工具和手段。改变工作方式,重组工作流程和优化资源配置,有效地管理图像资源,发挥图像资源的最大作用,以提高经济效益和社会效益,才是目的。

3)科学和规范的管理

可以预见,PACS 系统是否运转正常对未来的医院将是非常重要的,这需要许多维护和管理,如系统的安全防范、数据库的备份、服务器的灾难恢复、诊断终端的性能监测等。所以,建立相应的执行和管理制度,配备得力的人员,保障维护资金的投入,科学和规范地管理 PACS 系统,是最基本的保证。

问题与讨论

(1) 举例说明像素、灰度的概念。说明彩色图像和黑白图像的相同点和不同点。

(2) 举例说明影像在医疗诊断中的作用。

(3) 你所接触过的医疗影像设备有哪些？说明它们的成像原理。

(4) 为什么要用 PACS？使用 DICOM 标准的意义是什么？

（杨　智　冯正永）

9

实验室信息系统

本章将介绍信息系统在医学实验室的应用,包括检验医学的信息特点、应用的关键信息技术和信息处理方法,以及实验室信息系统的主要功能和业务流程。阅读完本章,你将能回答下列问题:

什么是实验室信息系统?它对传统临床检验流程有何影响?

实验室信息系统如何利用条码技术实现检验样本与检验申请和结果的关联?

什么是全实验室自动化?

实验室信息系统有哪些主要功能?

9.1 概述

9.1.1 实验室信息系统的定义

检验医学是从人体采集的样本(如血液、排泄物、组织液等)中,获取与健康相关的信息。在医疗保健机构负责这类工作的部门称为临床实验室。

检验医学是首先应用计算机管理信息的医学领域之一,从早期的检验仪器内部信息处理,到现在支持整个检验业务流程,计算机在加强临床实验室的管理、提高临床检验水平上发挥了重要的作用。实验室信息系统(Laboratory Information System, LIS)是为管理检验医学中的信息而设计的信息管理系统,实现检验流程中的信息采集、存储、处理、传输、查询,并提供检验信息分析和支持实验室管理。卫生行业还有其他领域的检验应用,如卫生监督,虽然其样本不全是来自人体,但业务流程有相似之处。本章讨论以临床实验室信息管理系统 CLIMS(Clinical Laboratory Information Management System)为例。

9.1.2 实验室信息及其特点

检验业务流程涉及的信息主要有下列几大类:

(1)申请信息:采集样本对象的基本信息(编号、姓名、年龄、性别、体重)、申请检验项目信息(名称、数量、样本、采样要求)、检验临床相关信息(疾病、服药、准备)。

(2)样本信息:样本相关信息(采样时间、部位、人员)、样本传递信息、样本核收信息、样本预处理信息等。

（3）检验信息：检验方法、检验时间、检验结果、审核信息、结果解释、异常提示等。

（4）质量控制信息：质控方法、质控品、质控结果、失控记录和处理等。

（5）实验室管理信息：仪器管护、试剂管理信息、工作管理等。

检验信息的特点是：

（1）信息的关联性。检验信息处理的不仅仅是样本的检测结果，还与采样对象信息、检验方法信息、质量控制信息等许多信息的处理相关。

（2）信息的间接性。检验信息不是直接从人体获取的，而是通过采集于人体的样本得到的，信息必须与样本来源的对象关联才有意义。检验信息是基于基准值的间接信息，基准值来源于医学对人体的认识，包括健康状态和非健康状态、性别或年龄以及检验方法等因素。

（3）信息的时效性。检验样本采样的时间、传递和储存时间影响检验结果，从申请到结果的全部检验流程所需要的时间直接影响医疗行为。历史检验信息的存储和检索需求也与时间密切相关。

（4）信息的共享性：检验结果是临床诊断和治疗的决策依据，需要在医疗机构内部和多个医疗机构之间共享，还可能有更多非临床的共享需求，如疾病监测、人群健康状况评估、药物研究、医疗机构管理、公共卫生政策制订等。

9.1.3　建立实验室信息系统的目标

传统临床检验的业务流程如图 9-1 所示。

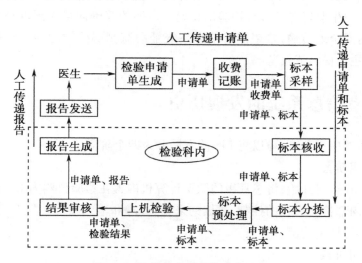

图 9-1　传统临床检验的业务流程

传统的 LIS 流程有着诸多的问题，如人工填写检验申请，填写项目易错漏，文字辨识错误，计费易错收或漏收，样本在整个检验过程中多个环节容易发生与申请单和报告的关联错误；检验报告纸质信息发布慢，管理和查找不便，历史资料保管和利用难度大。总之，整个检验业务效率低，易出差错，检验信息资源保管和利用困难。

建立 LIS 系统的目标是提高检验工作的效率,减少人为差错,提高检验工作的质量,开发和利用检验信息资源,重组医院的业务流程,加强内部管理,更好地为病人服务。

9.1.4 实验室信息处理的特点

检验医学利用了其他学科的知识和技术,提取样本中与人体健康相关的信息。如用特定波长的光线照射样本,检测样本中特定成分吸收的光量,根据吸收光量与成分的关系计算得到成分的含量。当样本中的原始成分不满足要求时,可加入某种试剂,使其与样本中的特定成分发生化学反应,生成新的成分。火焰发光仪是测量样本中金属成分燃烧放射出某种波长的光量,来计算成分含量。而细胞分类计数利用了血细胞从微孔中通过引起的电阻大小变化的原理。

检验工作涉及的信息处理方法,有的与非医学领域应用类似,如为保证从样本中提取最接近真实值的信息,要有质量控制体系保证每次测量结果的误差在可以接受的限度内。在大批量样本检验过程中要保证采样对象、样本与检验结果的关联不出差错。检验医学领域应用的特殊性在于如何从医学的角度处理和解释信息,如样本的测量值是否处于健康人应有的范围?样本的测量值偏离健康人应有范围的可能原因是什么?所以,医学检验需要样本采集对象的相关信息,如健康人的测量值范围,采样对象的年龄、性别、体重、采样时间、部位,采样对象患有什么疾病,服了什么药物,以及采样前的饮食、活动等,希望在这些信息的基础上,能利用计算机分析它们与检验数据之间的关联性,为临床提供诊断和治疗的依据。历史的检验信息可以分析采样对象的健康变化或治疗效果,所以历史的检验信息要长期安全存储,提供灵活的检索方法。群体的某些检验数据是公共卫生领域的重要信息,如疾病监测、卫生监督等,所以,检验信息要在可能的范围内最大限度地共享,要求标准化的信息能快速安全地传输,希望能有信息系统辅助监测那些敏感的检验指标,智能化地处理相关信息,主动提示或报警。

9.2 实验室信息系统的发展历史

从信息技术的应用角度,可以将 LIS 的发展分为四个阶段。

1) 仪器应用阶段

自 20 世纪 50 年代开始,将芯片级的微型计算机内置在检验仪器内部,进行信息采集和处理,包括仪器内部检验过程的控制,数据的采集、处理和输入输出。主要目标在解决仪器如何代替人工进行样本检测。

2) 单机应用阶段

自 20 世纪 70 年代后期开始,为检验仪器配置一台 PC,通过接口与仪器通信,采集处理检验申请和与样本相关的信息,对结果存储处理和打印报告。这一阶段的特点是信息处理系统与仪器分离,功能开始转向支持临床实验室检验业务需求。

3) 网络应用阶段

自 20 世纪 80 年代开始,基于网络技术的应用,网络版 LIS 系统连接多台仪器,数据集中在服务器存储,检验申请、患者等信息能一次录入多机共享,系统功能模块化,并随需求不断丰富,开始支持采样、传递、预处理等过程管理和实验室内部的管理及信息利用,如质量控制、试剂管理、结果数据分析等。LIS 开始与 HIS 交互信息。

4)全面自动化阶段

自 20 世纪 90 年代早期开始,利用自动化技术进行样本传递、分检、分送、预处理和保存,用医嘱信息直接控制设备和仪器,对每个样本自动完成临床实验室内部的检验业务流程,减少差错,提高工作效率,加强检验业务流程的管理,院间检验结果共享开始付诸实践。

9.3 实验室信息系统的关键技术

检验信息管理的要求是:代替人工在短时间内处理大量的样本,保证样本信息与采样对象、申请、结果的信息在检验过程中正确关联,辅助人工管理样本审核信息、检验质量控制信息。所以,LIS 要求系统中的信息与系统之外的样本正确关联,有严格的质量控制体系保证检验结果的误差在允许限度内,能减少人工处理标本和检验结果的工作量和降低差错率,检验结果能及时地告知医护人员和患者。

9.3.1 模式识别技术

现代医学检验仪器的自动化、智能化,大大减轻了人工操作的工作量,提高了检验质量,仪器内部的信息处理技术起到了重要的作用。模式识别只是其中的一种。模式的原意是供模仿用的样本,模式识别是识别一个未知对象与哪个样本相似,利用事物同类相似、异类相异的特性,把一个对象集合分成许多不同的类,所以,有时也称模式分类。模式识别的本质是模拟人的智能行为,得到广泛应用。

模式识别首先要提取样本的特征,建立分类规则,这被称为识别学习阶段;然后利用已知分类的样本进行特征分类训练,依据识别正确率获得识别的标准,确定识别的步骤和方法,这为测试阶段。以血细胞分类为例,特征之一是血细胞的体积大小,白细胞体积在 100~1 000 fL,红细胞在 85~95 fL,血小板在 2~30 fL。当溶于电解液的细胞经一小孔通过时,细胞的不良导电性引起该处电阻增加,形成电脉冲。不同体积的细胞形成的脉冲幅度高低不同,白细胞最大,红细胞次之,血小板最小,如图 9-2 所示。

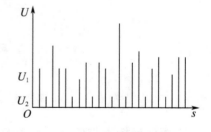

图 9-2 血细胞计数脉冲

用不同的计数脉冲门槛电压,对高于门槛电压的脉冲进行选择,以分别计数,得到的血细胞分类计数准确度并不理想,原因是体积小的白细胞与红细胞体积差别不大,再加上各种干扰,影响了识别。显然,理想的特征是在不同类别事物之间不发生交叠,但在现实中可能很难达到要求,因此,需要利用多维不理想的特征,来提高识别能力。所以,选取单位溶液中的细胞数量为第二个特征,正常红细胞数量男性约 $4×10^{12}$ ~ $5×10^{12}$ 个/L,女性约 3.5×

$10^{12} \sim 4.5 \times 10^{12}$ 个/L,白细胞约 $4 \times 10^9 \sim 1 \times 10^{10}$ 个/L,血小板约 $1 \times 10^{11} \sim 4 \times 10^{11}$ 个/L。当计数脉冲的门槛电压为 U_1,得到的是红细胞和白细胞数量之和 S_1;当计数脉冲的门槛电压为 U_2,得到的是血细胞的总数 $S,S-S_1$ 是血小板数。因为红细胞数量约为白细胞的 1 000 倍,可忽略计数中的白细胞数,认为 S_1 就是红细胞数。再加入溶血剂,使红细胞溶解,其碎片体积不足以影响白细胞计数,使计数脉冲的门槛电压为 U_1,便可得到白细胞计数。

如要对白细胞再进行分类计数,因为体积特征交叠多,所以,需要增加细胞的表面特性、核/浆比例、内部质粒大小和密度等特征来提高识别准确度。

9.3.2 条码技术

因标本脱离于信息系统传递,在采样、核收、分拣、预处理、上机检验、重复检验等步骤中,要保证标本与信息系统中的检验申请、检验结果正确关联,不出差错,条码技术是目前LIS解决这个问题的主要方法。

条码发源于20世纪40年代,研究于60年代,应用于70年代,普及于80年代,条码技术具有输入速度快、准确度高、成本低、可靠性强等优点,在当今的自动识别技术中占有重要的地位。

一维条码是由一组规则排列的条、空以及对应的字符组成的标记,"条"指对光线反射率较低的部分,"空"指对光线反射率较高的部分,这些条和空组成的数据表达一定的信息,并能够用特定的设备识读(见图9-3),转换成与计算机兼容的二进制和十进制信息。通常对于每一种物品,它的编码是唯一的,一维条码要通过数据库建立条码与商品信息的对应关系,当条码的数据传到计算机上时,由计算机上的应用程序对数据进行操作和处理。因此,一维条码在使用过程中仅识别信息,它的意义是通过在计算机系统的数据库中提取相应的信息而实现的。

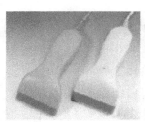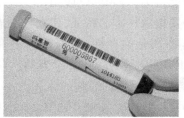

图 9-3　条码扫描设备和 LIS 打印的一维条码

要保证标本与信息系统中的检验申请、检验结果正确关联,基本方法是每个标本有唯一的编号,这个编号同时保存在系统数据库中,建立与检验申请、检验结果的对应关系,在采样、核收、分拣、预处理、上机检验、重复检验等业务中,通过标本自身的编号查找系统内的相关信息,支持人工或设备正确完成该标本的检验业务,新产生的信息采集后与标本编号关联。

标本唯一编号的产生方法有两个:一是现场打印,编号由 LIS 系统自动产生,转换成条码打印后贴在标本容器上,除打印编号外,还可以打印与标本相关的信息,如患者姓名、编号、检验项目等,方便检验人员人工处理标本,适合非标准的样本容器以及预处理过程。二是事先印刷,编号的条码由标本容器生产厂家产生、印刷并粘贴在标本容器上,在标本采样时,用条码扫描设备将编号读入 LIS 系统,此法减少了现场打印粘贴的工作量,因为条码印刷标准,位置统一,有利于降低标本自动处理系统的条码读取错误率,适用于大量使用的标准试管型标本容器。由于一维条码的信息容量很小,信息的详细描述只能依赖数据库提供,离开了预先建立的数据库,一维条码的使用就很局限。

1991 年美国 Symbol 公司推出 PDF417 二维条码(见图 9-4)。二维条码根据不同的条空比例每平方英寸可以容纳 250~1 100 个字符,约 500 个汉字信息,比普通条码信息容量高几十倍,可以将照片、指纹、掌纹、签字、声音、文字等凡可数字化的信息进行编码,具有多重防伪特性,译码可靠性高,修正错误能力强,容易制作且成本低。

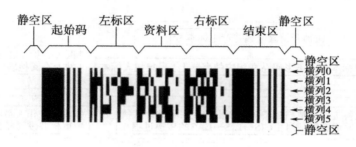

图 9-4　二维条码

条码技术在医学领域有许多的应用案例:如利用药品包装上的一维条码,进行库存管理。如作为患者唯一标识号,可以将条码事先印刷在就诊卡上,或现场打印粘贴在病历上,还有用带条码的腕带标识患者,在检验标本采样、发药、治疗等操作前,先扫描条码核对患者和医嘱,减少人为差错。用二维条码存储住院患者的用药医嘱,粘贴在药品的外包装上,护士在配药、给药时,可以使用便携式设备扫描获取药品医嘱内容,提高了工作效率,减少发药差错。

9.3.3　自动控制技术

20 世纪 90 年代在日本首先实现检验前、中、后三个阶段的自动化,称为全实验室自动化(Total Laboratory Automation,TLA)。

TLA 将实验室的各种标本处理设备和检验仪器通过网络和标本自动流水线连接在一起,由流程控制软件、数据管理软件进行控制,形成一个高度自动化的工作环境。全实验室自动化提高了工作效率,加快了检验速度,减少了差错,改变了检验的工作流程。

TLA 的组成包括硬件和软件两部分,硬件包括标本处理和检测所需的全部设备,如图 9-5 所示,软件 LAS(Laboratory Automatic System)则主要是执行进程控制。根据标本的处理流程,可将设备划分为三个主要部分:标本处理模块、检测流水线和独立检测单元,进程控制软件参与各部分的控制以及各部分间的协调。传送带、机械手、自动机械装置、配合进程控制是 TLA 技术的核心。

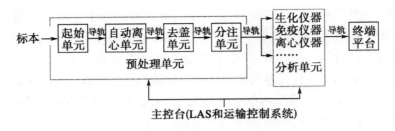

图 9-5　全实验室自动化（TLA）的组成

医嘱和标本编码通过接口传递给 LAS，LAS 将标本预处理和检验要求分别传递给预处理设备和检验仪器，LAS 控制标本在流水线上传输到指定的位置，进行预处理和检验，再接收检验结果传递给 LIS，如图 9-6 所示。

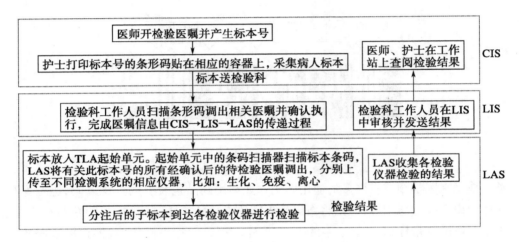

图 9-6　LIS 与 CIS 和 LAS 的关联

标本的处理是当前实验室常规工作中所占比例最大的一部分，在样本分析前，临床实验室通常要完成样本的接（验）收、检验项目（含收费）的确认、样本处理（如离心、分注、贴标识）等过程，研究表明，标本分析前的时间占总检验时间的 65%。在人工进行这些工作的实验室，通常要花费大量的时间及人力资源，极易发生错误。对于已实现分析过程高度自动化的实验室，分析前过程的矛盾尤其突出。采用 TLA 设备自动完成传递、脱盖、离心、抽取、分样等一系列工作，可使实验室中最繁重的手工工作实现自动化，既减少人工差错，又降低了标本与工作人员之间交叉污染的风险。

检测流水线与标本处理模块相连，进行各种检测的样品经前一模块处理后直接进入流水线。生化、血液、免疫等分析仪器连接在流水线上，可通过连接单元自动加载样品，测试完成后自动卸载，标本放回到流水线上供下一个仪器测试。当某些检验仪器不支持流水线时，可作为独立检测单元处理。由可编程控制的机械手为多台分析仪器提供标本。样品做完所设定的所有项目后，被放入冷藏室供自动复检或智能测试。一组在不同仪器上的检验，原来需要多管标本分别做预备处理和检验，现在只要一管标本，减少标本采样量或分样工作；当发现检验结果有疑问时，TLA 能自动找到保存的原标本进行重复检验。

9.4 检验信息标准

9.4.1 临床实验室信息管理标准

国际标准化组织(ISO)专门针对医学实验室(即临床实验室)的管理,制定了标准 ISO 15189——《医学实验室——质量和能力的专门要求》。

该标准从组织与管理、质量体系、文件控制、持续改进、人员、设施与环境、实验室设备、检验程序、结果报告等方面提出了 24 项管理与技术的具体要求,这是医学实验室管理的第一个国际标准。

该标准主要从下列多个方面对实验室信息系统提出了基本要求:手册、安全、数据输入与报告、数据检索与存储、软硬件支持、系统维护、规章制度、管理人员和操作规范。如果 LIS 不能满足 ISO 15189 的要求,实验室很难保证 LIS 的支持服务能力和质量。

原卫生部制定的《医院信息系统基本功能规范》中也对检验信息管理有具体的要求。

9.4.2 检验结果标准

LOINC 的英文全称是 Logical Observation Identifiers Names and Codes,中文名称是"观测指标标识符逻辑命名与编码系统"。LOINC 数据库(LOINC database)提供的是一套用于标识实验室和临床试验结果的通用名称和标识代码。其目的在于促进这些结果信息的交换、汇集与共享。

LOINC 于 1994 年 6 月首次在互联网发布,至今,LOINC 数据库累计发布了 13 个修订本。其中的观测指标概念(observation concepts)已逾 30 000 个。LOINC 代码已被美国国立医学图书馆融入其所创建的统一医学语言系统(ULMS)之中。LOINC 也与 SNOMED(参见第 4 章)开展合作,确保得到一套协调一致、清晰无误的临床参考术语。LOINC 所提供的详细实验室试验项目名称将全部纳入 SNOMED 发行的资料之中。

LOINC 代码并不准备传达所有有关试验或观测结果的可能信息,而仅仅旨在对试验结果或临床观测结果加以标识(identify)。此外,还在进行一项关于编制试验组名称与代码的计划。

每条 LOINC 记录都与唯一一种试验结果相对应。每条记录都包括如下说明性的字段(fields)。

(1)成分(component)或分析物、受检物(analyte):如钾、血红蛋白、丙型肝炎抗原。

(2)受检特性(property measured):如质量浓度、酶活性、催化速率。

(3)计时(timing):也就是说,一个测度指标是片刻或短时间内即可获得观测结果,还是需要更长的时间,如 24 小时尿液标本。

(4)样本类型(type of sample):如尿液、全血。

(5)标尺类型(type of scale):即区分一个测度指标(measurement)是定量型

(quantitative)、等级型(ordinal)、名义型(nominal),还是叙述型(narrative)。

(6) 获得试验结果或其他观测结果时所采用的有关方法。

另外,每条记录中还包含有关生理性或药理性刺激(challenges)的剂量(amount)、途径(route)和时间(timing)方面的信息。如口服葡萄糖耐量试验。

9.5 实验室信息系统的功能

LIS可以按不同专业实验室的工作内容划分功能模块,总体功能框架如图9-7所示。

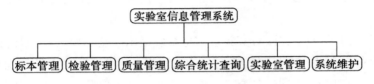

图 9-7 LIS 总体功能框架

质量控制、试剂管理、综合统计查询是每个专业室都需要的模块,而生化专业、临检专业、免疫专业的信息采集和处理方式类似,其业务流程均可划分检验前、检验中、检验后三个阶段,各阶段的主要业务如下:

检验前:申请录入或接收,标本核对,标本预处理。

检验中:检验控制、检验结果接收或录入。

检验后:检验结果审核、检验报告发布。

考虑不同规模实验室的需要,软件设计为方便用户使用,有的将每项业务分界面操作,也可以将多项业务合并在一个界面处理。

1)LIS 的用户权限管理

信息系统管理用户权限一般是将用户按业务角色分组,软件对角色组分配可操作的模块及模块菜单的权限。LIS管理用户权限的特殊性是将用户与检验仪器和检验项目关联,控制不同用户对不同仪器及该仪器检验项目等的操作权限。

2)基础数据维护

检验的基础数据内容繁多,既有LIS自身运行的基础数据,如仪器参数、检验项目参数,又有仪器、HIS、体检信息管理等系统接口所需的基础数据。

检验项目的基础数据内容除包含项目名称等以外,软件还提供对项目相关数据的加工处理功能,可完成功能示例如下:

(1)结果运算:事先设置算法,LIS能对从仪器接收的数据进行各种运算,获得检验项目的最终结果。

(2)结果转义:若仪器输出的是数值型结果,根据事先设置范围,LIS将结果转换成"阴性"/"阳性",或"+"/"-"符号表示。

(3)结果参考值:患者样本的检验结果是否异常,健康人群测量值的统计分布范围是判断标准之一,称为参考值。同一检验项目的参考值可因健康人群的不同分类而不同,如血色素,不同年龄、性别组的参考值不同。检验结果报告单在样本检测值后打印参考值,供临床参考。

（4）项目组合:将检验医嘱收费项目与检验项目对照。一条检验申请的医嘱常常需要做一组多个检验项目,如三大常规、生化全套等,检验医嘱收费项目与检验项目对照方便了检验申请的医嘱开立,以及 LIS 与 HIS 的数据通信。

（5）检验仪器接口参数设置:设置不同检验仪器的数据输入/输出接口参数。

3）标本管理

标本在送达实验室之前,涉及申请、采样和传递环节。申请主要由临床医生完成,其内容至少应包括:患者基本信息、检验项目名称、英文缩写、采用的方法、标本类型、参考区间（生物参考区间）、检验项目的主要临床意义、结果回报时间、申请人、申请时间等,LIS 系统可以提供标准规范的检验申请信息采集功能,保证申请信息采集的完整正确。并根据不同类型的标本、检验要求等信息,提示患者准备要求和采样要求,如标本容器、标本量、采样时间、患者体位、应加入的试剂、保存和传递要求等。

标本送达实验室后,标本管理业务主要有标本核收、分拣、分送、保管等工作。

实验室有专人负责接收标本,接收人核查标本采集是否正确、是否符合采集要求;不合格的标本要及时退回,重新采集,并要说明标本不合格的原因。所以,LIS 的标本核收功能要记录标本收到时间、接收人和核收结论,记录不合格标本的问题,网络反馈给采样部门;还支持某些自动检查,如标本有效时限检查,是根据事先设定的某类检验标本从采样到接收的时间间隔,自动检查,超限报警,加强标本的管理。

标本分拣、分送是将标本按其检验要求分类,分别送到不同专业实验室和仪器组,一般由人工在 LIS 辅助下进行,利用自动化设备可支持自动分拣、分送和保存（参见 9.3.3）。

标本完成检验后,并非意味着一切有关标本的管理工作结束。对于检验后发现有严重问题的标本,实验室要立即对标本的采集、运输、检验、保存过程进行必要的调查和追溯,必要时要进行重复检验,LIS 记录的标本信息能有效地支持这些工作,帮助实验室发现问题,及时解决。

4）检验管理

检验管理主要有标本上机检验和检验结果数据采集,检验结果审核,报告发布等工作。

在 LIS 支持下,一旦接收到检验申请,系统可以根据设备、人员等条件,辅助安排各专业实验室的检验工作计划,并提供工作计划完成情况的监测功能。

检验结果数据的采集方法有自动采集和手工录入两种,LIS 与仪器有数据接口的可自动采集,有的仪器没有接口,还有的检验是人工观察和计算结果,如细菌培养,提供界面数据录入方法采集。

LIS 从检验仪器接收到输出数据并加工处理后,必须经过审核,才能发布检验结果报告。审核过程分别进行质量审核和用户审核。首先审核质量控制数据是否符合质量管理要求,确认符合后进行用户审核。LIS 可根据用户事先设置的审核条件,进行自动批量审核。审核条件可以是项目的参考值、与患者以前若干次检验结果的差异。其他审核条件还有:检验结果值的最高/最低限值、与患者基本信息（年龄、性别等）的关系、多个检验结果值之间的数学关系,患者的临床印象、已诊断的疾病等。LIS 还具有结合临床诊断、药物使用、检验结果数据进行结果核对分析的知识库,辅助技师对检验结果进行审核。

审核发现有结果不满足审核条件时,LIS 以改变颜色、声音报警等方式提醒用户注意。一旦发现超生命警戒限值(危急值)的结果,LIS 立即发出报警,提示检验技师应迅速通知临床医护人员,如图 9-8 所示。

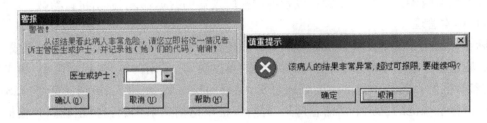

图 9-8　审核提醒

LIS 对检验结果(见图 9-9)的进一步处理,是将结果与患者的临床信息进行联合分析,给出临床辅助诊断和治疗的建议,这种具有智能化功能的 LIS 进入临床还需要很长的过程,目前仅限于关联少数可结构化临床信息的简单逻辑判断。

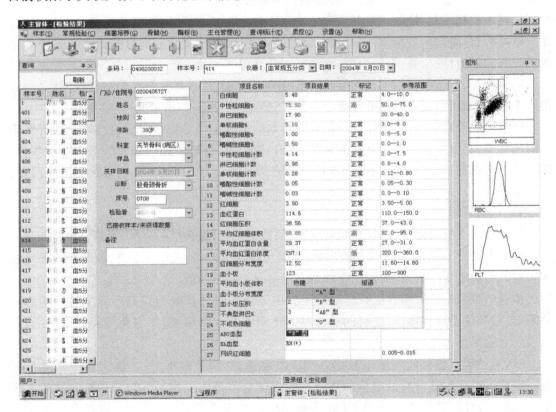

图 9-9　检验结果采集

因为纸质报告的法律效力，检验结果报告必须打印，并由检验人员签字认可，存档备查，同时发布电子报告。为方便检验报告发放，有医院在门诊设立检验报告发放台，专人负责打印发放；或设置专用自助检验报告打印设备，患者刷就诊卡，或输入编号可自助打印检验报告。电子报告的传送方式有多种，通过与 HIS 的接口直接发送给医护工作站，或用 E-mail、手机短信等方式直接发送到患者的电子邮箱或手机里。

微生物检验的流程与其他检验流程有所不同，第一步，对样本进行细菌培养试验；第二步，在试验确认样本的菌群种类生长后，进行细菌种类的鉴定；第三步，对有菌样本进行相关药物的药敏试验；第四步，确认菌种对每种药物的敏感度。检验数据可辅助医生临床治疗用药。为规范业务管理，微生物检验的软件设计也要符合业务流程需求，当录入样本试验发现细菌种类后，才能开始操作药敏试验部分的功能。

5）质量管理

临床实验室质量管理的目标是让检验结果最好地符合患者的实际情况。原卫生部的《医疗机构临床实验室管理办法》提出了对检测系统管理（含仪器、试剂、供应品）、校准与校准验证、室内质量控制、室间质量评价、标准操作规程、检验报告 6 个方面的质量要求。凡不能达到 6 项基本要求的实验室，将不得开展临床检验工作，也不能向临床出具检验报告。

临床实验室的室内质量控制，一般采用统计过程质量控制方法。实验室根据控制对象制定控制方法，定期检测质量控制专用的标准样品，结果作为控制值，控制值的大小和变化反映检测过程的质量。用统计方法处理控制值并绘制质量控制图，根据质量控制规则判断误差大小，若超出控制范围，要发出失控报警信号，提醒实验室采取行动，如重做标准样品，以决定本次患者检验结果是否能够采用；并检查整个检验过程，分析和发现问题，进行改进。质量控制的数据要求长期保存，定期上报至地方质量监督部门，不允许人为恶意修改。

LIS 系统能支持实验室制定质量控制计划，提醒计划的执行，自动采集质量控制值的数据，按设置的统计方法进行处理，显示和打印质量控制图，如图 9-10 所示，并按质量控制规则标准判断是否失控，若失控，发出报警信号，封锁失控组的报告发布，提供失控记录和失控分析报告管理。LIS 控制访问质量控制数据的权限，能对数据进行查询分析。信息系统设计灵活性的体现，是用户可以自定义质量控制的数据段和选择质量控制规则。

6）综合查询统计

对检验信息进行各种综合查询和统计分析。如查询某患者多次检验结果，显示数据和曲线；统计某检验项目的阳性率（参见图 9-11）。

7）实验室管理

实验室管理一般包括试剂管理、工作管理等功能。试剂管理有试剂的入库、出库、盘库、库存、有效期等信息管理功能。工作管理包含工作人员、工作计划和安排、工作量统计等。

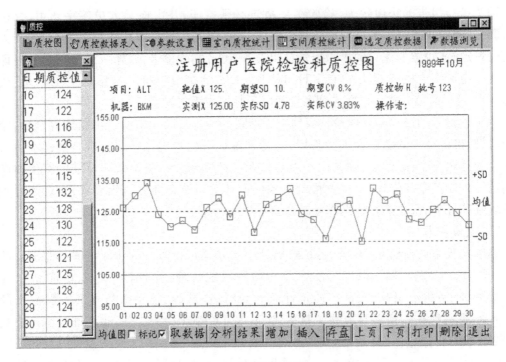

图 9-10　质量控制图

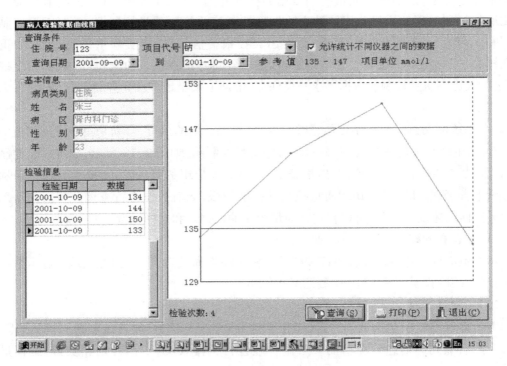

图 9-11　历史检验结果查询比较

9.6　实验室信息系统与其他系统的接口

9.6.1　与检验仪器的接口

LIS 与检验仪器一般通过标准的 RS232 输出接口连接,接口通信方式有三类。

(1) 单向通信:LIS 不能向仪器传递信息,只通过接口接收仪器输出的信息,主要是检验结果数据。检验结果数据与 LIS 中的申请和样本信息的关联,需要人工核对录入生成,工作量大,易出差错。

(2) 双向通信:对具有双向通信接口的仪器,LIS 能向仪器传输 LIS 的样本编号和样本检验的指令,控制检验仪器对样本进行指定项目的检验,仪器检验结果数据与 LIS 的样本编号一起输出给 LIS。

(3) 主机询问:仪器具有读取样本试管条码的装置,仪器每读取一个样本的条码,就向 LIS 询问该样本的其他信息,LIS 通过接口输出申请检验项目信息给检验仪器,样本编码与检验结果数据一起输出给 LIS,保证 LIS 采集的检验结果与样本关联的正确性。

9.6.2　与其他信息系统的接口

LIS 与其他信息系统之间的连接有利于整合不同系统的信息,提高工作效率,实现业务流程优化和重组。如住院患者的检验申请计费业务,传统是在 HIS 中操作,当检验申请医嘱开出并审核确认后立即计费,但是这不符合实际流程,LIS 不能控制发生在 HIS 中的检验退费。LIS 与 HIS 整合后,系统支持由用户自主在 LIS 中设置的计费环节,可以设置在样本核收时,也可以在报告审核时或报告发布时。同时,在 LIS 中有退费管理功能,LIS 发出信息控制 HIS 中的退费。

LIS 与其他信息系统之间的接口,按系统连接紧密程度可分为两类。

(1) 紧密连接:双方系统通过动态链接库的方式实现无缝连接,需要修改各自的软件,并进行基础数据的对照,如医嘱收费项目与检验项目。优点是各业务系统用户可以在本系统的界面中直接使用检验信息,LIS 与 HIS、社区、体检等系统之间经接口传递信息。如与医嘱和诊间子系统接口,通过住院医嘱或诊间医嘱自动生成检验申请,检验报告经接口直接传递给医嘱和诊间子系统,医生在工作站上查阅检验报告。

(2) 松散连接:当因各种原因无法实现系统之间的接口时,LIS 提供申请单输入和结果查询功能,供异地人工录入或批量数据导入检验申请,检验结果可通过输入患者编号、姓名等条件查询。优点是无需修改业务软件,但各业务系统用户操作不方便,检验信息没有与其他医疗业务信息形成紧密关联。如 LIS 设立 Web 查询服务器,医护人员或患者经授权登录,查询检验报告。

9.7　实验室信息系统的管理创新

1) 加强实验室内部管理

LIS 在检验科内实现多设备、多专业实验室的信息整合,提高检验工作效率,降低成本,加强了检验科内部的闭环管理。检验结果回报时间(Turn Around Time,TAT)指从样本接收到实验结果发布所需的时间,是目前许多临床实验室作为持续性质量改进的观察指标,通过 LIS 监控样本的检验工作流程,对 TAT 的统计结果进行分析,找到延误检测时间的原因和关键,提出改进意见,通过流程的改进达到提高检测速度的目的。

2)院内检验流程闭环管理

LIS 在医院内与 HIS 等信息系统整合,通过医院信息集成平台、临床数据中心,完成从开具检验申请单、准确采样,到检验报告自动推送给医护查阅,实现检验流程闭环管理,减少医疗差错,提升服务质量。其闭环管理的主要节点如下:

首先医生在开检验申请单时,系统提示该检验的适应症和采样注意事项。其次护士采样时,通过扫门诊患者挂号单的条码、住院患者手环条码,核对采样对象身份;同时提示采样部位和样本种类,提供病人用药、生理周期等数据,与检验项目自动核对,避免获得不恰当的标本。再次,实验室核收时发现不合格标本,能自动记录标本问题并经由网络反馈临床,提醒重新采集样本。最后,检验结果一旦通过审核,系统能自动提醒医护,在工作站或手机上及时获取报告,并可查阅历次结果,进行分析比较,以便制定精准的后续诊治方案。

3)检验危急值管理

检验危急值能通过信息交互,在医护工作站自动报警,发短信给管床的医护人员,提醒及时查看检验结果,开展医疗救治。系统还可将医护人员收到危急值提醒的确认时间、相关医疗救治的措施和时间记录下来,结合患者后续的检验指标变化,统计分析危急值响应的及时性和处置的有效性。

4)院间检验报告共享

LIS 的检验报告在医院之间共享,可以减少重复检查,节约有限的医疗资源,提升医疗质量。院间共享的技术基础是网络和信息标准,业务基础是各个实验室的质控。在各医院的 LIS 系统没有统一检验结果的信息标准时,采用 XML 或 PDF 的数据文件方式共享,医生可以看到报告内容,但无法对批量结果进行统计分析。通过区域健康信息平台,按统一的信息标准采集各医院的检验数据和其他健康数据,数据整合后的应用方式一是通过 App,及时提供各医院的检验结果和报告,供居民查询;方式二是由医院通过对接区域平台的共享服务,整合到医生工作站,供医生在诊疗时调阅。基于区域平台的居民主索引整合的其他健康数据,还能以居民电子健康档案的形式,提供采集到的全部检验结果和报告。

5)区域 LIS

区域 LIS 一般由区域卫生管理部门建设,地区的中心医院或临床检验中心与本地区多个社区卫生服务中心和站点建立业务关系,医院信息系统和社区卫生服务系统与区域 LIS 对接,社区卫生服务中心(站)的检验申请信息从网上发出,中心医院或临床检验中心通过物流系统收取社区卫生服务中心(站)的送检样本,检验结果报告经网络传递。患者只需到社区卫生服务中心(站)就诊,即可进行各种化验标本采样和获取报告,方便了患者,提高了检验设备利用率,提升了社区卫生中心的服务能力。因地域分散,区域 LIS 与社区卫生服务信息系统一般基于互联网或卫生专网实现信息交换,区域 LIS 的检验数据被区域健康信息平台采集,整合归入电子健康档案数据库。

6）检验信息便民服务

利用信息技术实现检验相关的便民服务。

（1）开发检验报告自助打印设备，与医院信息系统联通，患者在自助打印机上，用身份证、医保卡、就诊卡认证身份，或采用挂号单、缴费单上的条码或二维码认证，查询本次就诊的检验结果，打印检验报告。

（2）开发 App 或微信公众号、小程序等，与医院临床数据中心对接，患者在移动端实名认证后，获取检验结果，还能展示历史多次同一检验指标的变化曲线。门诊检验的患者，不用再次到医院打印检验结果，住院患者能查询入院后全部的检验结果。App 对接区域健康平台的电子健康档案数据库，能查阅在平台采集整合的各个医院不同时期的检验报告。

问题与讨论

（1）医学检验流程中有哪些信息？如何分类？各有什么特点？

（2）检验信息处理的特点是什么？

（3）什么是模式识别的两个阶段？请举出模式识别的其他事例。

（4）检验流程中如何保证检验申请、样本和结果的正确关联？条码技术在医学领域还有哪些应用案例？

（5）什么是全实验室自动化？主要解决了实验室的什么问题？

（6）有哪些检验信息标准？

（7）信息系统使手工条件下检验流程中的哪些问题得到改善？

（8）LIS 有几种检验结果审核方法？

（9）信息系统如何支持检验质量管理？

（10）LIS 与检验仪器的接口通信方式有哪两种？LIS 与其他信息系统的接口方式有哪两类？

（11）LIS 有可能使医疗服务和管理发生哪些变化？请举例说明检验信息闭环管理和服务模式创新。

（黄学宁）

10

远 程 医 学

　　随着经济的发展、社会文明的进步和人民生活水平的提高,人们对医疗保健的需求越来越高,愈来愈迫切。受医疗卫生资源的限制,即使在大中城市也只能基本满足这一需求;对于医疗条件较差的艰苦偏远地区、高海拔和海岛地区,满足需求更是难上加难。世界著名的未来学专家阿尔文·托普勒曾在20世纪60年代就大胆设想,在未来医疗活动中,医生有可能只需面对计算机屏幕直接观看从远方传来的病人信息,就能对患者进行远程诊断和治疗。随着多媒体技术、计算机技术、网络技术和现代通信技术的迅猛发展,这一设想已经成为现实。远程医学在日常医疗保健中,在军队战时救治中,在人类与自然灾难(地震、雪灾、洪灾、风暴、海啸)和突发公共卫生事件等的顽强抗争中,发挥着越来越重要的作用。

　　远程医学为现代医疗保健事业的发展既提供了极好的机遇,同时也是一个挑战。传统医学紧密依赖医疗资源(医生和医疗设备),受制于时间和地点,制约了公共医疗的公平性。远程医学克服了传统医学的限制,扩展了医学服务的范围。我国医疗资源仍然紧缺,远远不能满足人民群众日益增长的健康需求。积极开展远程医学,使有限的医疗资源得到公平和公正的合理利用,是提高健康服务效率和质量的有效措施之一。

　　该章将论述有关远程医学的概念、理论、实现方法以及面临的挑战。读完这章后,你应该知道下面这些问题的答案:

　　远程医学的由来、定义、内涵、目的和发展的四个阶段。

　　远程医学系统的组成、应用层次和功能。

　　远程医学技术发展历程,多媒体通信技术,数字音视频编解码技术标准。

　　远程医学在远程医疗、远程教育和家庭远程医疗保健中的应用。

　　远程医疗的机构管理、专家管理、会诊应用流程管理。

　　远程医学的法律与伦理问题。

　　远程医学的发展趋势。

10.1 远程医学概述

10.1.1 远程医学的由来

telemedicine 由"tele"和"medicine"两部分组成,希腊字"tele"表示"远处",而"medicine"来自拉丁文"mederi",意为"痊愈"。telemedicine 被翻译为远程医学或远程医疗,即以电子通信为手段实现远程医学和医疗服务的活动。

telemedicine 从广义上讲,是远程医学,即不受"时间"和"地点"限制的医学活动,是电子医学数据和信息(高分辨率图像、声音、视像和患者记录)在异地间的传递,也是使用通信技术和计算机多媒体技术提供远程医学信息服务。远程医学包括远程医疗、远程护理、远程教育、远程医学学术研讨和远程医学信息服务等医学活动。

telemedicine 从狭义上讲,是远程医疗,即以现代通信、计算机和现代医学等先进技术为手段,以诊断和治疗为目的,以患者为对象的远程医疗服务。

10.1.2 远程医学的定义

1992 年,勃兰斯敦(Preston)首先对远程医学做了如下描述:"远程医学是利用远程通信技术,以双向传送数据、语音、图像的方式开展的远程医学活动。"20 世纪 90 年代中期,美国远程医学学会和美国国防部卫生事务处对远程医学做了明确定义:"远程医学是以计算机技术,卫星通信技术,遥感、遥测和遥控技术,全息摄影技术,电子技术等高新技术等为依托,充分发挥大医院或专科医疗中心的医疗技术和设备优势,对医疗条件较差的边远地区、海岛或舰船上的伤病员进行远距离诊断、治疗或医疗咨询。"1997 年 12 月,世界卫生组织(WHO)在瑞士日内瓦将远程健康信息系统定义为:"远程健康信息系统是通过医疗信息和通信技术从事远距离健康活动和服务的系统。"

简言之,远程医学是采用信息和通信技术提供全天候、全方位的远距离医学服务活动,是信息技术和远程医学服务的有机结合。

10.1.3 远程医学的内涵

现代远程医学涵盖了四方面的医学活动内容:①医疗方面——远程会诊、远程诊断、远程医疗、远程护理。②保健方面——远程保健、远程健康咨询。③教育方面——远程教育、远程学术交流、远程技能培训。④数据共享方面——远程医学文献查询、远程医学数据共享、远程卫生信息交互等。

随着信息技术的迅速发展,远程医学正以惊人的速度和影响力带动着现代医疗保健技术向超越"空间"和"时间",向更广更深的领域发展,开拓了医疗服务的新模式与新境界。远程医学可以是跨院、跨地域乃至跨国界的医疗求助或医疗协作的需求,打破了传统医疗在环境、地点、场所、资源等方面的限制,在最大范围内实现全国乃至全世界的医疗卫生资源的共享。远程医学使医疗保健服务更加贴近人民大众,为提高人民生活质量发挥越来越大的作用。

远程医学不是医学的新的学科分支,而是计算机技术、远程通信技术与传统医学相结合而产生的一门新兴的综合学科,并已渗透到医学的各个领域。

10.1.4　远程医学的目的

远程医学的目的是增加医疗服务和医学教育在时间和空间上的覆盖面,拓宽医疗服务的范围,减少因地区差异、医疗卫生资源差异等造成的医疗水平不平衡,使患者以负担得起的价格获得相对较高水平的医疗服务。

我国幅员辽阔,人口众多,但分布不均,在老少边穷地区缺医少药现象仍然存在。根据国家统计局2012年的《第七次全国人口普查公报》,中国人口总数14.4亿,居住在城镇的人口为90 199万人,占63.89%;居住在乡村的人口为50 979万人,占36.11%(https://www. gov. cn/xinwen/2021-05/11/content_5605760. htm)。2022年,全国医疗卫生机构总诊疗人次84.2亿,其中县级(含县级市)医院诊疗人次13.5亿,乡镇卫生院诊疗人次12.1亿,村卫生室诊疗人次12.8亿。说明医疗行为和医疗资源集中在城市(https://www. gov. cn/lianbo/bumen/202310/content_6908776. htm),而城市的优质医疗资源又集中在少数大型医院。因此,远程医疗为缓解乡镇、边远地区病人"看病难"和提高社区医疗服务水平提供了可能,是实现医疗平等的有效措施之一。

10.1.5　远程医学发展的四个阶段

现代远程医学萌芽于19世纪,发展于20世纪,并逐渐成为21世纪现代医学的标志之一。

1）萌芽阶段

标志：文字和语音信息(电报、电话)。

通过电报、电话传送简单的文字和语音信息是远程医学的初级阶段。

早在1844年,就有人利用莫尔斯电码传送医学信息,为商船上的伤病员提供远程医疗咨询。在尚未发明电视机的1924年,美国 *Radio News* 杂志便展示了通过"交互式视频系统"开展远程医疗服务的可能性。

2）模拟可视阶段

标志：模拟可视(模拟信号+模拟线路+模拟数据)。

远程医疗会诊系统硬件由三个最基本的环节组成：信息捕捉、信息传输和信息重现。模拟可视阶段在这三个环节中都采用了模拟技术。

早在1911年,将来自听诊器的声音放大后经电话网传输,进行远程诊断。通过普通电话实现心电图(ECGs)和脑电图(EEGs)的传输至今也有使用。20世纪50年代中期,美国和加拿大通过双向闭路电视系统传输医学数据,为异地的病员提供远距离可视化专科医疗服务,是远程医疗的一大进步。美国航空航天局(NASA)早在20世纪60年代初,开始尝试人类太空飞行,为监测在航天飞行器中执行任务的宇航员的生命指标,NASA 就建立了一套远程监测系统,以监测失重状态下宇航员的健康及生理状况,为他们提供及时的医学保障。20 世纪 80 年代,卫星通信技术被广泛地应用于远程医学领域,尤其是以联合国发射的 4 颗地球同步通信卫星为核心,建立了多国间远程医疗系统,促进了世界范围内远程医学的迅速发展。

3) 数字可视阶段

标志:数字可视(准数字化信号+数字化线路+准数字化数据)。

数字技术的引入,使医学信息和视音频信号可以进行数字化,并进行压缩,因而大大提高了医疗信息的传输速率。但由于网络带宽不够(窄带),其传输的信息量受到很大的限制,应用仅局限于信息量相对较少(低精度的视频和静态图像)的部分医学学科;所谓的数字图像乃是胶片经过扫描和模拟摄像机拍得的视音频信号经 A/D 后生成的准数字图像,而许多医疗信息(例如病史资料等)是通过手工输入或者扫描输入的准数字资料。

数字可视阶段主要通过公共交换电话网(Public Switched Telephone Network,PSTN)、综合服务数字网(Integrated Services Digital Network,ISDN)和卫星通信网(Satellite Network,SN)进行远程医疗服务。

总的来说,这一时期的远程医学处于在数字线路上传输准数字信号和数据的数字发展阶段。

4) 集成多媒体阶段

标志:多媒体(数字化信号+数字化线路+数字化数据+多媒体平台+电子病历)。集成多媒体阶段是远程医学的最新发展阶段,这一阶段的主要特征是:信息源完全数字化,信息传输与信息共享的多系统集成,实现了跨平台的传输。普遍使用宽带,使医学影像和视频质量大幅度提高。

20 世纪 90 年代初,随着通信技术、信息高速公路、计算机多媒体技术、网络技术的发展,远程医学进入了一个全面应用的快速发展阶段。90 年代以后,随着医院信息化建设的发展、普及和成熟,医院信息系统、医学影像存储和传输系统、放射科管理系统和医学实验室信息系统的成功整合,以及电子病历、电子健康档案和个人健康档案的出现,远程医学步入了集成发展阶段。这个阶段,除了远程医学相关应用技术得到发展外,从理论上讲,远程医学也由先前较为模糊的理念,逐步发展为具有系统概念的远程医学学科。

发展到此阶段,远程医疗会诊系统三大环节已实现了全面的、直接的、彻底的数字化。首先是数字化成像的方式,使信息直接以数字形式出现,即从数字化成像设备(如 CR、DR、CT、MR 和 DSA 等)中直接得到数字图像。

在这一时期,公用天线电视(Community Antenna Television,CATV)、无线网(Wireless Network,WN)、异步传输模式(Asynchronous Transfer Mode,ATM)、数字数据网(Digital Data Network,DDN)和 Internet 等网络通信技术发展十分迅速,形成了较完整的网络系统,为远程医学的广泛开展提供了多种可供选择的较理想的网络平台。

从最初的模拟发展阶段,进入数字化发展阶段,直到如今的集成化发展阶段,从时间上来讲,各个阶段之间并没有清晰的界限。不同技术的融合与渗透,对远程医学的全面集成化起到了推动的作用。

10.2　远程医学系统的组成、应用层次和功能

10.2.1　远程医学系统的组成

在远程医学中,医疗服务的提供者和被服务对象分处两地,因此其组成基本分为以下三个部分:

（1）提供医疗服务方:即医疗服务源所在地,一般为具有丰富的医学资源和诊疗经验的大型医疗机构和有经验的医生。

（2）申请医疗服务方:可以是医疗、诊断和治疗能力较弱的小型医疗机构或诊疗经验不足的医生,也可以是病人。

（3）通信网络、多媒体视频及相关医疗设备:通信网络为普通电话网、无线通信网、卫星通信网和因特网等,通信线路为同轴电缆、网线和光纤等,相关设备包括计算机软硬件、多媒体视频和诊疗仪器等。

远程医学系统应是一个开放的分布式系统,系统应用现代信息通信技术(特别是双向视听技术)、数字技术和医学技术为远方患者提供医学服务,为异地医务工作者提供医学信息交流和探讨机会。远程医学系统是指根据远程医学服务的具体应用要求而集成的系统设备,由通信网络系统、计算机系统和多媒体视频系统三部分组成。通过远程医学系统将人们通常所能感觉到的有形或无形的医学资料与健康信息,如文字、数据、影像、图像、图形、声音等,转变成能被计算机识别的数字传递到终端,并在终端重新恢复和显示出人们能够认识的信息原形。

10.2.2　远程医学应用层次

按照远程医学活动的地理位置及环境,可将远程医学活动划分为三个应用层次。

（1）医院内部的医学信息交流:包括电子病历、医学影像传送和科室间会诊等。此应用层次的关键在于建立一个较好的医学信息归档、存储、传输和管理系统。系统应是医院信息系统 HIS 和影像归档和通信系统 PACS 的综合体系,医学信息全部数字化。同时要求医院内的网络传输速度足够快,以适应在线检查与诊断的需要。此外,医院还需配置海量存储设备,用于长期保存所有的医学信息。

（2）医院间的医学信息交流:包括综合性医院与专科医院间业务协作;基层医务人员与医学专家间病情会诊;上级医院对下级医院的技能培训;边远地区医院向大型医院请求技术支持等。医院间的应用建立在电子病历的基础上,此外,需要有支持双方交互的多媒体通信技术和科学的远程医学管理办法。

（3）医院外的医学信息交流:包括家庭、社区、企业、厂矿、部队、院校、机关、监狱等。

院外层次上的应用能否实现,既取决于医院的信息化水平,同时也取决于申请服务者所处环境的信息化水平和使用的医疗设备,以及所采用的相关技术标准。

10.2.3 远程医学系统的功能

不同类型的远程医学系统,其性能与应用效果差异明显,但它们必须具备信息获取、信息传输、信息显示三大功能。

1) 信息获取

信息获取是指图像信息与非图像信息通过视频捕捉卡、声卡和模/数转换器将模拟信息转换成计算机能识别的数字,并存储于计算机中的过程,该过程被称作数字化过程。

图像信息有静态图像与动态图像之分。图像分辨率直接影响图像质量。图像分辨率高则捕捉到的图像信息量大,信息传输的时间就长。动态图像的传输必须考虑时间分辨率,即单位时间内所捕捉或传输图像的帧数,一般不应低于 25 帧/s,否则动态图像输出的流畅性将会受到影响。

通过摄像机和录像机可以获取动态图像,静态图像可以用照相机、扫描仪等获取;语音可通过声卡采集;文字数据信息则可直接录入计算机。

总之,远程医学系统要考虑获取图像的质量,以适应临床诊断的需求。

2) 信息传输

信息传输是指将转换成的数字化信息借助于通信介质或计算机网络系统传送到终端计算机上。信息传输的速度与被传输的信息量和网络的通信带宽有直接关系。远程医学系统必须测算网络信息的吞吐能力,依此选择通信的带宽。

采用数据压缩技术可以减少传输的信息量。数据压缩技术分有损压缩和无损压缩,对医学影像图像的压缩以不影响图像质量为准则。诊断用的图像应采用无损压缩,以保证诊断的正确性。通常对静态图像的压缩选择联合图片专家组 JPEG(Joint Photography Expert Group)压缩格式,而对动态图像的压缩则通常选择运动图像专家组 MPEG(Moving Picture Expert Group)压缩格式。

3) 信息显示

信息显示是指被传输的数字化信息到达终端计算机后,将信息还原并显示在计算机的显示器上。所显示图像的质量除了受图像捕捉时的诸因素影响外,显示器自身的性能和设置都可能影响图像显示的视觉效果。对于模拟显示器要注意显示器的刷新频率。刷新频率是指图像在屏幕上更新的速度,以赫兹(Hz)度量。显示器刷新频率低于 75 Hz,人眼能明显觉察到由于刷新带来的闪烁,不能用于远程医疗。在远程医疗前,应调整显示器的整体色调、亮度和对比度。总之,在显示器校准设置中的设置越详细,显示器所显示的图像与扫描源图像越贴近。

除此之外,视频捕捉卡和显示卡的质量直接影响图像显示的效果。配备图像应用工具(如图像的滚动、放大、视窗调节、亮度/对比分辨调节等)会使应用更方便。远程医学系统的基本结构如图 10-1 所示。

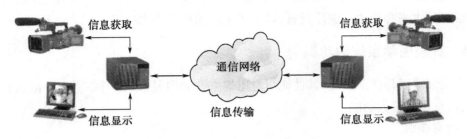

图 10-1　远程医学系统结构

10.3　远程医学的技术基础

10.3.1　远程医学技术发展历程

随着信息技术的迅速发展,远程医学也在不断地进步,其各个发展阶段也就打上了信息技术发展的烙印。表 10-1 是远程医学技术在 2010 年前的发展过程。

表 10-1　远程医学技术在 2010 年前的发展过程

类型	内容	发展过程
数据	类型	文字——→图像——→多媒体
	输入	手工——→扫描——→电子病历
	图像形式	静态影像(CT、MR)——→动态视频(DSA)
	图像输入	扫描仪(X 光片)——→数字化胶片(CR、DR)
通信	方法	电报传真——→电话——→卫星、网络和 Internet
	信号	模拟——→模拟+数字(混合)——→数字
	带宽	几十千字节(窄带)——→几百千字节——→几十兆(宽带)
	方式	点对点——→一点对多点——→多点对多点
视音频	质量(精度)	低——→中——→好(高)
	帧速	数帧/s——→十数帧/s——→25~30 帧/s
	分辨率	160×120——→320×240——→800×600(更高)
	压缩编码	MPEG 1——→MPEG 2——→MPEG 4
	信号获取	模拟照相机和摄像机——→数字照相机和摄像机

10.3.2　远程医疗中的多媒体通信技术

多媒体通信系统是利用数字视音频和通信网络进行多媒体通信的一种方式。多媒体通信系统实时性、交互性好的特点,使它在远程教育、远程医疗等方面大有用武之地。今天人们可以坐在医院的会议室、医疗现场,通过网络进行万里之外的医疗咨询、学术交流活动或远程会诊。

从技术角度来看,远程多媒体通信系统是建立在通信技术、计算机技术、多媒体技术等高新技术基础之上的应用系统。远程多媒体通信系统的实现,目前大多是采用公共电信网、虚拟专网、双向数字压缩的加密卫星、CATV、数字用户环路(Digital Subscriber Line,DSL)、3G、4G 乃至 5G 等作为信息传输手段的。

多媒体通信系统主要由终端设备、传输信道以及多点控制单元(Multi-point Control Unit,MCU)三部分组成。其中,终端设备和 MCU 是多媒体通信系统所特有的,而传输信道则是指目前现成的、适宜传输多媒体通信系统信号的各类通信信道。

1) 终端设备

多媒体通信系统所用的终端设备将视频、音频、数据、控制信令等各种数字信号分别进行处理后组合成一路复合的数字码流,再将它转变为适合在传输网络中传输的帧格式送到信道中进行传输。它主要包括以下几部分:

(1) 视频输入/输出设备:视频输入设备包括摄像机、录像机、图文摄像机、VCD 等。它们将模拟视频信号通过视频输入口送入编码器进行数字化处理。通常视频输入至少需要三个。模拟视频信号都经过终端设备的视频输入口送入编码器进行数字化处理。视频输出设备包括监视器、投影机、电视机等。它们的功能是显示接收到的图像,在较大的会场应采用投影机或电视墙进行显示。为了同时显示远端和本端会场,一般采用画中画(Picture in Picture,PIP)的方式。

(2) 视频编解码器:视频编解码器是多媒体通信系统终端的核心设备,它能对各种制式的模拟视频信号进行数字化和压缩编码处理,以便能在窄带数字信道中传送;或将数字信号进行解码和转换成视频模拟信号。

(3) 音频输入/输出设备:音频输入、输出设备包括话筒、扬声器、调音设备和回声抑制器。

(4) 音频编解码器:音频编解码器能对 50~3 400 Hz(或 50~7 000 Hz)的模拟话音信号数字化,或进行反向操作。

(5) 信息处理设备:信息处理设备包括电子白板、书写电话等。与会人员可以通过这些设备来讨论问题和实现数据共享等功能。

(6) 多路复用/分接设备:该设备将视频、音频、数据、信令等各种数字信号组合为 64~1 920 KB/s 的数字码流,成为与用户网络接口相兼容的信号格式。

2) 传输信道

多媒体通信系统的传输介质可以采用光纤、电缆、微波及卫星等各种信道。在传输方式上它可以在现有的多种网络上展开,例如 ATM、DDN、ISDN、SDH 数字通信网或帧中继网络等。在新的多媒体通信系统标准(H.323)中,多媒体通信系统信号还可以在 LAN、WAN、Internet 网上传输。

3) 多点控制单元(MCU)

由于目前各种网络本身的控制功能还不能满足多媒体通信系统所要求的多点对多点

的控制功能,因此,还需要一种设备来控制各个通信场所之间的信息传输与切换,这就是多点控制单元所要完成的功能。它就像电话网中的交换机一样,按用户的要求完成信息的转接。多点控制单元支持在三个或者更多端点之间进行多媒体通信。在 H. 323 多媒体通信中,一个 MCU 由多点控制器(Multipoint Controller, MC)和多点处理器(Multipoint Processor, MP)组成。MC 处理所有终端之间的 H. 245 协议,以确定共同的音频和视频处理能力。MC 确定视音频流向,实现多点广播(multicast),从而对会议资源进行控制。MP 处理媒体的混合以及处理声音数据、电视图像数据和一般数据等。

H. 323 会议的多点控制和管理工作方式可以分为下列三种：集中方式的多点控制和管理(centralized multipoint),分布式多点控制和管理(decentralized multipoint)和混合方式的多点控制和管理(hybrid multipoint)。

10. 3. 3　多媒体通信系统分类

多媒体通信系统有多种分类方法。按传输网络不同可分为基于专网或 DDN 网、基于 PSTN 网和基于 LAN/WAN 网的多媒体通信系统;按终端类型不同则可分为会议室型和桌面型多媒体通信系统。不同种类的多媒体通信系统有不同的特点,因此适合于不同的场合。

1）会议室型多媒体通信系统

会议室型多媒体通信系统适用于规模较大的会议,它所提供的图像质量、音响效果都比较好,是目前较为普遍采用的一种多媒体通信系统。它在一个固定的专用会议室安装摄像机、投影仪、编解码设备,会议室的灯光、音响系统也是经过专门设计的,以满足相应的要求。与会者在这种会议室中开会,可以获得很好的视频音频效果。这种多媒体通信系统对传输信道速率要求比较高,最好能达到 2 MB/s(E1 速率)或更高,最少也要有 384 kB/s,以达到理想的效果。

远程教育中双向、实时授课系统主要采用这种类型的多媒体通信系统,它使老师学生之间可以通过语音、图像和文字进行实时的交流,如同在一个教室一样,可以取得良好的教学效果。

2）桌面型多媒体通信系统

桌面型多媒体通信系统与会议室型相比要简单得多,它将多媒体通信系统与个人计算机融为一体,一般由一台个人计算机配备相应的软硬件(摄像头、麦克风、用于编解码的硬件或软件)构成,在多个地点进行多方会议时还应设置一台多点控制设备对图像语音进行切换、控制。这样的系统适合几个人之间的讨论、商谈,对图像质量要求不高。与会者在办公室或在家中就可以通过自己的终端设备或计算机参与电视会议,他们可以发表意见,观察对方的形象和有关信息,同时双方还可以共享应用程序,利用电子白板(软件)进行书面交流。桌面型多媒体通信系统造价低廉、使用方便、通信费用低,是未来多媒体通信系统发展的主要方向之一。

在远程教育应用中,师生之间的答疑,同学之间的交流、讨论就可以采用桌面型多媒体通信系统来实现。

10.3.4 数字音视频编解码技术标准

国际上音视频编解码标准主要有两大系列：ISO/IEC JTC1 制定的 MPEG 系列标准；ITU 针对多媒体通信制定的 H.26x 系列视频编码标准和 G.7 系列音频编码标准。1994 年由 MPEG 和 ITU 合作制定的 MPEG2 是第一代音视频编解码标准的代表，也是目前国际上最为通行的音视频标准。

目前音视频产业可以选择的信源编码标准有三个：MPEG2/H.263、MPEG4-AVC（简称 H.264/AVC）、AVS。从制订者分，前两个标准是由 MPEG 专家组完成的，第三个是我国自主制定的。从发展阶段分，MPEG2 是第一代信源标准，其余两个为第二代标准。从主要技术指标——编码效率比较，MPEG4 是 MPEG2 的 1.4 倍，AVS 和 AVC 相当，都是 MPEG2 的 2 倍以上。

目前，国际上普遍采用 H.264/AVC 视频编码。但是，昂贵的专利许可费用给我国远程医学中使用该标准带来了困难。AVS 标准是《信息技术先进音视频编码》系列标准的简称，是基于我国创新技术和部分公开技术的自主标准。H.264/AVC 仅是一个视频编码标准，而AVS 是一套包含系统、视频、音频、媒体版权管理四个主要技术标准和一致性测试在内的完整标准体系。关于 H.264/AVC 和 AVS 标准的相关理论和技术，请阅读该专业资料。

10.4 远程医学的应用

10.4.1 远程医疗

1）抗灾救灾

在"5·12"汶川特大地震的救灾工作中，许多受伤群众被困时间长、病情复杂。为科学制订救治方案，医疗队员将伤员的病历数据转换成图片，通过野战远程医疗会诊车上的卫星数据收发系统实时传输信息，后方医院医疗专家通过视频系统和辅助会诊平台展开网上会诊，进行医疗技术支援，充分发挥了远程医疗的时效性、准确性和紧急救援作用。图 10-2 为第三军医大学西南医院野战远程医疗会诊车进入汶川特大地震重灾区——映秀镇。

2）远程手术(telesurgery)

互联网技术、虚拟现实(Virtual Reality, VR)技术与机器人技术的有机结合产生了远程外科手术技术。外科医生通过远程手术技术，可以对千里之外的病人实施远程手术治疗。在远程手术时，医生主要根据远方医院手术现场传来的病人动态视频图像，通过计算机进行虚拟手术操作。手术医生的每一个操作动作即刻被转化为数字信息并回传到远方医院的手术现场，手术现场安置的机器人手臂则根据远方手术医生的操作指令，精确地控制并使用手术器械完成各手术操作步骤。远程手术是将医生亲手操作器械变为由远程控制的机器人操作器械。

2001 年 9 月 7 日，法国和美国的科学家们成功进行了横跨大西洋的远程手术，在纽约的医生成功地为一位身在法国斯特拉斯堡的病人进行了胆囊手术。1927 年，查尔斯·林白

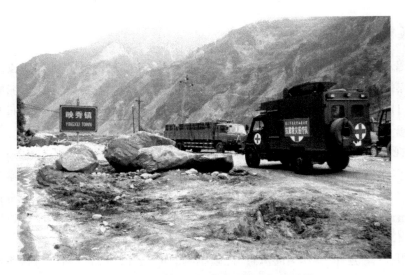

图 10-2   野战远程医疗会诊车进入映秀镇

单人从纽约飞越大西洋成为飞行史上的一个里程碑，作为人类第一例远程手术，此次手术被命名为林白手术（图 10-3）。

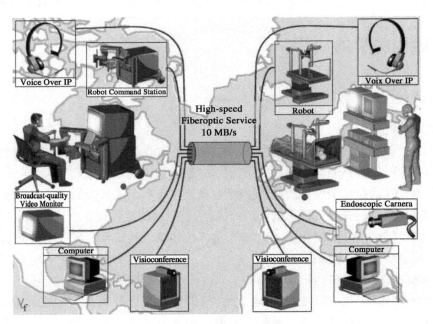

图 10-3   林白手术结构图

10.4.2   远程教育

1）远程手术直播与观摩——心脏介入手术直播

"2004 上海国际心血管病研讨会"期间，在上海瑞金医院会场的国内外专家观摩了在上海瑞金医院、上海仁济医院和南京市第一医院进行的心脏病介入手术现场演示，演示要求将三个地方的手术现场及手术显影图像实时传输到上海瑞金医院会场,并实现会场与各手术室现场的实时通话。图 10-4 表示瑞金医院手术室与会场传输结构,图 10-5 表示南京市第一医院手术室与会场卫星传输结构。

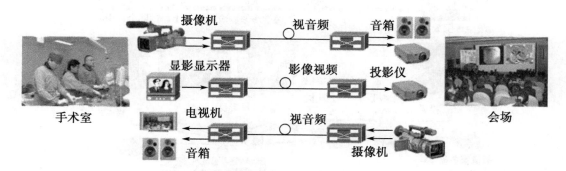

图 10-4　瑞金医院手术室与会场传输结构图

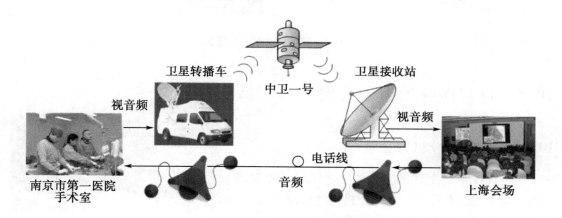

图 10-5　南京市第一医院手术室与会场卫星传输结构图

2) 网上读片

网上读片是远程医疗的重要部分,也是 PACS 的重要功能之一。宽带网上读片是 PACS 的 21 世纪应用实例,专家可以通过网络在异地进行读片、讨论和会诊,有效利用我国医疗卫生资源,有助于提高疾病诊断的水平。图 10-6 为宽带网上读片的示意图。

10.4.3　家庭远程医疗保健的应用

家庭远程保健(home telehealthcare)是运用家庭护理技术(Home Health Care,HHC)、远程测量技术和远程监护技术对家中患者的重要体征参数进行监测,并在发生意外时实施紧急救助。目前家庭远程医疗保健研究的主要服务对象是在家中进行手术后康复的病人和一些残疾人、老年人、高发病人群,其目的是对这类病人进行家庭监护,也对健康人进行健康记录和监护,如图 10-7 所示。

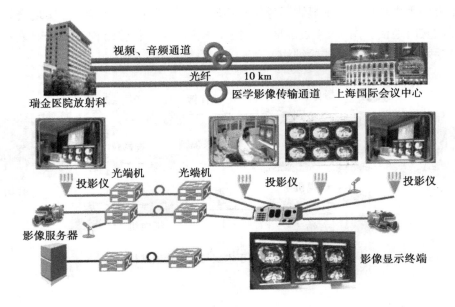

图 10-6　宽带网上读片示意图

10.5　远程医疗的组织管理

10.5.1　远程医疗机构管理

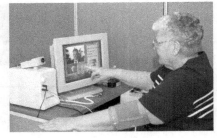

图 10-7　病人在家里进行
血压测量并与医师交流

远程医疗是发生在医生与医生之间的一种咨询行为。对于远程医疗和远程医疗机构的医疗活动,医生的资质需要经过有关医疗管理部门的认证。

原卫生部《关于加强远程医疗会诊管理的通知》中明文规定的有关条款如下:

"三、远程医疗会诊是应用计算机及网络、通信技术进行异地医疗咨询活动,属于医疗行为,必须在取得《医疗机构执业许可证》的医疗机构内进行。各级卫生行政部门依据管理权限,审定入网医疗机构;医疗机构应在能够取得清楚影像资料的条件下,方可开展远程医疗会诊工作。"

"五、开设远程医疗会诊系统的医疗机构要组织好专科会诊医师。具有副高职称以上的医疗卫生专业技术人员方可利用远程医疗会诊系统提供咨询服务。"

"七、会诊医师与申请会诊医师之间的关系属于医学知识的咨询关系,而申请会诊医师与患者之间则属于通常法律范围内的医患关系。对病人的诊断与治疗的决定权属于收治病人的医疗机构。若出现医疗纠纷仍由申请会诊的医疗机构负责。"

加强对远程医疗和远程医疗机构的监管是卫生管理部门的职责,只有加强管理,才能保证远程医疗正常有序地进行,使其更好地为人民大众服务。

目前许多健康网站提供的"网上诊疗咨询服务"不能称之为"远程医疗",只能称为"网络医学帮助"或"网络医学咨询"。为了规范互联网医疗卫生信息服务活动,促进其有序发展,政府卫生管理部门应该按照《互联网医疗卫生信息服务管理办法》加强对"网上诊疗咨询服务"的监管。

10.5.2　远程医疗专家管理

为了组织好远程会诊,提高会诊质量,需要广泛搜集大中型医疗单位的专家资源,建立远程会诊专家库,为远程医疗提供服务。参加远程会诊的专家必须具有高级技术职务,经推荐和资格审查确认为有会诊能力及水平的方可会诊。远程医疗会诊专家库中应设有"专业特长"一栏,写明专家精通的业务范围,以利于病人选择专家,保证会诊质量。在开展远程会诊的过程中要重视加强对专家库的更新和维护,不断搜集新的医学资源,扩充远程医疗专家库的数据。

10.5.3　远程医疗会诊应用流程管理

远程会诊的流程主要有会诊申请与资料准备,会诊安排与实施,以及会诊后处理。

1）会诊申请与资料准备

远程医疗会诊应由申请会诊方主治医生提出,科主任审签,经医务处(科)批准后,由各单位远程医疗会诊工作站负责实施。从事远程医疗工作的人员应协助临床医生完成远程医疗会诊的申请准备工作。

(1)会诊资料收集与整理:做到认真、仔细、全面、扼要地反映病情。

(2)会诊资料扫描与传输:做到文字资料输入无误,影像资料尽可能应用基于 DICOM 标准的原始图像,以保证远程医疗会诊的质量。

(3)接受会诊申请:关键在于把好预审关。

① 接受会诊资料:将完整的会诊资料传送至会诊中心,并由申请方与会诊方确认。

② 预审:会诊方对收到的会诊资料必须进行预审,认可后正式接受申请。对不符合要求的资料,要求申请方补充或重新提出申请。

③ 建立文件夹:会诊方对接收的每一例会诊资料按要求建立文件夹,供会诊专家会诊调阅和长期保存。

2）会诊安排与实施

(1)确定会诊时间:根据申请方的要求或会诊方推荐,确定会诊时间。

(2)会诊现场的维护:会诊双方应提前做好会诊的各项准备工作,确保会诊工作的顺利进行,并做好会诊现场实况录像等资料采集。

3）会诊后处理

(1)书面会诊意见的传输与接收:会诊结束后,会诊专家写出书面会诊意见,并通过扫描或传真传输给申请方。

(2)会诊工作的评估:会诊中心要及时征求会诊专家对本次会诊的评估,总结经验。

(3)会诊资料的管理:对远程会诊的资料,要进行统一管理,以便以后的查询。

10.5.4　远程医学服务机构

远程医学作为医学领域的一种信息服务,其服务机构的组建主要涉及远程医学系统的投资者、网络的组建者,以及社会医学团体或医疗机构三个方面。由于受国家医疗法律法规的制约,各国的组建形式也不完全相同。从国际电信联盟(ITU)调查的34个国家的情况看,目前各国远程医学服务机构主要存在三种形式:

(1) 52.96%的远程医疗网络完全由政府卫生部门或国家电信部门投资组建,由国家医疗机构提供远程医学服务。

(2) 23.52%的远程医疗网络由电信公司或私营企业作为远程医学系统的投资者,社会医疗机构或医学院校共同参与组建远程医学服务机构。

(3) 23.52%的远程医疗网络由社会医疗机构或医学院校自行投资并组建,提供远程医疗服务。

我国现有的远程医疗服务机构主要有三种形式:

(1) 地区性远程医疗网络:网络覆盖一个地区或一个省,常以DDN、光纤、Internet为通信手段,以省级医院或地方医学院校医疗资源为依托,为本省内各级医疗机构提供远程医疗服务。这种远程医疗网络一般都得到地方政府的资助。

(2) 跨地区性远程医疗网络:以社会医学团体为主体组建的远程医学服务机构,依托大城市、大医院或著名医学院校的医疗资源,向全国各地区已经入网的医院提供远程医疗服务。这种网络通常以Internet通信系统为主,除此之外还有卫星通信系统,能够满足不同通信条件的终端站入网。

(3) 全国性远程医疗网络:是由国家或军队卫生部门资助并组建的全国范围内的远程医疗网络。

10.6　远程医学的法律与伦理问题

远程医学中的法律概念,涵盖信息通信、医疗实践、医学教育等多方面的规范,我国的《民法典》《消费者权益保护法》《医师法》,以及远程医疗等法规,目前仍是远程医学实践中基本的行为准则。随着远程医学的发展与应用的普及,尤其在远程医疗的实践中,可能会遇到现有法律法规尚未涉及的一些问题,如隐私权、患者接触医学记录的权益、远程医疗中的保密责任、数据安全与保护责任等,对此类问题的法律性质如认识不清,有可能因此产生医疗纠纷,甚至侵犯患者权益或伤害患者,影响远程医学持续发展。在现阶段相关的法规对上述远程医学问题缺乏详细解释的情况下,我们在处理远程医学活动中出现的矛盾时,还是应以我国现有的法律和道德规范这两个标准为准绳。

10.6.1　隐私保护

隐私权是指自然人享有的私人生活安宁与私人信息秘密依法受到保护,不被他人非法侵扰、知悉、收集、利用和公开的一种人格权,而且权利主体对他人在何种程度上可以介入自己的私生活,对自己是否向他人公开隐私以及公开的范围和程度等具有决定权。隐私权是一项重要的人权,是法律对个人隐私的保护,是自然人绝对的、排他的和终身的民事权利。随着人民生活水平的不断改善和法律意识的提高,隐私权的保护越来越被重视。尊重病人的隐私权是国内外普遍关注的医学法律问题。

隐私包括家族史、个人史、婚姻史、生理缺陷、特殊嗜好、身体隐私和特殊隐私等,涉及病人健康状况和医疗信息,是最重要也是最敏感的隐私。一旦病人的健康隐私被泄露,将给他们的工作和生活带来极大的困扰和伤害,如受到歧视,或受到不公平的待遇等。

在远程医疗活动中,医疗机构应在制度上和硬件设备上保证病人的隐私权能够得到最大限度的保护,充分尊重病人的人格与尊严、尊重病人的个人隐私权与知情同意权。

会诊医生(包括会诊医师与申请会诊医师双方)要确保自己的行为完全是出于诊疗的目的,保护病人的隐私,避免造成侵犯病人隐私权的过错。会诊医师因诊疗的需要了解病人的个人信息,借助这些信息对病人的症状进行诊断,并不构成侵犯病人隐私权的行为。因为医生的目的是更有效地治疗疾病,其最终的受益者是病人。为病人的隐私保密是医生的义务,既来自法律,也来自医生的职业道德。但是,也确有某些机构和个人为了经济利益和商业目的,不顾病人的利益,将敏感的个人健康信息泄露给公司和私人。因此,远程医疗管理机构应特别加以重视,并对此类机构和个人给以应有的处罚和谴责。

10.6.2 患者接触医疗记录的权益

医疗记录是医师对患者医疗实践的客观记录,患者是医疗信息的提供者,医师是病历的直接记录者和生成者。由于远程医学活动中,信息存储与交流的计算机化,难免会有患者提出要求对自己远程医疗会诊资料进行复制保存,能否同意或满足患者的这种要求,涉及患者接触医疗记录的权益,如不能很好地处理,必将影响远程医学的持续发展。如何面对和处理远程医学活动中可能发生的与医疗记录有关的情况,应从医疗记录的法律属性关系去认识。

有关远程医疗中病历所有权、患者对病历访问权和制约权参见本书"电子病历"一章。

10.6.3 远程医疗的保密观念与准则

患者健康信息的私密性以及由此产生的保密原则,是医学伦理道德的核心问题,在许多国家已形成了不同的法典。在医疗实践中,医师与患者除了治病与被治病的人道主义关系外,还存在保密与被保密的法律责任关系。由于远程医疗异地活动的特殊性,除涉及远程会诊医师外,非医学专业人员也需参与,由此引发的保密责任与义务更应引起足够的重视,增强法律与道德观念。

1) 远程医疗咨询医患关系多边性与保密

医患关系是指医师与患者在医疗服务和享受医疗服务中所处的位置,以及各自应承担的责任与义务。在医疗实践中,医师处于患者信任和信托的统一体中,医师必须诚实、守信,并承担保护患者隐私的责任;而患者处于被尊重的位置,有义务向医师提供诊断治疗所需要的一切信息,其知情权和隐私权受法律保护。医师的职业道德标准是法律与道德的双重标准,这是构成医患关系的基本保证。医师的职业道德原则是,对病历信息的使用应有益于患者健康,有益于保护患者隐私,与医疗无关的个人信息不得公开;与医疗有关而患者不同意公开的事实,也不得任意披露。即使在远程医疗活动中,这个原则也必须严格遵守,不能违背。由于远程医疗会诊是异地间的医疗活动,具有多边性,涉及医疗信息的披露,申请远程医疗会诊时除了必须征得患者同意,还必须向患者说明他的医疗信息将被披露的范围。当然,随着患者病历、影像、生理数据等信息的远程传输,属地的医患关系也被延伸到异地,当远程会诊医师接到会诊资料之际,相应的远程会诊医患关系也就随之产生。这种医患关系不同于属地医患关系,从技术方面考虑,远程会诊医师不直接治疗患者,不存在医疗上的责任;但是,在法律与道德观念上,对患者健康信息的保密或对病历信息的使用,同样受到法律与道德的约束。

2) 非医学专业人员保密责任

远程医疗会诊的执行,是依靠团队来完成的。这个团队的成员至少包括申请医师、申请方执行者、会诊医师、会诊方执行者,以及网络工程师和数据保管员。处于远程医疗会诊链路中的各个阶段的所有工作人员,都应视为远程医疗团队的成员。由于工作关系,这些人员都可能有意或无意地接触到患者的健康信息。因而,远程会诊医患关系中的保密责任与义务,也就随之在团队成员中产生。对于医疗信息传递过程中所涉及的远程医疗团队中的非医学专业人员,应由远程医学服务机构负责进行医学伦理与保密教育,尤其远程医学执行人员,因他们直接从事医疗资料或医疗信息的处理,又普遍缺乏临床知识,对诸如精神疾病、性传播疾病、吸毒成瘾等敏感医疗信息被泄露所带来的后果认识不足,应加强基本保密责任教育,使他们认识到自己处于医患关系的特殊地位,虽不是医疗专业人员,因直接从事医疗信息处理工作,同样需要遵守职业道德,履行保护患者隐私的义务。

3) 医疗保密的二重性

医疗实践中的保密责任不是绝对的,应根据医疗资料本身的性质,区分患者健康信息被泄露和医疗信息必须披露两种不同情况。当法律强制需要披露的信息,或为了公众利益必须披露的信息,也就是说,当被保密人与保护其他人的合法权益之间存在明显的利害冲突时,从公众的利益考虑,可以不必得到患者同意,直接向医疗行政官员披露信息。除此之外,在医疗实践中对患者健康信息应该遵守保密原则,未经患者本人同意不得向任何人披露。远程医疗中的保密意识,除了要求团队成员不披露患者医疗信息外,对以多媒体形式记录的医疗信息,如计算机记录、录像记录等,网络中的会诊双方医院都有责任保存、管理和使用。对会诊进行录像有两个目的:一是记录医疗实践的证据,二是教学。

将患者健康信息用于研究或教学,同样需要征得本人同意。然而在实际操作中,要想得到这类的同意往往是很困难的,除非在签署远程医疗会诊同意书时,说明医疗信息今后有可能用于研究或教学,以及信息共享或公开方式。虽然是为了研究或教学,但有面临泄露患者隐私的可能。因而,为了既满足医师研究或教学的需要,又不直接伤害患者,建议在计算机生成或处理数据时采取适当的保护措施,如使用 ID 号、病案号,或其他识别方式来替代患者姓名;对影像、图像等资料应删除患者姓名;尤其是照片、录像等资料,因患者容貌等特征很容易被指认,使用时应采用马赛克(像素化)方式模糊人物特征。只有资料经过编辑处理使患者身份无法识别的情况下，其信息用于研究或教学才可能比较安全和合适，从而避开法律与道德的限定。

10.7 远程医学的发展趋势

远程医学是先进的信息技术和现代医学技术的结合，它将是实现医疗服务新跨越的有效措施之一。远程医学将有效地预防疾病和提高医院的管理效率，降低医疗成本，使医疗费用的增长得到有效控制，既减少我国医疗卫生的开支，又可满足人民大众日益增长的健康需求。对此，我们可以乐观地预测：远程医学将得到蓬勃的发展和应用，成为现代医学的发展热点之一。以下五点在不久的将来一定会实现。

1）贴近人民健康

远程医学将提供"三 A"(Anywhere，Anytime，Anybody)服务，即在任何地方、任何时刻为任何人实施医疗服务，从"阳春白雪"走向"下里巴人"。展望全球医疗保健远景，全年全天的实时健康保障体系将成为现实。随着高新科技如传感器等技术的进一步发展，简单的门诊和康复治疗已从医院分离，进入社区或家庭保健，病人可以随时随地监控自己的健康状况，通过远程医疗得到保健咨询。未来社区医院和家庭保健将通过远程医疗、数字化影像检查设备、家用生命体征测量和监护设备、无线移动医疗、睡眠呼吸监测仪器等检测到病人的相关生理数据，并存储于大型医疗中心，这样的医疗保健模式将会使人类从生理到心理更健康、更长寿。

2）个人健康档案

电子健康档案(Electronic Health Record，EHR)的应用是远程医学发展的趋势之一。只有完整记录个人的终生健康和医疗数据，并可随时调取，个性化、合理化的医疗服务才能成为可能。

3）无线远程医学

近年来，4G、5G、Wi-Fi、WiMAX(Worldwide Interoperability for Microwave Access)等宽带无线技术因其接入速率高、系统费用低等优点，使无线通信在远程医学中得到更广泛的应用，甚至成为主流的通信手段，远程医学就像现在用手机打电话一样方便。

4）虚拟医院

远程医学把医院治病救人的医疗方式外延到社区和家庭，为传统的医疗和保健带来了新的活力。未来的医疗将是任何人只要有医疗服务的需求，在地球上的任何地方，只要通过网络就可以去虚拟医院就诊。如果需要医生和护士的直接护理和服务，可以在网上"订购"，医生和护士就可上门。当然，虚拟医院是一种理想，但它正在一步一步地向我们走来。

5）在公共卫生突发事件应急处理中的特殊作用

近年，由于人类非科学和非理性的发展，给大自然带来很大的破坏，生态失去平衡，自然灾害频繁，突发公共卫生事件增多。在灾害发生时，本不富裕的医疗资源更是"捉襟见肘"，严重危害了公众身体健康与生命安全。而远程医学可以及时利用异地的医疗资源，缓解本地的医疗资源不足，最大限度地减轻突发公共卫生事件的危害，保障公众身体健康与生命安全,维护正常的社会秩序。在公共卫生突发事件的应急处理中远程医学发挥其特殊的作用。

　　远程医学是未来社会医疗卫生和保健发展中不可忽视的一项现代化技术,社会需求巨大,无处不在、无时不在的医疗和保健将成为人们高质量生活的一个重要指标,具有明显的社会效益和经济效益。随着信息技术的发展、电信业务的拓展、统一的标准体系的建立,人们逐渐习惯了互联网世界,所有这一切都为远程医学的发展带来新的机遇。

问题与讨论

（1）远程医学的目的和发展历程是什么?

（2）试述远程医学基本模式和基本结构。

（3）多媒体通信技术的特点是什么?

（4）数字音视频编解码技术标准是什么?

（5）远程医学如何组织和管理?

（6）远程医学应该注意哪些法律和伦理问题?

（姚志洪）

11

临床决策支持系统

本章将逐步讲解临床决策支持的理论基础、设计实施以及临床评估的内容，并介绍一些相对成功的临床决策支持系统。学习本章之后，读者可以了解以下问题的答案：

临床决策支持系统的概念是什么？

为什么需要计算机参与进行决策？

知识和经验的区别是什么？如何使计算机模仿人类进行相应学习？

决策支持系统的核心是什么？

决策支持系统的主要构成是什么？

决策支持系统面临的主要难点是什么？

11.1 临床决策支持系统导论

11.1.1 定义

临床决策支持系统（Clinical Decision Support System，CDSS）是一类辅助临床工作人员、患者以及其他潜在用户智能化地获取或筛选临床医学数据和知识，进行专项问题的辅助判断，达到改善医疗服务和提高医疗质量目的的系统。而在患者的诊断过程中为临床医生提供不同程度知识和辅助作用的计算机系统，被称为临床诊断决策支持系统（Clinical Diagnostic Decision Support System，CDDSS）。

1974 年由斯坦福大学 Shortliffe 博士开发完成的 MYCIN 专家系统是 CDSS 领域的代表，许多类似系统都是在其基础上研制而成的。MYCIN 系统不但具有较高的性能，而且具有解释功能和知识获取功能，可以用英语与用户对话，回答用户提出的问题，还可以在专家指导下学习医疗知识。该系统基于规则化推理机制，使用了知识库的概念和模糊推理技术，并具备人工智能的特征。该系统主要用于识别会导致严重感染的菌群，如脑膜炎球菌等。限于当时整合技术的原因，MYCIN 未能充分利用临床关联数据，其核心知识库的规则条目也未得到应有的扩充维护，因此，没能应用于临床实际。但是，MYCIN 对计算机医学决策支持的理论和实践，都具有划时代的意义。

11.1.2　CDSS 出现的必然性和其构成特点

在数据存储以及逻辑计算处理方面与人脑相比,计算机具有显著的速度和容量扩展的优势。面对海量且快速增长的医学知识,医生难以及时掌握所有与疾病相关的信息。计算机专家系统的出现满足了大量相关临床数据智能化整合关联的需求,帮助临床医生系统化地组织分析疾病数据,使其从重复性较高且耗费精力的日常决策中逐渐解放出来,从而把更多的时间投入接触患者和积极思索中。大量的科学研究证明了 CDSS 不仅提高了工作效率,降低了治疗成本,而且显著减少了医疗差错。

准确的疾病诊治决策源于两个方面:(1)临床工作者丰富的医学科学知识;(2)多年临床工作经验的积累。前者可以从文献、图书中获取,后者则需要亲身经历并不断总结归纳。与人的学习过程相仿,计算机决策支持程序也很难从一开始就实现医学领域内的自主学习。它同样需要训练和调整,以便遵循医疗的工作逻辑。以疾病种类和症状之间的关联为例,科研人员通过科学实验对疾病进行观察,得到尽可能全面的临床表现,再通过编程方法使计算机程序实现从疾病类别到临床表现之间的一对多关系;另外,医生在诊断的过程中所体现出的综合能力,包括逻辑推理、理论知识、临床经验甚至直觉,计算机系统有效地模仿,构建决策模型,使系统能在特定方面提供可与高年资医生相媲美的决策支持能力。最终实现辅助医生诊疗,减少医疗差错的目的。

专家系统需要采集疾病的一系列相关特征,再根据决策模型达到疾病诊断分类的目的。基本决策模型如图 11-1 所示(注:定性决策为是否、对错判断,定量决策为程度高低、比例大小判断)。

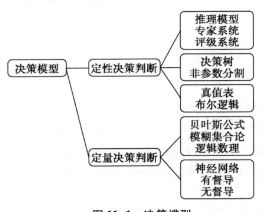

图 11-1　决策模型

决策支持系统的推理基础由决策模型的逻辑演绎和知识案例两部分组成。此外,在决策规则之下,由基础知识数据构成的数据仓库是决策支持系统的最核心部分,被称为知识库(Knowledge Base, KB)。知识库可以系统化地组织收集医学知识并能够经由计算机存取和解释。它拥有详细说明术语之间关联的医学术语词典,包含了所有推理程序相关的知识和经验数据,为程序提供决策建议。在知识库中医学知识内容的质量很大程度上决定了决策建议的水平。

11.1.3　CDSS 的现状与困难

准确充分的临床信息往往会带来更好的诊断结果,并能帮助提供更多的治疗备选方案。根据 Osheroff 等的研究,临床医护人员的信息需求可以分为三个部分:第一是主动要求得到且已得到的信息;第二是主动要求得到但尚未获得的信息;第三则是未意识到其重要性同时也未得到的信息。尽管 CDSS 无法最终代替医生进行临床决策,但它可以为医护人员提供及时全面的临床信息和智能化的辅助功能,对临床医疗和教学质量的提高产生积极影响。

按照功能模块划分的方法,CDSS 可以简单地划分为三个主要部分:患者病症信息输入部分、医学知识分析处理部分和病例决策支持建议部分。

CDSS 工作的流程也基本依照同样的先后次序:输入→处理→输出。但是早期的系统数据整合技术、录入技术相对落后,医疗业务异常繁忙的医生护士难以完成并排斥极度耗时的数据录入任务,因此患者数据和医学知识的缺乏很大程度上阻碍了 CDSS 系统的使用和普及。随着计算机科学的发展,如今的信息采集录入障碍已逐步得到解决。

另外,由于目前临床医学仍然存有大量科学无法论证的不确定性,CDSS 难以进行有效的辅助推理。比如在急诊抢救新病种或突发事件情况下,临床医生可以凭借丰富的医学经验,依据不完整不够精确的临床信息进行推理,确定临床诊断并提出治疗方案。但 CDSS 却在这方面无法与医生相比,它在数据不充分或不确定的情况下难以进行准确的分析和推理。

从 1950 年 CDSS 诞生,到 20 世纪 70 年代颇具代表性的 MYCIN、HELP,再到随后研发的第二代 CDSS EON 系统,各个系统针对的医疗领域、工作方式各不相同。有的可以独立运行,用户直接参与输入输出全过程;有的仅仅作为模块嵌入一体化的临床信息系统中发挥提示指导的作用,如电子病历。但至今为止,面对多方面的局限,CDSS 还远没有达到普及应用的程度,本章中稍后的部分会对普及受限的原因做详细讲解。

11.2 CDSS 的方法——概率推理

11.2.1 从临床检验看概率的基础特征

临床治疗和临床数据充斥着大量的不确定性和不完整性。举例来说,在一个大型血站,献血者在采血之前需要进行人类免疫缺陷病毒(HIV)检测,如果使用聚合酶的方法(PCR),统计结果表明 98% 的 PCR 检测结果呈阳性的客体带有艾滋病毒,而 99% 的 PCR 检测结果呈阴性的客体没有艾滋病毒。但余下的 2% 和 1% 意味着,对于某个体而言,无论结果是阴性还是阳性都无法确定受试者是否携带艾滋病毒。

通过直觉医生或许可以确定最终结果,但直觉既不充分也不可靠。它所带来的负面风险和结果也许对于血库来说是可以承受的,但如果导致大量的人因此感染艾滋病毒就是一场灾难。

由此可见,正确的临床决策是医生应具备的最基础的专业能力之一,这种能力是相当复杂的并且不易获得的。在决策过程中,有时可以单纯凭借演绎推理的方法得到结果,但更多情况是要借助医学知识以及在实际工作中长期积累的经验,判断症状与疾病间的关联,得出诊断结果并决定治疗方案。这就是概率方法存在,并经过验证得到了普遍应用的原因。

尽管概率医学推理并非适用于所有的医疗决策领域,而且有可能造成负面影响,但对于大多数的决策过程而言,概率医学推理起到了积极深远的作用。描述临床不确定性内容的词汇存在或大或小的差异,产生这种差异的原因是人与人认知感受的不同,不同的医生对同一词汇的理解未必相同。比如"非常严重"一词,不同的医生有着不同的理解。在这种情况下,概率方法的出现可以帮助限定不确定性和量化程度的高低,为群体在交流和进行医疗决策的过程中提供一个较为客观的参考基准。

11.2.2　临床观察和检验

临床的诊断过程通常可以分为以下三个阶段:

(1) 通过初步观察判断患者是否生病。

(2) 依据医学文献知识和个人经验初步判断疾病的类型。

(3) 尽可能消除疑点,缩小判断误差,得到较为精确的疾病类型和相应概率。

在没有进一步检验实施之前确定的疾病概率,被称为先验概率(pretest probability)。通常在得到疾病的先验概率之后,检验方法可以提供更充分客观的数据,降低诊断过程的不确定性。在得到一系列的检验结果之后对疾病诊断重新进行判断所得到的概率,被称为后验概率(posttest probability)。

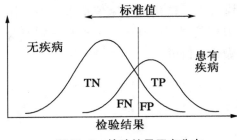

图 11-2　检验结果正态分布

对于患者和健康人群来说,理想化的检验结果分布应是分界清晰没有重叠的。正常结果对应健康人群而异常结果对应患病人群。但实际上,呈正态分布的检验结果通常会出现交叠的部分。如图 11-2 所示为两类人群检验结果区间的交叠以及正常异常临界值。值得注意的是,某些健康人群检验得到的是超出"标准值"(criterion value)的"异常"结果,而某些患者的检验结果却恰恰相反。图中受测人员的结果分为如下四种情况:

(1) 真阳性(TP)——患有疾病且检验结果呈阳性异常状态。

(2) 真阴性(TN)——无疾病且检验结果呈阴性正常状态。

(3) 假阳性(FP)——无疾病但检验结果呈阳性异常状态。

(4) 假阴性(FN)——患有疾病但检验结果呈阴性正常状态。

在选定分界临界值之后,用 2×2 的列联表(contingency table)可以展示检验与诊断之间的关系,如表 11-1 所示。

表 11-1　列联表

检验结果	患病	健康	总计
阳性结果	TP	FP	TP+FP=阳性总数/总人数
阴性结果	FN	TN	FN+TN=阴性总数/总人数
总　　计	TP+FN=患病人数/总人数	FP+TN=健康人数/总人数	

注:前文所述的理想化的检验结果为消除 FP 和 FN。

基于以上概念,下列公式可用于衡量某种决策的有效性。

(1)敏感度(sensitivity,TP rate):TPR＝TP/(TP+FN)

(2)特异度(specificity,TN rate):TNR＝TN/(FP+TN)

(3)患病率(prevalence):(TP+FN)/(TP+FN+TN+FP)＝患者/人口基数

(4)阳性预测率(positive predictive value),得到患病人群检验呈阳性的概率:PV^+＝TP/(TP+FP)

(5)阴性预测率(negative predictive value),健康人群检验呈阴性的概率:PV^-＝TN/(TN+FN)

除此之外,检验的决策效能 T 还可以通过三个公式进行表达,T 的值越接近于 0,该检验的鉴别力也越趋近于 0。

(1)$T(0,1)＝(TP+TN)/(TP+FN+TN+FP)$

(2)$T(0,1)＝(TPR+TNR)/2$

(3)$T(-1,1)＝TPR+TNR-1(-1<T<1)$

11.2.3 ROC 曲线评价方法

ROC 曲线的全称为 Receiver Operating Characteristic Curve,在临床检验统计学中称为受试者工作特征曲线。ROC 起初是为了增进军事雷达的敌我侦测能力而提出的。举例说明,雷达接收的无线电波可能是带有干扰杂音的真正电磁波,也有可能只是干扰杂音。如果把杂音判为敌机,或把敌机信号误判为杂音,都会造成损失。因此选择一个合理的指标作为判断标准是极具价值的。1954 年哈佛大学的 Meter 及 Middleton 和密歇根大学的 Peterson、Birdsall 及 Fox 提出了似然比(likelihood ratio)作为决策规则的报告,随后,这项决策规则被整合为 ROC 曲线。1971 年,Lusted 把 ROC 曲线的概念应用到医学领域,并指出 ROC 曲线是以 X 轴和 Y 轴分别代表假阳性诊断和真阳性诊断的点状图。1973 年,Simpson 及 Fitter 提出以 ROC 曲线下的面积作为诊断方法分辨能力的指标。根据此方法,只要比较多个检验诊断手段的 ROC 曲线面积就可以得出方法的优劣。1975 年,Bamber 指出 ROC 的曲线下面积值应介于 0 与 1 之间。

ROC 曲线是一条凸向左上方的曲线,而且越偏离 45°对角线越好。如图 11-3 所示,粗细不等的三条曲线由不同检验模型的连续阈值点连接而成,检验工具的有效性从高至低的排列为点线(excellent)>细线(good)>粗线(worthless),点线代表两类人群——患者与健康人员的检验结果的交叠部分很少,发现的区分度较大。45°对角线(粗线)被称为无信息线(line of no information)。这条线代表诊断工具对于帮助医生判断患者是否有病没有提供任何有效的信息。可以把这项检验的效用比作通过抛硬币(正反面出现概率相同)来判断受试者有无疾病。

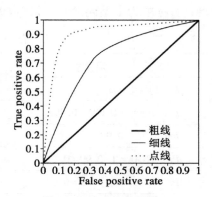

图 11-3 ROC 曲线图

11.2.4　贝叶斯(Bayesian)定理

通过流行病学方法,可以得到在某个人口基数下,某疾病的影响范围。假如糖尿病的发病概率是10%,那么随机选定的受试人患有糖尿病的可能性则为0.1。同理,如果高血压的对应概率是35%,那随机样本的高血压罹患可能性则为0.35。这个数字也就是前文所述的患病率(prevalence)。

患病率能够独立于其他因素得出计算结果,不需考虑外界其他事件和条件的相互影响。但是在医疗卫生领域中,医生通过患病率以及各种事件发生的先验概率进行决策一般具有较大的风险。减少这种风险的办法是通过科学实验、调查、统计分析等方法获得较为准确的情报信息。利用贝叶斯定理修正先验概率,求得后验概率,进而决策的方法,称为贝叶斯决策方法。例如某疾病 A 的先验概率为 $P(A)$,在某疾病 B 已出现的条件下,计算疾病 A 出现的概率为后验概率 $Pr(A|B)$。

(1) 贝叶斯法则

$$Pr(A|B) = \frac{Pr(A) \times Pr(B|A)}{Pr(B)} = \frac{Pr(A) \times Pr(B|A)}{Pr(A) \times Pr(B|A) + Pr(-A) \times Pr(B|-A)}$$

$$Pr(-A) = 1 - Pr(A)$$

根据患者检验的真阳性(+)和假阳性(-)结果,可以转化 $Pr(A|B)$ 公式为:

$$Pr(A|+) = \frac{Pr(A) \times \text{TPR}}{Pr(A) \times \text{TPR} + [1 - Pr(A)] \times \text{FPR}}$$

$$Pr(A|-) = \frac{Pr(A) \times \text{FNR}}{Pr(A) \times \text{FNR} + [1 - Pr(A)] \times \text{TNR}}$$

(2) 贝叶斯公式计算示例

贝叶斯法则用于描述诊断和临床表现的关联。如下例所示,假定 A 是疾病名称,B 是检验结果,人群患病率为0.005,对于 B 检验,99%的 A 疾病患者的测试结果呈阳性(1%的漏诊部分命名为Ⅱ型遗漏),95%的未患病人群结果呈阴性(另外5%的健康受试者被误诊为患病,称之为Ⅰ型误诊)。具体数据如表11-2所示。

表 11-2　示例中概率结果对应的含义

已知概率	概率描述对象	概率来源
$Pr(A) = 0.005$	个体罹患疾病 A	患病率
$Pr(-A) = 1 - 0.005 = 0.995$	个体未患疾病 A	—
$Pr(B|A) = 0.99$	患有 A 疾病下 B 呈阳性	敏感度
$Pr(-B|A) = 1 - 0.99 = 0.01$	患有 A 疾病下 B 呈阴性	Ⅱ型遗漏
$Pr(B|-A) = 1 - 0.95 = 0.05$	无 A 疾病 B 呈阳性	Ⅰ型误诊
$Pr(-B|-A) = 0.95$	无 A 疾病 B 呈阴性	特异度

由以上数据得到检验结果 B 在总人群(患病和健康人)中的阳性值概率：

$$Pr(B) = [Pr(B|A) \times Pr(A)] + [Pr(B|-A) \times Pr(-A)]$$
$$= 0.99 \times 0.005 + 0.05 \times 0.995 = 0.054\ 7$$

检验结果 B 在总人群中的阴性概率：

$$Pr(-B) = [Pr(-B|A) \times Pr(A)] + [Pr(-B|-A) \times Pr(-A)]$$
$$= 0.01 \times 0.005 + 0.95 \times 0.995 = 0.945\ 3$$

当检验结果 B 为阳性时,患疾病 A 的条件概率 $Pr(A|B)$ 则为：

$$Pr(A|B) = \frac{Pr(A) \times Pr(B|A)}{Pr(B)} = 0.005 \times 0.99/0.054\ 7 = 0.090\ 5$$

当检验结果 B 为阳性时,未患疾病 A 的条件概率 $Pr(-A|B)$：

$$Pr(-A|B) = \frac{Pr(-A) \times Pr(B|-A)}{Pr(B)} = 0.995 \times 0.05/0.054\ 7 = 0.909\ 5$$

当检验结果 B 呈阴性时,未患有疾病 A 的条件概率 $Pr(-A|-B)$：

$$Pr(-A|-B) = \frac{Pr(-A) \times Pr(-B|-A)}{Pr(-B)} = 0.995 \times 0.95/0.945\ 3 = 0.999\ 95$$

当检验结果 B 呈阴性时,患有疾病 A 的条件概率 $Pr(A|-B)$：

$$Pr(A|-B) = \frac{Pr(A) \times Pr(-B|A)}{Pr(-B)} = 0.005 \times 0.01/0.945\ 3 = 0.000\ 05$$

（3）贝叶斯决策的优点

① 决策方法多是根据不完整信息和主观概率进行判断,而贝叶斯决策可以对信息价值和是否进一步采集信息做出科学的判断。

② 对调查结果的可能性进行量化评价,并非如某些决策方法对调查结果或者是完全相信,或者是完全不相信。

③ 贝叶斯决策巧妙地将调查结果、先验和主观概率这些准确性难以确定的信息有机地结合起来了。

④ 在决策过程中根据具体反复使用,可以帮助逐步完善决策的科学性。

（4）贝叶斯决策的局限性

① 所需数据多,分析计算比较复杂,在解决复杂问题时的困难就更为突出。

② 有些数据必须依赖主观概率,妨碍了贝叶斯决策方法的推广使用。

11.2.5　决策树

决策树是一种按照逻辑和时间先后顺序展示临床决策分析的基本决策工具。疾病的发展情况具有不确定性,难以准确预测。当医生需要做出某种临床决策、选择某种治疗方案或者分析医疗风险时,决策树提供了一种形象化的、基于概率分析论证的科学方法。这种方法通过严密的逻辑推导和逐级逼近的数据计算,从决策点开始,按照所分析问题的各种发展可能性不断产生分枝,并确定每个分枝发生的概率大小以及事发后果。同时计算出各分枝的决策期望值,然后将期望值中最大者(如最长生存期)作为选择的依据,从而为选择治疗方案做出理性而科学的决策。

决策树包含决策点,用方格表示,它表示一个时间点,从此点出发决策者需主观选择一种行动方案。而机遇点代表不受决策者控制的可能性产生点(如术后感染与否),在决策树中用一个小圆圈表示。从圆圈发出的每条直线都代表一种可能的治疗结果。

如图 11-4 所示,某类患者的平均生存期为 10 年,如不进行手术,患者会行动不便;如果实施髋关节置换术,有 5% 患者死亡的概率。手术成功的患者中有 5% 因为感染的情况需要再次手术,第二次手术后有 5% 患者死亡,其余的只能通过轮椅行动;在第一次手术没有感染的情况下,60% 的患者几乎恢复完全的行动能力,其余的 40% 与不接受手术治疗的结果基本一致。通过决策树可以表示如下,其中 QALY(Quality-Adjusted Life Year),可译为质量校正寿命。

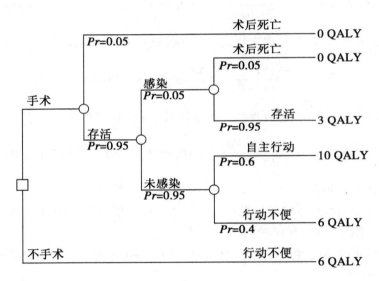

图 11-4 决策树

具体的决策分析通常分为以下四个步骤:

（1）创建决策树。此步骤最为复杂。它需要对所决策的问题公式化,分配相应的概率数据并计算最终结果。

（2）对每一个决策选项进行评分。

（3）选取期望价值最高的决策选项。

（4）使用敏感度分析法检查分析得出的结论。所谓敏感度分析就是在一个较大范围的概率和取值条件下检验分析结论的有效性。

11.3 CDSS 的方法——规则推理

11.3.1 规则和逻辑

基于规则的医学推理使用了形如"IF…THEN A；ELSE B"的简单推理模式,根据此推理机制搜索与之匹配的数据模式。"IF"判断条件是否为真,如果为真,执行 A 方案;如果不为真,就执行 B 方案。

举例说明:规则"如果(IF)患者患有哮喘,那么(THEN)每到秋天都需要接种流感疫苗"。按照充分条件假言推理,规则有两条:肯定前件就要肯定后件,否定后件就要否定前件;否定前件不能否定后件,肯定后件不能肯定前件。因此推理得到,如果没有为患者注射流感疫苗,那么患者就没有哮喘病;如果为患者注射了流感疫苗,也不能确认患者患有哮喘,因为可能有其他致病因素。在此规则之下,当医生提出关于何种情况下需要注射流感疫苗问题的时候,系统可以根据相应规则对医生进行提示逻辑帮助。

再如下例所示:如果(IF)患者性别为男,患有心血管疾病,甘油三酯检测值≥150 mg/dL,高密度蛋白值≤40 mg/dL,那么(THEN)可以采取贝特类(Fibrate)药物治疗。如果数据收集准确,此类规则可以帮助临床医生在遇到相同情况时,提供决策支持并避免医疗差错。类似的规则推理工具还有很多,比如测定酒精成瘾症的测试方法 CAGE、AUDIT 以及 DSM 等。

在以上的规则推理逻辑中,经常直接或间接使用一组符号(见表 11-3)来表达逻辑结构,加之简单的规则内容,可以解决许多非常复杂的问题。

表 11-3 逻辑运算中常见的运算符号及其意义

符号	逻辑操作符	解　释
~	逻辑非关系	当且仅当 p 为假时,$\sim p$ 为真
∧	逻辑与	如果 p 与 q 两者都为真,$p \wedge q$ 为真,否则为假
∨	逻辑或	如果 p 或 q 为真,$p \vee q$ 为真,否则为假
⊃	表示蕴含关系	规则 $p \supset q$:如果 p 为真,则 q 也为真;如果 p 为假,则对 q 没有任何影响
≡	被定义为	$x \equiv y$ 表示 x 被定义为 y 的另一个名字
∀	全称量词	$\forall x$: $P(x)$ 表示所有的 x 都使 $P(x)$ 都为真
∃	存在量词	$\exists x$: $P(x)$ 意味着有至少一个 x 使 $P(x)$ 为真

在查询中使用的变量是存在量词。例如在 SQL 中,select 语句的目标就是返回一个符合查询条件的数据库条目列表。而在规则中使用的变量都是全称量词,如"所有的女儿都是女生"。规则"IF…,THEN…"可以简单归纳为以下几类(见表 11-4)。

表 11-4　IF⋯THEN 规则

IF	THEN
前提条件	结果
条件	行动
检验	目标

举例说明,如在上文提过的 MYCIN 决策支持系统中包含的一个规则:

IF　① 感染属于原发性菌血症。

　　② 菌体的培养点是无菌点。

　　③ 细菌的侵入门户是胃肠。

THEN 以 0.7 的置信度判定菌体是一种拟杆菌。

11.3.2　基于规则的推理引擎

目前绝大部分的软件作为有限状态的系统都使用"存在-与"(EC)逻辑。EC 逻辑只包括∃表示存在,以及∧表示与逻辑。通过∃和∧两个操作符,EC 逻辑能够表达任何物件的相关属性和关联。举例来说,在关系型和面向对象型的数据库中,信息的表达全部借助 EC 逻辑实现,如物件数量、属性关联、患者的相关数据内容等。但是 EC 逻辑无法表达不存在的逻辑,例如"目前医院中没有患有嗜铬细胞瘤的患者"这类问题。

EC 逻辑最根本的限制在于无法表达:

(1) 非逻辑。

(2) 或逻辑。

(3) 蕴含关系。

(4) 全称量词。

因此也意味着无法表达类似下列问题:

(1) 哪些患者没有感染炭疽病?

(2) 有没有为女性患者或单身患者准备的专门房间?

(3) 每位患者都有主管医生?

(4) 有没有疾病感染了所有人?

也许在绝大部分的编程语言中都可以找到"非"逻辑或其等价物。但是这些"非"逻辑的实现是通过间接的技术手段,用不成功的操作状态替代"非"的逻辑。例如查询语句没能在数据库或计算机系统内存的数据中找到目标数据,即返回 false 状态,进而用 false 状态表示"没有"此类数据的状态。通过此种集合,在 EC 逻辑中使用 false 概念的方式达到了增加规则的效果,解决了上文无法表达的查询问题。转化结果如下:

(1) 列出查询"患有炭疽病"时语句状态返回 false 的患者。

(2) 首先得出"女患者单间"查询返回 false 的结果与"单身患者单间"查询结果返回 false 的结果取交集,再列出对此交集进行查询返回 false 状态的条目就是要得出的结果。

(3) 对患者"拥有主管医生"查询得到 false 的结果进行查询得到 false 条目。

（4）先得到查询患者"患有此类疾病"为 false 的数据，意为未患有此类疾病，然后得到"未患有此类疾病患者"查询结果为 false 的结果，意为全部患者均患有此类疾病。

而在整个推理过程中，推理引擎作为一个有限状态机，不断重复执行以下三种动作：

（1）把数据对应到规则中，且通过这些规则产生一个执行规则的冲突集，用以识别规则之间的冲突情况。

（2）在冲突集中选择执行规则。

（3）执行规则。

其中匹配数据，产生规则的冲突集是最消耗计算成本的工作，目前的三种主要算法为：Brute-Force 算法，Indexing 算法和 Rete 算法。

11.3.3　前向链推理（数据驱动）

通常用于知识数据的搜索策略，从已知的事实出发推出结论或建议，符合蕴含逻辑的推导顺序。我们通常把前向链推理系统称为"production"系统。系统中的每个规则都是一个微型小程序，被称为 production。每个 production 都由两部分组成：左边的条件模板和右边的操作。当左边的模板和工作空间中的元素匹配的时候，就运行右边的操作。

推理规则的形式为：左边部分⊃右边部分。左边部分是此规则运行的条件，也就是说当工作空间中的数据满足左边部分的条件的时候，此规则将被运行。而右边部分则是实际的运行程序。整个系统的工作流程如下：①选择一个左边部分符合工作空间的数据的规则；②运行此规则的右边部分；③重复上面的步骤直到没有规则能被使用为止。当有多个规则同时符合工作空间的数据的时候，不同的 production 系统使用不同的选择规则的算法，例如选择第一个符合条件的规则。

解释性编程语言的编译器使用前向链推理的方法进行变量类型检查，如强类型语言 C。一旦声明变量（满足规则左侧条件），编译器将会检查在程序中所有同名变量是否符合类型规定（执行右侧操作）。

举例说明：

规则：$P \supset Q$, $L \wedge M \supset P$, $B \wedge L \supset M$, $A \wedge P \supset L$, $A \wedge B \supset L$

事实：A, B

目标：是否可以通过此知识库推出 Q？

事实 A 和 B 将驱动条件得到满足的规则进行运转，得到的结果又成为其他规则的前提条件。这个过程将持续进行直到规则运转的最终停止，同时得到 Q 被推导出来与否。在这个过程中，不断产生新事实数据驱动推导过程。也正是因为这个原因，前向链推理也被称为数据驱动推理（见图 11-5）。

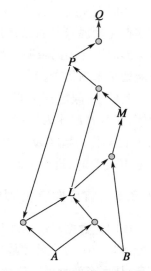

图 11-5　前向链推理顺序图

11.3.4 后向链推理(目标驱动)

对应前向链推理的后向链推理搜索策略,依照蕴含逻辑的逆向推导顺序,从结论的否命题出发推出前提条件的命题为否。值得注意的是,此推理方法不能根据结论命题为真而推出事实条件为真。

后向链推理的基本思想是从诊断等目标内容出发,在知识库中匹配有相同结论的规则内容,假定推理目标存在并推出规则中左侧事实条件的逻辑状态,进而寻找事实数据对条件的真假性进行证明。当用户提供的数据与系统所需要的事实证据完全匹配成功时,则推理成功,所做的假设也就得到了判断。这种推理方式又称为目标驱动方式,与前向链推理相比,后向链推理具有很强的目的性。

我们可以用一个网络表达后向链推理的方法,见图11-6。

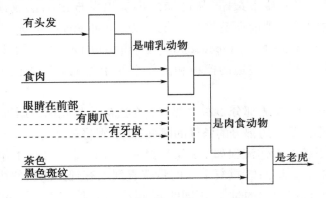

图 11-6 后向链推理方法示意图

再以上文提供的示例数据为已知条件进行后向链推导,得出 Q 的过程为:从向后推导要求首先检视 Q 是否已知真假。若非,则顺序检查包含 Q 的所有规则中的前提条件。为了避免形成推导的无限循环状态,需要确定目标内容不能彼此嵌套存在,且次级目标的真假不能处于未知状态。

此例中,假定 Q 为假->P 为假;再由 P 为假->L 或 M 为假;此时如果 L 为假->A 或 B 为假,同时 P 或 A 为假;其中 L 的次级目标为已经参加运算的 P,故此规则略过,另一规则中 A, B 已知作为事实为真,推导出 L 不可能为假;另一方面 M 可能为假,但有 A, L 都为真可证得 M 也为真;进而由此证得 P 为真,Q 为真。

11.3.5 前后向链推理的比较与联合

前向链数据驱动推理和后向链目标驱动推理有很大的不同。目标驱动适用于最终的可能解答较少的情况,例如简单诊断或识别系统。这样的系统通过从用户那里获得有用的信息,从而有效地证明或者推翻一系列的可能的解答。最终给出正确的答案。而有些系统由于组合爆炸的原因,最终的可能解答数量大得惊人,以至于无法对其一一进行测试,这个时候就需要使用数据驱动了。例如配置一台机器,假设某台机器由 10 个部件组成,而每个部件又有 10 种可选的方案,那么一共就有 10 的 10 次方种最终配置方法,显然对每种方法进行测试是不可能的。

于是,一些推理机制联合了前向链和后向链两种推理方法。当数据对象较少时,倾向于以数据驱动的前向链方法,因为这些数据可以有选择性地对知识库中的对应规则进行触发。当数据事实过多难以触发数量巨大的 production 程序规则时,会使用目标驱动的后向链推理方法以便提高效率。

在医疗系统中,检验结果解释程序、预前预后程序、医疗计划、检测程序以及设备管理程序通常使用前向链推理的方法;而诊断程序、系统调试修复通常使用后向链推理的方法。前后向链混合的方法通常用在临床说明系统中。

11.3.6　基于规则推理的专家系统案例推理

通常,一个以规则为基础,以问题求解为中心的专家系统,通过借助人类专业知识实现其在特定领域辅助决策的能力,例如在医学诊断方面。如图 11-7 所示,它主要由下述五个部分组成:知识库(knowledge base)、推理引擎(infer engine)、数据库(database)或工作空间(working memory)、解释工具(explanatory facilitates)和用户界面(user interface)。各部分之间的相互关系一般可形式化地表达为图 11-7。

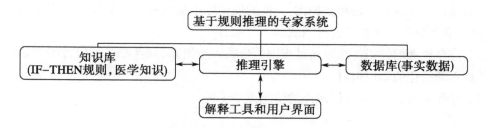

图 11-7　基于规则推理的专家系统的结构

其中,知识库包含一组由标准语言表达的事实集合,而推论引擎产生用于推导新事实的规则。典型的基于规则推理的专家系统以上文提到的 MYCIN 决策支持系统为代表。

MYCIN 是一个通过提供决策支持来帮助医生诊治细菌感染性疾病的专家系统。于1972 年开始研制,到 1974 年基本完成。MYCIN 的取名来自多种治疗药物的公共后缀,如克林霉素(clindamycin)、红霉素(erythromycin)等。许多早期的医学专家系统,都参照了MYCIN 系统的技术,如知识表现、不确定推理、推理解释、知识获取等。

MYCIN 由规则库、数据库和控制系统三个部分组成,使用后向链推理,从问题求解的目标出发,搜寻原始证据支持目标成立。规则库是 MYCIN 的知识库,数据库和控制系统联合形成推理机。其中,数据库用以保存问题求解的原始证据(初始状态)和中间结果。由于当时尚未出现视窗技术,用户界面只提供基于文本的问答过程和结果显示。

MYCIN 的知识库以前提条件——产生式规则来表示诊断和治疗细菌感染性疾病的专家级医学知识,以实现专家级诊断和治疗能力。MYCIN 系统建立的初期按照下述格式在知

识库中收集了 200 多条规则,其中 047 号规则表示为:

[规则 047]

如果:(1)培养物取自血液,且

(2)病原体的身份未鉴别,且

(3)病原体的染色是革兰氏阴性,且

(4)病原体的形态为杆状,且

(5)患者被烧伤。

那么:该病原体的身份应鉴别为假单胞细菌,且可信度为 0.4。

11.3.7 规则推理的优缺点

规则推理的优点在于:

(1)与临床专家进行推理的过程相似。

(2)规则推理可以用于临床指导。

(3)将知识和工作流程分离。

规则推理的局限包括:

(1)在一个较大的知识库中,难以避免规则之间的冲突。

(2)系统难以进行更新和维护,向大型的规则库中加入新规则会导致许多无法预见的结果,从而直接导致系统难以进行调试。

(3)许多类型的知识都难以通过规则的形式表达出来,如存在非确定性的知识以及随时间信息不断变化的知识内容。

(4)操作呆板,对于专业领域外的信息束手无策。

11.4 CDSS 的方法——案例推理

11.4.1 案例推理的特征和要求

用于决策支持的案例推理,与其他方法相比更接近人们进行实际决策的过程。该方法依据先例和对比结果进行推理。一些方法学诸如人工神经网络是基于案例的,某些传统的教学方法如临床住院医师的培养也是基于案例的。案例推理假定先前案例的解决方法有可能适用以后相似的案例。无论是技师还是临床医生,他们都会借助旧有案例的知识解决新问题,如图 11-8 所示。案例推理的方法仅仅是把先例和现例进行匹配,找出相同或相似案例,评估先前对应的解决方案是否可以直接使用或调整借鉴,然后应用到现有问题中。

案例参照的方法主要由推理模型和决策系统构建法两个方面组成。案例推理要求:

(1)案例的知识库要由一个以上的案例内容描述和解决方案组成。

(2)具备查询识别相似案例的能力。

（3）可以对先例的解决方案进行调整和使用。

（4）知识库具备添加新案例和解决方案的扩展能力。

案例推理的工作循环过程可以通过图 11-8 表现。

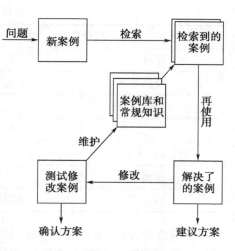

图 11-8 案例推理循环流程图

11.4.2 简单示例

一个 15 岁的男孩腹部疼痛、发烧、恶心且局限性触痛，抬起右腿时感觉有疼痛感。目标：诊断症状原因并选择适当的治疗方法。病历中记录着具体情况和解决目标。在医学案例的知识库中应该包括所有与其相关特点的描述、产生原因以及成功的诊断和治疗策略。

根据本例提供的信息，决策支持系统需要在知识库中寻找描述内容相近的案例以便评估先例的致病原因和治疗方案是否能够适用于现有问题。知识库中可能会包含类似以下的案例（见表 11-5）。

表 11-5 患者病例陈述表一

病例情况		解决方案	
年龄	15		
性别	男		
发烧	是	诊断	胃炎
恶心	是	治疗方案	继续观察
髂腰肌体征	无		
腹痛	有		
触痛	全身性		
肠蠕动	正常		

以上列出的属性—值对照关系，很容易引导读者按照以下规则思考：

IF：存在如上症状组合

THEN：得到相应的诊断，并采取相应治疗方案

但事实并非如此。任何一个案例只是对某种情况单一的描述，无法泛化为所有情况的通用规则。这时在案例推理中就可以借用 production 规则表达两个案例之间的详细程度，再进行最终决定。

另一患者病例情况陈述如表 11-6 所示。

表 11-6　患者病例陈述表二

病例情况		解决方案	
年龄	35		
性别	男		
发烧	无	诊断	阑尾炎
恶心	偶尔	治疗方案	阑尾切除手术
髂腰肌体征	有		
腹痛	有		
触痛	局限性		

可以看到,两个案例有很多相似之处,只不过属性值稍有不同,且前一个案例比后一个案例多出一项属性内容。事实上,案例推理的优点之一就是相似案例并非一定需要完全相同的关键属性或关键值,不同属性数量虽然不会阻碍知识库中案例间的匹配结果,但却增加了决定案例相似性的难度。

如果所有案例的属性都是相同的,我们只需要对比属性值的大小。但即使如此,仍旧需要考虑每个属性的重要程度。比如在上例中,当诊断内容为阑尾炎时,性别男或女都无关紧要,但当诊断内容为卵巢囊肿破裂时,性别的值就是一个关键指标了。

因此对于知识库中的每一个案例来说,相关专家都会根据具体情况为属性分配一个代表重要程度的权值。这个值可能是一个从 0(无关)到 10(具有决定性)的数。同时,通过对新案例和先例进行对比,得到对应属性的相似度用一个介于 0 到 1 的数表示,0 代表两者完全不同,1 代表匹配识别。第二个先例与问题的属性内容比对得到相应的数据如表 11-7 所示。

表 11-7　患者病例属性、权值以及与先例对应属性的相似度

属性	值	属性权值	值相似度
年龄	35	1	0.6
性别	男	1	1.0
发烧	无	4	0
恶心	偶尔	6	0.8
髂腰肌体征	有	9	0
腹痛	有	10	1.0
触痛	局限性	9	1.0

根据以上两个数值,通过以下相似度计算公式:

$$Similarity(\,newCase\,,\;OldCase)$$

$$= \frac{\sum_{n=0}^{attr} \left[\text{importance}_n \times Pr(match_n) \right]}{\sum_{n=0}^{attr} \text{importance}_n}$$

由此得到此 15 岁男患者与上表先例之间案例相似度为

$$= \frac{1\times0.6+1\times1.0+4\times0+6\times0.8+9\times0+10\times1.0+9\times1.0}{1+1+4+6+9+10+9}$$

$$= \frac{0.6+1+0+4.8+0+10+9}{40}$$

$$= \frac{25.4}{40}$$

$$= 0.635$$

与此数值相比,先例与问题示例之间计算出的相似度得分较低。但需要注意的是,通常在进行决策的过程中,仅参考与问题案例匹配分数最高的一个案例是不够的,系统往往要参照多个案例,以取得最佳方案。

11.4.3　案例推理组成部分

一个典型的案例推理专家系统中通常包含以下几个部分:

(1)案例库——保存先前案例,以及对于案例内容的概括描述,并对案例进行索引以便快速查询。

(2)数据获取模块——当案例推理系统中录入新的案例时,此模块负责确定数据相似度。通过对比两例之间的单一属性确定局部相似性,再通过局部相似性和属性重要性权值全面地对两个案例进行对比。具体的寻找工作是以新案例的属性为索引,在案例库中查询实现的。

(3)适配器——适配模块用来检查新旧案例所针对问题的不同,同时根据规则对旧有解决方案进行调整,以适应新案例面对的问题。

(4)提炼模块——用以根据先例的结果审阅经调整的解决方案。即参照重要性权值以及匹配相似度这两个参数与先例解决方案进行对比。如果先例的解决方案存在已知错误,则需要确定两例之间的相似性是否足以说明新的方案同样会失败。

(5)执行模块——一旦解决方案通过审定,执行模块将会在案例中应用此解决方案。

(6)评估模块——如果结果与预期相符,则不对其做进一步分析,并且案例及其解决方案将会被保存到案例库中以留后用;如果与预期不符,则需要进一步的修改纠正。

模块之间的交互流程见图 11-9。

11.4.4　基于案例推理的 CASEY 诊断系统

由 Koton 博士于 1988 年开发的 CASEY 诊断系统在心脏病管理程序中加入了基于案例诊断推理操作能力。CASEY 不仅能够对诊断方法进行方法对比,同时还可以寻找相似案例进行案例对比。CASEY 的运转模块可以通过输入的数据、因果诊断模型以及案例库进行工

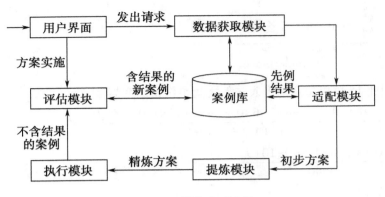

图 11-9　模块交互流程

作。系统工作的第一步是通过输入临床表现在案例库中搜索相似先例。CASEY系统并未对临床表现的重要性进行分级划分,所以此阶段中所有的临床表现只是用来搜索匹配。随即,通过因果诊断模型,CASEY可以对不同临床表现进行相似性评估。一旦匹配选定,下一步就是根据新例的临床发现内容与库中先例进行适配。最终通过因果诊断推理模块得到假设内容,且此假设可以完整解释所有的临床表现。最后,新案例的推理结果和背景信息将会被加入案例库中。一个仅包含50个案例的知识库,涉及大约10种不同的疾病,基本上就可以满足相关的80%的新案例的诊断要求。通常,概率推理程序得到的结果较优,但在某些案例中,CASEY反而能取得比较好的结果。甚至在不同案例的临床表现相似度很小的情况下,由于同时具备了案例推理和因果模型推理的优点,CASEY能较为高效地进行案例的联合推理。事实上,CASEY也是第一个有效地兼顾了两类推理方法的系统。

11.4.5　案例推理的优点和局限

由于容易获取疾病案例和其解决方案的数据,所以用以支持案例推理的知识库易于构建;通过案例推理的方法能够较快地得出问题解决方案。由于其依靠的是大量旧有案例,因此在不熟悉的领域内案例推理的方法仍然有效。

同样,案例推理也有其局限性,包括:

(1)难以获取足够多的先例匹配所有案例,所以当遇到某些罕见案例时,案例推理无法发挥作用。

(2)在无法正确判定新例的前提下盲目参考先例内容带来误导。

(3)对于可参考的内容存在获取和调整的问题,案例库中存取的不良的解决方案可能会在案例推理的过程中产生副作用。

11.5　CDSS 的设计与实施

从20世纪70年代开始,许多研究人员对于医学人工智能系统(如MYCIN、CASNET)的发展前景非常乐观。当时的观点认为个人计算机系统成为临床诊断中的一个标准部分只是一个时间问题。在过去的几十年中,计算机系统成功地应用于很多临床诊断乃至更为广泛的临床应用领域,如医生医嘱录入中提供了有效的提示、建议等辅助功能。然而,CDSS至今仍然无法在医疗环境中得到广泛使用。在本节的内容中,我们会讨论导致现状的原因和改进机遇。

11.5.1　CDSS 的挑战

　　一方面,从使用角度看,个人计算机和其他硬件设备不足,软件不够友好,医生对软件程序存在不信任和惧怕的态度,以及决策程序覆盖范围较为单一的问题,阻碍了 CDSS 的大面积采用,但此类问题随时间推移会逐步得到改善。而另一方面,限于目前医学信息学发展现状,很多科学难题在短期之内难以得到理想的解决,如难以实现较完整的医学数据库、高效的决策规则集,计算机诊断结果正确率低等问题,导致临床医生很难在临床中大面积使用 CDSS。尽管有些系统(如利兹腹痛辅助决策系统)在专科领域取得了良好的效果,但因专科的性质,加之其他决策支持系统在多病种环境中失败的案例,削弱了 CDSS 在更广阔的范围内获得成功的可能。

　　此外,由于缺乏基于标准信息系统之间的整合能力,繁忙紧张的临床医护人员不得不为 CDSS 进行重复性的数据录入,这种耗时乏味的工作极大地打消了用户乃至应用部门的热情和积极性,阻力自然不言而喻。与此同时,医学领域存在的复杂性和大量的不确定性使 CDSS 系统整合理论的构建和实践经验积累工作变得格外困难。与 CDSS 相比,其他领域的专家系统要轻松得多。

　　根据 Luger 和 Stubblefield 对于专家系统的分析,目前的 CDSS 普遍存在五个问题:

　　(1)缺乏临床内容之间的因果关联,计算机系统自身不可能理解应用生理学知识内容,无法确定因果性。

　　(2)系统缺乏稳定性和灵活性。在无法从知识库中找到新问题时,既无法解决问题,更不可能提出整套的解决方案。

　　(3)难以提供内容详细深入的解释。

　　(4)难以对决策结果进行确认核对。

　　(5)系统无法根据经验进行主动学习。

　　因此为了使 CDSS 的性能得到改进并广泛实施,除了解决推理方法、知识表达和知识的技术设计问题,还需要了解目前人机交互配合过程中产生的问题及原因。

11.5.2　推理方法概述

　　早期 CDSS 的设计强调人工智能,这跟当时程序设计人员的研究兴趣是紧密相关的。当时,大量诊断专家系统的工作机理都是模仿医学专家的推理过程,比如 MYCIN、利兹腹痛辅助决策系统等。虽然系统具有一定的决策能力,但实际上还无法在推理方面和人相提并论。因为其既不能理解什么是解剖病理学,也无法处理时间的概念,更不可能主动学习并由此推理得到新内容、新结论。虽然在一个比较有限的专业范围之内,某些系统的诊断能力能与医学专家媲美,可一旦扩大其使用范围,性能便会毫无悬念地急剧降低。不过专科诊断支持系统在研究过程中积累的各种经验推动了 CDSS 在更广阔临床领域的发展。在前面的几节中,我们已经详细介绍了概率推理、规则推理以及案例推理的方法。除此之外,因果推理、决策理论推理、常识推理等方法并不在本书的讨论范围之内,有兴趣的同学可以自行参考相关书籍进行更进一步了解。

11.5.3 知识表达

CDSS 完成各种推理决策任务的基础是由数据内容和表达模式构成的临床决策知识库。独立的数据在未经关联前通常是难以理解的,如数字 17 000。只有在与其他内容,如"白细胞计数"关联之后才具有实际意义。所以在知识库中如何充分高效地表达某领域知识内容,并为相应的智能计算机系统提供格式化的专业数据,从而提高信息处理效率则变得非常关键。到目前为止,知识表达形式可以大致分为:逻辑知识表达法、程序化知识表达法、网络表达法以及结构表达法。

命题逻辑:在基于逻辑的知识表达中,命题逻辑是在人工智能研究中第一个被广泛使用的表达格式。命题指不置可否的陈述内容。陈述语句可以用单一的字母来表示,如 P。不同的语句根据 and、or 和 not 逻辑连接成完整句子,以表达内容之间的逻辑关系。举例说明,两个命题"缺铁性贫血 MCV(平均红细胞体积)减小"和"恶性贫血 MCV 增大"用字母表示为 P 和 Q,则符合命题逻辑的句式应为"P and Q","P or Q"以及"P and not Q"。在命题逻辑中,P 和 Q 作为一个整体同时存在,每个短句中的片段内容不能独立使用。

一阶谓词演算:一阶逻辑表达法则没有以上的限制。谓词演算提供的逻辑表达方法允许使用断言的片段内容作为变量,而不需要像命题逻辑一样把整个句子内容紧紧绑定在一起。上例使用一阶逻辑可以表达为 MCV(增大,恶性贫血),MCV(减小,缺铁性贫血)。MCV 被称为谓项,表达括号内多个对象之间的关联信息。借助这种灵活特性,还可以通过如 MCV(x,缺铁性贫血)提出"在缺铁性贫血的情况下,MCV 的值是怎样"的问题。一阶逻辑通过向知识库中加入谓词并借助谓词进行提问的能力推动了逻辑规则在专家系统中的使用。其中著名的编程语言 Prolog(名称源于 Programming in Logic),它通过一阶谓词演算的知识表达法,帮助研究人员设计开发了许多著名的专家系统。

程序化知识表达:以上提到的基于逻辑的知识表达由真或假短句构成,通过标准的逻辑推理机制得出结果。如在逻辑系统中进行如上例贫血类疾病的诊断则需要遍历与 MCV 相关的所有逻辑谓词,找到对象中含有"增大"或"减小"的条目。作为程序化的知识表达法采用的是一种较为精确的方法,不需要采取基于逻辑的搜寻方式。如通过程序化知识表达上例得到:

IF MCV 增大,THEN 可以确定恶性贫血。

IF MCV 减小,THEN 可以确定缺铁性贫血。

程序化知识表达法通过概念的逐步递进协助诊断,使用真实数据对结论进行推断。这些步骤语句以规则的形式进行表达,MYCIN 是使用此类知识表达法的典型例子。

网络化知识表达:由节点和弧构成的网络结构来表达知识内容。其中节点表达事实数据、事件、对象、步骤等内容,弧表示节点间的相互关联。网络法的灵活性在过去的几十年中得到了很大的改善。例如网络中的节点也可以由某种复杂结构组成,如 Minsky 提出的

Frames。更重要的是网络结构可以表达诸如因果、时间、空间等难以模型化的知识内容。其中决策树和人工神经网络也属于网络化表达的范畴。

结构化知识表达：结构化表示法强调知识应按照某种高度组织的方式打包到预先定义好的块中。第一个广泛采用此类知识表达法的是 Minsky 开发的框架系统 Frames。Frames 的数据结构复杂，包含数据概念和相关过程化信息，后者用来描述框架内容如何随时间变化的情况。以"食品杂货购买"概念为例，通过此种方法可以表达如下：

概念：食品杂货购买

地点：超级市场

行为：商品选取（过程）

　　　付钱（过程）

除此之外，我们较为熟悉的数据库管理系统（DBMS）提供了另外一种用于知识表达的结构化形式。在临床领域，比较常见的两种数据库是关系数据库和面向对象数据库。前者基于记录结构，每条记录都包含许多字段。系统会设定一个字段为主键，记录中的其他字段与主键直接关联。一条疾病记录可能由以下若干字段组成：疾病名称、器官、诊断检验、受感人群性别。

数据表中包含多条记录，如表 11-8 所示，表中的每一行都包含具有唯一性的一条记录，相应的字段描述此条记录的不同属性，且关系记录中每个字段都包含特定类型的数据，如字符型、数字型、日期型等。

表 11-8　关系数据库记录字段示例表

疾病名称	器官	诊断检验	可受感人群性别
肺炎	呼吸系统	痰培养	男女皆可能
消化道溃疡	胃肠	内窥镜检查	男女皆可能

但是，关系数据库中的字段无法记录比较复杂的数据结构，比如在字段中存入一整条记录或是数字列表。相对而言，面向对象的数据库管理系统（OODBMS）具有更强的表达能力，储存某些关系数据库字段中无法处理的数据类型。用贫血病来举例如下：

系统：血液学

贫血类型：小红细胞，血蛋白过少

疾病：缺铁性贫血

检验：列表（血清铁，TIBC，铁蛋白）

治疗方案：硫酸亚铁针剂，葡萄糖亚铁注射液

图片：（二进制格式）外周图片

作为对象，在此条贫血记录中存储了一张图片和包含其他所有文字信息的列表。更重要的对象具有继承性质，即可以根据已有对象的属性定义创建新对象，因此，在关系数据库中无法表达的数据类型也可以在 OODBMS 中创建出来。目前研究人员已经在 CDSS 的开发工作中使用 OODBMS。

11.5.4 知识提取

何为数据、信息和知识？数据作为一种描述，是不具有背景和意义的数字、图像或声音。如 19800101 只是一个数字，或者可以看作日期，但就数据来说它只是数字，而不表示其他额外含义。信息则是经过格式化、过滤已经综合处理的数据，即数据和数据之间的交错联合产生了新的意义，如 19800101 可以是一个人的生日，也可以是元旦节日。而我们所讨论的知识则是信息之间交互得到的一般性客观规律描述。

知识工程是面向知识提取的一门科学，也是构建知识库的过程。知识工程化人员需要具备知识表达、工具选择以及人工智能语言等多方面能力，以便与某一领域专家合作获取构建相应知识库的必需信息，进而开发出专业的专家系统。但至今为止，这一系列的工作并没有完善的方法学支持。即便具备了各种需要的环境、语言或其他工具，知识提取的过程仍是十分困难的。

某一领域专家和知识工程化人员合作的最大挑战是两者在对方的领域内，即使经过了长时间的学习，前者依然难以掌握知识工程的方法，后者对专业知识的价值和重要性的区分能力与学科专家相比仍然有巨大的差距。因此，在知识提取的过程中，两类人员如何在知识表现形式方面达成一致，确定合适的推理机制，以及系统成功建立后的维护问题则成为巨大的挑战。由此可见，医学信息学是一门独立的学科，从事该专业人员与一般的医务人员和计算机人员相比，在知识提取专业能力上是无可取代的。

11.5.5 知识与本体

知识库就是客观世界中的事实数据依照某种规则进行编码组合而成的集合。但是复杂的 CDSS 不仅需要此类数据，还需要某一领域包含的较为深层次的关键概念。如阐明疾病的时间过程或是血液在血管内流动的状况就需要较为深奥的知识，而不仅仅用简单描述的词汇。本体知识工程正是为了解决此种高层次词汇变换的问题而诞生的，所得到的知识架构我们就称其为本体（ontology）。Gruber 把本体定义为一种对共享概念的正规、精确、详细的说明。因此，在知识领域中，本体被认为是实现信息沟通、计算机推理与应用，以及知识管理的基础。

为加强本体用户和构建者间的信息沟通，术语和概念需要有清晰的定义并实现标准化。为能合理使用所有的概念术语和关联，概念术语间需要有关联属性的定义及存取算法规则。通过编码本体中的知识内容，软件设计者可以更容易理解如何与知识库打交道，以创建智能系统。在创建本体过程中，逐步搭建出来的框架内容，由于其机制和视角层次较高，这一框架可以使知识管理任务变得相对容易，实现逐步扩展知识内容并维护知识内容的目的。

本体试图以一种层级化的方式表达某专门领域乃至整个世界。依据领域涉及的基础概念，通过标准化的方式提取相应的对象、时间和处理流程。层级化概念的最高层级也是最抽象层级被称为"高阶本体"，它是得出最终运行本体的概念基础。图 11-10 就是一个有关生物的简单的高阶本体。在生命体这一最高层级中，包括动物、植物和微生物。如果我们所设计的系统要求定义"人类的食物"，我们就会利用该本体便捷、灵活地从动物、植物和微生物中找到"非人类""可食用植物""可食用真菌"等。

据此,利用本体快速、有效地生成有关生命体的各种概念组配。

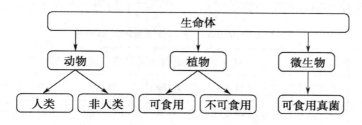

图 11-10　生命体的高阶本体:抽象层次

让我们先明确一些关于本体的基本概念。

继承:特定的人或植物可以被认为是一类对象,并从其所有源类中继承属性。

关联:指类之间的连接,用于定义不同两类内容之间的相互作用。

到目前为止,基于本体的 CDSS 还不多见,但的确有一些 CDSS 已经使用本体的方法表达并管理生物医学方面的知识内容。其中比较著名的是统一医学语言系统(Unifying Medical Language System, UMLS)。作为美国国家医学图书馆(NLM)投资管理的项目,UMLS 旨在改进医学相关资源知识共享交互的问题。它成为多种词汇编码系统之间的交互桥梁,这些系统中比较著名的包括 ICD-9、CPT、SNOMED 和 MeSH。而与 UMLS 类似的构建于本体之上的系统还包括 GALEN、SNOMED CT 等。

事实上,目前已经有一些比较优秀的本体开发与编辑工具,如 Protégé,可以用来构建以本体为基础的决策支持系统,达到知识库内容共享的目的。在某些集成度高的系统中,本体为其子系统提供知识库中的术语和概念、关联以及继承相关系统的属性。如电子病历(EMR)或科研数据库通过本体可以实现数据共享使用。

11.5.6　编码、分类、命名法和词汇

通过计算机来管理数据需要依据某些方法来获取信息,从而帮助所有临床数据的使用者都能够有效地利用数据。美国医学研究院(IOM)在 1992 年发表的关于电子病历的报告中详细阐述了纸质记录在辅助医疗决策的过程中所面临的问题。纸质记录在内容和功能方面出现的问题必须要在电子系统中得到有效解决。报告称如何获取详细的、可供分析的电子化临床信息是医学信息学领域普遍存在的疑问。目前公认,术语集尚未得到广泛应用,而且缺乏对术语集的标准化定义。为有利于进一步讨论,我们首先要明确编码、分类、命名以及可控词汇之间的异同。

编码:用于概念沟通的过程中,以减少信息总量。

分类:为某领域内的概念规则系统。它包括暗含或明确的顺序规则,如 ICD-9 分类。

命名:允许通过术语组合的方式形成新的概念,如 SNOMED 的编码。如果分类与命名不同,可控临床词汇(CCV)的概念是难以定义的。依据 Cimino 的《可控临床词汇的必备要素》(见表 11-9)所述,CCV 可以被看作是粒度非常小的术语集,按照预先定义的层级结构进行排列,以此来捕获和表达详细的临床数据。尽管目前尚未有关于 CCV 精确的定义,

Cimino 的《可控临床词汇的必备要素》仍然提供了非常实用的方法,这篇文章对于帮助理解和分析构建系统所应具备的特性、功能和结构有着指导作用。Cimino 所提出的标准满足了在设计、管理以及使用临床词汇方面的要求,给术语技术的使用者提供了有益的指导。

表 11-9　Cimino 对于必备要素的简要概述

内容的要求	需要有充足的术语以便可以清晰表达全部的临床概念
基于概念的要求	所有的术语应有且只有一个含义,同时每一个意思也只能有一个术语对照
概念永存的要求	一旦创建即在系统中永久存在,并可以对新概念和父概念进行关联
多层级	概念绑定的术语应遵循某一个或多个层级结构。比如肺炎球菌术语可能存在于"器官"树或是"感染疾病"树中
非语义标识符	概念指定的唯一标识符不能具有任何特定的包括有意义编码的层级或组织结构。比如所有的心脏血管概念的对应标识符不应有如下分级编码结构:心脏衰竭 CVS1.0,右侧心脏衰竭 CVS1.1,高输出量性心力衰竭 CVS1.01 等
正规定义	所有的概念和术语都应有清晰的定义,并在可计算表格中存储全部定义
否定"无分类"	如果一个概念是基于所有术语之外的,那此概念不应被使用,否则可能会造成历史数据的语义分歧
多重粒度	不同的词汇用户可能期望得到不同层次的细节内容(流行病学家与内科医生观点往往不一致),所以词汇不应被固定在某一层次的细节上
多重一致性视角	正如不同的用户希望不同层次的粒度一样,能够实现在不同的细节层级上显示,存取相关的概念和术语
语境敏感表达	胸腔疼痛是症状内容也可能是诊断结果,所以,程序设计人员应该提供关于术语解释的语境内容,而仅提供词汇本身的解释是不充分的
进化	良好设计的词汇应可以管理新进的概念和术语,适应医学知识和实践内容的变化,同时还不会对当前用户和历史数据的含义产生影响
识别冗余	可接受同义词(前提是这些同义词都对应同一个根概念)。但是对于同一个概念不应具有多个原始表达,例如"心肌梗死"和"心脏病发作"应视为同一概念,并相互关联,而非两个独立的概念

按照 Cimino 的标准,ICD 和 CPT 之类的术语词汇对于那些不太要求细节的任务有用处,反之则要求更加全面的术语集支持。当然,了解可控临床术语集和在临床系统中使用可控临床术语集是两码事。

临床术语大致可以分为三种类型:应用程序术语、界面术语、参考术语。参考术语可以定义为用来提供一般参考点进行数据聚类和对比的一组概念和关联。其中的数据是由多种不同客体,如个人、系统或组织机构记录的完整医疗流程。界面术语则是帮助用户在数据录入过程中快速准确录入术语,隐藏了大量复杂的下层机制,以加快录入速度,提高表达能力。

通常,填写临床问题列表和下达检验医嘱是相对简单的数据录入任务,可以通过列表选取的方式实现。但是在初级医疗阶段中,通过此种方法录入患者完整的病史和所有的检查内容是相当冗长乏味的。这时就需要在效率和表达能力方面进行权衡,作出某些牺牲。比如通过使用模板的方法能够加速数据录入,但同时可能导致临床描述内容的极大相似以及某些细节内容的消失。反之,开发智能化的术语录入提示模块确实能够为用户的录入提供相当大的帮助,但编程逻辑显然会变得更加复杂,同时会带来对于录入内容进行再次确认的工序。另外自动化录入可能造成术语选取错误。

除此之外,由两个或多个原子概念组合而成的复合概念能够极大地增强词汇的表达能力,这种复合概念被称为组配性。为了保证概念组合的有效性,避免无意义复合概念的出现,需要构建相应的术语服务器,以提供字典匹配、词汇组合等关键功能,如 GALEN 术语服务系统。然而,即使在大量术语工具的支持下,词汇管理过程中依然会出现许多意料之外的情况,为用户提供有用且有保障的词汇服务并不像设计临床术语那样简单。

另一个问题是统一术语集与区域使用习惯术语之间的冲突问题。不同区域,如省市、地区乃至不同医院间表达同一个临床概念时所用的词汇很可能并不相同。在这种情况下,如何保障术语共享的一致性和灵活性就成了两难的问题。通过某个中央机制完全统一全部用词显然并不现实。目前指定的相对可行的方法是建立术语服务器,统一地把标准术语和地方习惯术语相映射起来。但是在对照过程中仍然会出现两映射术语含义不一致的情况。

词条的组配同时给系统设计人员在数据库设计层面带来了另一个问题。某些复杂的概念在术语集中是原子化存在的,所以很容易通过选择对应代码的方式在临床信息系统中记录相应的概念内容,也就是所谓的先组式。在接口和数据库的层面,先组式降低了复杂性,在对概念进行编码的过程中没有存疑的部分。所有的用户,无论身处何地都会使用同样的方法进行编码。但是,在无法通过独立的原子概念进行表达的情况下,就需要通过组合原子概念的方法实现复杂概念的表达,被称为后组式。尽管后组式具有更强的表达能力,但可能会出现使用不同的原子概念组合表达同一复杂概念的情况,甚至在使用相同含义的代码时,没有关于代码排序的规定也是一个问题。举例来说,如果使用 4 个代码来表达 1 个概念,那这 4 个代码的全排列可能有 24 个,存储在数据库中会导致数据存取多入口的问题。除非有一个权威的数据库可以管理所有的概念和术语,否则很容易产生不同机构都在按照自身的意愿创建同一概念的不兼容的组合版本,从而为数据分析带来困难。这也是为何要有一个标准的临床术语集的原因。

11.5.7　人机交互

根据 Wyatt 等人的研究,决策支持技术之所以未能得到广泛采用,很大程度上是因为绝大多数的系统设计目标与临床实际需要解决的问题不一致。比如一些系统只是严格限制了诊断假设的数量,很少有系统可以帮助临床人员鉴别诊断和建议治疗方案。相比较而言后者具备的特点恰恰是临床人员易于且愿意接受的。事实上对于系统设计者,正确识别问题并解决才是 CDSS 的重点。

除此之外,Wyatt 还针对 CDSS 系统设计者提出了几个需要注意的问题。首先,不要在计算机设备和与 CDSS 无关的软件上花费太多的精力。在项目开始初期就要把主要力量用在解决潜在使用者最关心的内容上,而不是过多考虑诸如使用何种语言、机器配置或者开发环境之类的问题,以免喧宾夺主,忽略了最重要的技术和问题处理流程。其次,设计者应该偏重于解决方案模型设计,与未来使用者清晰明确地交流。最后,除了系统本身,设计者还需要考虑系统实施所在机构。因为机构的态度和支持力度至关重要,尤其是当考虑到 CDSS 可能造成各种机构内部的变化、人员变动、资金、管理的变化的情况。所以,CDSS 成功实施的保障需要有机构内部强有力政策的支持。

CDSS 技术在很多方面都遭受过批评。幸运的是,电子病历(EHR)和计算机化医嘱录入系统(CPOE)的出现很大程度上弥补了独立 CDSS 系统的不足,包括在数据录入、流程方面,特别是在用户接口和数据模型方面给了 CDSS 很大的支持,使得决策支持系统不用再像以往一样忙于解决数据录入、信息整合的问题,而是把关注点转移到数据处理和人机交互方面。

然而老问题的解决总是伴随新问题的出现。EHR 和 CPOE 的出现使得临床决策在用户接口方面出现了新的问题——CDSS 功能的灵活性。由于整合系统中的决策支持功能是作为一种后台进程自动触发响应,因此除了满足临床诊断、医疗的需要外,还必须具备提示和人工调整能力。有很多临床用户抱怨系统的各种自动提示功能扰乱了医生的工作节奏和习惯,起到了相反的作用。所以,一旦临床的医疗流程、责任归属以及操作习惯由于信息系统的出现而发生改变,且没有得到有效的解决,临床人员最终很有可能不再使用这类系统。

11.5.8 CDSS 的发展方向

医疗决策支持在未来的很长一段时间内,发展重点将主要集中在增强现有 CDSS 的有效性、新型 CDSS 功能研究开发等方面。首先,在改善现有系统中,需要解决以下五方面的问题:

第一,对系统整合和界面进行优化,使 CDSS 能够平滑嵌入机构医疗流程之中,为临床工作者提供关键信息的提示以及决策支持的校准。平衡在决策提示过程中出现遗漏重要信息和过度提示的问题,并研发可以灵活调整此种平衡机制的功能,协助用户按需选择决策支持的辅助强度。

第二,有效整合患者的医疗信息。临床工作者在对某一病例进行医疗决策的过程中,需要参考尽可能全面和关键的患者相关信息。在此问题上,一个自动化和智能化程度很高的 CDSS,可以通过高效高质的患者数据汇总和摘要内容提示,最大程度上帮助临床医生对医疗决策进行优化。

第三,构建 CDSS 评估模型。根据复杂参数组合(例如疾病死亡率、患者存活率、医疗花费、医疗保险等)对决策支持结果进行筛选和优先权判定,从数量方面减少对 CDSS 使用者的负面影响。在此问题中,如何合理权衡各种因素正负双方面的影响,以及如何确定决策优先级都是需要研究的内容。

第四,在患者存在合并病症的情况下,实现多病种决策支持整合。目前的 CDSS,由于临床治疗指南在很大程度上忽略了年老和身体基础比较差的患者存在合并病症的问题,最终导致决策支持重复、冲突甚至互相排斥的结果,从一个侧面上阻碍了临床治疗指南在医疗机构的充分应用。

第五,利用自动文字处理技术对电子病历系统中的自由文本内容进行数据挖掘,通过提取和格式化患者关键数据的方式,达到对 CDSS 优化的目的。相关研究表明,在电子病历的自由文本中所包含的,可以左右医疗决策的数据,占到全部关键信息量的 50% 以上。

其次,在基础理论和实践经验不断发展的背景下,不断引入新的临床决策支持方法。

一方面,决策支持系统实施时间长,代价大。因此,对系统性价比、数据有效性、实施复杂度、医患接受程度等多方面因素,进行综合权衡、科学选择 CDSS 开发方向以及优先实施步骤,是一个意义重大的问题。

另一方面,随着数据处理算法和技术的不断发展,海量医学数据库在质和量方面的不断提高,数据挖掘将会持续推动 CDSS 的创新,更加复杂的问题,如敏感信息安全问题,科学文献信息挖掘,临床决策支持内容的探测,甚至是有学习功能的 CDSS 也会随之引入。

最后,医疗决策支持是一门非常复杂的科学,需要大量的资源以及多方合作。因此,基于 CDSS 系统的标准化以及知识、经验、方法的共享工作就格外重要。

(1)为了实现不同机构在 CDSS 实施过程中,在系统设计、沟通以及管理等方面的经验共享,需要构建一套识别、描述、评价、综合、分类以及共享实施经验的方法,促进成功案例推广和借鉴。

(2)建立一套标准化的支持 CDSS 模块即插即用功能的系统体系,提供 CDSS 挂载或远程调用的标准接口,实现不同 EHR 系统通过标准接口使用规范的决策支持程序。它可以推动决策支持系统和电子病历系统的应用,并可以加速决策支持研究成果的转化工作。

(3)实现知识管理流程和业务流程的规范化,有助于在规范的 CDSS 中提供基于因特网的临床决策知识库的共享、更新。

11.5.9 CDSS 的使用伦理与法律问题

任何 CDSS 都是对临床决策的辅助性工具,使用者是真正的决策制定者,也是主要责任人。Miller 博士指出,计算机从根本上,至少在可见的未来,无法取代决策制定者。这一观点代表了人们对新兴技术相对保守、谨慎的态度。如何正确使用 CDSS 涉及卫生保健的标准、职业道德等方面。

从卫生保健的标准来讲,医疗工作者应尊重患者,不应以经济方面的原因而对患者做出不同的论断,更不能以各种方式,包括使用 CDSS 欺骗患者。

使用 CDSS 有可能引发伦理、法律方面的问题,这与卫生部门的法令法规密切相关。有兴趣的读者可以追踪医学伦理学的最新进展。

跟所有的新技术一样,在临床上使用 CDSS,会引发一系列新的问题。这些问题涉及:①如果 CDSS 对临床工作有效用,那么与其相关的新责任、新问题该如何处理? ② 如果 CDSS 干扰了目前的工作流程,那么临床工作者为什么要使用这一系统呢?

假设一个有缺陷的 CDSS 系统使病人受到了不应有的伤害。如果使用者是一名合格的医生,那么在这种情况下,该医生有没有及时干预或阻止 CDSS 导致的错误呢? 该医生是否正确使用了 CDSS? 在这方面的标准还有待进一步研究与讨论。

在临床实施 CDSS 的基准是:正确使用,不增加患者的风险。专家预期,随着计算机技术的进一步发展,临床诊疗标准也会相应改变。

11.5.10　CDSS 的评估

如何评估与选择 CDSS 是当前医学信息领域研究的热点专题之一。用户满意度调查与随机对照临床试验是目前两种主要的研究方法。目前的研究表明 CDSS 在改善诊疗质量与费用控制方面取得了一定的成果。事实上,临床信息工作涉及患者数据采集、患者信息共享、诊疗决策制定、诊疗建档、卫生工作者之间的交流、患者教育等诸多方面。从技术上讲,CDSS 有能力在其中任何一个方面产生积极的效果。

评估 CDSS 对医生诊疗过程的影响,还有对患者诊疗结果的影响是医学信息学界研究的两个关键领域。然而,众多的研究结果表明,过程与结果之间的关系不明确。例如,CDSS可以提高病案的完整程度,但这完整程度对诊疗过程的影响并不清楚。

11.5.11　结论

医学人工智能领域的发展史充满了令人赞叹的创新,同时也有不断的挫折和失败。但是澎湃发展的电子病历系统和电子医嘱录入系统为新一代的 CDSS 的发展提供了更为广阔的空间。当然,困难仍存在,对临床推理过程理解的不全面,对医学理论知识探索的不足仍将会成为成功路上的绊脚石。但是我们能看到的是医学知识表达、推理机制、知识提取方面的成果已被广泛运用并做出了极大的贡献,而本体知识工程的发展,临床术语学的设计与实施目前都已经成为医学信息学中主要的理论研究领域,为下一代更为复杂智能的决策支持系统打下良好的基础。

国家政策的决定者认为信息技术是改善医疗水平、提高患者安全的关键桥梁,但在实际应用中,由于不少系统对医疗原有的流程、成本等问题考虑不足,导致临床工作人员具有不同程度的抵触心理。不过,新一代的临床信息系统已经在这个方面做出了改善。

有一件事情可以肯定,如果 CDSS 希望最终能够解决所有的问题并使系统得到广泛的应用,它必须在提供决策知识的同时不能破坏医疗过程中两个最基础的社会原则:一是不能破坏医生和患者之间的关系,二是不要改变甚至抛弃那些已经久经磨砺且令人满意的东西。

11.6　经典的 CDSS

11.6.1　MYCIN

MYCIN 起源于 20 世纪 70 年代早期,由斯坦福大学的 Edward Shortliffe 基于 Dendral 的专家系统设计开发,于 1974 年完成。作为一个帮助诊断细菌感染疾病和提供治疗咨询的决策支持系统,MYCIN 能识别某些导致重度感染的菌群,例如菌血症和脑膜炎球菌,推荐有针对性的抗生素种类和剂量。在临床中它大致遵循以下四个步骤:

（1）判断所发现的细菌是否引起了疾病。

（2）判断疾病可能是由哪种病菌引起的。

（3）判断哪些药物对抑制这种病菌可能有效。

（4）根据患者的情况,选择最适合的药物和剂量。MYCIN 系统用产生式规则的方法体现专家的判断知识,模仿专家的推理过程。

产生式规则是 MYCIN 系统的核心内容。系统包含一个大约 600 套规则的支持库,每套产生式规则会归纳一类医学专家总结出的感染疾病知识,再根据不精确推理规则(可信度因子)进行推理判断,具体过程可以简单解释为:

① 由 MYCIN 决定使用哪些规则以及如何关联这些规则。

② 这些规则会对 MYCIN 的推理进行连贯解释,并向用户提出相应问题。

③ 根据问题答案,诊断结果会按照概率高低的顺序依次排列,概率数字和推理可靠程度显示在结果之后。

大量的研究和实践表明 MYCIN 诊断的有效性可以达到 69%,这个数字甚至超过了某些感染疾病方面专家的水平。但可惜的是由于当时计算机的诊断和医疗被认为会带来法律和伦理方面的问题,使得 MYCIN 最终没能应用于临床治疗。另一关键的障碍则是,对于 MYCIN 这样一个独立的系统,当时信息整合技术的水平很难为其提供较为完整的患者疾病信息。

MYCIN 系统是用 INTERLISP 语言编写的。初始的系统包含有 200 条关于菌血症的规则,可以识别大概 50 种细菌。以后该系统又经过了扩展和改进,使其可以诊断和治疗脑膜炎。同时又有人以 MYCIN 的控制机制和数据结构为基础,开发了可覆盖多领域的 EMYCIN(Essential MYCIN),即专家系统开发工具。

MYCIN 专家系统是决策支持系统的代表,许多其他类似系统都是在 MYCIN 的基础上研制而成的。MYCIN 系统不但具有较高的性能,而且具有解释功能和知识获取功能,可以用英语与用户对话,回答用户提出的问题,还可以在专家指导下学习医疗知识。该系统还使用了知识库的概念和不精确推理技术。MYCIN 系统对计算机决策支持的理论和实践,都有较大的贡献。

11.6.2 ONCOCIN 和 OPAL

ONCOCIN 是斯坦福大学开发的另一个专家系统,用于辅助医生在癌症化疗方面进行医疗决策,于 1979 年至 1987 年在斯坦福大学肿瘤门诊试用。作为 MYCIN 系统的延续,ONCOCIN 使用了相同的推理机制。ONCOCIN 的命名实际上也来源于"oncological(肿瘤学的)"和"MYCIN"两词的组合。

规则推理是 ONCOCIN 的一大特点。但为了满足用户的需要,开发人员不得不频繁地对程序进行修改,以满足治疗方案的增加和修改。在 ONCOCIN 系统中为每个治疗方案定制程序要花费 6 周的时间,方案本身数量巨大且改动频繁,编程人员无法及时地在程序中反映这种变化。而且由于在 ONCOCIN 中为化疗方案编码的过程非常复杂,错编或漏编的情况时常发生。最终的结果是医生既不信任系统,也常常不依照系统的建议方案执行。这也是最终导致 ONCOCIN 并没有被实际采用的重要原因。

为了提高临床知识的编码速度,Fagan 提出使用 GUI(图形操作界面),通过表格填空的方式加快速度和提高准确性,OPAL 应运而生。

在 ONCOCIN 系统中,通过 OPAL 临床治疗方案进行编码,可以使每个方案的程序编写时间缩短到 2 周,而且用户能够自由定制一些治疗方案方面的具体内容。但是由于临床领域类别太过复杂繁多,对于不同的领域需要构建不同的 OPAL,而构建每一个领域的 OPAL 大约要超过 2 年的时间。

目前肿瘤学家大多对 ONCOCIN 并不了解,他们通常使用 NCCN(美国国立综合癌症网络)或 ASCO(美国临床肿瘤学会)提供的治疗方案,导入到在用的临床信息系统中以获得决策支持。

11.6.3   CASNET

从 1971 年开始到 1978 年研发完成,CASNET 是与 MYCIN 系统几乎同时出现并发展起来的 CDSS。作为第一个基于因果推断理论的医疗专家系统,它的目的是帮助眼科专家对青光眼进行诊断和治疗。1976 年,根据美国眼科与耳鼻喉科学学会的评估,该系统被认为已经到达行业专家的水平。

CASNET 的良好表现得益于病种致病原因较为简单清晰。从患者视力、病症,到其病理生理状态,再到得出诊断和决定治疗计划,决策树按照这样一种层级结构展现出来。一旦描述出患者的视力和病症情况,就可以因果关联到相应的病理生理状态,然后根据病理生理状态划归至相应的疾病分类并安排治疗计划。

11.6.4   利兹腹痛专家系统 AAPHelp

临床医疗中,急性腹部疼痛非常常见,但是在发病初期难于诊断。20 世纪 60 年代后期,英国利兹大学约克郡健康信息学中心开发了 AAPHelp,用于辅助急性腹部疼痛(AAP)的临床评估和决策工作。

AAPHelp 系统以手术和病理诊断为标准,依据贝叶斯概率理论,通过对患者症状、体征、检验结果等数据与多个数据库海量病例中的对应数据进行比对,得出若干诊断建议和可能性百分比。1972 年的系统评估显示,在 7 类 304 个急性腹痛病例中,与医生 65%~80% 的确诊率相比,AAPHelp 系统的准确率高达 91.8%。即使与专家相比,对于全部 7 个大类中的 6 类病症,AAPHelp 都能更准确地进行归类划分。不过在除利兹以外的其他地区使用这套系统却从未达到如此的准确率。原因包括人群差异、地域文化不同导致数据在录入前的转化过程中产生了差异。

尽管 AAPHelp 系统受到很大关注,但由于其对临床医生的诊断工作的作用更像是一种替代,而非单纯的辅助,所以临床工作人员对于单调的数据录入工作积极性不高。到目前为止,这套系统仍然在用,但用途却与最初期望并不一致。

11.6.5   HELP

HELP(Health Evaluation Through Logical Processing)是一套有完整的知识库支持的智能化医院信息系统,由犹他大学和 Latter Day Saints(LDS)医院从 20 世纪 70 年代开始开发。它涵盖了医学信息学很多方面的具体应用和方法学的内容。除支持医院日常工作,如医嘱录入、费用记录、护理记录、ICU 监测外,HELP 还可以提供医疗提示、病症诊断、患者管理和临床方案等临床决策支持功能。

HELP 系统在电子病历中加入了监控程序以及一套储存和应用决策逻辑的机制，这些决策逻辑以名为 HELP sector 的医学逻辑模块为载体，使用决策规则语言 Arden Syntax 编程进行增改。患者数据的录入可以触发医学逻辑模块对相应信息进行处理，系统可以自动地生成日常报表和治疗日程表，也可以基于事件驱动的方式定制提示、警告等功能。作为一个庞大复杂的系统，HELP 展示了与当时较为常见的独立专家系统相比，通过监控整合数据的方式实现决策支持的优势。尽管 HELP 系统的初期硬件投入以及人员培训费用巨大，投资回报周期长，但是由于其可以直接从医院信息系统中获取数据从而解决了大量重复的数据录入问题，以及帮助减少用药事故，能够很好地控制术后感染等，因此成为最长久和最成功的临床信息系统之一。

11.6.6 Internist-1 和 QMR 系统

1974 年，匹兹堡大学的 Myers、Pople 和 Miller 开发了 Internist-1 系统，随后演化为 QMR（快速医学参考）系统。Internist-1 的应用范围覆盖普通内科学，较前面提到的 MYCIN 和 AAPHelp 的应用对象要复杂得多。系统包含了大约 600 种内科疾病诊断和相关的 4 500 多种临床表现，每类疾病大约包含 75~100 种的临床表现。这种复杂性带来的问题既无法借用 MYCIN 的简单逻辑，也无法参考针对有限病症的 AAPHelp 进行解决。于是 Internist-1 引入了一个特殊的评分机制表现疾病与临床发现之间的关联。

Internist-1 设定三个与临床发现相关的参数：

（1）频度权值（frequency weigh），某临床表现在某类疾病中出现频率高低用 1~5 表示，1=很少，5=总是。

（2）激发强度（evoking strength），某临床表现对某类疾病的决定程度用 0~5 表示，0 代表无法根据某临床表现进行诊断，5 代表根据某临床表现可以确诊。

（3）重要参数（important number），临床表现中的某些异常问题对诊断的影响重要程度，由低到高用 1~5 标识。

其中前两个参数类似于贝叶斯公式的条件概率和后验概率，只是数值的选定并非源于统计数字而是由专家依据经验分析得出。第三个参数解决了在统计方法中权衡某些临床干扰因素的难题。依据这三个参数，Internist-1 系统参照患者临床表现对病症进行诊断和评分。

Internist-1 依赖大型机和拨号网络运行，支持的数据类型有限，数据存取时间长，开销巨大，界面不够友好。为此，Miller、Masarie 和 Myers 又开发了运行在微型计算机上的 QMR 系统。QMR 可以对 Internist-1 系统数据库进行快速和方便地存取，允许录入患者数据与知识库内容比对并生成不同诊断，并使用概率法对多个诊断结果进行排序。

11.6.7 GermWatcher

GermWatcher 是一个用于帮助感染控制专家侦测、跟踪以及研究医院内部患者感染情况的专家系统。通过监测院内实验室系统产生的微生物菌群数据，识别院内感染微生物类型并上报到 CDC（Center for disease Control and Prevention，疾病控制中心）。系统本身是基于规则推理、感染控制指南以及 CDC 的 NHISS(国家医院感染监督系统)构建的,其中 NHISS 提供了一系列医院感染方面的国家标准,可以监测全美国范围的感染率并保持其处在最低水平。

该系统概念模型的开发是由一些有着不同专业背景的专家团队完成的,其中有计算机专家、医生、药剂师、医疗质量和患者安全专家。此系统提供了在医疗环境中捕获自动报告和捕获突发事件的功能。同时它还拥有基于网页的用户界面、关系数据库以及终端用户分析环境。通过警报发送程序,可以向相关的人员发送相应内容。程序包含警告强度以及警告目标的内容,并可以根据用户需求调整传送方式。例如在警报内容优先级较高的情况下,用户确认收到消息之前,提示会不断加强。

通过以下三种基本行为,感染控制工作者构建了院内患者感染的第一道防线:

(1)对所有的感染进行连续监视,侦测已有感染意外升高的情况和产生新感染的情况。

(2)通过监控系统对异常感染情况进行分析研究,确定原因和感染源。

(3)基于监控数据建立新的预防程序,避免或减少患者和工作人员遭受感染的风险。

1993 年 2 月,圣路易斯的巴恩斯犹太教学医院(Barnes Jewish Hospital)实施了这套 GermWatcher 系统,随后在 1995 年 7 月邻近的犹太医院也开始使用。GermWatcher 帮助医院减少了由于院内感染导致的患者住院日的延长和医疗花费的增加的情况。

11.6.8　DXplain

DXplain 是 1984 年由马萨诸塞州综合医院计算机科学实验室开发而成的专家系统。从 1987 年开始通过 MANET 网络,之后转由因特网,实现了美国全国范围的使用。程序界面友好,系统用户面向医疗卫生方面的工作者和学生群体。

除了通过录入患者症状、检验结果以及临床表现等信息得出辅助诊断以及推断原因,DXplain 还能提示哪些信息可能有助于疾病治疗。DXplain 工作起来像一个可以检索的、构建在一系列大型数据仓库之上的数据库系统,这些数据仓库包含数字医学教科书以及参考系统。DXplain 最常规的工作方式是依照用户向系统录入的患者病例数据,输出一个有关疾病的排序列表。到目前为止,系统数据库中包含了 2 241 种疾病以及超过 4 800 种的症状、体征及临床表现,平均每种疾病 53 项。

然而到目前为止,DXplain 仅仅用于教学和实验室环境。与其他独立的专家系统类似,DXplain 的局限性包括既缺乏完整的患者相关的临床症状、体征、检验等信息,又不具备解读某些重要临床表现和解决多种疾病共存的处理能力。

11.6.9　Isabel

Isabel 是由 Maude 夫妇和 Britto 博士于 1999 年建立的。Britto 博士是伦敦圣玛丽医院小儿加护病房的主治医生,在 Maude 夫妇的女儿 Isabel 被当地医生误诊后,Britto 负责接手治疗 Isabel,同时开发的专家系统也因此得名。用于小儿和成人的专家系统分别于 2002 年和 2005 年得到了实施应用。

　　Isabel 结合了解剖学的 MBC(移动边缘计算)和 Isabel 算法来处理庞大复杂的医学知识,通过搜索非格式化的医学文本内容(基于统计的自然语言处理)实现决策支持。用户可以使用非结构化的自然文本实现临床表现的信息录入,然后系统会通过概念和词汇匹配的方法进行搜索,最终生成诊断列表。个人、团体以及公共机构都可以通过网络途径使用 Isabel 系统。

　　Isabel 作为一个临床决策支持和知识转化系统由以下两部分组成:

　　(1)诊断提示系统:根据给定的一组临床特征,为医生提供诊断结果参考列表,通过模式匹配功能可以实现患者数据集和医学文献数据集的匹配,帮助医生了解与疾病相关的所有经历过程。

　　(2)知识转化系统:具有超过 10 000 种诊断类别的分类法,每个诊断类别涉及一个核心知识。它可以被用来对稳定的孤立知识进行搜索并概念化,同时还可以用作搜索相似但未成形的知识内容。系统推荐用户使用 SNOMED CT 来获取知识内容。

11.6.10　EON/Protégé

　　与前文提到的 QMR、MYCIN、HELP 系统不同,斯坦福大学随后开发的 EON 无法独立实施应用。它是由一系列功能逻辑独立的组件构成,并要求被嵌入到日常用于数据录入和查看的信息系统。作为第二代的专家系统,EON 解决了复杂知识库系统开发和维护的问题,通过组件结构,问题解决逻辑部分和知识库部分划分开来处理,增强灵活性并降低复杂度。

　　EON 主要组件包括:

　　(1)决策处理组件。针对具体任务实现:①根据临床指南或临床路径等指导性规则,决定为患者提供何种治疗以及何时进行;②为患者选取恰当的临床指南或临床路径规则。

　　(2)知识库组件。对诸如临床路径和临床指南的规则进行编码整理,以备决策处理组件运用。内容涉及与医疗决策相关的大量知识内容。

　　(3)数据库管道。解决患者数据和决策处理组件数据沟通的问题。

　　通过组件架构,EON 可以灵活创建临床决策功能,对知识库内容进行共享,实现对外部临床信息系统的即插即用能力。然而,创建复杂且庞大的知识库非常困难,Protégé 的出现缓解了这个难题。

　　Protégé 是一个开源免费、基于知识框架的本体编辑器,可以在 http://protege.stanford.edu/下载。它由参与 EON 和 ONCOCIN 的人员开发成形,以本体论为核心,构建系统的概念模型,改善专家系统在知识获取和处理的能力,在很大程度上也促进了 EON 的发展。作为一个免费开源平台,Protégé 提供了用于构建知识库系统的一系列的工具。EON 专家系统架构和 Protégé 知识管理工具的结合,展示了使用专业应用工具维护知识库的前景。

问题与讨论

　　(1)什么是 CDSS?

　　(2)为什么需要计算机参与进行决策?

　　(3)知识和经验的区别有哪些?

（4）如何使计算机模仿人类进行相应学习？

（5）决策支持系统的核心是什么？

（6）决策支持系统主要分为哪三个部分？

（7）决策支持系统面临的主要难点是什么？

（巩　洋　华　磊　王幼博）

12

社区卫生信息系统

本章将论述有关社区卫生信息系统的概念、结构、组成、功能以及实现方法。读完这章后,你应该知道下面这些问题的答案:

我国的社区卫生服务的概念是什么? 它对社区卫生信息系统的构成有何影响?

社区卫生服务为什么要实现信息化?

社区卫生信息系统有哪些功能和作用?

实现社区卫生信息系统的关键技术有哪些?

12.1　社区卫生服务

1) 社区概念

自从人类出现,社区就开始形成,并在远古的氏族社会形成雏形。德国社会学家滕尼斯(F. Tonnies)于1881年率先提出社区概念,社区是以家庭为基础的共同体,是血缘共同体和地缘共同体的结合。我国著名的社会学家费孝通则定义为:社区是若干社会群体(家庭、氏族)或社会组织(机关、团体)聚集在某一地域里所形成的一个生活上相互关联的大集体。现代对社区(community)的概念是由一定数量的人群组成的,有共同地理环境、共同文化背景的生活方式、共同利益与需求的区域共同体。所以,社区并不等同于行政区域的划分。

根据上述概念,现代社会学认为社区有5个要素:人口、地域、生活服务设施、特有文化背景和生活方式的认同、一定的生活制度和管理机构。社区的基本单位是家庭。世界卫生组织(WHO)对社区的解释是,一个有代表性的社区,人口是10万~30万,面积在0.5万~5万平方千米。

2) 社区医学概念

社区医疗(primary care),美国也称之为"初级保健",美国医学研究院(Institute of Medicine)对社区医疗的定义是:为病人提供整合的便利的医疗保健服务,医生的职责是满足绝大部分个人的医疗需求,与病人保持长久的关系,在家庭和社会背景下工作。

社区医学是确认和解决有关社区居民健康问题的一门科学,是宏观公共医学。它的主要目的和方法是:首先通过流行病学、医学统计学方法对社区进行调查,确定社区居民的健康问题,即"社区诊断"。其次进一步拟定出社区健康计划,即"社区处方"。再次,动用社区资源,解决居民的健康问题。最后对实施结果进行评估。周而复始,以达到对社区预防疾病、促进健康的目的。社区医学的特点是将居民中的个体普遍健康需求提高到群体的高度,并与他们生活的家庭、社区背景联系起来认识、分析和处理。

社区医疗是伴随社区的形成、发展而建立起来的。早在工业革命初期,大批的人群聚集到矿山、工厂附近,形成了社区。由于生产、生活条件的恶劣,粉尘、废气、污水、垃圾、拥挤等因素导致了各种传染病和职业病的发生,对广大居民健康造成严重危害。瑞士医生帕拉斯尔萨斯对矿山"水银病"的研究,1840 年法国医生路易斯等对纱厂工人卫生条件的研究,1847 年鲁道夫等对席勒斯安的斑疹伤寒流行的研究……总结出社区环境和社会因素对居民健康的影响,这是对单个居民进行治疗不能解决的问题。20 世纪初,公共卫生概念进入社区,强调不同社区有不同医疗保健需求,到 20 世纪 60 年代命名为社区医疗。

3)社区卫生服务概念

社区卫生服务(community health service)是一个广义的概念,是根据我国国情对社区医疗的诠释和发展。

社区卫生服务是指以基层卫生机构及全科医生为主体的,一种面向社区的定向卫生服务。我国 1997 年发布了《中共中央、国务院关于卫生改革与发展的决定》,明确指出"改革城市卫生服务体系,积极开展社区卫生服务,逐步形成功能合理、方便群众的卫生服务网络。基层卫生机构要以社区、家庭为服务对象,开展疾病预防、常见病与多发病的诊治、医疗与伤残康复、健康教育、计划生育技术服务和妇女儿童与老年人、残疾人保健等工作。要把社区医疗服务纳入职工医疗保险,建立双向转诊制度。有计划地分流医务人员和组织社会上的医务人员,在居民区开设卫生服务网点,并纳入社区卫生服务体系"。

关于社区卫生服务的内容及特点参见表 12-1。

表 12-1 社区卫生服务内涵

项目	内涵
服务目的	满足社区居民基本卫生需求,促进健康服务
范围	一个社区
服务单位	家庭
服务对象	全体居民
提供服务机构	基层卫生机构(社区医院、保健站)
提供服务主体	全科医生
主要服务内容	社区预防、医疗、保健、康复、健康教育、计划生育——六位一体

综上所述,社区服务不同于城市大医院的医疗服务,后者以医院为服务机构,不限范围地向所有病人提供急危重病和疑难杂病的诊疗,并结合临床开展医学教育和科研工作。但社区卫生机构与大医院之间又是通过双向转诊而密切联系的。社区服务也不同于区域卫生工作(见下节),后者是在更大范围内(若干个社区),实现卫生资源优化配置,从宏观上为人民群众提供健康服务。

12.2　社区卫生信息

　　社区卫生信息是指与社区卫生相关的各类信息,它包括社区基本信息、社区居民健康信息和社区卫生服务信息,是与社区卫生服务相关的各种数据、指令和知识的总称。要想利用现代信息技术来帮助实现社区卫生服务,首先就要分析社区卫生信息的特点,思考如何收集、传输、存储、处理,特别是对这些信息的统计评价和挖掘提炼,以便更好地从个体和群体两个层面促进社区居民的健康。

　　本节将介绍社区卫生包含哪些信息,信息特点是什么,信息流程是怎样的,信息之间的关系如何,以及这些信息与其他卫生领域,诸如医院、区域卫生的信息是如何关联和共享的。

12.2.1　社区卫生信息的内容

　　社区卫生信息大致可分为两大部分:第一是社区信息,它是社区卫生服务的背景和资源信息;第二是卫生信息,它是实施卫生服务中采集利用的信息。

　　1)社区信息

　　(1)自然环境信息。如地理、水文、气候、气象、动植物分布、环境污染、饮用水状况等,它们常是地方病(如地方性甲状腺肿大)、传染病(如霍乱)等防治的重要信息。

　　(2)社会人文环境信息。如经济水平、教育水平、宗教信仰、生活习惯、居住环境、工作环境等,它们常是慢性病(如高血压、冠心病)、职业病(如硅肺)、孕产妇死亡率的重要影响因素。

　　(3)社区资源信息。如卫生投资、公共设施、医疗机构和医疗卫生人员的总量及分布等,它们常是社区医疗卫生的基础条件。

　　2)卫生信息

　　(1)社区医疗信息。社区医疗,国外又称为"第一线医疗"(first-line health care),即它是病人第一求医处,且是一种初级、基础医疗。第一求医场所包括社区医院、保健站和家庭病床。初级基础医疗指针对常见病、多发病和已明确诊断的疾病,提供便捷、有效、价格适宜的、一般性的、长期的、连续的基本治疗;对急、重、危病人提供就地救护和及时转诊。

　　因此,社区医疗的信息与大中型医院相似,包括症状、体征、诊断、药物、治疗护理、检查检验信息……但又不同于大中型医院,其一,因为它是"全科性"的,覆盖面极广,超过许多专科医院。其二,因为它是"初级性"的,不包括高精技术。例如对于已确诊的"冠心病"病人,社区可予以常规的心电图检查,指导常规用药,急诊时实施紧急心脏复苏操作,但不涉及重症监护、冠状动脉造影、核磁共振等诊疗技术。

　　(2)社区预防信息。主要包括以下几类信息:

　　① 儿童计划免疫。为儿童提供完整、全程的疾病免疫接种。它包括免疫疫苗信息、接种知识,每一个儿童的接种计划、接种情况、副反应及免疫结果信息。

　　② 传染病预防。通过免疫接种、卫生宣教、改善社区环境、治疗病人等措施控制传染病

的发生与发展。

传染病预防的信息包括流行病调查资料、传染病报病资料、疾病信息库、个体治疗信息、药物及疫苗信息等。

例如,根据"中国卫生健康事业发展统计公报",肺结核病仍是我国主要传染病之一,2005 年、2006 年、2007 年肺结核病发病率分别居全国传染病发病率的第一位、第二位和第二位。其中 2007 年发病率达 88.55/10 万人,死亡率达 0.28/10 万人,病死率达 0.32%。(源自"2007 年卫生事业公报")因此,我国曾实行了全国性大规模的 3 次结核病流行病调查。

对于既往结核病大量患病人群的治疗信息、广大居民的预防信息是社区预防的主要内容之一。例如来自偏远山区、农村的高等学校入学新生和农民工为易感染人群。一旦发现群体患者,要立即进行结核菌素试验、胸部 X 线普查、隔离治疗。对周边人群进行预防接种,并对环境采取通风清洁等处理。

③ 慢性病、常见病预防。通过健康普查,建立社区居民慢性病、常见病档案,并通过治疗、健康教育、行为干预等方法,改变群体行为,早期治疗,早期预防。慢性病、常见病预防信息包括各个社区主要慢性病、常见病的群体信息(发病率、患病率、治愈率),患者疾病档案,疾病信息库,长期随访信息,行为干预信息等。

例如阿尔茨海默型老年痴呆(SDAT),国外报告的患病率,65 岁以上为 4%~6%,80 岁以上为 10%,美国每年需花费 12 亿美元用于照顾 SDAT 患者。我国 65 岁以上 SDAT 患病率,上海静安区为 2.9%,北京为 7.8%。而 SDAT 无根本治疗方法,主要是早期预防,对症治疗。

(3)社区保健信息。主要包括以下几类信息:

① 儿童保健。通过对儿童的定期体检、随访,提供保健评估和指导,促进儿童健康。例如对新生儿的随访和体检,提倡母乳喂养,指导膳食营养搭配等。这方面信息包括新生儿身高、体重、牙齿、囟门检查信息,发育、营养评估信息,母乳喂养信息等。

② 孕产妇保健。通过对孕产妇、产褥期妇女建立专门档案,定期检查和随访,促进健康。在我国以一个 5 万人口的虚拟社区为例,按 1.25% 粗算率,每年大约有 625 位孕妇。这方面的信息包括孕妇档案信息、定期检查信息(体重、血压、心率、宫高等),胎儿心率、心音、宫内位置等检查信息。

③ 妇女保健信息。根据妇女一生不同时期(青春期、孕产期、更年期等)的生理特点,提供健康咨询、妇科普查、心理指导等服务,促进妇女健康。这部分信息包括青春期性教育信息、定期妇科检查信息、更年期心理指导信息、妇科疾病统计信息等。

(4)康复信息。社区康复是指充分利用社区资源,帮助患者或残疾者通过康复训练达到好转或痊愈,恢复生理功能,解除心理障碍,重获生活和工作能力。包括慢性病康复、肢残康复、精神病防治以及脆弱人群的康复。康复的重点对象为"脆弱人群",这是一类因多种原因造成生理上或心理上功能损害,在不同程度上丧失自我健康认知和维护能力,需在他人帮助下生活的群体,通常指老年人、残疾人、精神病患者、临终病人。社区根据不同群体特征,通过建立健康档案、家庭病床、出诊随访、康复指导、心理咨询……提供全面服务。

这方面信息包括病人的疾病、残疾档案信息,康复训练信息,生理功能和心理测试信息,康复评估信息等。

例如,随着社会的现代化、快节奏的发展,抑郁症患者日益增多。这一类脆弱群体的信息包括三部分:第一部分是患者信息,可分为三大群,首先是青壮年(多因学习、工作、生活压力大、挫折多而诱发);其次是退休老人(多因孤独失落和"空巢现象"诱发);最后是中青年妇女(多因婚姻恋爱挫折、家庭破裂诱发)。第二部分是发病时间信息,具有特殊规律,如每年7—8月升学考试期,应试中学生易发。第三部分是治疗信息,例如针对上述抑郁症,英国曼彻斯特大学 Ruth Crowther 研制了"抑郁症患者管理系统",监测抑郁症病人发病、治疗、预防的信息。我国近几年由黄智生教授创立和实施了"树洞救援行动",他们通过信息技术,利用机器人监测公共信息,发现抑郁症患者,评估他们过激、自杀倾向,立即通过自发组建的爱心救援网络,与社区、公安、志愿者等联动,及时采取各种救援行动,取得卓越成效。

(5)计划生育信息。1982年9月"计划生育"被定为我国的一项基本国策。主要内容及目的是:提倡晚婚、晚育,少生、优生,从而有计划地控制人口。计划生育这一基本国策自制订以来,对中国的人口问题和发展问题的积极作用不可忽视。2021年8月20日,全国人大常委会会议表决通过了关于修改人口与计划生育法的决定,修改后的人口计生法规定,国家提倡适龄婚育、优生优育,一对夫妻可以生育三个子女。这个决定有利于改善我国人口结构、落实积极应对人口老龄化国家战略、保持我国人力资源禀赋优势。

计划生育信息首先包括社区内所有育龄男女(包括已婚、未婚及适龄群体)的个人信息;其次包括他们的生育、节育措施信息;最后还有生育指导宣讲资料以及优生、优育知识库。

(6)健康教育信息。健康教育是社区卫生服务的支柱,它的根本精神就是要将过去以疾病为中心的服务模式转变为以健康为中心的服务模式,以提高人的素质为目标。它通过卫生宣讲、保健橱窗、健康处方、患者俱乐部等多种方式的教育活动,促使人们采纳有益健康的行为和生活方式,消除危害因素,促进全体居民健康。这方面的信息不仅包括每个居民的患病或健康问题信息,更重要的是对社区居民健康普查信息的统计分析资料以及医疗保健知识库。

例如南京市鼓楼区一个社区居民的疾病调查统计提示,第二位高发病为冠状动脉硬化性心脏病,社区医院深入单位和住宅小区,建立冠心病的宣传橱窗,发放宣传材料和健康处方,并定期举办讲座、义诊和体检。该社区还在省级医院指导下开展"冠心病干预"试点,如每日向固定人群发放特定食品三个月,干预前后测定的血脂、心电图等指标显示具有良好的疗效。

(7)其他卫生信息。由于社区卫生服务单位是家庭,对象是全体居民,所以除了上述"六位一体"的信息内容外,也必然涉及所有与"人""家"相关的卫生信息,还有"卫生监督"信息、"疾病控制"信息、"突发公共卫生事件"信息,这些内容可参见本书"公共卫生信息系统"等章节。

12.2.2　社区卫生信息的特点

在上一节我们介绍了社区卫生信息的内容,本节我们进一步分析这些信息所具有的特性,正是这些信息的内容和特性决定了下一步管理系统的设计与开发。

（1）个体属性。社区卫生服务对象是每个居民,因此它绝大多数的信息都来自社区每一个居民或附属于每一居民个体上,例如某一儿童预防接种了哪种疫苗,某一老人的血糖指标是多少……因此"个体属性"是社区卫生信息的特点之一。我们在管理社区卫生信息时必须重视这个特点,那就是针对每一个居民建立"健康档案"。

（2）连续属性。每个人的健康档案开始于他的出生,记录了他的最初信息(身高、体重等);甚至更早开始于胚胎时期,如胎儿心音、胎儿B超、羊水脱落细胞遗传性疾病筛查等,健康档案伴随其一生直到临终关怀。

健康档案是个人生命长河中全部健康数据的总和,"儿童保健""孕妇保健"只是生命长河中的不同时段,而其中"预防接种、疾病诊断、治疗手术……"具体数据则是生命长河中的每一水滴。根据连续属性特点,健康档案将以时间为序。

（3）群体属性。社区卫生信息是在一定范围(即一个社区)内产生的,它具有共同的自然环境、社会人文环境、社区资源条件等背景及影响因素。这些社区基础信息的共性,会产生带有群体属性的卫生信息,例如邻近矿山的社区硅肺发病率高。

图12-1是南京市鼓楼区一个社区居民疾病调查的统计图,该图显示在50岁以上男女居民中各个年龄段前四位的高发病,竟然都是高血压、心绞痛、脑血栓和便秘。再分析社区信息和人群信息的特点,发现该社区由三个江苏省级机关、三所高等院校、多个研究所和大型医院,以及这些机构的居民住宿区组成。人口构成中知识分子、机关干部等脑力劳动者比重很大。这种社区环境、经济、工作、生活特性决定了社区高发的慢性病、传染病往往具有群体属性。

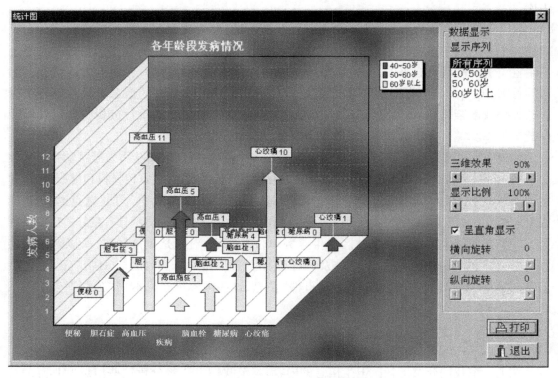

图12-1 南京市鼓楼区某社区居民疾病调查情况分析

社区卫生信息的群体性,促使我们在设计信息管理系统时,必须从宏观公共医学的角度去分析、综合、挖掘这些信息,研制相应的决策支持功能,系统可以作出"社区诊断",制定"社区处方",并进一步帮助制定卫生政策、法规。

(4) 共享性。社区医疗是"第一线"医疗,是一种初级、基础的医疗。对于重症、危急、疑难病人将转入专科医院或大型医院。例如冠心病稳定性心绞痛病人可以在社区就诊、取药,当演变为急性心肌梗死就必须转诊到大型医院心脏专科抢救,好转后再转回社区医院进行康复治疗和长期随访。因此全科医生与专科医生将共同治疗同一病人,共享同一个病人诊断、检查、治疗、转归信息,才能达到一个持续、完整、有效的治疗。这就是"共享医疗"(shared care)的概念。

共享性的另一个方面是社区卫生信息将沿着各种纵向管理的部门逐级上传,这些部门有各级儿童保健所、计划生育指导委员会、疾病控制中心等,来自不同社区的信息将分门别类被这些卫生管理部门汇总统计、分析判断,并提供给地方或国家决策。

社区信息的共享性促使我们在设计信息管理系统时,必须考虑标准化问题,包括数据的标准化、数据传输和交换的标准化以及文档编制的标准化。

12.2.3　社区卫生服务的信息化需求

社区卫生服务由来已久,我们曾经历了几十年的手工操作时代,然而随着医疗卫生事业的快速发展,手工操作已无法满足社区卫生服务的下述需求,而强烈呼唤信息化的变革。

(1) 共享医疗的需求。为了让全科医生和专科医生能协同治疗一个病人,必须实行"双向转诊",让病人的健康、疾病信息长期地、持续地、频繁地在不同医院和医生之间传输、利用、处理;还需要全体医生共同遵守一些原则和协议,实际规范化的医疗行为,并建立相互之间的信任和协作。这一切就必须依靠计算机、网络等信息化技术才能实现。例如我国一些社区医院通过网络和信息系统,能够与中心医院互相转诊,并实现"同城检验报告互相认证"。

(2) 质量控制的需求。社区医疗机构的设备和条件较差,医护人员技术水平有限,要提高医疗保健质量,必须通过信息网络,借助于中心医院、专科医院先进的医疗技术和精湛的医疗水平,进行网上会诊和咨询、心电遥控监测指导等,以利于提高医疗质量。

(3) 经济管理的需求。在我国,社区卫生服务投入少、收益低是其可持续发展的主要问题之一,因此通过信息化的经济管理,寻找潜在市场和经济回报是关键。例如社区医院实施城镇职工医疗保险、降低收费标准、实行成本结算等,这样可以增加社区服务的收入、降低成本、吸引大批患者、增加卫生服务项目,以利于可持续发展。

(4) 健康档案与电子病历的需求。病历是患者疾病信息的载体,健康档案是居民健康信息的载体,要为全体居民建立和管理如此庞大的医疗健康文档,只有应用计算机信息化技术。这些电子病历和电子健康档案不仅有利于社区卫生服务,还促使医疗信息在不同医院和医生间交换和共享,减少重复检查,节约并合理应用地域卫生资源。

(5) 科研和决策支持的需求。社区居民医疗保健数据的结构化为科学研究提供了大样本的、长时期的准确信息,为循证医学提供了良好平台,这些数据的统计分析结果不仅有益于医学研究,还是政府和地方行政部门制定卫生法规和条例的依据。

社区卫生服务的上述需求已远超手工操作能力,它强烈呼唤信息化的变革。

12.3　社区卫生信息系统概述

在上节中,我们从社区卫生服务的业务需求切入,罗列了社区卫生服务信息的内容、特点,并阐述了它对信息化技术的迫切需求,这节将对应运而生的社区卫生信息系统做一个综述。

12.3.1　社区卫生信息系统的概念

社区卫生信息系统(Community Health Information System,CHIS)是应用计算机网络技术,医学、公共卫生学知识,对社区卫生信息进行采集、加工、存储、共享、利用,为社区居民提供预防、医疗、保健、康复、健康教育、计划生育、健康教育等卫生服务的信息管理系统。

12.3.2　社区卫生信息系统的发展简史

20世纪80年代,在欧美发达国家,个人电脑因价格低、体积小、功能多而逐渐走入医生办公室和社区医院,并用于挂号、登记、计费等事务和财务管理。同期,在欧洲荷兰等国家的社区医院第一次引进了电子病历系统,直接用于病人的疾病防治和"共享医疗",使处于"第一线医疗"的"把关人"——全科医生,掌握并调度了病人的信息流,他们迫切希望诞生一个新的信息管理系统,适应这种变革。1984年荷兰全科医生协会认识到信息系统将对社区卫生服务产生巨大影响,负责开发了第一个描述社区医疗信息系统的参考模型。20世纪80年代后CHIS在发达国家迅速推广普及。

我国社区卫生信息化管理自20世纪90年代起步。开始多为单一功能的社区服务应用软件,如苏州、九江等地为儿童免疫接种、精神病管理研制的软件。1997年发布的《中共中央、国务院关于卫生改革与发展的决定》,促进了社区医疗信息化发展。20世纪90年代末海南、江苏等地出现了综合性的社区卫生信息系统,例如"南京市社区卫生信息系统",该系统的应用以及相关论文在伦敦"第十届世界医药信息学大会"上报告,标志着中国社区卫生信息化管理开始与国际接轨。

21世纪初以来CHIS已推广应用到我国大中型城市,如北京、上海等,现已普及到乡镇。涌现了一大批功能齐全、技术先进并有效运行的社区卫生信息系统。

12.4　社区卫生信息系统的结构与组成

12.4.1　社区卫生信息系统的结构模型

前几节我们已分析了社区卫生服务的业务特点、包含的信息内容及特性以及CHIS概念,它们是CHIS结构模型的依据。根据社区卫生服务的概念,CHIS的结构可以概括为一个核心(居民健康档案)、六个重点(医疗、保健、预防、康复、健康教育、计划生育)的基础模型,如图 12-2 所示。

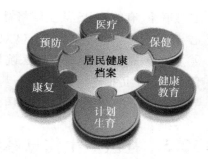

图 12-2 CHIS 一个核心、六个重点的基础模型

12.4.2 社区卫生信息系统的数据模型

除了系统模型,社区卫生信息系统还具有其一般数据模型。数据模型是对卫生领域各种活动所产生和使用的信息和数据的抽象表述,为卫生信息领域中不同应用开发者提供统一的建模工具和方法,保证数据定义和表述的一致性。数据模型进一步细分为数据概念模型、数据逻辑模型、数据物理模型以及相对应的数据标准。前三者是计算机技术解决的问题,我们只讨论数据标准问题。

为了实现信息共享,CHIS 的数据标准应尽量采用已有的国际、国内经典的标准,如国际疾病分类(ICD)、北美护理协会的诊断标准、国外推荐使用的国际社区医疗分类(International Classification of Primary Care,ICPC)、我国推荐的"全国医疗服务价格项目规范"等。特别应提出的是我国近年来颁布的"国家卫生数据字典""社区卫生信息基本数据集"等。

12.4.3 社区卫生信息系统的组成

社区卫生信息系统的组成大致可以分为两个分系统和四个外部接口,如图 12-3 所示。

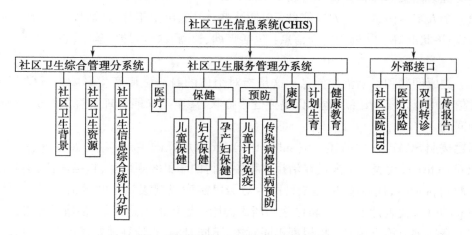

图 12-3 社区卫生信息系统结构模型

第一个分系统是"社区卫生综合管理分系统",它包括对社区卫生背景(街道、居民组、家庭、人口等)、社区卫生资源(医院、社区保健站、医务人员、医疗设备等)、社区卫生信息综合统计分析等的管理功能。第二个分系统是"社区卫生服务管理分系统",它包括上面论述的"六位一体"六个子系统。这是 CHIS 最本质的管理系统。

外部接口包括:①与社区医院 HIS 的接口。因为该系统的"落脚点"是社区医院,它所有的功能是由社区医院的医务工作者完成,它的医疗服务大部分在社区医院实现,两者有必然联系,有的 CHIS 甚至就将社区医院 HIS 包括其中。②医疗保险接口,与医疗保险中心、新农村合作医疗的接口。③双向转诊接口,与大型或专科医院接口(参见"HIS"章节)。④上传报告接口。这是社区医院根据国家和地方要求,向各级卫生主管部门、各专业条线管理部门上传报告信息的接口,其接收部门有市、区、县的卫生局、妇幼保健所、计划生育指导委员会、疾病控制中心(传染病、肿瘤、性病等报告)、卫生监督所⋯⋯

12.5 社区卫生信息系统的功能

12.5.1 居民健康档案

1) 概念

健康档案是居民一生疾病防治、健康保健的连续、完整、规范、科学的记录。

它是以居民个人健康为核心,贯穿整个生命过程,涵盖各种健康相关因素,覆盖各种卫生专业机构,满足居民自身需要和健康管理的健康记录。

健康档案不同于电子病历,电子病历是医疗机构在特定时间(主要是患病期间)对门诊、住院患者临床诊断治疗过程的系统、规范记录。但健康档案与电子病历又有联系,电子病历是健康档案的信息来源和重要组成部分。

2) 内容

居民健康档案的内容大致分为以下四部分:

(1) 个人基本信息。①人口信息:包括姓名、性别、出生年月、婚姻状况、民族、学历、宗教信仰、经济状况等。②健康行为信息:包括吸烟、饮酒、饮食习惯、运动、心理特点、就医行为等。

(2) 健康问题和诊断治疗信息。这是指对个体的身心健康产生影响的异常信息。这种异常信息可以是疾病诊断,也可以是亚健康症状,甚至是未能合理解释的社会心理、行为方面的问题。

问题按照 SOAP 方式描述。S(subjective),代表居民的主观信息,如主诉、症状、病史等。O(objective),代表医护人员在治疗过程中获得的居民客观信息,包括体征、实验检查结果等。A(appraise),代表评估,是全科医生对居民疾病或健康问题的评估,包括诊断、预后等。P(project),代表计划,是全科医生为居民健康问题做的治疗计划、健康教育等。

(3) 身体健康检查信息:指根据不同对象、不同时期,有计划地对居民个体的健康检查的记录。这些记录不仅是对相应健康状况的描述,还有评估小结、处理意见。这类记录最常见的是个人每年的"体检",还有孕产妇记录、儿童健康记录、儿童计划免疫记录⋯⋯我们将分别描述。

(4) 家庭健康档案是针对社区每一家庭健康状况的记录。包括:①家庭基本信息;②家庭健康评估信息(家庭结构、成员相互关系、生活习惯等);③家庭主要健康问题信息,特别是家族性遗传性疾病。例如一个具有家族性高血压的家族记录:祖父死于"脑卒中",父亲死于"脑出血",姑妈患有高血压,年轻的子女应特别注意防范患上高血压。家庭健康档案是个人健康档案在家庭这个横断面上的体现,是个人档案的补充和完善,所以核心仍是个人健康档案。

3）建立与维护

（1）建立

健康档案的建立可以通过两条途径。第一是通过出生证明,主要是针对本社区出生的新生儿;第二是通过入户调查,主要是针对既往出生人口和外来人口及流动人口。

（2）维护

① 以社区医院为支点,及时录入和更新居民在本社区发生的健康信息,及时转录、更新社区外的信息。

② 结合家庭病床、出诊、随访等,及时维护和完善健康档案的动态更新。

我国目前的居民健康档案是以个人为单位,大都采用二维的形式,即以时间为纵轴,以健康状况或疾病时间为横轴的记录。原卫生部推荐的三维健康档案（参见第 13 章）是更加完善的形式,已推广应用。

12.5.2　社区医疗管理子系统

社区医疗管理子系统主要是在社区医院或保健站为居民提供便捷、有效、价格适宜的一线医疗。它的功能与 HIS 的基本功能相似,是其"简化版",可参见第 6 章"HIS"。当然,它也有自己的特色,例如建立家庭病床、家庭出诊。

12.5.3　社区保健管理子系统

社区保健管理子系统包括许多内容,我们将以儿童保健和妇女保健为代表,予以说明。

1）儿童保健

根据我国 2006 年发布的《妇幼保健信息系统基本功能规范》,可划分如图 12-4 所示的儿童保健子系统功能模块。图 12-5 显示了社区医护人员执行这些功能的工作程序。

儿童保健子系统是以儿童个体为对象,对儿童保健的信息化处理。

（1）采集儿童基本信息,建立"儿保档案",并支持查询、统计、交换。

（2）录入儿童体检或治疗信息,并对儿童发育作出评价,如图 12-6 所示。

（3）对社区儿童各方面信息进行综合统计分析,包括母乳喂养、听力、视力、体弱儿人数等各方面的统计分析。

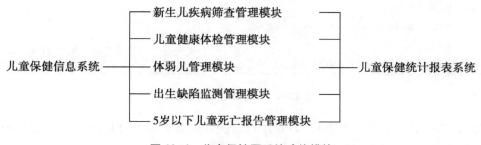

图 12-4　儿童保健子系统功能模块

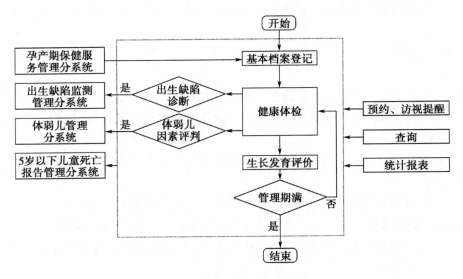

图 12-5 儿童保健信息系统功能执行流程图

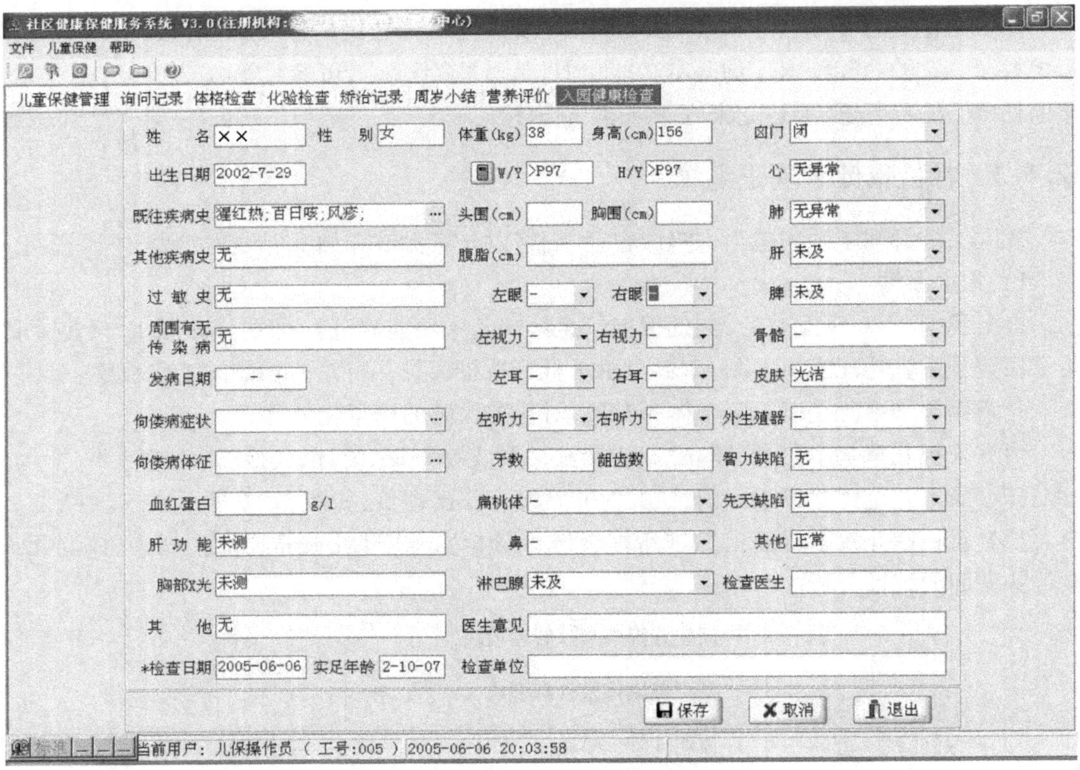

图 12-6 儿童体检信息录入

图 12-7 是对一个居民组婴儿(0~6 月)母乳喂养、人工喂养和混合喂养的统计分析图，其目的是推行"母乳喂养好"的保健方针。

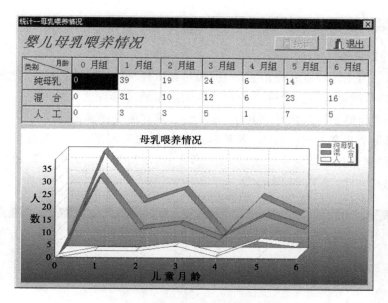

图 12-7　婴儿母乳喂养情况示意图

2）妇女保健

根据我国 2006 年发布的《妇幼保健信息系统基本功能模范》，可划分如图 12-8 所示的妇女保健子系统功能模块。该系统是以妇女个体为对象，以妇女各阶段的健康、孕产、疾病信息为核心进行信息化处理。处理流程与儿童保健子系统相似，但内容更广泛。如建立"孕产妇登记卡"，录入怀孕期信息、产前产后历次检查信息及评价等。

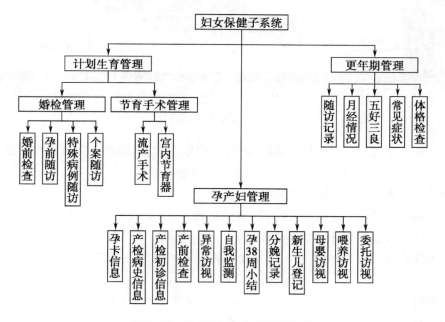

图 12-8　妇女保健子系统功能模块

12.5.4　社区预防管理子系统

1）儿童计划免疫

我国儿童自出生接种卡介疫苗起,一直到6岁左右,将要进行"乙肝""脊髓灰质炎""麻疹"等几十种疫苗的接种。这个庞大而细致的预防系统,包括:

(1)由儿童保健模块调用转录儿童一般信息,建立免疫接种记录。

(2)根据每个儿童的出生日期、各种疫苗接种规律和间隔时间,系统可以智能地自动产生个性化的"全程免疫计划表",此表以图形化的方式,为儿童各个时间段接种哪一种疫苗作了科学的安排,如图12-9所示。

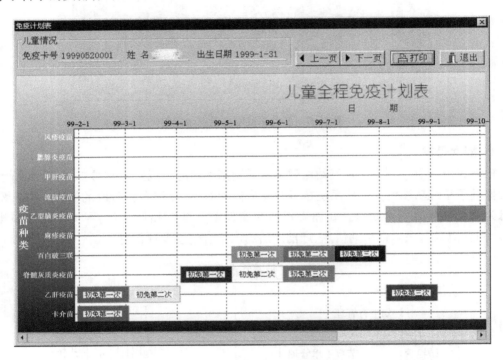

图12-9　儿童全程免疫计划表

(3)根据儿童的接种计划和实际接种情况,记录在案,自动提示儿童漏种情况,并打印下一次疫苗接种通知单,并可进行查询,如图12-10所示。

2）传染病、慢性病的预防和管理

这是针对指定的若干种传染病(如肺结核)、慢性病(如高血压),对社区范围内患病个体以及易感染人群进行管理,如图12-11所示,主要包括:

(1)为慢性病人建卡登记,录入慢性病人的基本情况,记录每次随访结果,并可做综合统计与查询。

(2)及时为传染病人登记建卡,记录诊断治疗情况,立即上报卫生主管部门,并进行综合统计与查询。

(3)登记社区居民易感人群慢性病、传染病普查情况及结果,记录预防治疗情况。

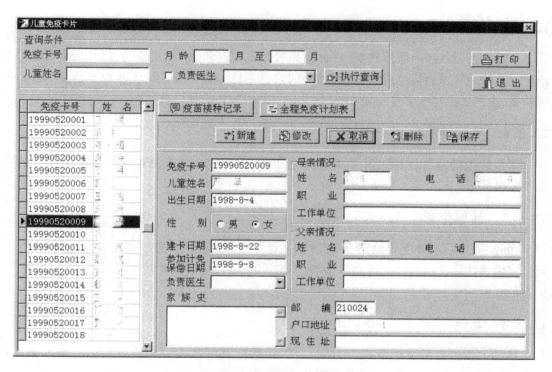

图 12-10 儿童计划免疫接种登记

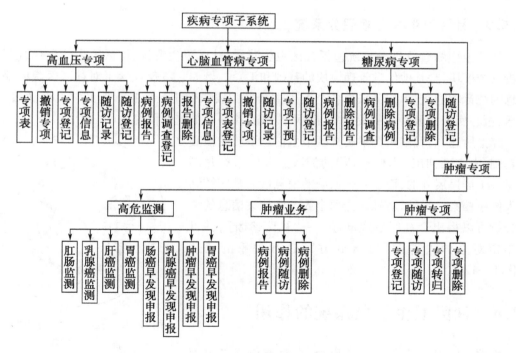

图 12-11 慢性病预防及管理

12.5.5 社区康复管理子系统

该系统是以社区内肢体残疾、精神病患者为主要对象,对他们长期、持续的康复指导、治疗以及效果等系列信息进行记录、评价的信息系统。包括录入个人及患病信息、建立专项档案、全科医生每次康复指导、治疗信息记录及阶段性的评估意见。

12.5.6 社区健康教育子系统

该系统包括健康教育知识库,健康教育处方,对特定个体或群体进行健康教育的记录以及效果评估。

12.5.7 计划生育

1982—2020年,建立育龄妇女情况档案,对育龄男女青壮年避孕措施进行登记及统计。对社区内常住及流动人口进行避孕指导。2021年以后,工作重心转为提倡适龄婚育、优生优育的宣教工作。

12.5.8 其他

社区卫生信息系统还承担了卫生监督、疾病控制等多项卫生服务功能。典型例子:一是2002—2003年SARS突发公共卫生事件,二是2019年12月至2023年新型冠状病毒感染的抗疫斗争,社区卫生信息系统都起了重要作用。

12.5.9 社区卫生综合管理分系统

社区卫生综合管理分系统包括社区卫生背景、社区卫生资源、社区卫生信息综合统计分析三个模块,是其他信息管理模块的基础和汇总。例如它不仅包含了对社区医院内部的信息的统计功能,还承担了来自各个卫生主管部门要求的统计信息。例如常见慢性病(高血压、冠心病),主要肿瘤的发病率、患病率、死亡率……的统计信息。

综上所述,居民健康档案是社区卫生信息系统的核心和基础,由它延伸出"六位一体"的健康服务体系都是围绕每一个居民展开的,而这六个系统的信息最后都归结到个人健康档案。另外,对社区全部个人健康档案信息的统计分析可以得出全社区健康问题——"社区诊断",并可以制定对全体人群的"社区处方",这种关系的表达见图12-12。

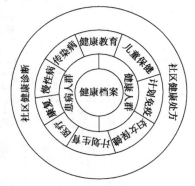

图12-12 社区卫生信息系统
各功能关系图

12.6 社区卫生信息系统的作用

根据社区卫生信息系统的概念,它具有以下三方面作用:

（1）CHIS 是以家庭为单位，以全体居民为中心，以妇女、儿童、老年人、慢性病人、残疾人为重点，实施长久有效、经济便捷的"六位一体"医疗卫生服务，实现"人人享有健康保健"的理念。因此，CHIS 首先是为人，且是为每个人服务的，无论你是患病的，还是健康的。

（2）CHIS 是以社区为范围和基础的，它应对这种环境所形成的具有共性、群体性的主要疾病和健康问题予以防治。

（3）社区医院和保健站作为社区卫生服务的基层机构，CHIS 具有对它们的管理水平、服务质量的评价功能。例如我国规定社区 60 岁以上老年人健康档案的建档率≥80%，0～3 岁儿童计划免疫全程接种率≥90%。

社区卫生服务是全国公共卫生服务、地方区域卫生服务的基础，并与他们共同构建完整的卫生服务体系。所以 CHIS 为后者提供了真实、完整的基础信息，而且这种信息是标准化的、规范化的、可以被计算机识别和利用的。

12.7　社区卫生信息系统的技术支持

12.7.1　CHIS 技术支持的出发点

（1）CHIS 是一个复杂的综合性的管理系统，包含信息面广且量大，需要长期持续运行，必须技术成熟而稳定。

（2）社区医院是基层医疗单位，按国家规范只配备 1～3 名专职或兼职的信息管理员或电脑操作员，缺乏具有成熟 IT 知识或经验的工程师。

（3）社区经费有限，不可能投入较多的资金用于信息化的软、硬件建设。

关于 CHIS 技术支持可参见第 5 章 HIS 和第 13 章"区域卫生信息系统"，本节主要介绍它的体系结构和应用软件。

12.7.2　CHIS 的体系结构与网络设备

CHIS 的体系结构有以下两种方式。

1）单点辐射式

以社区医院为中心，采用 Intranet/Internet 的体系结构。与社区各保健站形成局域网，采用 C/S（client/server）模式，用于社区内部的各个子系统的数据录入、内部查询、档案管理、维护处理。C/S 模式提供更高的交互性和安全性，共享数据的管理功能集中在社区医院的内部服务器上，易于实现数据安全性、一致性和并发性，同时减少了系统的网络开销。与社区外部的数据传输可借助于 Internet，或宽带专线，如图 12-13 所示。

2）多点集中式

由地区卫生主管部门设立社区卫生信息中心，向周边覆盖若干个社区，中心内部建立集中式的数据服务器，即采用 B/S（browser/server，浏览器/服务器）模式。各个社区医院及

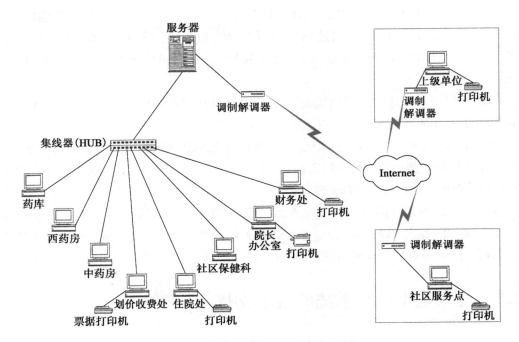

图 12-13　单点辐射式的 CHIS 的网络拓扑结构

保健站通过浏览器与信息中心进行数据交换。

B/S 结构是一种"瘦"客户机、"胖"服务器的模式,经过认证后的社区保健站可以随时随地进入系统操作,而不必安装专门软件,实现了零维护;且系统升级简单方便,系统功能实现的核心部分集中到服务器上。这样就解决了社区医院技术薄弱、资金不足等问题,如图 12-14 所示。

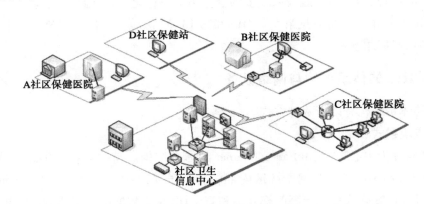

图 12-14　多点集中式的 CHIS 网络拓扑结构

12.7.3　应用软件

考虑到社区卫生机构不具备软件开发和维护的人员和技术,CHIS 作为应用软件必须具备下述优势:第一,软件功能齐全,成熟度好;第二,具有通用性、灵活性与可伸缩性,以利于不同社区根据自身特点进行取舍,拼装;第三,用户界面友好,操作简单易行,适应社区普通人员的操作水平;第四,价格适中,具有高性价比;第五,可以通过网络由厂家进行适时和远程维护。

由此可见,CHIS 尽管是一个小型的软件,却反而需要技术实力雄厚、具有高级资质的厂商进行研制开发。

问题与讨论

（1）我国的社区卫生服务的概念是什么？它对社区卫生信息系统的构成有何影响？

（2）社区卫生信息有哪些主要内容？它们有何特点？这些特点对设计社区卫生信息系统产生哪些影响？

（3）传统的社区卫生服务为什么要实现信息化？

（4）试述社区卫生信息系统的结构和组成。

（5）试述社区卫生信息系统的主要功能。

（6）社区卫生信息系统的拓扑结构有哪两种？各有何优缺点？

（7）实现社区卫生信息系统的关键技术有哪些？

（丁宝芬）

13

区域卫生信息系统

　　该章将论述有关区域卫生信息系统的概念、理论、功能以及实现方法。读完本章后，你应该知道下面这些问题的答案：

　　为什么要提出区域卫生信息化？

　　区域卫生信息系统的概念是什么？

　　区域卫生信息系统的总体设计思路包括哪些内容？

　　区域卫生信息系统的主要功能是什么？

　　什么是区域卫生信息系统的体系结构、数据中心和数据交换平台？

　　为什么说电子健康档案是区域卫生信息系统的中心？

13.1　区域卫生管理与区域卫生信息化

13.1.1　区域卫生管理与信息化概念

1）区域

　　区域首先是一个地理学概念，有一定的地域范围，有其地理、气候、环境特征。区域又是一个社会学概念，有其人口结构、经济发展、行政体制、文化传统及生活方式的特征。而这两个特征必定对该区域的卫生状况、居民健康产生重大影响，因此区域是具有独立财政支撑，具有完整的医疗卫生体系的行政区划地域。一般说来，区域至少是区、县，也可以是更大的地市、直辖市、省，甚至国家。街道和乡镇不具备独立的财政体系，或不具有完整的疾病控制、卫生监督、妇幼保健等公共卫生机构，不是区域，而属于社区。

2）区域卫生管理

　　区域卫生管理就是在上述地域特征背景下，对该区域范围内全部卫生状况和卫生活动的全面、持续的管理。这种全方位的管理包括区域卫生规划的制定执行，区域卫生资源的优化配置，全体居民的医疗保健，公共卫生服务，医疗保险的互通，药品监督管理……最后还有区域卫生的决策支持和宏观指导。

　　伴随我国医疗改革和卫生事业的飞速发展，医疗卫生技术日新月异地变化，广大人民群众医疗卫生服务的需求也日益增长，使身处21世纪的区域卫生信息呈爆炸式增长，传统的管理模式和手工的操作方法已不能适应这个信息化时代的要求,于是区域卫生信息化应运而生。

3）区域卫生信息化

区域卫生信息化是指在一定区域内,应用计算机信息技术,为医疗卫生服务提供方、医疗卫生服务接受方、医疗卫生服务支付方、医疗卫生服务管理方以及医疗卫生产品供应商,提供卫生信息的采集、传输、存储、处理、分析、表达,以支持区域卫生管理,为人民群众提供最佳的医疗卫生服务。

13.1.2　区域卫生信息化的难点与重点

区域卫生信息化的难点:

(1)区域卫生信息化是一个崭新的课题和严峻挑战。即使国际上发达国家如美国、西欧国家也只有 10 多年的历史,鲜有成功案例。中国的社会制度、人口结构、社会经济水平、医疗卫生体制等与发达国家都不一样,缺乏成熟的样本可以移植。

(2)区域卫生信息化涉及不同的卫生部门、机构、企业乃至个人,在众多的利益相关者中如何界定各自的责任,协调大家的利益,寻求获得最大卫生效益的运行模式是关键问题。

(3)区域内不同卫生机构和组织的信息化发展差距很大,拥有的信息化资源差别也很大,特别是广大社区医院、农村保健站等机构缺乏采集和处理信息的设备和人才,因而无法获取区域卫生信息化的基础——原始数据。

(4)区域卫生信息化的核心技术是搭建区域卫生信息平台,并在这个平台上进行信息共享和互操作。这将牵涉数据的标准化、数据传输的标准化等未得到很好解决的难题。

(5)区域卫生信息化还必须解决一系列管理和法规的难题,例如数据共享和利用的法规、病人的隐私权、安全性等。

(6)区域卫生信息化将汇集海量的卫生信息资源,当拥有了这些珍贵的信息,我们想干什么? 能干什么? 数据的挖掘利用能为区域卫生服务做什么? 如果没有这样的意识和思路,将严重影响区域卫生信息化发展,因为需求永远走在开发前面。

区域卫生信息化的重点是建立适合我国国情和区域特点的区域卫生信息系统,并解决相关的一系列问题。

13.2　区域卫生信息系统的概述

13.2.1　区域卫生信息系统的概念

原卫生部颁发的《全国卫生信息化发展规划纲要（2003—2010 年）》中做了如下论述:“区域化卫生信息系统包括电子政务、医保互通、社区服务、双向转诊、居民健康档案、远程医疗、网络健康教育与咨询,实现预防保健、医疗服务和卫生管理一体化的信息化应用系统。”纲要进一步明确,“至 2006 年,拟建立 5~8 个区域卫生信息化示范区,实现区域内各个卫生系统信息网上交换、区域内医疗卫生信息集中存储与管理,资源共享的卫生信息化区域,总结经验后,逐步推广"。

13.2.2 区域卫生信息系统的设计目标

在深入了解区域卫生服务业务的概念和内涵,认真解读我国对其的发展规划纲要,参照国外同类的经验后,我国区域卫生信息系统设计目标如下:

(1) 将区域内彼此分割的各个医疗卫生机构及各种卫生信息系统有机地联通为一个整体的卫生信息网,使各机构和系统可以相互交换和共享对方的数据,实现区域内卫生信息服务的整体变革。

(2) 通过共享医疗,促进大中型医院与城市社区卫生服务机构之间形成业务联动、优势互补、疾病诊治连续化的管理机制,提高医疗质量,减少医疗差错,降低医疗费用,提高医疗效率。

(3) 应对医疗卫生信息、医学知识爆炸性增长的态势,为各级卫生主管部门提供准确、全面的医疗卫生数据,以支持区域性的医疗卫生决策,支持区域卫生规划的制定和评价,支持区域卫生资源的优化配置,支持对区域医疗卫生事业的指导与管理,包括应对 SARS、COVID-19 这样的突发公共卫生事件,汶川地震的突发灾难的医疗卫生救护。

13.2.3 区域卫生信息系统的发展历史

1) 国际区域卫生信息系统发展现状

自 20 世纪中期以来,一方面,世界上许多国家,主要是西方发达国家的卫生事业迅速发展,新技术、新设备日新月异,医疗卫生费用的迅速上涨超过了经济增长速度,医疗卫生事业发展处于困难状态。另一方面,在医院、机构内部,以 HIS、LIS、PACS、CHIS、EMR 为代表的信息化快速发展,具备了医疗数据共享和交换的基础,使得人民群众能够多向转诊、在更大范围内实现医疗共享的迫切需求成为可能。在这种背景之下,英国、美国、加拿大、澳大利亚等一些国家先后投入巨资开展了国家和地方级以电子健康档案和电子病历数据共享为核心的区域性卫生信息化建设,用以保证公民的医疗质量和安全性,提升整体医疗服务质量,提高医疗服务可及性,降低医疗费用,减少医疗风险。

在欧洲启动了"欧洲健康信息网络战略计划(Strategic Health Information Network for Europe, SHINE)"。荷兰建设了一个集成平台作为全国性的国家转接点。英国国家卫生管理署负责推行的"英国国家卫生信息系统(National Health Information System, NHIS)"是为英国卫生保健服务的,2001 年宣布已涵盖了全英国的 8 个地区,有 650 人参与工作,英国由大区 NHS(National Health Service)办公室负责执行区域内的卫生保健信息化管理。

2001 年,加拿大成立了名为 Infoway 的机构以推动国家以及区域卫生信息网的建设。2002 年开始,Infoway 宣布计划投资数亿美元促进医疗机构及其他终端用户对信息技术的接受,建立全国性的电子健康档案系统、药品信息系统、实验室信息系统、影像信息系统、公共卫生信息系统和远程医疗系统;建立用户、医疗服务机构的统一识别系统以及基础架构和标准的研究,并计划在 2009 年为 50% 的加拿大人建立电子健康档案,2020 年覆盖到全部人口。

　　澳大利亚的区域卫生是在每个州内,打破行政区划,按人口、自然地理条件和经济文化背景划分,并采用信息化手段来实行区域卫生服务管理。例如购置大型医疗设备需获得政府许可,大于 50 万澳元以上设备,即使自筹资金,必须向政府申请。2002 年,澳大利亚国家电子健康档案工作组推出了一套电子健康档案系统 MediConnect,据专家测评,该电子健康档案系统投入使用后每年可创造超过 50 亿澳元收益,其中约 23.1 亿澳元是避免药物不良事件所节约的费用。

　　美国卫生部制定的 2000—2009 年全美卫生规划,其中特点之一是:以大量信息收集为基础,用于解决主要卫生问题。区域卫生规划被纳入法制化轨道。美国医疗卫生行业著名的医疗卫生信息与管理系统协会(Health Information and Management System Society,HIMSS)对区域医疗信息网络做出的定义是:"为了改进和提高医疗卫生服务,使得医疗卫生的决策者之间,包括客户和病人能够共享医疗卫生信息,从而改进和提高美国国家卫生信息网规范的一整套技术、标准、法律、政策、项目和实施"。

　　美国已经启动的国家卫生信息网络工程(National Health Information Network,NHIN)拟定为全国范围内应用的电子健康档案(Electronic Health Record,EHR)构建一个信息交互平台。为支持 NHIN 工程设立的非政府"区域卫生信息组织"(Regional Health Information Organization,RHIO)将与 HIMSS 联手,在国家政策支持和大型公司、保险机构参与下,共同推出 NHIN 工程。2005 年,美国国家卫生信息网为实施本计划选择了 4 家全球领先的信息技术厂商作为总集成商,在四大试点区域分别开发全国卫生信息网络架构原型,研究包括电子健康档案在内的多种医疗应用系统之间互通协作能力和业务模型。美国前总统奥巴马提出投资500 亿美元发展电子医疗信息技术系统,以减少医疗差错,挽救生命,节省开支。图 13-1 为美国成功案例之一——佛罗里达州区域卫生信息系统业务模式流程图。

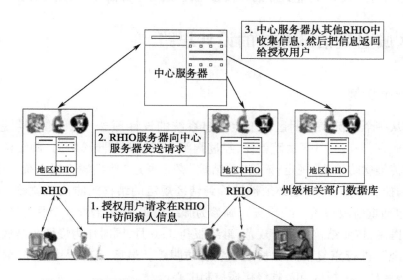

图 13-1　美国佛罗里达州区域卫生信息系统业务模式流程图

　　在日本、新加坡等国家和地区也都不同程度实行了区域卫生服务的信息化管理,有值得借鉴的经验。例如日本自 1997 年 4 月开始实施的《地域保健法》,以及相应的信息化管理模式。20 世纪 80 年代中后期,世界卫生组织和世界银行向我国介绍并推荐了"区域卫生规划"这一卫生管理和发展模式。

2) 我国建立区域卫生信息系统的破冰之旅

我国自新中国成立以来采用行政区划,由各级卫生健康委员会(原卫生厅、局)负责地区卫生事业管理,长期以来,对于地区卫生信息采用手工填报各式报表(或电子载体文档),提交至卫生管理部门。

随着我国卫生事业改革,卫生信息化的发展非常迅速,在短短的 20 多年间,HIS、LIS、PACS、CHIS、EMR 等医疗卫生信息管理系统如雨后春笋般涌现出来,并逐渐规模化、成熟化。然而这些系统却是被各个卫生机构单独使用,形成了一个个信息孤岛。这种封闭式的信息化模式使得人民群众的医疗保健行为被割裂为互不相关的一个个节段,例如当一个病人从甲医院转诊到乙医院,前者的检查、诊断、治疗信息不能传递到后者,而必须重复进行新一轮的许多相同检查、诊断、治疗项目。双向转诊和"共享医疗"成为当前医疗卫生信息化的焦点之一。

1999 年我国颁布的《关于区域卫生规划的指导意见》,原卫生部制定的《全国卫生信息化发展规划纲要(2003—2010 年)》,明确提出了区域卫生信息化的工作目标,对区域卫生规划的目标原则、内容方法、政策措施、组织管理等做了明确规定,促使我国区域卫生信息化开始破冰之旅。北京、上海、深圳、厦门、佛山等城市开始构建区域性医疗卫生信息平台,开发区域卫生信息系统。例如,由中国人民解放军总医院承接的科技部的"区域协同医疗服务示范工程",总投资为 1.2 亿元,率先投入使用。

我国的区域卫生信息化建设有国家政策大力支持,有市场强劲需求,有卫生信息工作者的不懈努力,有广大 IT 行业人才的积极参与,已成为中国医疗卫生信息化的一个重点。

13.3　区域卫生信息系统的设计思路

13.3.1　一个病例

我们先从一个病例来说明区域卫生信息系统的设计理念。有一位青年患者,因为发热、咳嗽、咳血,第一次到社区医院就诊,经过胸部 X 线检查初步诊断为"肺结核"。按《中华人民共和国传染病防治法》规定,该例"肺结核"必须通过"传染病直报系统"逐级上报区、市、省级疾病控制中心;同时他必须被转诊到辖区规定的结核病防治所就诊。经专科医生系列检查(包括重新做胸部 X 线检查),确诊为肺结核病,住院治疗 3 个月好转后,病人又转诊回到社区医院,按照结核病治疗规范,继续服药 3~6 月,同时作为慢性传染病,进入"社区卫生信息系统",进行康复治疗和长期专病随访跟踪。最后,该病人治愈信息还要再次经"传染病直报系统"上报区、市、省级疾病控制中心。

同一个病人、同一疾病的信息,在一年内就这样被机械地分割开来,储存在不同记录中(社区健康档案、医院住院病历、疾病控制中心的传染病记录等),各个医疗卫生机构独享各自的检查、诊断、治疗信息,或者依靠手工、传真方式才能被另一机构再次采集或利用。在这一过程中,由于不同机构相对独立和封闭,形成"信息孤岛"和"信息鸿沟",导致重复检查、重复诊断甚至是矛盾治疗。因此,人们迫切希望建立一个区域性的卫生数据共享与交换平台,以期解决上述问题。

13.3.2　一套设计思路

通过上述病例,我们可以从理论上总结出建设区域卫生信息系统的一套思路。

1）构造区域卫生信息系统的体系结构

从上述病例中,我们可以看出,该患者的医疗信息分散在社区医院、专科医院,并通过"疾病预防控制系统"向上报告汇总,但是都在一个区域范围内。如果我们将一个个具体的医疗机构(如医院)看作"点",将一个个以业务纵向管理的系统(如疾病预防控制系统)看作"线",将一个个社区医疗服务看作"片",那么,区域卫生信息系统就可以看作"面",它将这许多的点、线、片融合在一起,协调一致地进行医疗卫生服务。这样,我们就可以构造区域卫生信息系统的体系结构。

2）建立区域卫生数据共享与交换的平台

从上述病例中,我们可以看出,同一个病人同一疾病的信息会分散在不同医疗机构的不同医疗记录中的,并属于不同的信息系统,例如"医院信息系统""社区卫生信息系统""疾病预防控制信息系统"……而这些信息系统是"各自为政"的异构系统。因此区域卫生信息系统首先需要建设一个信息交换平台,这个平台的特点是可以互操作的,能让这些信息都能在这个"共通、公用"的平台上共享和交流。

3）建设区域卫生信息系统数据中心

在上述病例中,我们面临这样一些问题:如何将患者分散的医疗信息汇总起来?存放在何处?如何存放?为了解决这些问题,就必须建设区域卫生信息系统数据中心。区域卫生信息系统数据中心是指在一个相对逻辑集中或物理集中环境中,构建一个存储和处理区域居民健康、疾病信息,医疗机构信息,以及面向公众卫生服务信息的数据中心。这个数据中心是区域卫生数据共享与交换平台的核心,它应满足区域内社会各阶层对卫生信息交流、利用、管理和增值服务的需要。区域卫生信息系统数据中心不等同于一个机构或组织内的数据库,它一般包括网络系统、应用服务系统、存储系统、远程灾备系统、网络管理系统等部分。

4）设计电子健康档案

上述病例描述了一个患者一次疾患"肺结核"的相关信息的汇总记录,那么,他一生的疾患和健康状况也需要一个汇总的记录,这就是"电子健康档案"。

区域卫生信息系统的所有信息必须有其载体,对于它服务的主体——人来说,电子健康档案是以个体人为单位的健康信息载体,是区域卫生信息化的核心。当然区域卫生信息系统还有其他信息,例如区域卫生资源、区域卫生规划等。

5）制定区域卫生信息系统的标准与规范

区域卫生信息是海量的,而且类型数以百千计。目前在各机构和组织内部应用的信息系统中,数据大都是非标准化的,甚至是自定义的,在不同系统的内部集成上,往往不是采用数据交换标准,而是采用编写程序直接交换。

区域卫生信息系统最重要的功能之一就是信息的共享和交换,当前主要障碍是缺乏切实可行的标准,难以实现不同机构、组织间数据的无缝传递,因此,制定区域卫生信息系统的标准与规范是基础和前提,我国制定的区域卫生的数据元集就是一种标准(见表13-1)。

表 13-1 数据元标准描述示例

数据元名称	说明	类型	格式	值域、版本
身份证号 Child ID	接受预防接种儿童的身份证号码	Char	a.18	居民身份证号码、1.0
IC卡号 IC number	采用IC卡管理时的内部编号	—	—	—
儿童姓名 Name	接受预防接种儿童的姓名	PN	a.30	
性别 Sex	接受预防接种儿童的社会性别	CE	n1	《个人基本信息分类与代码第1部分:人的性别代码》(GB/T 2261.1—2003)、1.0
出生日期 Birth date	接受预防接种儿童出生时的公元纪年日期	TS	yyyymmdd	
监护人姓名 Guardian	接受预防接种儿童的监护人姓名	PN	a.30	
监护人职业 Guardian profession	儿童监护人职业	PN	a.30	《全国干部、人事管理信息系统指标体系与数据结构》(GB/T 14946)
联系地址 Contact add.	儿童监护人当前居住的通信地址	AD	an.100	—
联系电话 Contact tel.	儿童监护人固定联系电话	TEL	n.20	—
办公室电话 office tel.	儿童监护人办公室联系电话	TEL	n.20	—
建档日期 Register date	儿童首次建立预防接种档案的日期	TS	yyyymmdd	—

13.4 区域卫生信息系统的组成与功能

13.4.1 区域卫生信息系统的组成

区域卫生信息系统的组成可分为两部分:①卫生信息系统资源,包括人员(规划者、管理者、信息收集者等)、硬件(计算机、设备等)、软件(数据处理程序等)、财政资源;②组织章程,包括标准、职责、应用管理程序等。

当我们设计区域卫生信息系统时,不仅要以系统化方式来阐明信息产生过程,建立一套卫生信息系统资源的管理软件,还要注重管理结构每一个组成部分,即组织章程。我们在讨论上述 HIS、LIS、PACS 等信息系统时,更多讨论了它们作为管理软件的一部分,而区域卫生信息系统由于它的本质和内涵,我们将更多讨论它管理结构的各个部分。

关于区域卫生信息系统的人员、软硬件资源,我们将重点讨论:①建筑在互操作网络上的"区域卫生数据共享与交换平台";②收集、存储、提供信息的"区域卫生信息系统数据中心";③区域内数据共享与交换的基础"标准化";④区域医疗卫生信息的一个主要载体"健康档案"以及依据它而实现的"共享医疗";⑤作为区域卫生信息化管理的领导者、规划者及其作用。

对于组织章程,我们将主要提出下列问题:①区域卫生信息化的领导组织机构;②规划的长期性、复杂性,特别是需求的导向性;③关于个人隐私性、安全性等系列的法规;④业务流程运行机制的章程。

13.4.2　区域卫生信息系统的功能

1)保健对象管理功能

该项功能主要是为患者获得一、二、三级水平的医疗保健服务,特别是为相互转诊、"共享医疗"提供优质服务。在这项管理功能上信息的真正使用者是社区的全科医生,中、高级医院的医生、护士、医技人员等。区域卫生信息系统就是通过对保健对象信息在各级之间的准确传输、应用,帮助医护人员制定正确的决策——优质的医疗保健服务。例如一个高级医院的专科医生通过区域卫生信息系统了解一位冠心病患者在社区医院的长期诊断、用药、心电图数据,帮助修订诊疗方案。而一个社区医院的全科医生可以通过区域卫生信息系统知道一位已经在高级医院实施过冠状动脉支架手术的心肌梗死患者的信息,在社区为其进行康复治疗和冠心病的健康教育。

2)卫生保健管理功能

初级卫生保健单位(如社区医院)已提供了"六位一体"的全面卫生保健的管理功能,正如在"社区卫生信息系统"中所介绍的。区域卫生信息系统并没有创建新的"功能"系统,它是在更高级别、更宏观水平去管理已有的"六位一体"卫生保健功能。例如社区医院发现肺结核患者,经专科医院确诊治疗后便转入社区医院康复治疗。区域卫生信息系统则要知道全区域有多少肺结核患者,患病率是多少,治疗率是多少;对于经久不愈的"耐药性"患者,通过统计分析知道原因是什么,是不规范治疗导致,还是药品的种类导致。

区域卫生信息系统管理功能除涵盖了保健、康复、儿童计划免疫、计划生育、健康教育等各方面内容,还应涵盖公共卫生管理中心的疾病控制、卫生监督、突发公共卫生事件应对各方面的功能,涵盖医疗保障体系和药品监督、供应体系的功能,关于所有这些单个的信息管理系统,在本书的有关章节都已经介绍过。因此,区域卫生信息系统不是重新去打造一个包含上述 10 多个医疗卫生子系统的大系统,而是建立一个允许全部已有卫生信息系统互操作的平台,建立针对所有卫生信息系统的一套管理体系和模式,并在区域层面上使用这些信息为全体居民提供更好的医疗卫生服务。

3)卫生行政管理功能

区域卫生信息系统的卫生行政管理功能是指在区域范围和层面上,协调并提供卫生服务的规划和管理支持。

第一,区域卫生规划(Regional Health Development Program,RHDP)。即在特定的区域范围内,根据其经济发展、人口结构、地理环境、卫生状况以及广大群众的卫生要求,确定卫生发展目标,统筹规划,合理配置卫生资源,向区域全体居民提供有效、经济、公平的医疗卫生服务。区域卫生信息系统将对规划制定和评估提供信息依据和决策支持。

第二,区域卫生资源配置。我国区域卫生资源配置主要在机构、床位、设备、人员、资金5个方面。区域卫生信息系统通过提供信息、分析信息以及决策支持,对区域卫生资源分配实行"总量控制、存量调整、数量优化"的措施。

第三,对区域内卫生事业进行日常信息管理,如成百上千种报表的传输、存储、统计分析。原卫生部关于RHIS定义中指出电子政务等系列管理,特别指出对区域突发公共卫生事件的应急指挥系统的建立和应用。

13.5   区域卫生信息系统的体系结构

13.5.1   区域卫生信息系统的业务需求

区域卫生信息系统建设的目的是在区域内不同医疗卫生服务和管理机构之间实现医疗卫生信息共享,如图13-2所示。

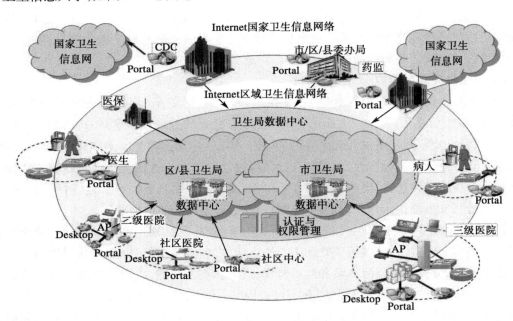

图 13-2   区域卫生信息系统示意图

这些信息共享的需求来自以下不同部门:

(1)医疗服务体系:如综合医院、专科医院、妇幼保健院、社区医院等。

(2)公共卫生服务体系:如卫生行政机构、疾病预防控制中心、卫生监督所、120急救中心、妇幼保健院、社区卫生服务中心等。

（3）医疗保障体系：如医疗保险管理中心、城乡合作医疗保险机构、商业保险机构等。

（4）药品供应体系：如药品监督、药品集中采购、药店、药房等。

这些部门之间有大量的信息交叉共享需求。它们包括：

（1）医疗信息共享需求：包括医疗服务部门之间的信息共享、医疗服务部门与其他部门之间的信息共享。

（2）医疗卫生管理和决策信息共享需求：如医保部门读取医疗机构的患者费用信息，用于监管和费用支付；卫生行政管理部门读取医疗、公共卫生服务机构的数据，用于质量、服务、效益的监管等；卫生行政管理部门可以通过汇总分析共享信息，进行宏观决策，并可以通过发布信息，指导各部门医疗服务和经营工作。

（3）医疗卫生业务协同：如社区医院与大型医院通过网络实现双向转诊等。

13.5.2　患者主索引

1）为什么要建立患者主索引

区域卫生信息系统的主要目标是在一个区域内实现患者病历或健康档案的信息共享。要实现信息共享，首先要确定患者的身份。在医院内部的各个系统间，通常需要通过建立患者主索引（Enterprise Master Person Index，EMPI）的方式，来保证各个系统识别出同一个患者。在区域范围内则涉及不同的医疗机构间如何对患者的身份进行统一，必须建立统一的患者主索引。患者主索引内容主要包括患者的 ID 号（标识号）、姓名、性别、出生日期（不能用年龄）、籍贯、住址、电话、医疗保险种类、证件号码等基本信息。

2）区域卫生信息系统患者主索引与其他子系统患者主索引的关系

任何处理患者信息的子系统都需要建立相应的患者主索引，如医院的 PACS、LIS、门诊及住院信息系统等，如果是不同公司的产品，或者是同一个公司分别开发的独立产品，都需要建立独立的患者主索引。另外，即使是同一公司统一开发的集成化独立系统，每个子系统有自己独立的患者索引需求，也需要建立子系统的患者主索引，如 PACS 是以患者检查为主要业务，需要建立以放射号为主索引的独立的索引系统。在医院不同部门之间，需要跨不同的子系统使用信息，就需要建设一个作用于全院的患者主索引，建立与各个子系统的患者主索引的对照表，以支持在全院范围内查找不同子系统内同一患者信息。

3）建立统一的患者就诊卡

在一个区域内建立统一的患者主索引主要以发卡方式实现。国内医院发放就诊卡已经十分普及，目前以磁卡、条码卡为主，主要原因是价格便宜，可以免费发放。由于涉及人员、机构众多，管理关系复杂，协调困难，区域卫生信息系统建设的发卡相比单个医院发卡要复杂、困难得多，目前国内已有成功的案例。国内很多地区正在积极探索，希望结合医疗保险发卡，对没有医保的或外地的患者，由医疗机构发放就诊卡。

区域卫生信息系统患者主索引建设有强制统一发卡和非强制统一发卡两种模式。

（1）强制统一发卡模式：由主管部门统一设计，建设发卡中心，由各个有关服务部门发放。医保卡的管理和发放就是最好的例子，这种发卡模式最大的优点就是尽量保证每个患者只具有唯一的一个 ID 号。但这种模式的发卡规模巨大，发放方式复杂，投入很大，管理协调困难。

（2）非强制统一发卡模式：国外普遍采用这种方式，即各个医疗单位发放自己的患者就诊卡，区域卫生信息系统与这些子系统互联，收集所有子系统的患者主索引信息，并进行相似度的匹配处理，找出同一患者的不同主索引，建立相应的对照表。如果一个医生需要从区域卫生信息系统中调阅某个患者在其他医疗机构的就诊信息，就可以通过这个对照表，找出该患者信息，由正在就诊的患者和医生共同确认即可。这种方法的最大问题就是无法对不同医疗机构汇总的患者信息进行深入的统计分析，因为除了患者主索引信息能够高度匹配，机器无法自动识别具有不同 ID 的同一患者。而患者在填写主索引信息时，经常使用不同的表述方式，使用匹配技术无法完全解决，需要人为参与识别。

13.5.3 区域卫生信息系统的数据存储模式

从数据存储分布结构看，区域卫生信息系统可以分成集中式、联邦式和混合式三种模式。

1）集中式

集中式的一个最主要的特征是所有的医疗数据和数据的索引都存储在一个区域中心当中。对于数据的管理是集中式的，主索引也是集中管理。参与到区域医疗信息网络中的各个医疗机构，按照既定的时间表，向中心更新数据变化。中心端则需要一个高可靠性的大型数据中心。

集中式的模式在我国非常常见，通常在建设一个区域医疗信息系统的时候，建设部门、各级卫生主管部门都希望采用集中式的方式，主要便于卫生主管部门的统一管理。但我们还应该看到，数据是否需要同步到中心，应该首先从应用出发，看要解决的问题是否需要这样进行。

2）联邦式

联邦式的架构也称为分布式。患者的数据信息仍然保留在数据产生的地方，如患者看病的医院。区域医疗网络中心只是对患者在各医疗机构存储的数据记录进行统一索引。同时区域中心还负责管理各个机构之间的认证和授权的安全。

当一个医生或患者自己需要获得患者的病历时，这个请求会送到区域医疗信息中心，在区域中心通过检索患者主索引确定患者的身份，同时区域中心通过记录定位服务功能确定患者病历存放的地点。区域中心不会去各个医院将患者病历数据检索集中，而是由请求方通过网络到各个医院获取需要的患者病历数据。在这种模式下，区域中心与各个医院之间对患者病历的索引更新情况定时同步进行，但不必传递数据本身的更新，从而降低对区域数据中心和网络的压力。

但同时，各个医疗机构都要保证一定程度的数据质量和数据高可靠性。否则，请求站点即使获得了所需病历文档的位置，也无法正确地获得该文档。

3）混合式

混合式是上面两种架构的结合。它更加复杂，但在功能上和性能上也更加通用。这种模式综合了集中式和联邦式的优点,在二者之间做一个平衡。在混合模式下,数据中心存储完整的医疗数据索引和部分医疗数据。完整的医疗数据还是保留在数据最初产生的医疗机构数据库中。安全性和患者主索引以及记录定位服务与分布式一样,还是由数据中心主站点统一进行控制。

13.5.4 区域卫生信息系统的总体架构

系统总体架构分为两个层次:区域卫生管理层和辖区卫生机构层(见图 13-3)。

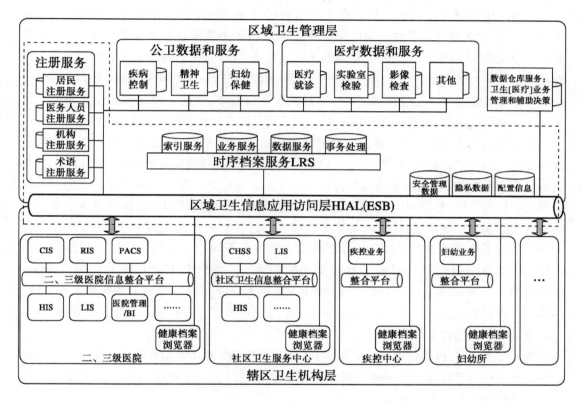

图 13-3 区域卫生信息系统的总体架构示意图

区域卫生管理层表示区域卫生信息平台的管理中心,在实际应用中可以是一个地市级卫生信息数据中心,也可以是更高一级的数据中心。区域卫生管理层主要提供一系列服务,作为服务于卫生医疗区域(如省、地区、县市卫生管理机构)的单一实例而存在,主要服务组件包括注册服务、公卫数据和服务、医疗数据和服务、时序档案服务、数据仓库服务等。

辖区卫生机构层,指在所管辖的区域范围内相关医疗卫生机构(包括三级医院、二级医院、社区卫生服务中心、公共卫生机构等)的所有业务应用系统,这些系统生成、收集、管理和使用那些可以公布的区域范围内居民相关的健康数据,包括临床医疗数据、健康档案数据、公共卫生管理数据等。为广大老百姓提供各类健康服务。

区域卫生管理层和辖区卫生机构层之间通过区域卫生信息应用访问层来进行信息交互,以实现健康档案的互操作性。应用访问层所提供的服务主要包括两个方面:一方面提供通信总线服务,如消息传输服务、消息路由等;另一方面提供应用软件通用的系统管理功能,如安全管理、隐私管理、应用审计等。

13.6　区域卫生信息系统的数据交换平台和数据中心

13.6.1　区域卫生信息系统的数据交换平台

区域卫生信息系统建设的目标是支持不同部门、机构之间共享医疗卫生信息,这些部门、机构拥有和正在建设各种不同用途的信息系统,区域卫生信息系统需要建设一个信息交换平台,通过接口与各个不同部门、机构的子系统互联,按照一定的规则交换信息。该类工作涉及的是 IT 领域专门研究的一项技术——企业应用集成(Enterprise Application Integration,EAI)。EAI 被定义为:将进程、软件、标准和硬件联合起来,在两个或更多的企业系统之间实现无缝集成,使它们就像一个整体一样。实际就是研究异构系统互联的方法学。

从集成的内容上看,随着集成的发展及人们对集成的不同需求,可以从几个不同的层次去实现。分别是数据层(数据集成)、应用层(应用集成包括方法集成和应用接口集成)及表示层(界面集成),根据其实施机制分为以上 4 种集成模型。其中数据集成主要是在不同的系统间传递数据,目前 HL7 主要还是用于数据集成。方法集成和应用接口集成是在不同的系统之间实现功能集成,传统的功能集成很多通过远程调用实现,Web Service 在功能集成方面代表了最重要的发展方向。界面集成主要讨论不同应用系统之间用户界面的集成方法。HL7 标准组织专门制定了界面集成的标准——临床上下文对象工作组(Clinical Context Object Workgroup,CCOW),希望通过该标准让不同的应用系统共同配合工作,自动同步显示需要的数据。但 CCOW 在实际使用中还是碰到了很多问题,使用十分复杂,在实际中很少有医院使用。

为了实现 EAI,很多公司开发了相应的软件系统,支持 EAI 模型和各种交换协议。这种软件系统也称为 EAI 工具或平台。区域卫生信息系统的数据交换平台就是在 EAI 理论和EAI 工具的基础上发展而来的。

为了满足区域卫生信息系统文档交换共享的特殊要求,IHE(医疗卫生信息集成规范标准化组织)制定了相应的规范,称为 MPI/PIX 规范和 XDS 规范。

MPI/PIX(Master Person Index/Patient Identity Cross-referencing)规范是 IHE 根据 MPI的基本原则,针对区域医疗文档交换的需要制定的患者主索引建设的规范。该规范不要求统一各医疗服务机构患者 ID,主要通过汇总和匹配患者索引的方法解决分布在不同医疗机构的患者信息/文档查找问题。

XDS(Cross Enterprise Document Sharing)主要为医疗机构之间的文档共享的管理提供一个规范,在区域卫生信息系统建设中,跨医疗机构的患者信息共享是建设该系统的主要目标。XDS 就是针对该目标设计的一套文档共享规范。下面,我们简单介绍文档提交和使用的基本过程(参见图 13-4)。

文档提交:当患者在一个医疗机构 A 就诊时,该医疗机构的系统需要事先在"患者身

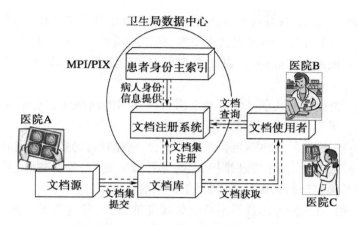

图 13-4　医疗文档提交和使用的基本过程

份主索引(区域卫生信息系统的 MPI/PIX)"中登记该患者的本院 ID 信息。当患者产生可以归档的信息之后(如检验结果报告),系统将该结果报告文档放在"文档库"中,然后在"文档注册"服务器中登记注册。

文档使用:当患者到另外一个医疗机构 B 就诊时,医生需要从原来的医疗机构 A 调取检验结果报告。系统首先根据该患者在医疗机构 B 的 ID 在"PIX"中查找出该患者在医疗机构 A 的 ID,然后根据该 ID,在文档注册服务器中找出该患者的检验报告注册登记信息,最后根据该登记信息,从文档库中调出患者的检验结果报告。

图 13-4 介绍的信息交换模型是建设区域卫生信息系统数据交换平台的基本结构,目前一些厂商已经开发了相应的软件系统。这些系统大多建在原有的 EAI 平台上,实现了 IHE 规定的有关规范,并开发了与不同医疗卫生机构信息系统的交互接口,构成一个比较完整的平台。图 13-4 是一个完整的区域卫生信息系统示意图,其中虚线标出部分就是基于 IHE 的 MPI/PIX 和 XDS 规范细化构建的区域卫生数据交换平台。由于这个平台需要具有权威性、公平性,因此一般应该由卫生行政管理部门或其委托的机构负责建设、管理和运行维护,这就是我们下一节讨论的区域卫生信息系统的数据中心建设问题。

13.6.2　区域卫生信息系统的数据中心建设

1) 数据中心的概念

企业数据中心(Enterprise Data Center, EDC)通过实现统一的数据定义与命名规范、集中的数据环境,从而达到数据共享与利用的目标。

企业数据中心按规模划分为部门级数据中心、企业级数据中心、互联网数据中心以及主机托管数据中心等。通过这些规模从小到大的数据中心,企业可以运行各种应用。一个典型的企业数据中心常常使用多个供应商和多个产品的组件,包括:主机设备、数据备份设备、数据存储设备、高可用系统、数据安全系统、数据库系统等。这些组件需要放在一起,确保它们能作为一个整体运行。

2) 数据中心建设原则

数据中心核心建设内容是:企业数据资源建设及其数据服务系统建设,以及与之相关的技术标准、规范、网络及软硬件基础平台、信息安全系统等建设。在技术上应坚持如下原则：

（1）规范化：为了保证企业数据共享交换，必须遵循统一的数据标准和规范，优先采用国家、行业标准，积极采用国际标准，并结合实际应用制定相关标准，使科学数据信息便于各类用户使用。

（2）网络化：企业数据共享平台是基于因特网技术的网络化信息平台，各企业数据中心须采用因特网技术实现信息资源的共享与发布。

（3）实用性：应最大限度地满足企业数据整合、数据管理与数据应用的需要，系统要易于使用、界面友好、智能化、便于管理维护，同时具备数据更新、数据备份、系统扩展等功能，同时具有与其他系统实现数据级共享、协同工作的能力。

（4）可扩展性：应充分考虑数据不断变化增加的需要，充分考虑数据对外共享与分发服务的需要，充分考虑各行业业务发展的需要，充分考虑软硬件技术发展的需要，以保证软硬件的升级不会给企业系统使用带来困难，保证具有持续长久的生命力。

（5）安全性：企业数据中心必须具备数据系统安全和访问安全的技术措施。

区域卫生信息系统数据中心是解决区域内各医疗卫生机构内异构数据库互联、数据分布、数据交换与共享等一系列问题的简单而有效的办法。数据中心是从政府职能的角度提供跨部门的数据交换、共享和统一的数据安全服务机构。数据中心提供包括数据交换和数据共享在内的各种数据服务，并负责制定相应的数据标准和管理制度，指导各医疗业务部门遵循统一的交换与共享数据标准。数据交换与共享不仅有助于各部门之间的业务协同和保持共享数据的一致性，而且有助于卫生行政部门加强对医疗卫生业务的监督管理。

区域卫生信息系统数据中心必须具有以下三个功能：

（1）收集医疗卫生行业各部门所有工作站的信息，进行汇总、整理、分析。

（2）实现各种业务数据共享，将有关信息根据业务分级管理的原则提供给各个工作站，实现医疗卫生数据资源（如患者基本资料、市民健康卡信息、个人健康档案等）的区域共享。

（3）数据中心不仅负责内部各系统之间的交换数据部分的协调、控制和管理，还应该负责向有关部门提供同步的共享数据和异步的一部分符合要求的交换数据，以支持医疗卫生宏观决策。

区域卫生信息系统数据中心主要包括居民主索引数据集、电子健康档案 EHR 数据集和卫生管理业务数据集，而这些数据集的标准可参考原卫生部的标准，并根据实际业务进行完善和补充。为了支持将来更大范围的联网和医疗卫生信息共享，数据中心的基础平台和接口应该尽量遵循国际和国家有关标准。

13.7 区域卫生信息系统的标准与规范

13.7.1 标准与规范体系

区域卫生信息系统建设是一个涉及多个部门，连接多个系统的工程项目，标准化是成功建设区域卫生信息系统的重要内容。区域卫生信息平台的标准/规范体系由一系列的规范、制度、标准组成,因而可以进行如下分类。

1) 技术标准和规范

(1) 体系结构标准和规范

① 区域卫生信息系统框架:如加拿大政府制定的《电子健康档案蓝图》、我国原卫生部制定的《基于健康档案的区域卫生信息平台建设指南(试行)》等。

② 文档交换标准和规范:如 HL7 组织制定的一系列标准、IHE 的 MPI/PIX 和 XDS 规范、原卫生部电子病历委员会制定的《临床检验结果共享互操作性规范》等。

③ 文档结构标准:如国际 HL7 标准化组织制定的电子病历文档结构标准(CDA 和 CCD)等、原卫生部制定的《电子健康档案标准》(见 13.8"电子健康档案")等。

(2) 数据标准化

如国际疾病分类编码 ICD、疾病术语标准 SNOMED、检验术语标准 LONIC 等。

2) 管理规范和标准

(1) 业务管理规范和标准,如:①电子病历管理办法;②区域卫生信息系统的业务模型研究。

(2) 技术管理规范和标准,如:①区域卫生信息系统建设的组织结构与运行机制;②区域卫生信息系统的安全管理标准和规范。

(3) 运行维护管理规范和标准,如:①项目管理规范和标准;②资金管理;③系统运行和维护管理的规章制度。

13.7.2 几个重要标准简介

1) HL7 与 CDA

HL7 组织是美国国家标准协会认可的、专注于卫生领域标准开发的组织,主要制定电子健康信息交换、管理和集成方面的标准。具体参见第 3 章。HL7 从 HIS 接口结构层面上定义了接口标准格式,并支持使用现行的各种编码标准,如 ICD-9/10、SNOMED 等。HL7 采用消息传递方式实现不同模块之间的互联,十分类似于网络的信息包传递方式。

HL7 组织还组织开发了用于临床文档架构(Clinical Document Architecture, CDA)的表示和展现的标准(参见第 3 章)。CDA 定义了临床文档的结构和语义,一个 CDA 文档是一个具有完整信息定义的实体。其语意部分完全从 HL7 的 RIM 模型导出,用 XML 的方式来表示,以提供撰写不同结构程度的临床文档的能力,从而使不同结构程度的文档可以方便地用同样的方式管理。CDA R2 并不规定文档的存储和传送方式。其他标准或规范可以用作 CDA R2 文档的交换。

区域卫生信息系统的主要目标是交换医疗信息,也就是交换电子病历或电子健康档案,而基本格式应该遵循 CDA 标准。我国应用国际标准一直比较欠缺,但建设区域卫生信息系统,必须遵循 CDA 的文档标准,以支持电子病历或电子健康档案的区域共享。

2) IHE(Integrating the Healthcare Enterprise)

IHE 是北美放射学会(RSNA)和美国医疗卫生信息与管理系统协会(HIMSS)于 1998 年

成立的组织,其目标是促进医疗信息系统的集成,为不同子系统之间的互联提供集成方案。需要注意的是,IHE 并不是定义新的集成标准,而是基于现有成熟的标准(例如 DICOM、HL7 和其他一些系统集成的行业标准)制定的一套集成方案。IHE 定位在制定一套规范的流程,并通过 DICOM、HL7 等信息系统实现这种流程,以实现不同系统的集成(可参考第 3 章)。针对区域医疗卫生信息交换,IHE 制定了相关的规范,我们在数据交换平台一节已经介绍。

3）加拿大的《电子健康档案蓝图》（EHRs Blueprint）和我国原卫生部的《基于健康档案的区域卫生信息平台建设指南（试行）》

加拿大政府为了建设全国性的电子健康档案系统,专门成立了相应的机构,编写了指导国家区域卫生信息系统建设的文件《电子健康档案蓝图》。该规范从需求分析、业务架构、概念架构、使用和实施方法等方面,全面阐述了基于健康档案的区域卫生信息系统建设原则、方法、模型、实施等内容。

参照加拿大的 EHRs Blueprint,针对我国的实际情况,原卫生部组织编写了《基于健康档案的区域卫生信息平台建设指南（试行）》。该文件讨论了我国的区域卫生信息化的特点和需求,定义了相应的信息模型、系统架构、技术架构、应用模型等内容,是我国建设区域卫生信息系统的重要指导文件。

4）我国有关国家标准和规范

《电子健康档案与区域卫生信息平台标准符合性测试规范》

《基于健康档案的区域卫生信息平台建设方案》

《国家公共卫生信息系统基本数据集标准》

《医院信息系统（HIS）软件基本功能规范》

《国际疾病分类代码标准（ICD10）》

《临床检验项目分类与代码》（WS/T 102—1998）

《化学药品（原料、制剂）分类与代码》（YY 0252—1997）

13.8　电子健康档案

1）电子健康档案的提出

"共享医疗"和"电子健康档案"（EHR）的概念在"社区卫生信息系统"中已介绍。电子健康档案是居民健康管理(疾病防治、健康保护、健康促进)过程的规范、科学记录。电子健康档案是以个人健康为核心,贯穿整个生命过程,涵盖各种健康相关因素,并能进行信息交换和共享,满足个人及管理需求的信息资源。

居民要想通过双向转诊、共享医疗,在以区域为半径的各级医院得到经济、高效的医疗卫生服务,要使所有健康、医疗信息能够被所有的机构"互认"和"共享",必须使用信息化的手段实现,因此,作为所有居民的健康、医疗信息的载体——电子健康档案(含电子病历)被提出。

2）电子健康档案的意义

电子健康档案是医疗卫生信息的主要载体,因此是区域卫生信息化的核心。目前世界各国建设区域/国家卫生信息系统,都以建设和共享电子健康档案为主要内容。2004 年

4月27日时任美国总统布什发布第13335号行政命令,要求在10年内对全美国绝大多数人实现可以用于互操作(共享)的电子病历。加拿大的国家卫生信息化规划,就是电子健康档案建设规划。我国原卫生部制定的区域卫生信息平台建设方案,就是以实现健康档案共享为主要目标。

3)电子健康档案的概念模型

美国 HIMSS(Healthcave Information and Management Systems Society,美国医疗信息与管理系统学会)CEO Dave Garets 认为:EHR 是深度数字化的,上下文关联的患者终生保健记录。EHR 与电子病历(EMR)相似,但又有不同。

我国原卫生部组织的区域卫生资源规划项目总结了 EHR 的时序多维模型。EHR 的概念模型是通过一定的逻辑性、层次性、时序性来反映健康记录的三维结构模型。

第一维是生命周期,大致划分为9周期:新生儿、婴儿、幼儿、学龄前、学龄期、青春期、青年期、中年期和老年期。

第二维主要是健康和疾病问题,如高血压等,共列了142个。

第三维是社会服务活动或干预措施,如健康教育,共列了 1 112 个记录项目,这样就形成了分别包含 X、Y、Z 轴的多维空间结构模型,如图13-5所示。某一个"记录项集"则是三维空间的某一点(或某一块),表达了在某一期间,产生了某一项健康问题,进行某一种医疗服务或保健干预。

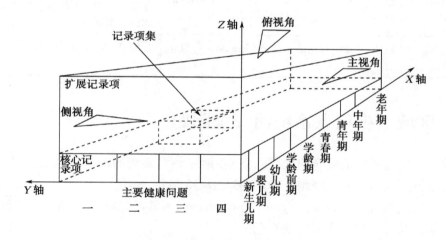

图 13-5 EMR 三维概念相互关系图

EHR 逻辑构件定为:摘要、文件夹、文件、文件段、条目、聚合及数据元。表13-3是 EHR 构件描述。

表 13-3 电子健康档案构件描述

EHR 通用构件	简单描述	举例
EHR_EXTRACT 摘要	最高级别信息提炼:高度概括个人的基本信息及健康相关信息,方便信息利用者对个人健康档案中重要信息的快速获取	如:个人标识、人口学特征、主要健康指标、主要疾病和问题、过敏史等

EHR 通用构件	简单描述	举例
FOLDER 文件夹	高层级信息分类:一方面各种不同途径来源信息在采集前分类,可以实现信息多渠道动态收集。另一方面进入健康档案信息的分类可以方便信息利用者进行快捷检索	采集前分类:按各业务,如预防、保健、门诊、住院、康复等,满足各方面需求;采集后分类:主要按健康问题或疾病问题
COMPOSITION 文件	个人每次接受各种卫生服务的记录表单。根据不同业务流程,各类登记表、记录表等文件所采集的信息是围绕某一卫生事件所进行的较为详细的处理收集	医学出生证明书、免疫接种卡、健康体检报告单、化验单、记录表、住院记录、免疫接种表、孕产妇保健手册、儿童保健手册、肿瘤病人随访表
SECTION 文件段	文件中包含的主要段落:将采集的信息更为细化地分块,通常有段落标题文或按病人接受卫生服务信息采集的顺序结构,或按今后方便阅读的顺序结构	如主诉、既往史、家族史、检查结果、诊疗方案等
ENTRY 条目	在与卫生机构某次接触后所发现临床结果的某条记录,常采用临床描述语言	某个症状、某个观察结果、某个化验值、某个处方药、某个毒副反应、某个诊断、某个鉴别诊断、白细胞分类、血压值
CLUSTER 聚合	把不同来源的多个条目以嵌套(nested)的方式聚合,如时间序列,以列表的形式表达	听力变化结果、脑电图变化结果、智商变化结果、血压变化结果、主要慢性病诊断顺位
ELEMENT 数据元	EHR 层级结构的最小单元(leaf node),只包含一个取值	收缩压、舒张压、心率、药名、症状、体重

13.9　区域卫生信息系统的安全问题

区域卫生信息系统的安全问题可以分成两类:信息系统的安全和隐私保护。

信息系统安全可以从三个维度考虑,参见图 13-6。

(1)开放式系统互联(Open System Interconnect,OSI)网络参考模型:从 OSI 网络参考模型的不同功能层次考虑系统安全问题。

(2)安全机制:利用各种安全技术构建安全系统。

(3)安全服务:信息系统各层次需要的安全服务支持。

在信息系统安全的全部过程中,还包含不可否认认证、权限管理、完整性管理、加密管理等内容。其中,数字签名技术对于医学信息的不可否认性具有重要意义。

数字签名在 ISO 7498—2 标准中定义为:"附加在数据单元上的一些数据,或是对数据单元所作的密码变换,这种数据和变换允许数据单元的接收者用以确认数据单元来源和数据单元的完整性,并保护数据,防止被人(例如接收者)进行伪造。"数字签名是一种确保数据完整性和原始性的方法。数字签名可以提供有力的证据,表明自从数据被签名以来数据尚未发生更改,并且它可以确认对数据签名的人或实体的身份。数字签名实现

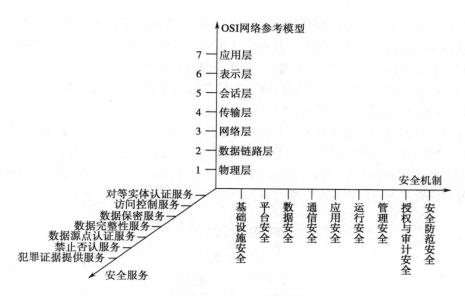

图 13-6　信息系统安全三维模型

了"完整性"和"不可否认性"这两项重要的安全功能,而这是使用 EHR 的基本要求。

数字签名使用公钥基础设施(Public Key Infrastruction,PKI)对数据单元进行密码变换,数据接收者能够据此判断数据来源和数据是否曾经被修改。

PKI 的核心执行机构是电子认证服务提供者,通称为认证机构(Certificate Authority,CA),PKI 签名的核心元素是由 CA 签发的数字证书。它所提供的 PKI 服务就是认证数据完整性、数据保密性和不可否认性。它的做法就是利用证书公钥和与之对应的私钥进行加/解密,并产生对数字电文的签名及验证签名。数字签名是利用公钥密码技术和其他密码算法生成一系列符号及代码组成电子密码进行签名,来代替书写签名和印章。目前,我国已经通过了《中华人民共和国电子签名法》,从法律上认可了经过授权认证的电子签名文档具有手工签字的同等法律效力。这种法律认可对于推动信息化具有重要意义,尤其在医疗卫生领域,为电子文档代替手工文档奠定了重要的基础。

在医疗信息安全方面,患者隐私保护在国外受到极大重视。在美国的《健康保险流通与责任法案》(Health Insurance Portability and Accountability Act,HIPAA)中,对泄露患者隐私的行为做出了非常严格的惩罚规定。近年来,我国患者隐私问题也越来越多地受到重视。媒体曾曝光某些医院泄露了产妇信息,导致众多产妇和婴儿用品的厂家频繁用电话骚扰产妇。在电子病历/电子健康档案越来越普及的时代,授权管理成为信息化的一个重要课题。在实际使用中,需要设计一套非常复杂的授权机制。另外,患者授权也是一个重要的方法。

13.10　区域卫生信息系统建设实施的组织与管理

区域卫生信息系统建设是一个在政府主导下的庞大工程,具有高度的风险性。因此,首先需要经过慎重探讨、理论求证、经验总结,而后去制定整体规划和分步实施计划,而且要制定一整套运行机制和规范,最后要进行周密的实施或严格的评价。所以,它必须要有一个可以领导、协调、平衡区域内所有机构部门的强有力的组织机构。这个机构不能由市级卫生局某一部门兼任,也不能由一些专家用临时的松散咨询讨论会解决,需要由具有协调不同部门权利的机构和领导出面组织,涉及的部门和单位领导参加,组成真正具有领导权威的领导团队。要根据项目的进展,找出不同阶段的瓶颈问题(包括管理的和技术方面的难题),采用科研的组织方式进行攻关,解决难题。

在组织管理过程中,要明确每一个组织和参与者的责任和义务,建立汇报和评估制度,建立奖惩机制,规范管理组织工程。国内的管理团队一般缺乏建设大型信息系统的经验和管理知识,IT部门要做好领导的参谋,要对整个项目的管理团队的素质和能力有准确的估计,以便制定合理可行的规划和实施方案。图13-7是建议的领导小组组织机构。

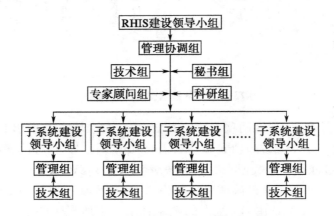

图13-7　区域卫生信息系统建设领导组织结构图

区域卫生信息系统建设不只是信息化的技术问题,更重要的是如何管理的方法问题,也就是医疗体制改革的创新问题。只有医改开放,区域卫生信息系统建设才有成功的可能。

在国内外对区域卫生信息系统的研究中,利益相关者/群体的分析越来越受到重视。国内区域卫生信息化的特点是利益相关者/群体众多,一般缺乏高层强有力的统一组织协调管理,因而执行力很弱。这种特点导致利益相关者/群体的态度,尤其是关键利益相关者/群体的态度可以决定项目的成败。我们在管理模式、管理方法、信息系统设计和建设过程中,要充分重视利用这些特点创造多赢的利益格局,通过建立激励与约束机制来调控利益格局,而尽量避免仅仅依靠行政命令和红头文件来强制执行。要将两者结合,并很好地把握平衡点。

13.11　区域卫生信息化评价

我国的区域卫生信息化评价,以卫生信息标准为核心,以信息技术为基础,以测评技术为手段,以实现信息共享为目的,对区域卫生的信息化建设与应用,开展互联互通标准化成熟度测评。

区域卫生信息互联互通标准化成熟度测评是通过对电子健康档案与区域卫生信息平台标准符合性测试以及互联互通实际应用效果的评价,构建区域卫生信息互联互通成熟度分级评价体系。标准符合性测试是针对卫生机构所部署的区域卫生信息平台产品的健康档案数据、健康档案共享文档、区域卫生信息平台与其对应的卫生信息标准的符合性测试。互联互通实际应用效果的评价是针对区域卫生信息平台与医疗机构内部信息系统应用之间的交互、区域卫生信息平台内部各构件之间的协作的互联互通应用效果的评价。

通过开展区域卫生信息互联互通标准化成熟度测评工作,实现的最终目标为:建立起一套科学、系统的卫生信息标准测试评价管理机制,指导和促进对卫生信息标准的采纳、实施和应用;推进电子健康档案在区域卫生、医疗机构之间的信息交换、整合和共享;为逐步实现电子健康档案的跨区域、跨机构信息共享与业务协同提供标准和技术支持;为国家、省级、市县三级平台的标准化互联互通提供保障。

区域卫生信息互联互通标准化成熟度测评包括四部分内容,分别为:数据资源标准化建设、互联互通标准化建设、基础设施建设以及互联互通应用效果。测评方式包括实验室定量测评和人工定性评价两部分,实验室定量测评用软件工具对数据标准、共享文档和技术规范建设情况进行自动化测试;人工定性评价由专家评审申报的文档材料和开展现场查验,根据测评标准体系,从数据集标准化情况、共享文档标准化情况、技术架构情况、互联互通交互服务情况、平台运行性能情况、硬件基础设施情况、网络及网络安全情况、信息安全情况、业务应用系统建设情况、平台实现业务应用情况、平台联通业务范围共 11 个方面评分,最后,综合总分给出评价级别。

区域卫生信息互联互通标准化成熟度测评共分 7 个等级:

1 级:区域范围内部署单机版的电子健康档案信息管理系统;电子健康档案数据标准符合国家和当地医改要求。

2 级:区域范围内部署网络版的电子健康档案信息管理系统;系统实现与公共卫生主要业务系统的数据整合。

3 级:区域范围内建立主要业务生产系统,初步建成区域全民健康信息平台,且平台运行性能和架构符合标准规定。

4 级乙等:区域范围内建立覆盖全面的业务生产系统,并建成较为完善的区域全民健康信息平台。

4 级甲等:区域全民健康信息平台实现健康档案管理服务,且利用全部标准共享文档进行数据归档和业务协同。

5 级乙等:区域范围内建立覆盖全面的业务生产系统,建成标准化的区域全民健康信息平台。

5 级甲等:平台实现所辖区域内全部医疗卫生机构的联通;平台准确覆盖、并能整合全区域全民健康数据,实现切实有效的协同助医、智能监管、决策分析、惠民利民服务。

问题与讨论

(1) 为什么要提出区域卫生信息化?

(2) 区域卫生信息系统的概念是什么?它的设计目标是什么?

（3）区域卫生信息系统的总体设计思路包括哪些内容？

（4）试述区域卫生信息系统的主要功能。

（5）如何构建区域卫生信息系统的体系结构？

（6）为什么要建设区域卫生信息系统的数据交换平台？核心技术有哪些？

（7）区域卫生信息系统的数据中心有哪几种形式？各有何优缺点？

（8）为什么说电子健康档案是区域卫生信息系统的中心？试述它的三维结构。

（9）区域卫生信息系统的标准与规范有哪些？有何重要性？

（10）如何组织和管理区域卫生信息系统工程？

（11）试述区域卫生信息互联互通标准化成熟度测评内容。

（何雨生　丁宝芬　黄学宁）

14

公共卫生信息系统

本章将论述有关公共卫生信息管理的概念、理论、实现方法以及面临的挑战。读完这章后,你将知道下面这些问题的答案:

公共卫生与公共卫生信息学的基本概念是什么?

中国公共卫生信息系统发展历程是什么?

我国卫生信息标准的研究成果有哪些?

中国传染病疫情报告系统的组织结构、工作模式、体系架构是什么?

突发公共卫生事件应急指挥信息系统建设背景、应用架构是什么? 应用系统设计包括哪些内容?

14.1 公共卫生与公共卫生信息学

14.1.1 公共卫生的概念

1)公共卫生概念的形成与发展

公共卫生的概念是公众与医学家在长期与疾病作斗争的过程中形成的。它是运用医学、工程学和社会科学的各种成就,用以保障和改善人群的健康、预防疾病的一门学科。公共卫生的医学基础来自预防医学。中国古代已有"上医治未病"的预防医学思想。古希腊希波克拉底在他的名著《论空气、水和地域》一书中,亦将疾病与当地气候、饮水、居民体格和衣食住习惯等联系起来。

近代公共卫生观的诞生和发展是在 17 世纪欧洲工业革命时期,但这种早期的公共卫生主要局限在环境卫生。当时欧洲大量的农民从乡村涌向城市,工业生产从小作坊过渡到大工厂。居住密集、超时劳动、营养不良、饮水污染,粪便垃圾堆积如山,蚊蝇滋生,造成伤寒、霍乱、痢疾等疾病流行,肺结核等蔓延,居民健康状况下降。为了缓解这些问题,政府首先采取了环境卫生措施,包括整治上下水道、净化饮用水、处理粪便垃圾、控制蚊蝇滋生、改善居住和营养条件等。

20 世纪以来,随着社会经济的不断发展,公共卫生定义的内涵也不断发展。进入 20 世纪后,随着公共卫生面貌的改观,急性传染病的控制和消灭,人们的健康状况有了很大改观。但随之而来的饮食结构配比不当、过度营养、不良生活方式,以及各种环境污染,又给公共卫生带来了新的课题。

1920年耶鲁大学Winslow教授曾经对公共卫生下了这样的定义:"公共卫生是防治疾病、延长寿命、改善身体健康和机能的科学和实践。公共卫生通过有组织的社会努力改善环境卫生、控制地区性的疾病、教育人们关于个人卫生的知识、组织医护力量对疾病作出早期诊断和预防治疗,并建立一套社会体制,保障社会中的每一个成员都享有能够维持身体健康的生活水准。"这个公共卫生的经典定义,在1952年被世界卫生组织(World Health Organization, WHO)采纳,并一直沿用至今。尽管在以后的岁月中,随着人们对于公共卫生活动内涵的认识逐渐从环境卫生、传染病扩展到慢性病、职业病、意外伤害等的预防控制,各国政府与学者纷纷提出不同的说法,但都只是在此原则上的扩展,是对某个方面的补充或扩展。公共卫生的基本概念,即公共卫生是通过有组织的社会努力、保障人们公平健康的活动这一点一直没有改变。1995年美国医学会将公共卫生概括为"公共卫生就是履行社会责任,以确保提供给居民维护健康的条件,这些条件包括:生产、生活环境、生活行为方式和医疗卫生服务"。1998年英国认可的公共卫生定义是:公共卫生是通过有组织的社会努力来预防疾病、促进健康、延长生命的科学和艺术。所有这些也都没有脱离上述的定义的基本范畴。

2003年WHO专家Robert Beaglehole综合了各种公共卫生的既有界定后,提出了新的定义:"公共卫生是改善人群健康和减少健康不平等的合作行动。"这反映出WHO以及人们对于公共卫生需要全社会共同合作的重视。既然是公共问题,就离不开全社会的合作和努力。这个定义同时强调了公共卫生的目的是改善人群健康和减少健康不平等,提高健康的公平性。

我国学术界对于公共卫生的权威理解体现在2003年国务院副总理吴仪在全国卫生工作会议上提出的有关公共卫生的概念:公共卫生就是组织社会共同努力,改善环境卫生条件,预防控制传染病和其他疾病流行,培养良好卫生习惯和文明生活方式,提供医疗服务,达到预防疾病、促进人民身体健康的目的。这就将公共卫生从最初的改善环境卫生、预防控制传染病提高到组织社会共同努力预防一切疾病、促进人民身体健康的高度。

2)公共卫生基本功能

1979年,WHO通过德尔菲法研究提出了9项基本公共卫生功能(Essential Public Health Function, EPHF)。2000年,泛美卫生组织与WHO开展合作,在美洲国家中确定了12项基本公共卫生功能。2003年,WHO西太区办事处在WHO、泛美卫生组织和美国确定的公共卫生基本功能基础上,提出了9项适合亚太地区国家特点的公共卫生基本功能。英国、澳大利亚等国家也制定了本国的公共卫生基本职能。以美国为例,1988年美国医学研究所(Institute of Medicine)在深入调查研究的基础上,发表了题为《公共卫生的将来》的报告。该报告指出,将公共卫生服务等同于公共卫生功能不能充分发挥公共卫生在社会上应该发挥的独特作用。公共卫生要完成"确保人人健康环境,满足社会健康利益"的使命,应该具备三大核心功能,即公共卫生评价(assessment),通过系统的监测评估和调查来提供健康信息;公共卫生政策研究制定(policy development),通过制定卫生政策动员全民参与公共卫生;公共卫生保障(assurance),通过评价和协调来保障人人享有健康。由公共卫生三大核心功能延伸出来的公共卫生十大基本服务是:

（1）监测社区卫生状况,确定社区内重大公共卫生问题。

（2）诊断和调查社区公共卫生问题和公共卫生危险因素。

（3）将公共卫生问题公布于众并教育社区居民使其具备认识社区公共卫生问题的能力。

（4）动员和建立社区联盟来认识和解决社区公共卫生问题。

（5）制定政策和计划来支持个人和社区的卫生工作。

（6）执行卫生法规保障健康和安全。

（7）为社区居民联系需要的个人医疗保健服务,在缺乏需要的服务时,通过各种方式确保基本的医疗保健服务。

（8）确保公共卫生的质量和医护队伍的能力。

（9）评价针对个人和群体的卫生服务的效果、享有率和质量。

（10）开展公共卫生研究,探索解决重大公共卫生问题的新思路和新方法。

2006 年,我国学者在分析 WHO、WHO 西太区、美国、英国、澳大利亚等国家和组织制定的公共卫生基本职能的基础上,总结出我国现有公共卫生体系应该履行的 10 项基本职能:①监测人群健康相关状况;②疾病或健康危害事件的预防和控制;③发展健康的公共政策和规划;④执行公共政策、法律、行政法规、部门规章和卫生标准;⑤开展健康教育和健康促进活动;⑥动员社会参与,多部门合作;⑦保证卫生服务的可及性和可用性;⑧保证卫生服务的质量和安全性;⑨公共卫生体系基础结构建设;⑩研究、发展和实施革新性的公共卫生措施。

14.1.2 公共卫生信息学的基本概念

公共卫生信息学是应用信息科学和计算机技术,研究公共卫生信息的运动规则和应用方法,以解决公共卫生信息中的问题为目标的一门学科。公共卫生信息学是近年来发展起来的一门新兴学科。特别是在美国"9·11 事件"以后,公共卫生信息学研究得到了快速发展,以 PubMed 文献数据库检索为例,2001 年以前使用"public health informatics"作为主题词仅检索出 6 篇文章,而在 2008 年 10 月可检索的文章达到了 700 篇。

公共卫生信息学的相关主题反映了公共卫生的主要服务功能,如人口监测,人口筛查、登记,对消费者服务的新机会和义务,健康促进,信息系统和服务,遗传咨询,免疫接种,生态环境与流行病的变化,对社会健康环境(食品、药品)监控,生物恐怖事件,紧急灾难应急,卫生经济改革(资源分配),数据链接和数据挖掘,劳动力教育和评价等。

21 世纪的医学发展趋势是公共卫生和个人健康防治的整合,因此与之相应需要建立起健康防治服务和公共卫生相整合的、基于人群信息的公共卫生信息系统。公共卫生信息系统是公共卫生信息学的发展、信息知识以及公共卫生专业知识的发布的关键,它有助于公共卫生基本使命的实现和加强公共卫生的服务能力。信息技术的普及,尤其是互联网、无线通信技术的大规模应用,彻底改变了传统公共卫生管理的方法,带来了在信息的获取、处理与利用方式上的变革,提高了信息的利用效率。信息技术的利用,可以实现对传染性疾病的报告、突发公共卫生事件处理的全程跟踪,以及相关数据的实时采集,危机快速判定和决策,还可为命令的部署、现场与指挥中心的实时信息反馈、联动指挥提供技术支持等功能,有助于对危机事件做出快速和有效的反应。目前,先进的信息处理技术和现代管理手段已经成为公共卫生体系建设的重要内容。因此,公共卫生信息学不仅是实现疾病预防控制现代化的前提,也是突发公共卫生事件预警与应急的基础,是公共卫生管理的基本需求。

2001年美国卫生信息学会组织国家、州和地方公共卫生和信息专家,通过共同的讨论、协商,制定出美国国家公共卫生信息化发展和研究战略规划,指出了公共卫生信息学未来的研究和发展方向。其核心内容包括公共卫生信息系统的架构和基础设施、信息标准和术语标准、公共卫生信息学研究、公共卫生信息发展的经费筹集和管理、公共卫生评价、个人隐私相关信息的保护、信息保密和安全、公共卫生信息相关人才培训和人力资源管理等几个主要方面,共计74条。近年来,我国公共卫生信息学优先发展领域包括疾病监测、公共卫生信息系统建设、突发公共卫生事件监测与应急系统建设、公共卫生信息标准建设和研究等方面。

14.1.3　中国公共卫生信息系统的发展

我国的公共卫生信息化是卫生信息化的重要组成部分,它是与国家信息化密切关联的,国家信息化的飞速发展极大地推动了公共卫生的信息化和公共卫生信息系统的建设,促进了近年来公共卫生事业的大发展。

1）公共卫生信息化发展阶段

我国的公共卫生信息化可以追溯到20世纪80年代中期,迄今已经历了超过30年的历程,可以粗略地分为以下三个历史发展阶段。

（1）起步阶段：公共卫生信息化的雏形

这个阶段以20世纪80年代中期在当时的中国预防医学科学院所建立的法定传染病报告信息系统为标志,它利用了现代计算机与通信技术实现了疫情数据通过网络的传输,从此我国彻底结束了从20世纪50年代以来沿用了30多年的按月逐级汇总、通过邮局层层邮寄纸质报表上报疫情数据的历史。作为我国公共卫生系统建立的第一个信息系统,它是我国公共卫生信息化迈出的第一步,是公共卫生信息化的第一座里程碑。

（2）快速发展时期：公共卫生信息系统建设的百花齐放阶段

进入20世纪90年代以后,随着信息技术的不断创新,信息产业持续发展,信息网络广泛普及,信息化成为全球经济社会发展的显著特征,并逐步向一场全方位的社会变革演进。党中央、国务院及时召开了全国信息化工作会议,提出了符合我国国情的信息化发展总体思路,又相继启动了以金桥、金卡和金关为代表的重大信息化应用工程（"三金工程"）。所有这些都极大地推动了卫生系统信息化的快速发展。1996年12月卫生部召开了"全国卫生信息化工作会议",要求各级卫生行政部门利用国家信息化及卫生信息化来促进卫生事业的发展及卫生改革的深入。1999年,卫生部根据国务院研究科技救灾工作会议上提出的充分利用现代计算机与网络技术,"加强国家卫生信息网络建设,整体提高我国疫情预报和疾病防治工作水平"的要求,拟订了《国家卫生信息网项目建议书》。该建议书结合我国卫生信息系统的现状,提出了"综合运用计算机技术、网络技术、通信技术,构成一个覆盖中央—省—地(市)—县(区)四级卫生系统的高效、快速、通畅的网络通信传输系统,提高卫生信息质量,加强卫生事业的宏观管理、科学决策及重大灾害的应急、应变指挥能力的国家卫生信息网建设"的总体目标,并提出要优先建立卫生防疫信息网。各省纷纷提出各自以公共卫生信息网为中心的信息系统建设方案。公共卫生信息系统建设出现了百花齐放的大好形势,公共卫生系统的信息化开始进入快速发展阶段。

这个时期的信息系统大致可以分为以下几类:

① 国家疾病报告管理信息系统,在国务院 1998 年科技救灾会议后,由国家投资建设。主要包括"法定传染病报告系统"和"救灾防病与突发公共卫生事件监测报告系统"。

② 单病监测报告管理信息系统,如结核病、艾滋病监测报告系统等。在前一阶段法定传染病报告系统建设成功的启发下,各个部门纷纷筹集资金,建设具有本领域特色的信息采集、报告及处理系统。它们为我国不同疾病的预防控制提供了重要的决策支持,积累了大量宝贵的基础数据。

③ 公共卫生业务管理信息系统,主要为满足处理单位内外部业务需要而建立的系统。比较典型的如防疫站建立的从样品收集、输送、分析检验、报告产出到费用结算的管理信息系统,还有以对适龄儿童进行疫苗接种管理为目的的儿童免疫接种管理信息系统等。

④ 统计报表管理信息系统,如收集汇总各种卫生监督业务统计数据报表的管理信息系统等。

众多信息系统的建立与运行为公共卫生系统的信息化积累了宝贵经验,培养了一批业务骨干,出现了一批有志于公共卫生信息化事业的信息技术公司。所有这些都为我国公共卫生信息化的大发展奠定了坚实的基础,也使公共卫生信息化真正融入国家信息化,成为国家信息化不可或缺的重要部分。

这个阶段存在的主要问题为:

① 缺少顶层设计。大部分系统为业务驱动型,是为满足本部门的某一具体业务需求而建立的系统,各个业务系统之间缺乏关联。

② 缺乏信息标准化体系的支撑。虽然大多数系统都能遵循信息技术标准,但极少能比较全面地考虑信息的表达标准,导致不同系统的设计者对相同概念的理解存在歧义以及编码的不一致等问题。

③ 信息化程度较低,缺乏对业务流程的再造,尚属于初级阶段的信息化。

④ 对信息重收集、轻利用,对信息资源的利用缺乏整体考虑。

(3)有序快速发展时期:2003 年后公共卫生信息化进入了一个有序快速大发展的时期

2003 年上半年 SARS 疫情的发生和蔓延,充分暴露出当时我国公共卫生信息系统存在的信息报告时效性差、卫生信息网络覆盖面小、缺乏国家统一的公共卫生信息平台、信息整合能力差等缺陷。针对这些问题,党中央、国务院做出了用三年时间基本建成全国疾病预防控制体系的重要决定,我国出现了有序建设发展公共卫生信息系统的公共卫生信息化高潮。到目前,已经初步建立"纵向到底"的国家公共卫生信息系统。系统依托国家公用数据网,综合运用计算机技术、网络技术和通信技术,建立了连接乡镇、县(区)、地(市)、省、国家五级卫生行政部门和医疗卫生机构的五级双向信息传输网络的公共卫生信息虚拟专网,如图14-1所示。

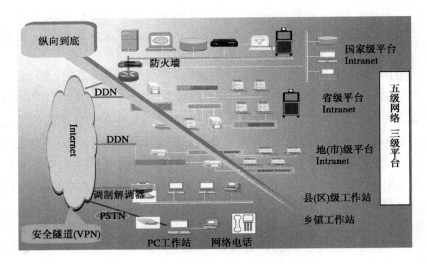

图14-1　我国"纵向到底"的公共卫生信息系统

这个时期信息系统的建设主要有以下几类:

① 国家公共卫生信息系统基础网络的建设。在大多数地(市)级及以上的卫生行政部门,医疗、预防、卫生监督机构建立了具有通信、数据中心、预警预报、视频会议、指挥调度、信息发布等功能的国家、省、地(市)三级公共卫生信息网络平台作为公共卫生信息系统的骨干网络。同时在县(区)级及乡镇卫生院、社区卫生服务中心和基层医疗机构则建立了PC工作站。这是国家公共卫生信息系统的基础,是实现公共卫生信息化的重要物质保障。

② 中国疾病预防控制信息系统建设。2003年后,成功建设了以传染病与突发公共卫生事件监测报告信息系统为核心的中国疾病预防控制信息系统,实现了传染病疫情和突发公共卫生事件个案的"实时、在线"报告。该系统覆盖了全国各级所有的卫生行政机构、疾病预防控制中心、卫生监督机构以及全国超过96%的县级及以上医疗机构和70%的乡镇级卫生院。这是当今世界运行的最大的基于互联网在线直报的网络应用系统,是我国公共卫生信息化发展道路上的又一个里程碑。

③ 突发公共卫生事件应急指挥信息系统建设。为了应对突发公共卫生事件,国家与地方已经建立起各级突发公共卫生事件应急反应系统。将各种来源的疾病与危险因素信息统一整合在一个网络平台上,并采用科学的危机处理方法、先进的信息处理技术和现代的管理手段,实现对突发公共卫生事件的辨别、处理和反应,实现对事件处理的全过程进行跟踪和处理,具有联动指挥、现场支持等功能,可以在最短的时间内对危机事件做出最快的反应,有效地动员和调度各种资源,进行指挥决策。有关这个系统的描述见14.4节。

2）公共卫生信息系统发展中的主要经验

（1）依托国家信息化大政方针，借助国家信息化的大势向前发展。公共卫生信息化一直是在国家信息化的指导方针下进行，伴随着国家信息化的步伐前进和得到发展的。

（2）坚持以需求为导向进行公共卫生信息系统建设。从我国公共卫生的第一个信息系统——法定传染病报告信息系统的建设开始，公共卫生信息化就一直坚持以需求为导向、借助业已发展成熟的信息技术为自身的需求服务的发展模式。事实证明，认真地分析业务需求，使用成熟的信息技术，这是一条加速公共卫生信息化发展的捷径。

（3）公共卫生信息化一定要发挥国家主渠道的经费筹集方式。与建设医院信息系统不同，公共卫生信息系统是为全民提供公共服务的公共产品，只有在以国家为主的经费投入下才能获得可持续发展。

比较 2003 年 SARS 疫情前后，各个卫生信息系统的发展速度与水平，让人深感国家的投入对于公共卫生信息系统建设的重要性。2003 年 SARS 疫情前，国家对于公共卫生信息化的投入处于很低的水平，没有形成规模。大部分系统处于"有钱建、没钱养"的窘境，系统难以升级，水平难以提升，有的甚至难以为继。2003 年 SARS 疫情以后，国家对公共卫生信息系统建设的巨大投入是近年来公共卫生信息化得到有序大发展的关键，也是公共卫生信息化可以得到持续高速发展的基本保证。

（4）必须重视顶层设计与标准化建设，这是避免产生新的信息孤岛的重要保证。2003 年以前的公共卫生信息系统之间数据的可交换性差，其直接原因是缺乏从整体考虑的公共卫生信息化的顶层设计；信息标准建设处于很低的水平，标准的覆盖面窄，难以满足信息系统建设的需要，捉襟见肘的经费支持也使系统的设计者难以考虑统一的信息标准。2003 年后，信息标准化研究得到重视，信息系统的设计从顶层开始就注意对已有信息标准的采用及新标准的研制，减少了信息孤岛，提高了系统之间信息的可交换性。

3）公共卫生信息系统发展中存在的主要问题分析

（1）公共卫生信息系统建设的地区不平衡。中国疾病预防控制信息系统虽然在我国已经全面运行，但各地在基础设施建设、系统的使用水平、人员等方面存在极大的差距。在东部地区不断更新设备的同时，缺乏足够的经费使西部许多地区的信息化设备难以更新，人员得不到及时的培训，信息化应用水平难以提高。

（2）尚未进行有效的资源规划。由于 2003 年的公共卫生信息系统建设是在 SARS 疫情后，主要是为了解决信息渠道不畅而提出的，系统的设计缺乏有效的资源规划的指导。

（3）人才缺乏。公共卫生信息化需要大批既懂公共卫生业务和管理又懂计算机和信息技术的复合型人才。我国信息化工作起步晚，人员的培养更是落后。相比于医院，公共卫生系统严重缺乏这种复合型人才。复合型信息化人才的缺乏必将成为我国公共卫生信息化发展的瓶颈。

（4）数据的使用率和使用水平低。公共卫生信息系统每时每刻采集着各种数据，但对海量数据的应用一直处于很低的水平。导致这种情况的一些重要原因有：信息系统的建设者更偏重建设、轻利用；信息拥有者存在把信息当作个人财富的小农经济、本位主义思想；地方保护主义以及信息标准的研究水平尚不足以支持不同系统数据的互联互通等。

14.2　卫生信息标准建设

随着信息技术的飞速发展,国内外公共卫生信息化建设得到了前所未有的发展。建立个人电子健康记录,发展区域卫生信息平台,建立全过程、全方位的疾病和(或)健康监测系统等对在不同系统之间实现信息互操作的要求也日益迫切,卫生信息标准的研究与开发工作业已成为全球卫生信息化的重要内容和基本保证。

21世纪初,遵循国家标准《标准化工作指南　第一部分:标准化和相关活动的通用术语》(GB/T 3935.1—1983),我国进行卫生信息标准的建设。近年来,依据 GB/T 20000.1—2014 版本,卫生信息标准的建设日益完善、成熟,在公共卫生信息化上取得了良好的作用。

14.2.1　卫生信息标准的分类

卫生信息标准可概括地分为信息技术(IT)标准与信息表达标准。前者是指对数据采集、传递、处理、存储、发布等过程的物理实现标准以及信息处理标准。它们是卫生信息系统物理实现的基础,离开了这些标准,就无法开发最基本的系统。后者则涉及卫生领域的语义标准,属于数据类标准范畴,其意义在于实现人们对于数据及信息的一致性表达和无歧义理解,指导信息系统开发中数据的采集和分析,实现数据交换,例如医学术语标准、疾病分类编码、各种医学代码标准、最小数据集标准、数据元规范、医学元数据标准、电子病历标准、电子健康档案标准、概念模型等。

本章谈到卫生信息标准主要涉及信息的表达标准。信息表达标准的研究由分类代码标准、术语规范标准和数据模型研究等几个主要部分组成。

14.2.2　卫生信息标准研制现状

1)国际卫生信息标准现况

主要的国际卫生信息标准有国际疾病分类(ICD),统一的医学语言系统(UMLS),医学系统命名法——临床术语(SNOMED CT),观测指标标识符逻辑命名与编码系统(LOINC)等(参见第3章)。

信息模型的研究与开发最有代表性的为美国的 HL7 参考信息模型(RIM)。HL7 的信息交换标准具有普遍意义,不仅在医疗系统,在公共卫生领域也得以有效利用。

HL7 参考信息模型的主结构见图 14-2。信息是活动的产物,信息又服务于活动。因此信息不仅是对于活动属性的描述,而且也是对于活动关联方及其相互关联属性的描述。在图 14-2 中,就清晰地说明了信息主要来源方动作与其关联方的关系,以及关联的六个主题域之间的关系,其中动作、实体、角色组成了三个最主要的主题域,而动作又是基础。在 RIM 基础上构建的美国国家公共卫生概

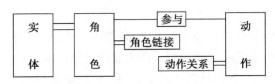

图 14-2　HL7 参考信息模型的主结构

念数据模型(Public Health Conceptual Data Model，PHCDM)则注重从顶层进行信息系统设计，成为美国国家电子疾病监测系统(National Electronic Disease Surveillance System，NEDSS)的基础模型。在 HL7 RIM 的指导下，各国纷纷研究开发各自的信息模型和数据字典，指导国内信息系统的开发。如加拿大的卫生信息模型(Canadian Health Information Model，CHIM)，澳大利亚的国家卫生信息模型(National Health Information Model，NHIM)等。

2）我国的卫生信息标准研究

我国信息标准的开发也经历了信息代码标准、术语标准开发和数据模型研制几个阶段。

我国在信息标准的研制开发中则采用了三种主要的方式，即自主开发、等同采用国际标准以及在国际标准基础上根据我国实际进行改造。

20 世纪 80 年代后 IT 技术的迅猛发展，有力地推动了我国卫生信息系统的发展，但在 2003 年以前，我国研制开发的医药卫生信息标准还是以代码标准和术语标准为主，是为了满足对于多分类事物的一致性理解和数据交换。

尽管代码标准的重要性是显而易见的，但代码标准不能涵盖信息表达标准的全部。信息表达标准首先要求对包含其意义的数据元的名称、定义、语境、值域等的标准化。名称、定义属于语义的范围。名称、定义不规范、不一致，就会导致不同用户对同一事物理解的歧义，最终还会导致信息的难以交换与共享。名称不一致的例子如不同系统中有的称病人，但也有的叫患者。因此必须对每个名称进行严格的定义以避免理解的歧义。另外代码也只涵盖了数据元值域的一部分。数据元不一定、也不可能只具有分类特性。有的数据元的特性可以用连续变量来表示，例如身高测量值，其值域就表现为一个范围。有的数据元的特性可以用字符来表示，例如机构名称、地址。还有的数据元的特性以时间形式表示，例如儿童出生时间、儿童接种疫苗时间等。因此还必须建立这类数据元值域的标准化表示准则。这就使数据表达标准的研究从代码、术语的研究进到了数据元标准研究的阶段。

这个阶段是从 2003 年开始的。原卫生部在 2002 年 10 月的全国卫生信息化工作会议上，将卫生信息标准化建设列为卫生部 2003—2010 年间信息化建设的第一条基本原则和主要任务，明确提出卫生信息化建设必须"统一规范、统一代码、统一接口"，并要求在与国际接轨的同时，努力建立自己的卫生信息标准。2003 年 SARS 疫情后卫生信息标准的开发与使用更是进入了一个新的时期。原卫生部成立了卫生信息标准专业委员会负责组织卫生信息标准的开发、审核、发布及维护管理，我国卫生信息标准化工作步入了规范化、法制化的轨道。近年来组织并完成了以数据类信息表达标准为主的几个重要的卫生信息标准的研制，并用于信息系统建设的实践。2004 年初建成并投入运行的中国疾病预防控制信息系统在其研制开发中，充分引用国家标准、国际标准和行业标准，有力推动了我国疾病预防控制工作，实现了我国疾病监测工作质的飞跃。

近年来组织的信息表达类标准的研制，首先是进行了指导类标准即"标准的标准"的研制，截至 2008 年，已经完成呈报卫生部标准委员会审批通过的指导类标准有：

（1）卫生信息数据集元数据规范(参见表 14-1)。

表 14-1　公共卫生信息基本数据集举例：儿童预防接种信息(A0302010101)部分

标识符	数据元名称	英文简称	定义	数据类型	数据格式	值域	版本
0101001	儿童姓名	Child_name	接受预防接种儿童的姓名	PN	a..30	《全国干部、人事管理信息系统数据结构》(GB/T 17538—1998)	1.0
0101002	儿童身份证号	Child_id	接受预防接种儿童的身份证号码	II	an18	《居民身份号码》(GB 11643—1999)	1.0
0101003	儿童性别	Gender	接受预防接种儿童的社会性别	CE	n1	《个人基本信息分类与代码 第1部分：人的性别代码》(GB/T 2261.1—2003)	1.0
0101004	儿童出生日期	Birth_date	接受预防接种儿童出生时的公元纪年日期	TS	yyyymmdd		1.0
0101005	监护人姓名	Guardian	接受预防接种儿童的母亲姓名	PN	a..30	《全国干部、人事管理信息系统数据结构》(GB/T 17538—1998)	1.0
0101006	联系地址	Contact_add	儿童监护人当前居住的通信地址	AD	an..100		1.0
0101007	联系电话	Contact_tel	儿童监护人固定联系电话	TEL	n..20		1.0
0101008	手机	Note_tel	儿童监护人手机	TEL	n..20		1.0
0101009	儿童建档地址国标码	Register_gb_code	为接受预防接种儿童建立档案(接种卡、证)的县区的国标代码	CE	n6	《中华人民共和国行政区划代码》(GB/T 2260—2007)	1.0
0101010	儿童建档日期	Register_date	儿童首次建立预防接种档案(接种卡、证)的日期	TS	yyyymmdd		1.0
0101011	疫苗名称	Vaccine_no	接种疫苗的商业名称	CS	n4	0101011 疫苗名称代码	1.0
……							

（2）卫生信息数据元标准化规则。

（3）卫生信息数据模式描述指南。

（4）卫生信息数据集分类与编码规则。

此外还有几个指导类标准正在研制之中。这些标准的研制，一方面使应用标准的研制有了规范，另一方面锻炼了一支信息标准研制的队伍。

除了指导类标准，前几年还进行了其他数据类表达标准的研制。中国疾病预防控制中心组织完成了公共卫生信息分类框架与基本数据集标准研制。

14.3　中国疾病预防控制信息系统

及早发现可能的传染病病例是控制疫情的关键。SARS 疫情发生之后,作为发现病人的源头的我国各级各类医疗机构,仍在使用纸质病例报告卡,是导致不能及时报告 SARS 疫情的最主要原因。建立基于互联网的传染病个案直报和纵向到底、横向到边、广覆盖的网络直报系统,是符合我国国情的公共卫生信息化建设的总体策略和框架。

14.3.1　传染病疫情报告系统概述

1）传染病疫情报告系统组织结构

中国传染病疫情报告系统组织结构纵向分为国家、省、市、县,共四级,横向包括各级疾病预防控制机构和卫生行政部门。2022 年 6 月 17 日,国家卫生健康委员会发布信息,全国有国家、省、市、县四级疾控中心,共有 3 376 家,卫生技术人员达 15.8 万人,见图 14-3。疫情报告管理实行分级属地化管理的原则。

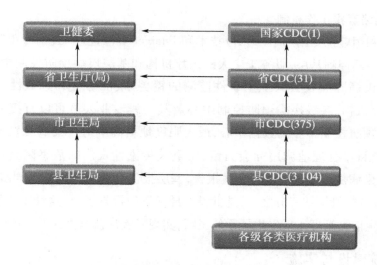

图 14-3　中国传染病疫情报告系统组织结构

2）传染病疫情报告工作模式

传染病疫情报告工作原理如图 14-4 所示,建立在中国疾病预防控制中心的数据中心,是全集中模式的监测信息系统,数据集中存储,应用集中部署,全国各级疾病预防控制中心、各级医疗单位和研究单位通过授权直接访问本系统。系统提供了信息报告、数据管理、数据分析和信息利用四大功能。疫情报告(数据采集)由各级各类医疗机构和基层疾病预防控制中心,采用 IE 浏览器进行个案直报。疫情分析利用(信息展现与应用)可满足包括中国疾病预防控制中心在内的各级疾病预防控制中心、卫生部、地方卫生行政部门对数据中心进行的数据查询、统计、分析和发布的操作要求。

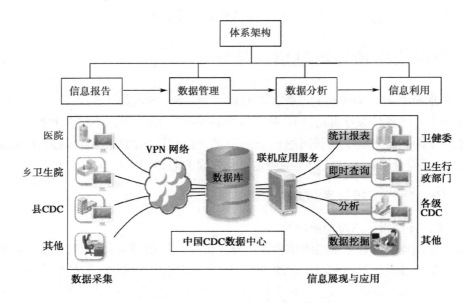

图14-4　中国传染病疫情报告工作原理和体系架构

3）信息网络直报工作机制

通过合理利用虚拟专用网络(VPN)技术和Internet资源建立"公网专用"的网络系统，将信息采集功能延伸到基层，服务于广大的医疗机构和基层疾病预防控制中心人员，大幅度提升全国传染病和突发公共卫生事件监测的覆盖率、准确性和时效性。在网络范围内，所有的医疗机构、各级疾病预防控制中心及其一线专业人员可以直接将监测数据提交到中国疾病预防控制中心的数据中心，最大限度地提高应对传染病暴发流行的信息响应效率，能够更科学合理地调用社会力量，将重大传染性疾病的危害降到最低水平。该工作模式将传染病从过去月报改为个案报告，基层报告与中央接收信息同步，整体报告速度提高十倍，报告数量增加三分之一，是世界上最优秀的报告系统，这种工作模式使我国传染病和公共卫生信息管理水平发生了质的飞跃，实现了疾病监测模式的变革(见图14-5)。

14.3.2　系统建设与实施

1）构建一个信息直报管理模式

重新构建全新的监测管理模式，这个模式以个案信息网络直报为基础，实行分级信息管理。与过去的监测模式完全不同，这是一种工作模式的变革。

图14-6表达了所构建的个案直报、管理分级的一个流程化的动态监测的管理模式或者流程。所有医疗卫生机构发现并做出传染病诊断后(包括临床诊断的疑似或者确诊病例)，必须填写传染病报告卡，通过网络直接报送到国家数据中心。县(区)级疾病预防控制中心立即对所报告的传染病信息进行审核，根据原卫生部的工作规范要求，对重点监控或者控制管理的传染病，立即开展个案调查，通过调查，填写个案调查表，并将信息通过专病或单病监测管理信息系统上报，同时与医院所报告的信息相关联。

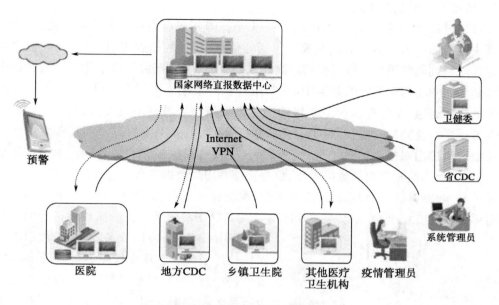

图 14-5　中国传染病网络直报工作机制

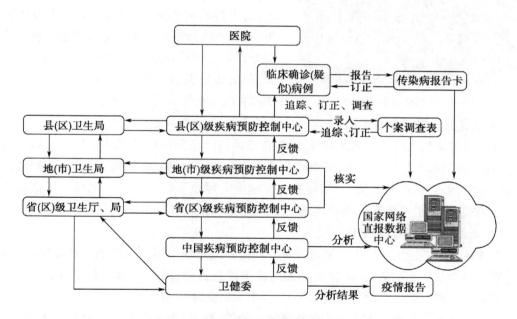

图 14-6　传染病网络直报工作模式

图 14-6 所示的传染病网络直报工作模式从信息层面将艾滋病、结核病等专门的监测系统整合到同一个综合监测体系完成信息的采集。同时在县（区）疾病预防控制中心开展个案调查的过程当中，发现医院所报告的错误病例信息，及时通过网络进行订正。进入专病管理系统一旦建立了个案信息，便可追踪到病人，建立病人的相关信息档案，通过系统对病人信息进行追踪和管理。

2）构建了两个架构体系

通过建设系统构建了两个架构体系。一个是保障实现规划目标的体系架构，一个是支撑体系去运转的技术架构。信息系统所包括的信息报告、数据管理、信息分析和信息利用几个过程映射到能够满足网络直报的监测模式，构成了网络直报的体系架构。通过在中国疾病预防控制中心构建统一的数据中心，利用互联网络建立虚拟专用网络（VPN），建立信息报告的专用通道，使各级医疗卫生机构的传染病信息通过网络直接报告。采集的信息，通过对数据中心监测数据进行联机应用，提供卫生部、各级卫生行政部门和各级疾病预防控制中心监测部门对报告信息的统计、查询、分析及数据挖掘和利用功能。通过该体系的构建，实现了疾病监测部门从数据采集、数据管理利用到数据发布全过程的管理。

系统技术架构则采用包括操作系统平台、系统软件平台、应用系统平台、业务运行平台和业务系统功能5层平台架构（见图14-7）。其中操作系统平台是应用软件运行的基础平台。Web服务器、应用服务器、关系数据库构成系统软件平台。应用系统平台提供业务通用的服务，支持整个系统平滑扩展，为以后增加数据分析系统和知识管理系统提供基础。业务运行平台则针对突发公共卫生事件监测系统的业务需求，支持监测系统业务运行，并提供与数据采集、分析和统计相关的业务定制功能。业务系统功能则具体实现疫情报告、突发事件报告、专病管理、健康危害因素监测、公共卫生基础信息和重点疾病主动监测等业务子系统。

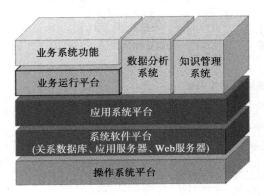

图14-7　应用信息系统技术架构

3）系统建设的三个基本原则

在国家传染病网络直报系统建设之前，传染病监测是条块化的，传染病报告、结核病监测、艾滋病监测都是各自独立的，甚至有些地方也在建本地的监测系统，开发自己的软件系统，使用的传染病报告卡不统一，填写的信息标准内容也不统一。为了实现一体化的传染病监测模式，提出了三个建设原则，由国家统一规划，分步实施，中央、地方共建网络。

4）满足四大业务监测需求

系统建设覆盖四大公共卫生监测范围：一是要满足以个案为基础的疾病监测；二是要满足以事件为基础的监测；三是要满足健康危害因素监测；四是要满足支撑传染病和突发公共卫生事件核心业务活动的支持性公共监测。如图14-8所示。

（1）以个案为基础的疾病监测信息系统。能够满足以个案为基础的疾病监测需要，它主要包括法定传染病报告信息系统，结核病、艾滋病、鼠疫、霍乱等重点控制的传染病专病/单病种监测管理信息系统。同时还需要针对基于个案报告信息能够及时做出预警的自动预警信息系统。这些都是以个案监测为基础的疾病信息系统范畴。

（2）以事件为基础的监测信息系统。以事件为基础的监测信息系统，其典型代表是突发公共卫生事件报告信息系统和救灾防病报告信息系统。它以事件报告为信息管理对象，从初始报告到中间的若干次进程报告，直到事件结束的结案报告或总结报告，均以同一起

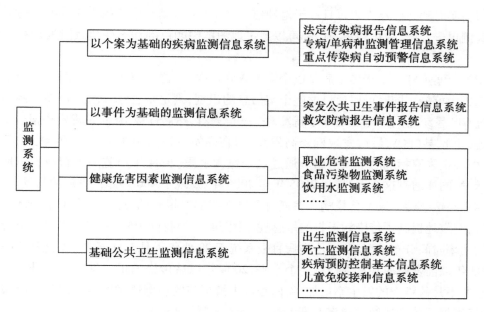

图 14-8 四大公共卫生业务监测范围

事件为单元进行管理。

（3）健康危害因素监测信息系统。健康危害因素监测是长期、连续地收集、核对、分析健康危害因素资料，发现致病因素造成疾病暴发、传播等的动态分布信息，并将信息及时上报和反馈，以便采取有效干预措施的过程。包括职业危害、食品污染物和饮用水等监测。通过健康危害因素指标的监测，可映射出早期预警和预测，为决策部门提供制定新政策或控制策略的依据，这些监测属于早期预警性的监测内容。

（4）基础公共卫生监测信息系统。基础性的公共卫生信息，包括出生、死亡、儿童免疫接种和疾病预防控制等人、财、物的基本信息。

出生和死亡是人的一生中最重要的两个生命事件，出生和死亡信息是最基本的公共卫生信息。准确、可靠、系统地收集人群的出生、死亡信息，对制定我国的人口和公共卫生政策具有非常重要的意义。

疾病预防控制机构基本信息，是反映疾病预防控制机构能力的基础性信息。基本信息包括疾病预防控制机构具有什么样的人，能做些什么事，检验能力如何，经费保障情况如何，设备装备如何等，这也是一个动态的监测过程，信息每年要不断地更新。其目的在于评估区域疾病预防控制体系，掌握地区或者部门在应对区域未来可能暴发传染病与突发公共卫生事件的预防和控制能力。

5）实现五个方面的应用

系统实现了包括高覆盖面、实时动态、个案追踪、高敏感性以及即时分析五大方面的应用。

（1）高覆盖面。截至 2022 年 6 月，我国有 3 376 家各级疾病预防控制中心，疫情和突发公共卫生事件报告点遍及全国各级各类医疗机构。

（2）实时动态。建立了每日基于地理信息系统（GIS）动态监测的系统界面。每天从第一个病例报告开始,截止到24时,都可以通过地图图中颜色的动态变化及时发现相关病例动态。

（3）个案追踪。由于传染病是以个案传送到数据库,这就使在不同层面对于个案的深入追踪成为可能。同时可以通过这些个案信息的识别,判定是否存在暴发可能。例如前几年通过GIS系统监测首先发现麻疹高发地——广东省,然后逐级追踪,发现麻疹报告发病数高的地(市)、县(区),最后发现麻疹高发乡镇,在高发乡镇的调查中又发现麻疹的年龄分布,从而决定采取相应的干预措施。通过这个监测手段,2004年初监测到新疆和田地区的麻疹暴发,同样通过这个手段,从2005年至2006年,发现了400多起传染病的暴发。

（4）高敏感性。采取传染病个案通过网络在线实时报告的方式,减少了中间环节信息的损失,有效地提高了传染病报告的敏感性。图14-9为我国1995—2006年甲乙类传染病报告发病率时间分布情况,我国传染病直报系统于2004年1月1日正式上线运行。可以看到2003年以前发病率基本维持在一个水平,2004年以后传染病报告发病率上升了一个台阶。这并不是传染病的发生率增加了,而是过去被沉淀的病例通过网络从医院直接报上来了,网络直报后传染病的发现率上升了。

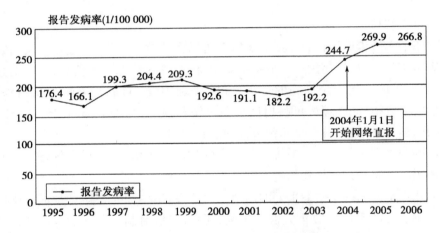

图14-9　我国1995—2006年甲乙类传染病报告发病率时间分布

（5）即时分析。即时的个案传输,也促进了对数据的即时分析应用,使疫情的日分析或周分析成为可能,也使我国成为全球少数几个以日为单位来进行常规监测传染病分析的国家之一。

传染病直报系统的建立也造成了我国疾病预防控制机构特别是县区一级工作模式的极大改变。由过去的传染病监测变成了每天对辖区报告的传染病病例信息的审核,并通过审核,了解本辖区是否存在疫情暴发,了解常规监测传染病的发生发展情况。

6）六大功能

系统实现了六大功能。一是提供基于Web的信息采集功能;二是确定了各级疾病预防控制机构的职责与权限,实现了疫情工作的分级管理;三是设计了基于模块化的任意组合查询条件的统计查询,设计的定时自动统计报表功能取消了延续了50多年、通过纸面报表的逐级汇总报告;四是提供基于地理信息系统的实时监控功能;五是实现了动态评估和对报告质量的监控;六是利用系统平台提供及时的信息反馈功能。国家 CDC 数据中心每天通过监测日报向卫生部与全国基层医疗卫生机构反馈前一天的全国疫情。

7) 系统技术特点

(1) 系统突破传统技术概念和建设路线,采用集成适用先进技术,创新性地在我国第一次实现了基于互联网和虚拟专用网络技术构成的覆盖全国的国家级应用专网,实现了国家传染病与突发公共卫生事件的监测目标,通过 Web 方式实现疫情的动态监测和管理。

其设计、开发和网络平台的搭建等各个环节都严格采用目前先进(保证系统的可发展性)和可靠(保障系统的高可用性)的技术来实现:以多层负载均衡、多层数据缓冲与预处理等多种机制满足多类用户的不同需要;以多层基础安全网络、VPN、多维用户权限模型和数据管理与审计机制保证数据安全;以针对性的 OLTP 应用和 OLAP 应用满足各级各层不同的业务需要。

(2) 改变了传统疫情信息逐级汇总上报的管理模式,建立了纵向到底、横向到边、监测垂直、管理分级、面向全国各级疾病预防控制机构相关用户的网络直报系统。

(3) 结合先进的海量数据处理技术和业界先进的实时商业智能思想及 Web-GIS 的运用,在公共卫生监测中创造性地实现了监测数据的实时统计分析和传染病暴发早期信息的预警方式。

系统的建设紧密跟随疾病监测相关管理规范和法律的完善过程,消除了全国各地独立进行系统建设所导致的数据孤岛、数据无法统一利用的现象,所有数据的集中造就了我们拥有全球数据量最大、格式统一的法定传染病监测系统,这些有效的数据为统计分析和预警提供了数据基础。

疾病监测的业务特点决定了对数据处理时效的高要求,只有及时、高效的数据处理才能满足快速、严格的业务需要。本系统以实时统计分析和多种定时分析(日、周、月、季、年等)来满足不同业务的需求。

系统的数据量大、业务类型多、数据处理复杂。监测活动包括以病例为基础、以样本为基础和以媒介生物为基础的公共卫生监测,内容涵盖法定传染病报告、特定疾病专报和哨点监测等。利用分离 OLTP 和 OLAP 业务,利用多层多级数据处理机制,融合异步与同步处理机制,有力地降低了实时统计分析和定时分析的难度。

监测是为疾病的预警和预防控制服务的,因此,合理适时的疾病预警机制对于各级疾控机构来说非常重要。本系统提供了以历史日报数据和当前实时数据为基础的重点疾病暴发监测预警平台。预警平台基于移动百分位数法计算参比数据,实现以日为单位滚动,用控制图法实现疾病暴发的预警,提供良好的可定制性,各管理机构可以自行设置预警参数,后台应用自动处理海量数据,当发现数据超过预警线时会自动预警。本系统不仅是一个自动预警系统,同时也为全国各地针对所关注的疾病进行预警验证提供了一个实验系统平台。

另外,实现了监测数据的地理空间的采集、查询显示、管理、分析,并提供决策支持服务。通过动态 Web-GIS 的应用,使疾病监测部门直观地发现聚集的病例报告情况,提供早期预警的功能。

(4) 实现了疫情报告与单病种监测信息的结合,为实现 WHO 提出的综合监测信息管理模式奠定了基础。

疾病预防控制领域是一个集实际应用和科研于一体的领域,也是一个快速发展、不断完善的领域。因此不同疾病的监测和数据处理工作相应处于变化和完善之中,而且当发现新传染病或者重点关注某些疾病时,需要快速增加这些病例的数据采集工作,以满足快速监测的需要。

专病/单病监测信息采集的定制平台,抽取了传染病监测业务信息模型,既包含紧密结合的系统模块和数据模型,例如专病监测管理定制平台融合了共同暴露者,密切接触者,疑似、确诊(临床确诊、实验室确诊)病例相互关系的传染病传播模型,可跟踪人与人之间的传播关系,跟踪病人的病情变化及治疗等状态监测信息;又包含了松散耦合的信息模型,针对病人可以自由定制多种相关因素的监测,例如环境、动物、旅程等相关信息的监测。

以疫情报告为主线,结合专病监测与突发事件的监测信息管理定制平台的建设,不仅是疾病监测领域应用系统上的一次成功,也为该领域系统建模与开发积累了宝贵的管理和实施经验,为实现 WHO 提出的综合监测信息管理模式奠定了基础。

8) 相关技术指标

中国通过该项目建立的"传染病疫情与突发公共卫生事件网络直报系统"采取网络直报的信息管理模式,使用 B/S 方式,构建在 Internet 之上,覆盖全国范围。该网络直报系统以实时统计分析和多种定时分析来满足业务需求,定期统计的最小单位是日。该系统针对数据采取集中部署的方式,消除了全国各地独立进行系统建设所导致的数据孤岛、数据无法统一利用的现象,无需数据定期抽取,国家可直接获得数据,提供近乎实时的重点疾病暴发监测机制,适时地提供预警。参见表 14-2。

表 14-2 相关技术指标

项目	技术指标
信息管理模式	网络直报
使用方式	采用浏览器-服务器(B/S)方式
使用范围	涵盖全国 95% 县级以上医疗卫生机构和 70% 的乡镇卫生院
国家数据统计频次	可实时统计,定时统计的最小单位是日
数据部署方式	集中式部署
信息集成方式	集中部署,无需数据定期抽取,国家直接获得监测数据
监测覆盖人口	13 亿

14.3.3 系统应用与评价

1) 促进行业科技进步

中国传染病监测与控制模式发生转变。网络直报系统的建设与应用,使传染病疫情报告业务管理发生了质的飞跃;网络直报的思维模式已向公共卫生其他领域渗透。

对传染病控制的作用主要体现在显著地提高了传染病报告的及时性,改善了报告的完整性和准确性,提高了对传染病暴发早期发现的能力;提高了对不明原因传染病的发现和控制能力;是疾病预防控制体系一个标志性的工程,是公共卫生信息化的一个里程碑。通过技术手段的实现建立了一个可靠的健康屏障,有了监测和监控,就能够早期发现问题;只有早期发现问题才能及早解决这些问题。传染病疫情资料分析和利用更加深入,监测信息反馈及发布及时透明。

2）提高了各级疾病预防控制机构的监测意识

提高了各级疾病预防控制机构的监测意识。过去做不到每天监测,然而一个月统计一次疫情,这不叫监测。通过系统的应用,每天都要去审核信息,因为医院报告的信息没有经过审核将不被认可。工作规范中规定的报告信息审核时限为:甲类传染病不超过 2 小时,乙丙类传染病不超过 4 小时。这就需要每天监控,因为不知道医院会什么时候报告,所以建立一整套的工作约束机制强化监控、监测工作。

3）实现医防结合,关口前移

通过网络直报系统的建设,使医疗机构与疾病预防控制机构之间彼此的业务联结在一起,医疗机构与疾病预防控制机构成为传染病监测工作流程中的不同工作环节。从技术上实现了医防结合,监测的关口由疾病预防控制机构前移到了医疗机构。

4）国际影响

我国的网络直报系统处于世界领先水平。系统的建设不仅改变了我国传染病监测模式,给我国的疾病预防控制工作带来了影响,而且已经影响到世界上的其他国家。WHO 把中国传染病网络直报系统作为解决疾病监测系统所面临的重要挑战的样板,向其他经济体和地区予以推荐。这是中国作为一个负责任大国在传染病防治工作中所做贡献的具体体现。

14.3.4　我国公共卫生信息化的发展展望

1）公共卫生信息系统建设可持续发展的保障

公共卫生信息系统的公共卫生公益性决定了其发展是国家责任,我国公共卫生信息化走过的道路也说明坚持国家主导的重要性。因此保持公共卫生信息化持续健康发展的首要条件是坚持以国家为主渠道的持续不断的投入,在经费的筹集上要充分发挥中央和地方两个积极性。在我国市场经济越来越发达、市场经济机制越来越完善的情况下,继续获得国家财政的支持是作为公共产品的公共卫生信息化实现持续发展的重要保证。

2）公共卫生信息化建设的主要任务

（1）建立全方位、全过程的健康监测系统。全方位、全过程的健康监测是指对人从出生到死亡的全过程和对与健康有关因素的全方位的监测。建立该健康监测系统包括建立全民电子健康档案、对各种疾病(含意外伤害等)的监测、健康相关因素的监测(环境、病原体、媒介等)以及实验室网络与网络实验室系统的建设等。

（2）区域卫生信息化。目前建立的中国疾病预防控制信息系统覆盖了全国所有的医疗卫生机构、疾病预防控制机构和卫生行政部门,实现了信息在纵向(从基层到中央)的连通,成为世界上最大的公共卫生信息系统。但在区域一级的各个部门、各个单位之间尚未实现信息的互联互通。进行区域卫生信息化建设,实际上就是对目前贮藏于区域内各个部门的卫生相关信息进行共享与交换,这是下一阶段公共卫生信息化的重要任务之一,是更高层次的公共卫生信息化。区域内的利益相关者包括卫生行政机构、疾病预防控制机构、卫生监督部门、医疗机构、学校、科研部门、社会保险机构、社区居民等。从疾病预防控制的角度,还应该包括环境、农林、畜牧等部门。他们不仅是信息的提供者,更是区域内卫生信息的用户,对区域内的信息具有知情权,有权获得区域内的相关信息。区域卫生信息化是一项十分艰巨复杂的工作,既因为各个利益相关者需求的巨大差异,又因为各不同来源数据的异构性。在管理上,最大的困难则在于协调不同的利益关系,原则是保证各个利益相关者的利益共赢。在技术上,要在区域资源规划的基础上进行整体设计,要解决资源汇交和共享中的互操作性问题,要建立相关的数据标准等。具体参见第13章。

（3）卫生信息标准化研究及建设。国内外的经验都证明,信息标准化是实现信息化的重要条件。公共卫生信息标准化已经迈出了重要的步伐,今后的主要任务如下:组织已经完成的信息标准的宣传、培训、贯彻;公共卫生信息标准的基础研究;将目前基本数据集标准研究扩展到整个疾病预防控制及公共卫生领域。

（4）提高数据开发、利用、共享与交流的能力与水平。海量数据的共享与利用一直是我们的薄弱环节,难点在于一是要利用各种数据开发工具进行数据的挖掘,二是要强化数据的共享利用。科技部已经启动了科学数据共享工程,要充分利用这个平台,为各方提供有用的资源。

14.4　突发公共卫生事件应急指挥信息系统

14.4.1　概述

1）背景

突发公共卫生事件是指"突然发生,造成或者可能造成社会公众健康严重损害的重大传染病疫情、群体性不明原因疾病、重大食物和职业中毒以及其他严重影响公众健康的事件"。

突发公共卫生事件应急指挥信息系统建设状况集中反映了一个城市乃至一个国家的危机管理水平,同时也反映了城市的综合信息化水平。随着我国在国际事务中扮演越来越重要的角色,奥运、世博等大型活动正成为或将成为检验中国城市应急指挥系统水平的舞台;而近年来,自然灾害、恐怖袭击、公共卫生、安全生产等突发事件频繁爆发,也迫使我国空前重视各类应急指挥系统的建设。

2003年SARS重大疫情灾害之后,为提高我国突发公共卫生事件应急反应能力,加快公共卫生信息系统建设,国家和高度重视公共卫生信息化和突发公共卫生事件应急管理工作,卫生部信息化领导小组办公室组织起草了《国家公共卫生信息系统建设方案(草案)》直接指导各地的公共卫生信息化工作,明确指出要建立中央、省、市三级突发公共卫生事件预警和应急指挥系统平台,提高医疗救治、公共卫生管理、科学决策以及突发公共卫生事件应急的能力。

2）突发公共卫生事件分类

突发公共卫生事件可以分为传染病暴发流行、食物中毒、职业中毒、农药中毒、环境卫生事件、群体性不明原因疾病、群体性免疫接种服药不良反应、放射卫生、菌毒种丢失、医院内感染、流感样病例暴发、其他化学中毒、其他突发公共卫生事件等类型。

3）突发公共卫生事件严重等级

根据突发公共卫生事件性质、危害程度、涉及范围,将突发公共卫生事件划分为特别重大(Ⅰ级)、重大(Ⅱ级)、较大(Ⅲ级)和一般(Ⅳ级)四级。

其中特别重大(Ⅰ级)在事件列表中用红色表示;重大(Ⅱ级)用棕色表示;较大(Ⅲ级)用黄色表示;一般(Ⅳ级)用蓝色表示。

4）建设目标与用户分析

突发公共卫生事件应急指挥信息系统建设的总体目标应遵循"应急优先,平战结合,信息畅通,反应快捷,指挥有力,责任明确,立足长远"的原则。在改造和完善原有信息系统的基础上,建成适合公共卫生体系建设需要的多维度、多领域的综合、联动、协作的应急指挥信息系统,加强疾病控制、医疗救治、卫生监督三大体系的数据交互和信息共享,提高对突发公共卫生事件的应急处置能力和指挥决策能力,重点解决如下面向不同层面用户的问题:

(1)面向基层管理人员:重点解决信息采集、发布畅通的问题。

(2)面向指挥控制人员:重点解决应急指挥、资源调度的问题。

(3)面向决策管理人员:重点解决高效决策、平战结合的问题。

(4)面向社会公众人员:重点解决信息畅通、个性化服务问题。

14.4.2　总体业务/信息流程——指挥控制闭环系统

突发公共卫生事件应急指挥信息系统的总体业务/信息流程如图14-10所示,符合早准备、早发现、快速响应、事后恢复与评估的应急指挥控制理论模型。

14.4.3　应用架构

突发公共卫生事件应急指挥信息系统主要包括指挥调度、辅助决策、对外服务、基础数据和知识管理四大类,结合突发公共卫生事件的处理流程,按照信息汇集和分析过程、指挥决策过程两类整理系统功能架构,如图14-11所示。

信息汇集和分析是通过对信息的查询、分析和展现等,为领导指挥和控制提供各类信息依据;指挥决策则是在信息汇集和分析的基础上,领导通过指挥控制平台,进行命令的下达和指挥,实现对突发事件的控制、战时的会商协同等工作。系统的功能设计主要实现如下业务:

(1)"平时"(事前):系统在接到日常监测和传染病直报信息后对信息进行评估、过滤,完成对突发公共卫生事件的监控与预测。

(2)"战时"(事中):系统在确认突发公共卫生事件发生后,启动应急预案管理流程,实现对资源的调配、对各相关卫生单位的任务下达、对处置现场的支持和处置进展情况的

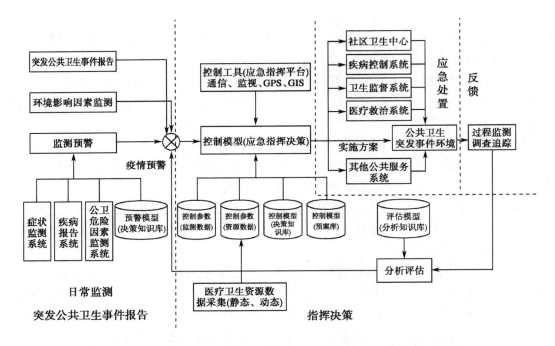

图 14-10 突发公共卫生事件应急指挥信息系统总体业务/信息流程图

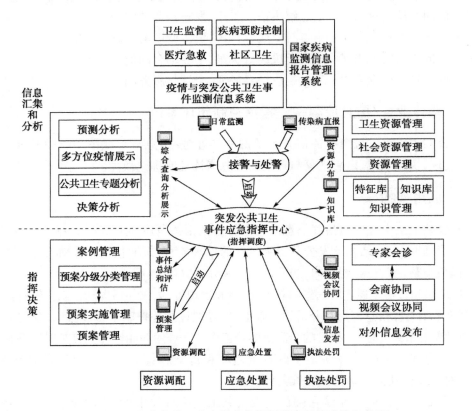

图 14-11 突发公共卫生事件应急指挥信息系统功能架构图

监控的功能。同时实现对外的信息发布功能。

（3）事件结束（事后）：系统实现对突发公共卫生事件的总结、评估的功能。

（4）辅助决策：利用决策分析、知识管理和会商协同等各种手段实现对系统的支撑。

信息汇集和分析整合了所有专业系统的信息，围绕突发事件的事件属性和方法，展开全面的信息支持，包括日常数据采集和监测系统，接警和处警，公共卫生事件报告，突发事件报告，资源动态信息、疫情分布信息、综合分析和决策知识信息。

14.4.4 应用系统设计

如图 14-11 所示，突发公共卫生事件应急指挥信息系统的应用可以分为四大类：预案管理、决策分析、资源和知识管理、对外信息发布。

应用系统的设计是以预案管理为核心的。当发生突发公共卫生事件时，通过资源管理了解资源的存储和分布；通过决策分析平台（预测分析、多方位疫情展示、公共卫生专题分析）掌握事件的发生发展和变化的情况；专家通过视频会议、会商协同平台下达指令给各级机构进行处置；处置的结果通过相关的业务应用系统按各类报告的形式反馈给专家指导进一步指挥和决策。

1）预案管理

预案管理是整个应急指挥信息系统的重要组成部分。预案管理可以分为预案分级分类管理和预案实施管理。预案分级分类管理分为日常和事前的，具有指导性。预案实施管理分为事中和事后的，提供可执行的应急实施方案。应急实施方案的执行依赖事件管理和任务管理。事件管理记录了事件的处置和控制的全过程信息，以各类报告形式体现，提供事件的回放，以便对预案的评估及优化改进。改进的结果又返回到预案文档管理和预案流程管理。预案演练基于方案管理、事件管理和任务管理。演练的结果也进入预案评估及优化改进。

其中方案管理需要基于资源管理。事件管理的重要数据来源是各种报告。事件的展示和事件追踪要使用多方位疫情展示系统及公共卫生专题汇报系统。另外，专家也可以通过专家会诊系统使用预案管理系统，参与平时预案管理和战时应急指挥实施方案的编制。

2）公共卫生资源管理

公共卫生资源的管理，主要是通过对卫生系统内部所属单位所提供的信息进行采集、整理、应用分析和展现等实现的，为领导指挥和控制提供各类信息依据。分为内部资源、外部资源和资源报告。

3）监测预警

监测预警是整个突发公共卫生事件应急指挥信息系统的重要组成部分。通过对相关业务子系统（医疗业务监测子系统、疾病疫情报告子系统）采集提供的日常医疗救治业务数据、传染病常态数据和病人就诊数据进行管理，将不同医疗机构、不同系统平台产生的病人就诊信息、门急诊信息等，按不同区域、内容、条件等属性，运用归类、排序、对比等统计、分析方法了解各医疗机构的业务运行状况，并找出卫生异常情况的线索，预测可能发生的公共卫生事件的风险，及时对突发公共卫生事件进行监测预警，作为整个应急系统启动的基础,来完成整体应急指挥调度和协调以及处置的工作。

为了给突发公共卫生事件应急指挥人员提供直观、便捷、可视化的结果展示,监测、分析、预测、预警结果的展示可采用数据统计分析报表、多维查询分析、各类统计分析图表等方式,起到辅助决策的作用。

4）多方位疫情展示

多方位疫情展示是通过数据交换平台,从卫生局、卫监所、疾病预防控制中心等各业务条线中获取疾病疫情报告信息、公共卫生事件危险因子监测信息、非传染病类公共卫生事件报告信息等监测预警信息、报告信息,非传染病类公共卫生事件报告处理信息,传染病暴发(突发)疫情、公共卫生事件应急处置等处置信息,卫生资源等资源信息,将这些信息与空间数据进行整合;利用系统的 GIS 平台和基础平台(硬件设备和应用软件结合),对如传染性疾病患者确诊病例、与确诊和疑似病人有紧密接触人群的空间分布、防治辅助、防治及隔离区域调度进行空间分析,为各级突发事件应急指挥平台领导和专家组提供了可视化的数据展现方法和形象的数据分析辅助工具。

5）公共卫生专题汇报

公共卫生专题汇报系统是构建在医疗业务数据库、疾病控制数据库、卫生监督数据库和卫生资源数据库,以及标准化体系与安全管理之上的综合查询分析系统。系统的设计思想和开发技术是采用基于构件、面向服务的软件开发方法,实现模块化设计,当报表需求发生了改变时,只需直接调整构件,而不需要改变整个应用系统。对信息进行归类、整理加工和统计分析,提供灵活的在线分析功能,满足应急时的分析表和报告卡等报表、图表制作功能,为领导决策分析提供依据。

6）专家会诊

专家会诊主要利用通信平台(如视频会议协同平台),以同步和异步两种方式,采用点对点和多点间的同步交互模式,实现专家会诊的全过程,包括医学专家与现场救治人员之间以及医学专家之间的即时通信、资料共享、视频会议管理、会诊管理和会诊信息管理。系统不仅能够提供医院医疗救治的专家会诊,而且能够提供公共卫生事件处置的专家会诊,如中毒事件的处置、突发传染病疫情的处置等。此外,专家会诊还提供专家参与突发事件日常管理和应急指挥。这包括了平时专家参与编制应急预案,战时参与应急指挥实施方案的制定,以及疫情的分析和决策分析。

7）指挥调度

（1）视频会议。视频会议技术可以使网络各终端进行零距离交流。将计算机、录像机、电视机、收音机、音响、话筒、大屏幕投影、灯光控制、电子白板等设备集成在一起,设有大屏幕的投影系统,通过网络和计算机将数据库中的各类文档、图形、表格和动画等信息,以醒目、清晰、明亮、声图并茂的视觉传递方式,传递给会议出席者,供领导决策、共同研讨、发布信息等。日常供医师培训和条线会议使用,节省了传统集中会议在路程上浪费的时间;在应急时是快速监控、指挥联动的基础。

（2）大屏幕显示。大屏幕投影系统主要由投影机子系统、控制子系统及用户应用子系统三部分组成(见图14-12)。其中大屏幕可根据需求选用多屏组成。

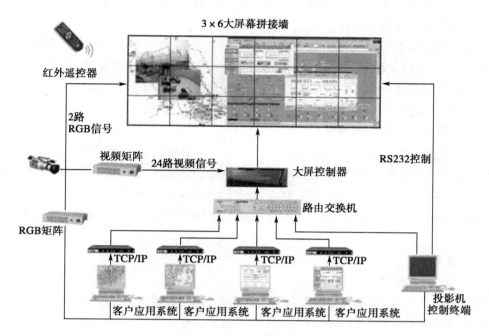

图 14-12　大屏幕系统架构图

通过大屏幕投影系统,用户的视频信号和主要计算机的信号以窗口的方式显示在大屏幕上。整个大屏幕投影系统可以提供友好的中文图形界面,支持远程手动开关机和定时自动开关机,用户播放图像的显示位置、大小、显示内容预定义设置存储,图像调用预览等功能。

14.4.5　信息化技术的创新与应用

2019 年 12 月,突如其来的新型冠状病毒感染(COVID-19)疫情暴发,迅速席卷全世界。新冠感染作为一场典型的突发公共卫生危机事件,给我国防疫工作带来了严峻考验。为了保障人民的生命安全,我国采取了最严格的防疫措施,取得了疫情防控的胜利,其中,创新性的信息化技术的研发和应用,做出了杰出的贡献。

1)大数据在疫情防控中的作用

(1)病毒溯源

病毒溯源就是追踪病毒来源,掌握病毒进化规律的过程,做到消除疫情的源头,明确疫情的传播途径,从而有效控制疫情的扩散。病毒的溯源是个十分复杂的过程,我国科学家利用大数据与人工智能的信息化技术分析各方的调查数据,构建病毒传染关系网,找到病毒传播源。

(2)流行病学的调查

利用大数据技术分析海量的核酸检测数据,精准锁定感染者,并对其近期所到达的场所、出行轨迹、出行乘坐的交通工具、经过地区进行调查,对密切接触人员的活动轨迹进行排查,对可能接触的人员进行追踪,从而明确了病毒的传播途径,有效地阻断病毒的传播。

通过上述流行病学调查，精准锁定密切接触人员，提高疫情防控的效率和准确性。

（3）精准监测和疫情研判

大数据能够精准统计全国各地的新冠感染确诊人数、死亡人数，全面排查密切接触者和高风险地区，可以及时发布疫情最新动态，提高疫情防控的治理能力，提高居民的自身防范意识。大数据统计分析可为疫情防控提供针对性的建议，有利于制定精准策略，为全民的健康安全提供保障。

（4）支持临床诊疗持续改进

利用大数据对突发海量的确诊患者进行分析，总结出明确的临床特征和流行病学特点，为实行更加精准的治疗方案提供理论基础。通过大数据分析，我国不断调整治疗方案，截至 2023 年 1 月 6 日，国家卫生健康委员会同国家中医药管理局先后公布了《新型冠状病毒感染诊疗方案》共 10 版，极大地提高了感染者的存活率、治愈率，降低人群感染风险。

2）核酸检测

（1）核酸检测必要性

2020 年 2 月 5 日，国家卫生健康委员会发布的《新型冠状病毒感染的肺炎诊疗方案（试行第五版）》将新型冠状病毒核酸检测列为确诊标准。开展全员核酸筛查工作，已经成为疫情防控的重要措施。

（2）利用信息化技术建设核酸检测大筛查一体化系统

主要功能有：①用户信息登记，用户通过手机的新冠小程序登记个人信息，同时预留接口对接来自政府平台或者第三方采样信息。②信息采集，防疫人员现场采集（单采或混采等）检测信息。③物流样本转运，接受样本时，通过扫码将标本条码与对应的转运箱码绑定，及时跟踪标本状态。④实验室检测跟踪，录单人员扫描转运箱码，开箱接收，检测人员检测。⑤数据上报，系统统一对接，提供实验结果上传的 API 上报平台，也支持将结果数据用 Excel 导出上报。⑥数据统计及"驾驶舱"大屏显示，系统按照常规进行数据统计，通过报表展示，可直接导出或截图汇报。⑦财务统计，系统将大筛查财务数据与核心系统的财务系统进行对接。⑧系统管理，系统对账号权限、实验室（气膜、检测车）、基础数据（检测项目、客户、统一报告单模板）进行管理，供不同实验室根据自己的情况进行设置。

（3）核酸检测大筛查一体化系统的作用

新冠病毒核酸检测信息系统可完成注册登记、扫码绑定、全员采集样本以及检测结果反馈等全流程，为大规模核酸筛查工作提供强大的信息化技术支撑；同时在新冠感染调查和处置过程中也发挥快速评估社区全员筛查比例、判定密切接触者、评估阳性感染者传染风险、提供溯源依据等作用。

14.5 国家基本公共卫生服务项目的信息化建设

2009 年，卫生部、财政部、国家人口和计划生育委员会联合印发《关于促进基本公共卫生服务逐步均等化的意见》（卫妇社发〔2009〕70 号），这是贯彻党中央、国务院深化医药卫生体制改革意见和实施方案的又一重要举措。其主要任务之一是制定并实施国家基本公共卫生服务项目。为此,国家卫健委组织编写和修订了《国家基本公共卫生服务规范》(简称《规范》),截止到 2017 年发布了第三版。《规范》对各个项目的服务对象、内容、流程、要求、工作指标及服务记录表等做出了规定,要求针对居民个体的相关服务记录表应纳入居民健康档案统一管理。

因为基本公共卫生服务涉及的业务条线众多,这些不同业务条线在不同时期采用了不同技术建立各类业务系统,标准不统一,信息无法交互共享。为此,国家卫生管理部门陆续出台了《健康档案基本构架与数据标准(试行)》《基于健康档案的区域卫生信息平台建设指南(试行)》《关于加快推进人口健康信息化建设的指导意见》等文件,明确了我国人口健康信息化建设的基本思路、总体框架和任务目标:通过建设区域卫生信息平台,基于统一的标准,与各种业务系统联通,采集业务数据,在区域平台上形成居民主索引和建立居民健康档案数据库,支持信息交互,促进条线业务融合,推动健康档案的应用,成为基本公共卫生信息化建设的主导模式。系统架构如图 14-13 所示,区域平台的相关内容请参见第 12 章"区域卫生信息系统"。

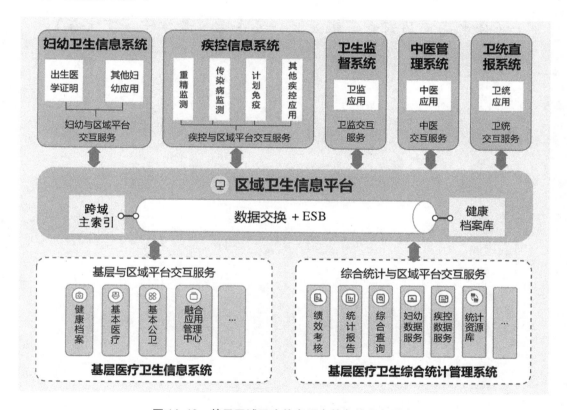

图 14-13 基于区域卫生信息平台的条线业务融合

国家基本公共卫生服务项目 2009 年为 9 个,2022 年已增加到 14 个大类,主要包括居民健康档案管理、健康教育、预防接种、0~6 岁儿童健康管理、孕产妇健康管理、老年人健康管理、慢性病患者健康管理(包括高血压患者健康管理和 2 型糖尿病患者健康管理)、严重精神障碍患者管理、肺结核患者健康管理、中医药健康管理、传染病和突发公共卫生事件报告和处理、卫生监督协管等。信息化建设在促进国家基本公共卫生服务项目的建设和发展方面起了重大的作用。

问题与讨论

(1) 公共卫生三大核心功能是什么?

(2) 公共卫生信息系统发展中面临哪些主要问题?

(3) 中国公共卫生信息系统发展历程分哪几个阶段?

(4) 卫生信息标准主要包含哪些内容?

(5) 中国传染病疫情报告系统的组织结构、工作模式和机制是什么?

(6) 公共卫生监测范围主要包括哪些内容?

(7) 突发公共卫生事件应急指挥信息系统主要功能有哪些?

(金水高　马家奇　张业武　冯东雷　黄学宁　丁宝芬)

15

医疗保险信息系统

> 社会医疗保险信息系统是医学信息学在应用领域的一个重要内容,它对医疗卫生的信息化建设起了巨大推动作用。本章将介绍我国社会医疗保险几个主要类型的信息化建设。读完这章后,你应该知道下面这些问题的答案:
>
> (1) 为什么说社会医疗保险对医疗卫生信息化的发展起了巨大的推动作用?
> (2) 我国有几种社会医疗保险类型?它们的信息化建设有哪些共性和个性?
> (3) 社会医疗保险信息系统的关键技术有哪些?
> (4) 城镇职工医疗保险基金的偿付类型各有何特点和影响?
> (5) 我国社会医疗保险的支付方式如何改革?

15.1 社会医疗保险

15.1.1 社会医疗保险的概念

社会医疗保险(social medical insurance)是指根据法律、法规向法定范围内的劳动者及其供养的亲属提供预防和治疗疾病的全部或部分费用,保障其基本医疗需求的社会保险项目。

社会医疗保险是一种社会经济行为,是由特定的组织机构,通过某种带强制性的规范或自愿缔结的契约,制定一系列政策、规定,在一定区域的社会群体中筹集医疗、保健资金,并为该群体的每一成员在发生医疗风险时,向他们提供医疗服务,并公平分担因疾病而招致的经济风险。

社会医疗保险作为医疗保险体系的重要组成部分,是一个国家社会保障的组成之一。社会医疗保险对于安定社会,保障人民生活,促进社会公平和全社会有序进步起了巨大作用,因此,它也是现代社会各个国家发展的基本国策之一。

15.1.2 社会医疗保险发展简史

1) 发达国家社会医疗保险发展简史

社会医疗保险已有一百多年的历史,1883 年德国建立的地方疾病资金会是全世界最早的社会健康保险组织。1883 年 7 月德国颁布《疾病社会保险法》等三项法律，是德国，也是现代社会医疗保障制度的诞生标志，自 1942 年起至 1973 年，受英国著名《贝弗里奇报告》影响，以西欧国家为主的社会医疗保险有了快速发展。1973 年至今，由于社会医疗保险成本增长高于经济增长的水平，潜在矛盾日益显露，促使其进入一个调整改革、逐步发展时期。目前，社会医疗保险已是许多发达国家和发展中国家正在实行的一种重要社会保障制度。

纵观西方经济发达国家的医疗保障体系，是一个多元化、多层次的结构，即政府的社会基本医疗保险是主体，起主导作用，同时并行多元化、多层次的其他医疗保险形式，如商业医疗保险、企业补充医疗保险、社会医疗救助、大病医疗保险基金等。

2）我国社会医疗保险发展简史

我国社会医疗保险发展历程以"改革开放"为界，大致可以划分为两个阶段。

自 20 世纪 50 年代初期开始，我国的社会医疗保险有以下三种类型：公费医疗制度、劳保医疗制度、农村合作医疗制度。

1951—1998 年我国实行的是公费医疗制度和劳保医疗制度，曾对保障国家工作人员和企业职工身体健康、促进经济发展、维护社会稳定发挥了重要的作用。但是，随着经济的发展和改革的深入，这种制度存在的缺陷日益暴露出来：一是国家和单位对职工医疗费用包揽过多，财政和企业不堪重负。二是医患双方缺乏有效制约机制，浪费严重。三是覆盖面比较窄，社会互济程度低，管理和服务的社会化程度低，抗风险能力低，影响了社会公平。

我国农村合作医疗制度始于 20 世纪 50 年代，至 70 年代全国 90%的行政村（生产大队）实行了合作医疗。农村合作医疗制度是由我国自己创造的互助共济的医疗保障制度，在保障农民获得基本卫生服务、缓解农民因病致贫和因病返贫方面发挥了重要的作用。进入 80 年代以后，农村的经济体制和社会状况发生了显著变化，农村合作医疗开始出现大面积滑坡，其人口覆盖率锐减到 5%左右。其原因第一是原有的筹资机制不适应农村新的经济体制变革；第二是农村合作医疗统筹规模小、保障程度差，无法抵御农民的大病风险；第三是管理层次低，农民信任度差。

改革开放以后，国务院于 1998 年 12 月颁发了 44 号文件《关于建立城镇职工基本医疗保险制度的决定》。该制度从 1999 年初开始启动，并在全国城镇推广普及，为保障职工基本医疗、保障社会主义市场经济体制起了重大作用。根据该制度发展过程中暴露出一些亟待解决的问题，党中央又提出了"加快建立覆盖城乡居民的社会保障体系，保障人民基本生活"的要求，使基本医疗保险制度覆盖范围从初期单一的城镇职工扩大到城镇各类人员，包括城镇灵活就业人员，城镇居民，大、中、小学生，儿童和农民工。

2002 年 10 月，《中共中央 国务院关于进一步加强农村卫生工作的决定》明确指出：要"建立以大病统筹为主的新型合作医疗制度"，"到 2010 年，新型农村合作医疗制度要基本覆盖农村居民"，这是我国政府历史上第一次为解决农民的基本医疗卫生问题进行大规模的投入。从 2003 年开始，本着多方筹资、农民自愿参加的原则，新型农村合作医疗制度迅速推广，到 2010 年的覆盖面达到农村的 80%以上。

本章将主要就这三种社会医疗保险信息化管理的有关内容进行阐述,而商业医疗保险不包含在基本社会医疗保险中。

15.2　医疗保险信息化建设

15.2.1　医疗保险对卫生领域信息化建设的作用

当我们回顾发达国家在医疗服务领域内信息化发展的历史时,会发现它对社会医疗保险的巨大作用,它是推动医疗卫生信息化的重要动力。以美国为例,20 世纪 60 年代到 80 年代,伴随经济的快速发展,医疗保健费用也进入高速增长期。在这 20 年的时间里,国家医疗健康的花费从大约 270 亿美元增长到接近 2 500 亿,从占国内生产总值(GDP)的 5.1%提高到 8.9%。随着社会医疗保险覆盖面的迅速扩大,医疗保险费用也高速增长,因此由医疗保险机构为患者向医院支付的医疗费用成为医院的主要收入。

信息化可以保证医院对医疗保险的所有开支、账单及账户的操作进行自动化处理,这种自动化不仅比手工准确、及时,能在收费窗口瞬间完成一系列复杂的保险偿还计算,还节省人力成本,这就促使了医院必须进行信息化建设,因此医疗保险成了医院信息化建设的驱动因素。

自 20 世纪 80 年代中期起,由于人口老龄化、疾病谱改变、高新医药技术涌现,以及医疗保险按服务项目收费的模式,使医疗成本不断增长。过高的付费服务(包括可疑的价值服务)又进一步刺激了医院,吸引更多的医师使用大型设备、昂贵药物来治疗更多的患者。从 1980 年到 1990 年,美国医疗保健支出从 261 亿美元增长到 754 亿美元,也就是说在 10 年间,每年以 11.2%的速度增长。另一方面美国同期经济增长速度减慢,美国 GDP 在 1980 年到 1990 年间大约是以每年 7.5%的速度增长。

为了遏制增长过快的医疗开支,美国政府的社会医疗保险政策发生了很大变化,在 1983 年的社会保险修正案中,国会为医疗保险的住院病例制定了预付款系统(Prospective Payment System,PPS),即按统一的国家规定,为每个案例支付给医院固定的偿付金额,而这个偿付标准是以 468 个诊断相关组(DRG)为基础,并协调了区域内各个医院的医疗费用水平。这样就成功地减缓了住院病人服务费的增长。

在新政策导向下,医院必须做相应的调整。例如,过去医院可以通过给病人做螺旋 CT 检查来增加收入,但新政策下如果该患者的 DRG 中不包括螺旋 CT,医院必须自己承担费用;如果超出了偿付标准,就要由医院承担风险。因此医院需要收集和利用更多的医疗信息,需要更注重患者的医疗质量和医疗成本。

于是医院就必须改造原有收费系统,形成一个新的医院信息管理系统和决策支持系统,这个系统不仅能完成对社会医疗保险的经费核算,而且可以根据每一患者的患病信息自动归入正确的诊断相关组(DRG),并按照 DRG 方案提出合理的治疗建议,对不适当的措施予以警示。而院长也可以从医院信息系统中适时地了解每一个病人的经费盈亏情况,了解每一位医务人员的医疗活动是否规范,是为医院赚钱还是赔钱了。

应该说，原来按传统的服务项目收费的信息系统是"非尖端的"，而按照新的政策创立的保险费用结算系统必须对患者医疗质量和医疗成本负责任，必须建立在"临床信息系统"支持的基础上，而记录了患者全面医疗信息的电子病历成为至关重要的基础。因此，这是一个"尖端"的系统，必须借助更多的计算机技术，必须对临床信息进行全面的智能化管理。这是一个新的挑战，对医院乃至医疗卫生领域的信息化起了积极推动作用。

我国医院的信息化建设自 20 世纪 70 年代起步，一直进展比较缓慢。究其原因，医院未见到它的直接经济效益是最主要的。许多医院认为建设一个医院信息化系统要耗资数百万，而其功能手工操作也能完成，不如购置一台大型医疗设备更能赚钱。自 1998 年国务院颁布建立城镇职工医疗保险制度的决定以后，医院意识到不进行信息化建设就无法进行职工医疗保险结算，就丧失了这一主要经济收入，于是"忽如一夜春风来，千树万树梨花开"，从综合性大医院到社区医院，纷纷把计算机搬进科室，将网络引进医院，人员上岗培训，医院信息系统遍地开花。同样地，在信息化非常落后的乡镇农村，由于新农村合作医疗制度的推行，信息化建设也就迅速地走进每一个乡镇卫生院。

医疗保险信息化还推动了医疗卫生行业的信息管理。由于医疗保险信息系统与医院信息系统之间的整合，卫生管理部门开始尝试通过网络监管医院的新模式，各地实施了如"单病种费用管理""收支两条线""药品统一采购配送"等多项改革措施。

基本医疗保险采取属地化管理，当参保人跨属地流动或定居，或因疾病的诊疗需要异地转诊就医，参保人的相关信息和就医信息就无法及时传递，定期报销和手工结算的方式既不方便，也给医疗保险的管理留下隐患。所以，建设参保人员电子健康档案，使医生通过医院联网，共享病人的医疗信息、检查结果，并能开展异地结算的医疗保险信息系统成为趋势，它将促进医疗保险信息化向更广、更深、更便民的方向发展。

15.2.2　医疗保险的信息及其特点

1）医疗保险的主要信息

（1）参保人员信息：人员基本信息、年度参保信息、社会保障卡信息。

（2）定点医院和药店信息：定点医院的名称、级别、地点。

（3）补偿政策和算法信息：社会保障卡（含个人医保账户）信息、药品目录库、医疗服务项目库、支付比例、各种支付总额限制、各种补偿影响因素下的支付计算算法。

（4）医疗费用和结算信息：参保人的就医诊疗信息、费用明细。

（5）基金信息：基金筹集标准、筹集信息、分配信息、支付信息。

（6）统计分析信息：各种统计报表。

2）信息特点

（1）医学属性。社会医疗保险是为被保险者向医疗服务机构支付医疗服务费用，它的服务对象是患者，服务内容是医疗，它必然包含了大量的医学信息。

（2）地域性。各类基本医疗保险是以区县或城市为统筹单位，不同地域因地制宜，依据国家医保政策作适当调整，所以地域性强，各地区信息不完全一致。

（3）海量性。由于基本医疗保险制度带有一定的强制性，区域内的所有单位职工、居民必须参加,所以信息面广量大,对一个数百万人口的地区来说,信息是海量的。

(4)长期性。由于参保人的医保信息需长期保留,要覆盖参保人的一生,所以其信息具有长期性的显著特点。

(5)易变性。由于医疗保险的政策性极强,国家和地方政府会不断制定、补充、完善相关的政策,例如基金筹集比例、用药范围、支付比例等;参保人也因生活、工作的变化等各种因素导致相关信息变化,所以信息变动频繁。

(6)广泛性。医疗保险面向一个区域的全社会范围,不仅包括区域内被保险方(所有单位职工、居民、农民),而且涉及医疗服务方(所有定点医院、定点药房)、保险方(医保中心)和政府,所以它的外部联系极其广泛,必须有绝对安全、可靠的现代化信息网络来支撑。

(7)适时性。由于被保险方到医院就诊行为都是适时的,关系到病人生命安危,所有信息处理必须瞬时完成,所以对信息化管理的要求极高。

(8)共享性。由于系统的数据将在保险方、被保险方、医疗服务提供方以及政府不同的管理部门和业务部门内传输和利用,所以数据要完全保持一致,并实现多方面、多部门的数据共享。并逐步实现全国联网异地就医结算,享受就近、便捷的医保服务。

15.3　关键技术

15.3.1　信息交换的接口技术

医疗保险业务相关的部门众多,纵向有医疗机构、上级或下级业务管理部门,横向有财税管理部门、银行、政府等,加上人员参保、就医补偿、基金、管理等大量的信息。其中连接部门最多、交换信息最多最频繁的是各级定点医疗机构。医疗保险中心与定点医疗机构之间信息系统的接口是典型的一对多模式。由于定点医疗机构地域分散,隶属关系复杂,医院信息化建设普遍早于医疗保险,信息化建设的水平参差不齐,系统开发维护厂商不同,信息标准不统一,所以医疗保险信息系统与医院信息系统连接的组织、协调和管理工作异常艰巨,政府的组织协调常常是系统成功建设和正常运行的关键。

医疗保险中心与定点医疗机构交换的信息有:参保人身份信息和个人基本信息、就医诊疗信息、就医费用和补偿信息、费用结算信息、医疗机构相关业务信息(如药品和诊疗项目信息、科室人员信息等)。信息交换标准是实现信息交换的前提,标准一般以医疗保险主管部门为主制定。信息交换标准一般包括数据规范、代码规范和传输规范。标准一旦发布,要求定点医疗机构按标准对本机构信息系统进行改造,使其采集和交换的数据满足标准要求,并开发接口软件与医疗保险信息系统进行信息交换,常用交换方式如下:

1)数据文件交换

双方事先约定交换数据的数据文件格式,一方将生成的数据文件,通过网络实时发送,另一方接收后将数据进行处理。双方的软件不发生关联,接口开发相对简单,但用户操作麻烦,数据交换速度慢,若不做加密处理,数据安全性不高。其优点是当医院与医保中心的网络连接发生问题时,双方也能利用磁盘、U盘从其他途径交换数据。

2)共享接口数据库交换

一方将数据按约定格式写入共享的中间数据库,另一方用软件或数据库复制的功能将数据读出处理。双方的软件也不发生关联。该交换方式数据安全性高于数据文件交换方式,利用数据库复制方式的数据交换一旦完成初始配置,日常管理相对简单。

3)接口函数交换

医保方将数据交换过程编制成特制的子程序,医院方在接口软件里调用,数据通过接口函数的输入/输出参数进行交换。如 Windows 的 DLL 动态链接库,实现代码封装,使得程序简洁明晰,与具体的编程语言及编译器无关,只要遵守 DLL 的开发规范和编程策略,并安排正确的调用接口,不管用何种编程语言编制的 DLL 都具有通用性。因为接口函数完全嵌入 HIS 软件,用户的操作界面变化很小,操作方便,数据交换速度快,数据安全性较高。

15.3.2　基于广域网的 VPN 技术

专用网络是专门建设(或租用)的物理链路,为用户提供专有通信线路,网络安全性较高,性能较好,但费用昂贵,管理复杂。基本医疗保险网络覆盖地域广,接入用户多,网络安全性和稳定性要求高,所以通常借助专业网络供应商,采用基于广域网的 VPN 技术,组建虚拟专用网。不同类别的用户按各自的网络基础条件和对网络的利用程度差别,选择租用不同的带宽和接入介质。

虚拟专用网 VPN(Virtual Private Network)是指在公用网络上建立专用网络的技术。用户依靠公用网络服务商 ISP(Internet Service Provider)或其他网络服务提供商 NSP 提供的网络平台接入公共网络(Internet),网络服务商利用 VPN 技术网络建立逻辑隧道(tunnel),形成虚拟的专用逻辑网络,通过相应的加密和认证技术保证在公网上传输数据的安全性。VPN 通过特殊加密的通信协议,在 Internet 上建立一条专有的通信线路,任意两个节点之间的连接没有传统专用网所需的端到端的物理链路,而是利用公众网的资源动态组成的,但能够提供与传统专用网等同的安全性,从而真正实现网络数据通信的专有性。

VPN 功能包括:①加密数据,以保证通过公网传输的信息即使被他人截获也不会泄露。②信息验证,以保证信息的完整性、合理性,并能鉴别用户的身份。③提供访问控制,使不同的用户有不同的访问权限。④地址管理,VPN 为用户分配专用网络上的地址并确保地址的安全性。⑤密钥管理,VPN 生成并更新客户端和服务器的加密密钥。⑥多协议支持,VPN 支持因特网上普遍使用的基本协议。

VPN 主要采用隧道技术、加解密技术、密钥管理技术、使用者与设备身份认证技术保证安全。隧道技术指的是利用一种网络协议(网络隧道协议)来传输另一种网络协议,在一个网络之中的"网络"上传输数据的方法。隧道协议利用带有路由信息的附加报头封装帧,因此封装后的包能够通过中间的公网。封装后的包所途经的公网的逻辑路径称为隧道。一旦封装的帧到达了公网上的目的地,帧就会被解除封装并被继续送到最终目的地。

VPN 的分类有多种方法,根据实现方式可分为软件、硬件和辅助硬件三类。对数据速率、性能和安全性要求不高时,可用软件方便地实现简单 VPN 功能;使用专用设备搭建的硬件 VPN 网络,能满足对数据安全及通信性能的较高需求;以现有网络设备为基础,再增添适当的 VPN 软件实现 VPN 的性能,则介于上述二类之间。

15.3.3 参保人身份识别技术

参保人身份识别是医疗费用支付的第一步。身份识别技术可分为生物识别技术和非生物识别技术两类。生物识别技术是指利用人身体上的某些信息,如指纹、虹膜、脸形等,对参保人进行身份识别。生物识别技术的特点是不用考虑识别信息载体的问题,识别准确度高,缺点是成本较高。非生物识别技术一般采用某种载体承载可识别参保人身份的信息,如社会保障卡。信息载体材质可以是纸张、PVC 卡片、带有磁条或集成电路芯片的卡片。

可识别参保人身份的信息有唯一编码、照片、人口基本信息(姓名、年龄、性别)等,应用最多的是唯一编码。唯一编码在参保登记时由信息系统自动生成,与数据库中参保人的个人信息关联,参保人就医、取药时,出示社会保障卡,信息系统采集唯一编码,与系统数据库中保存的唯一编码比对符合后,提取、显示参保人的个人信息,工作人员进行核对,并由此得到参保人的账户余额、结算类别和支付比例。

以字符形式印刷在社会保障卡上的唯一编码,识别时可用人工录入,简便易行,但保密性不强,采集工作量大;用条码卡、磁卡、CPU 卡记录的唯一编码,可用设备自动采集,准确度高,快捷,制作和采集成本较前者高,其中条码、磁条成本低,但安全性差,信息存储量小,一般只在卡上记录参保人身份识别编码。芯片卡有加密存储芯片,安全性好,信息存储量大,可以记录参保人的基本信息、照片、账户余额信息等。未来的社会保障卡将记录参保人的病历信息,甚至一生中与健康相关的所有信息。

15.4 城镇职工医疗保险信息系统

15.4.1 城镇职工医疗保险信息系统的概念

1) 城镇职工医疗保险制度

城镇职工医疗保险制度是具有中国特色的、为广大城镇职工提供的基本医疗保障,以增进职工的健康水平。其基本思路是:低水平、广覆盖、双方负担、统账结合。"低水平",指基本医疗保险的水平必须与我国社会主义初级阶段的生产力发展水平相适应,筹资水平要与财政和企业的承受能力相适应,只能保障职工的基本医疗需求。"广覆盖",指基本医疗保险要覆盖城镇所有用人单位和职工。"双方负担",指基本医疗保险费由用人单位和职工共同合理负担。"统账结合",指基本医疗保险制度实行社会统筹和个人账户相结合,并明确各自的支付范围。

基本医疗保险是国家规定的劳动者的基本权利之一,也是社会对劳动者应尽的一种义务,是国家的一项社会福利事业。

2) 城镇职工医疗保险管理信息系统定义

城镇职工医疗保险管理信息系统是我国目前应用最广泛、最成功的医疗保险信息管理系统(Management Information System of Medical Insurance, MIMIS),它是用于城镇职工基本医疗保险业务管理和服务的计算机信息系统,服务对象包括参保单位和参保个人,同时为社会保险经办机构及政府机构决策提供支持,为参保人员和社会公众提供查询服务。本节所用MIMIS均特指城镇职工医疗保险信息系统。

系统建设的目标是:通过建立计算机管理信息系统,实现业务处理计算机化;通过与定点医疗机构、定点零售药店以及银行、税务等相关部门建立网络连接,改善医疗保险费用支出的监控手段,为合理控制基本医疗费用增长,减少医疗资源浪费提供支持;建立统一的资源数据库,以利于对基本医疗保险基金的收入、支出进行动态监控和分析预测,对政策执行情况进行评估,加快决策科学化进程,支持医疗保险基金长期安全运行。

15.4.2　城镇职工医疗保险信息系统的建设

1) 信息特点

城镇职工医疗保险信息除了具有上一节的共性以外,它的保险基金偿付和保险基金偿付类型具有其特性。

社会医疗保险基金的偿付类型是一个非常关键的内容,当前医疗保险机构向医疗服务方(医院)偿付保险基金的类型如下:

(1) 按服务项目付费。即保险方对每一服务项目确定价格及支付比例,然后按患者在医疗服务方消费的项目总数的费用偿付保险金。

(2) 按服务单元付费。即将医疗服务过程按特定参数划为相同部分,每一部分为一个服务单元,如一个门诊人次、一个住院床日数等,保险方按每一服务单元确定的预定费用,向医疗服务方支付合计单元的总费用。

(3) 按总定额付费。即根据政策规定,在一定时限内,保险方对医疗服务方约定费用的预算总额,并按此总额内提供的服务付费,费用风险由医疗服务方自行承担。

(4) 按病种付费。即根据政策规定,按诊断分类限定每一病种在一次住院期间的预算费用总额,费用风险由医疗服务方自行承担。

显然,第(1)和第(2)种偿付类型不利于抑制过度增长的医疗费用,第(3)和第(4)种偿付类型有利于抑制过度增长的医疗费用,但它们的实行需要全面、科学、细致的政策支持。

2) 系统组成

社会医疗保险系统一般由保险方、被保险方、医疗服务提供方和政府四方组成。城镇职工医疗保险系统,由医疗保险结算管理中心、参保单位和个人、定点医疗机构、人力资源和社会保障医保行政部门共四方组成。

(1) 医疗保险结算管理中心:承担保险方功能。负责职工基本医疗保险、大病救助医疗保险的审核、支付工作;负责职工基本医疗保险个人账户的建立和管理工作;负责与定点医疗机构和定点零售药店签订服务协议,并对其执行协议情况进行管理、检查和考核;负责基本医疗保险用药范围、诊疗项目范围、医疗服务设施范围和支付标准的管理、监督及检查;负责医疗和相关财务、统计报表的汇总填报工作。

(2) 参保单位和个人:即被保险方。城镇职工基本医疗保险是政府强制性社会保险。

城镇各类企业、个体经济组织、民办非企业单位、社会团体及其从业人员（含单位退休、退职人员）以及灵活就业人员，应当参加城镇职工基本医疗保险。参保职工看病应到自己选定的定点医疗机构就诊取药或在定点零售药店购药，基本医疗保险基金将支付规定费用。

（3）定点医疗机构：即医疗服务方。由人力资源和社会保障医保行政部门认定和监督的定点医疗机构和定点零售药店，为参保人员提供基本医疗服务，承担相应责任，并从保险方收取各种医疗服务费用。

（4）人力资源和社会保障医保行政部门：行使政府授予的职责。负责组织拟定基本医疗保险的各种方案、规划、政策、实施细则，如拟定基本医疗保险费率，拟定医疗保险及个人账户管理政策，拟定基本医疗保险的药品、诊疗项目和医疗服务设施的范围及支付标准；负责定点医疗机构、定点零售药店的资格认定工作，制定对它们的管理办法及费用结算办法等工作。

政府应保证医疗保险的资金征缴及分配，并通过法律、政策、行政、经济等手段来规范各方的行为，保障三方利益，推行和实施该项制度。由于城镇职工医疗保险具有社会公益性、福利性，所以政府干预作用十分重要，政府将通过提供资金、制定法律，不断改进、完善城镇职工基本医疗保险工作。

城镇职工医疗保险系统各方之间的关系如图 15-1 所示。

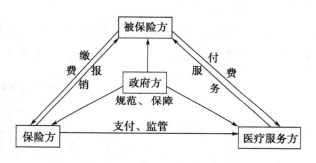

图 15-1　城镇职工医疗保险系统各方关系示意图

3）系统建设的原则

根据"统一规划、统一标准、城市建网、网络互联、分级使用、分步实施"的指导方针，以医疗保险业务为基础，按照社会保险一体化管理的要求和系统工程的理论、方法进行系统建设。

（1）一体化的原则。第一是信息系统（劳动和社会保障分五大保险种类：养老保险、医疗保险、失业保险、工伤保险、生育保险）的建设要统一规划，分步实施；第二是参保人员和参保单位的基本信息必须一致，并采用相同的信息标准；第三是统一信息交换平台，防止各险种单独建系统增加成本。同时做好医疗保险信息系统同银行、医院、药店管理信息系统的接口处理，并保持自身的独立性。

（2）分级管理。实行国家级、省级、地市级三级管理，各级负责相应的职责，地市级以下地区不再进行系统的规划工作。

（3）统筹规划，分步实施。我国医疗保险工作起步相对较晚，业务管理尚不规范，政策、组织机构、业务流程的调整不可避免，计算机技术也在不断发展，所以要根据本地的具体情况，确定合理的技术方案、投资规模和阶段性目标，并充分考虑未来业务发展对信息系统的影响，逐步落实、健全。

（4）多渠道筹集资金。实行城镇职工基本医疗保险制度是政府行为，信息系统建设经费应以政府投资为主,也可以多渠道筹集系统建设经费,系统的运行维护经费应纳入各级财政预算,由各级政府解决。

(5) 确保系统建设技术先进、可靠。第一是坚持实用性和可靠性,采用稳定可靠的成熟技术,保证系统长期安全运行。第二是坚持先进性和开放性,在实用可靠的前提下,尽可能跟踪国内外先进的信息技术及网络通信技术,使系统具有较高的性能价格比;技术上立足于长远发展,坚持选用开放性系统,采用先进的体系结构和主流产品,保证整个系统高效运行。第三是坚持安全性,遵循有关信息安全标准,具有切实可行的安全保护和保密措施,确保数据永久安全。第四是实现可扩充、易维护及易操作性,应充分考虑到联网用户增加和业务扩展,有扩充能力及接口;应用软件的模块化程度要高,对不同业务流程和管理方式的适应能力要强,软件维护方便;贯彻面向最终用户的原则,建立友好的用户界面,使操作简单、直观、灵活,易于学习掌握。

4) 系统架构

根据医疗保险管理信息系统的政策、业务和使用对象的不同,可建立不同的系统架构。城镇职工医疗保险系统的总体框架如图15-2所示。

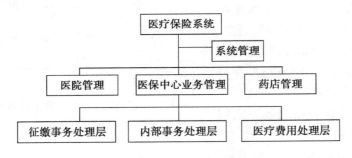

图15-2　城镇职工医疗保险系统的架构

(1) 医保中心业务管理,可分为三个处理层:①征缴事务处理层。以基金征缴为主线,包括社会保险业务的登记、申报、缴费核定、费用征集等基本环节。②内部事务处理层。主要包括医疗保险的个人账户管理、基金会计核算与财务管理等基本环节。③医疗费用处理层。以医疗保险费用支付为主要内容,包括与定点医疗机构、定点零售药店之间的信息交换、费用审核和费用结算等基本业务环节。

(2) 医院管理:门诊挂号、门诊收费管理、住院登记、缴纳押金、每日明细输入、出院结算、错账处理、综合统计查询、报表管理、维护管理。

(3) 药店管理:药店收费管理、错账处理、综合统计查询、报表管理、维护管理。

城镇职工医疗保险系统的主要业务流程如图15-3所示。

5) 系统建设

综合考虑基本医疗保险业务开展的要求、数据量、系统安全性、城市规模等各方面的因素,以及设备的性能将随时间推移的变化,具体的建网方案和设备选型取决于各地的业务需求、资金状况以及城市基础通信设施等。对于统一数据资源库、建立"五保合一"信息管理系统,应综合考虑技术方案,提高共用设备的档次,可从各地的实际情况出发考虑方案。

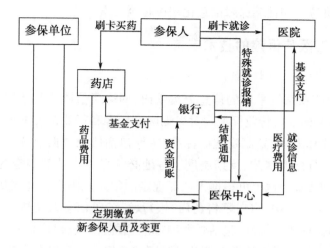

图15-3 城镇职工医疗保险系统主要业务流程

（1）加强领导。医疗保险业务的特点决定了其信息系统的建设是一项投资大、技术复杂的系统工程。在系统建设和实施过程中不仅涉及社会保险机构内部的各部门，还涉及医疗服务机构等部门。在进行系统规划时，要统一协调和指挥，以保证业务流程优化、岗位设置合理、管理制度可行，进而保证系统建设和实施的顺利进行。

（2）规范业务流程，做好前期准备。一是要做好业务流程的规范化和优化工作，包括管理模式和业务处理模式的选择，部门和岗位的设置，职责和权限的划分等。通过对业务流程的优化，在部门及人员之间形成分工合理、权责分明、相互制约的机制。二是要做好基础数据的准备，基础数据要完整、准确。

（3）充分论证，避免急于求成。医疗保险信息系统建设难度大、投资大、风险大，系统建设要进行充分的论证。不仅要对各种备选方案的投资成本、潜在风险和复杂性进行估算，还要对系统的运行费用和维护费用进行细致的测算，方能选择最佳方案，求得最高的性能价格比。

（4）充分利用医院管理信息系统。在医疗保险信息系统规划设计时应考虑与医院管理信息系统的衔接，充分利用医院管理信息系统，避免浪费。

（5）进一步健全完善系统的安全运行管理。首先要严格执行系统安全管理各项规定。其次是健全完善系统安全运行管理机制，从物理层、网络层、操作系统层、应用层、管理层五个层次全方位地落实系统安全管理工作，同时解决系统的容灾备份问题。最后是强化信息系统的各项安全管理与防范措施的落实，确保在特殊情况下做到系统万无一失和正常运行。

（6）坚持将信息系统的开发建设与劳动保障运行机制、服务方式的创新相结合。劳动和社会保障信息化建设的难点不只局限于技术，而更重要的是运作理念和管理体制、模式的创新。建设符合社会主义市场经济体制要求的劳动保障制度，解决劳动保障部门在计划经济旧体制束缚下存在的机构职能交叉、运行机制不活、部门之间整体互动性差、市场化运作程度不高等问题，重新设计符合计算机信息技术简洁、规范、透明、高效特点的管理模式和运行流程,对加快劳动和社会保障信息化建设是至关重要的。

15.4.3 城镇职工医疗保险的技术支持

1)统一标准

医疗保险管理信息系统采用的信息分类编码、网络通信协议和数据接口等技术标准,须严格执行国家有关标准或行业标准。对尚无国家标准和行业标准的业务部分,由人力资源和社会保障部(简称人社部)制定统一标准,主要包括信息数据项、信息分类编码标准和有关技术标准,并实行标准修改、反馈制度。各地必须采用人社部制定的统一数据项标准和信息分类编码标准,省和地市可根据人社部规定的编码规则进行适当扩充。医疗保险管理信息系统与定点医疗机构、定点零售药店、银行、税务等信息系统进行数据交换时,必须执行人社部制定的数据接口标准,包括数据项标准、数据格式、代码标准等。医疗保险管理信息系统与其他社会保险管理信息系统共用相同的单位和个人基本信息。

2)核心平台

为减少各地重复开发造成的资源浪费和系统的不稳定性,同时适应各地的不同情况的发展变化,人社部组织开发了社会保险管理信息系统核心平台。核心平台是构建各地社会保险应用软件系统的生成工具,可供各地在系统建立和升级时选用。

核心平台以社会保险各险种的基本业务流程为主线,提供了社会保险信息管理中的共性部分;对于各地在管理上的差异,则通过核心平台提供的模式选择、参数配置、指标扩充等功能完成大部分工作,然后根据当地的特别需求,补充编制少量程序,实现完整的本地化的工作。人社部将认证多家专业技术服务公司在核心平台的基础上实施本地化技术支持和服务。

3)资源数据库

在地级以上城市建立集中式数据库,统一规划、统一实施,数据库的结构必须统一,并定期将分散的数据备份到市级的资源数据库中。

4)社会保障卡

在医疗保险管理信息系统中使用社会保障卡,须遵循《关于印发社会保障卡建设总体规划的通知》(劳社部函〔1999〕213号)的统一规范要求。

5)与医院信息系统的互联

城镇职工医疗保险信息系统(MIMIS)和医院信息系统(HIS)对接技术涉及数据的传输、交换、转换和查询,直接关系到双方能否就患者费用进行准确结算,以及能否有效地制约各方,确保医疗保险信息系统正常运行,因此它是一项关键技术。

主要解决方案是:由定点医院现有HIS完成一般门诊项目收费的录入工作,并按照医保中心规定,生成门诊收费数据格式,由医保中心提供门诊结算程序,实时联网完成费用计算、个人账户的扣减(见图15-4)。住院每日收费明细,由定点医院现有HIS系统生成医保中心规定的收费数据格式,并定时按所提供的软件上传到医保中心,出院结算由医保中心提供的程序完成(见图15-5)。

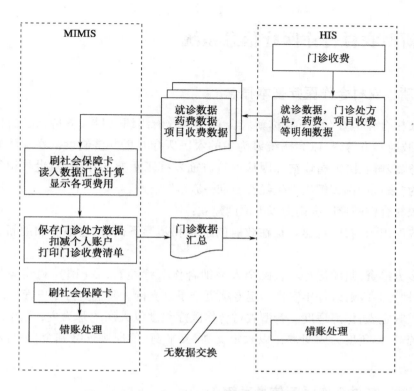

图 15-4 MIMIS 与 HIS 门诊数据交换示意图

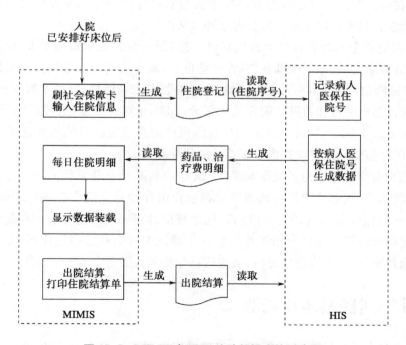

图 15-5 MIMIS 与 HIS 住院数据交换示意图

15.5 新型农村合作医疗信息系统

15.5.1 新型农村合作医疗基本概念

新型农村合作医疗(以下简称新农合),指由政府组织、引导、支持,农民自愿参加,个人、集体和政府多方筹资,以大病统筹为主的农民医疗互助共济制度。在保障农民获得基本卫生服务、缓解农民因病致贫和因病返贫方面发挥了重要的作用,被世界银行和世界卫生组织称为"发展中国家解决卫生经费的唯一典范"。

新型农村合作医疗制度遵循以下原则建立:

(1)政府组织,农民自愿。是在政府的组织和领导下,农民自愿参加的新型农村合作医疗。

(2)多方筹资,封闭运行。农民个人缴纳合作医疗经费,乡(镇)、村集体给予资金扶持,中央和地方各级财政每年安排一定专项资金予以支持。基金实行专户管理,封闭运行。

(3)以收定支,保障适度。新型农村合作医疗制度以大病统筹为主,兼顾小病补偿;以县为单位统筹,以年度为周期,按"以收定支、收支平衡"的原则征缴基金,制订和调整补偿方案。

15.5.2 新型农村合作医疗信息系统

新型农村合作医疗信息系统是专门用于新型农村合作医疗业务管理的计算机管理信息系统,对新农合制度的建立和完善具有重要意义。

为指导和规范全国新农合信息系统建设,提高新农合的科学管理水平,保障和促进新农合制度持续健康发展,原卫生部在2005年发布了《新型农村合作医疗信息系统基本规范(试行)》,包括新型农村合作医疗信息系统平台建设规范、功能规范、基本数据集规范、数据代码规范、统计指标规范和数据传输规范六部分,2008年对这个规范进行了修订。2006年底,卫生部又下发了《卫生部关于新型农村合作医疗信息系统建设的指导意见》,就全国新型农村合作医疗信息系统建设提出了框架性的指导意见。

《新型农村合作医疗信息系统基本规范(试行)》将基础业务系统的功能分为基本功能和扩充功能两部分,基本功能是各地新型农村合作医疗信息系统中必须实现的功能,包括参合管理、补偿管理、基金管理、会计核算、统计查询、监测分析、业务公示和配置维护八个子系统;扩充功能在新型农村合作医疗信息系统建设中可以有选择地使用,分为方案设计与测算、健康档案管理、参合群体分析、疾病信息分析和数据整合五个子系统。

15.6 城镇居民基本医疗保险

城镇职工基本医疗保险制度自1999年建立以来取得了巨大的成效,此后国家提出了"加快建立覆盖城乡居民的社会保障体系,保障人民基本生活"的要求,使基本医疗保险制度覆盖范围从初期单一的城镇职工扩大到城镇各类人员。

　　建立城镇居民基本医疗保险制度的目的是,解决城镇非职工居民的基本医疗需求,通过统筹共济,保障居民住院和门诊大病的基本医疗需求,充分体现了政府关注民生,缓解群众"看病难、看病贵",推进社会公平正义,让市民共享改革和发展成果的决心。建立"全覆盖、多渠道、专户存、保大病、补门诊、属地管"的城镇居民基本医疗保险制度,有利于保障居民身体健康,减轻居民家庭负担,在发生重大疾病时基本的医疗需求能够得到保障。

　　建立城镇居民基本医疗保险应遵循以下四条原则:一是坚持城镇居民基本医疗保险筹资水平、保障水平与经济社会发展水平以及各方承受能力相适应;二是坚持以大病医疗统筹为主,重点保障城镇居民住院和门诊大病医疗需求,兼顾门诊;三是坚持政府补助与个人缴费、单位分担相结合,建立多渠道筹资机制,财政补助向困难人群倾斜;四是坚持低水平、全覆盖,以收定支,收支基本平衡,略有节余。

　　城镇居民基本医疗保险参保具体对象是具有城镇户籍,但在城镇职工医疗保险、新农合及政府其他医疗保障形式覆盖面以外的各类城镇居民,包括城镇灵活就业人员、城镇居民和农民工,主要对象为老年居民、"其他"居民和学生儿童。

　　城镇居民医疗保险信息系统的架构、功能、技术支持与城镇职工医疗保险信息系统基本相似。

　　2016 年,我国将城镇居民医保和新农合整合为统一的城乡居民医保制度,信息系统也进行了整合(参见 15.7 节)。

15.7　社会医疗保险的整合与发展

15.7.1　社会医疗保障制度和管理体制的整合

　　社会医疗保险建立之初,采用按人群分类的属地化管理模式,城镇职工和城镇居民医疗保险按城市、新农合则按县(区)进行筹资和经办。因各地的经济发展不平衡,参保人口的数量、年龄和职业的分布不同,导致筹资额不同,支付政策差异较大。属地各自建设信息系统,形成信息孤岛。医保制度和管理体制的碎片化,影响了社会保障制度的公平性,削弱了社会医疗保险的抗风险能力,流动人口的医疗保险无法接续,异地就医无法及时报销,加重了参保人的负担。

　　2016 年 1 月,《国务院关于整合城乡居民基本医疗保险制度的意见》(国发〔2016〕3 号)一文提出:城乡居民医保制度覆盖范围包括现有城镇居民医保和新农合所有应参保(合)人员,即覆盖除职工基本医疗保险应参保人员以外的其他所有城乡居民。农民工和灵活就业人员依法参加职工基本医疗保险,有困难的可按照当地规定参加城乡居民医保。各地要完善参保方式,促进应保尽保,推进城镇居民医保和新农合制度整合,逐步在全国范围内建立起统一的城乡居民医保制度。要求从"统一覆盖范围、统一筹资政策、统一保障待遇、统一医保目录、统一定点管理、统一基金管理"来整合基本制度政策,整合经办机构。引入竞争机制,鼓励以政府购买服务的方式委托具有资质的商业保险机构等社会力量参与基本医保的经办服务。为提升服务效能,城乡居民医保制度原则上实行市(地)级统筹,鼓励有条件的地区实行省级统筹,系统推进按人头付费、按病种付费、按床日付费、总额预付等多种付费方式相结合的复合支付方式改革,推进分级诊疗制度建设,逐步形成基层首诊、双向转诊、急慢分治、上下联动的就医新秩序。整合现有信息系统,与定点机构信息系统、医疗救助信息系统实现业务协同和信息共享,与参与经办服务的商业医疗保险系统开展必要的信息交互和数据共享,支撑城乡居民医保制度运行和功能拓展。利用信息化手段,推进医保智能审核和实时监控。

2018年,根据第十三届全国人民代表大会第一次会议批准的国务院机构改革方案,组建中华人民共和国国家医疗保障局,这是我国医保体制顶层设计的重大变革,意味着医保制度职责、职能和功能在组织架构上的重新定位:将人社部的城镇职工和城镇居民基本医疗保险、生育保险管理职责,国家卫计委的新型农村合作医疗管理职责,国家发改委的药品和医疗服务价格管理的管理职责,民政部的医疗救助管理职责,进行"四权归一"的资源整合。

15.7.2 社会医疗保险信息化建设模式的演变

原有的医保信息系统建设,存在标准不统一、数据不互认、系统分割、难以共享、区域封闭、孤岛现象突出等弊端,是医保工作长期以来的困扰。2019年1月4日,国家医疗保障局印发《关于医疗保障信息化工作的指导意见》(医保发〔2019〕1号),对医保信息化工作做出全面部署:建设全国统一的医保信息系统,搭建国家和省级医保信息平台,支撑提高全国医保标准化、智能化和信息化水平,推进公共服务、经办管理、智能监控、宏观决策。

意见要求,各地依据全国统一的技术标准、业务标准、业务规范和国家医疗保障平台建设要求,按"统一建设、协同建设、分别自建"三种方式构建本地医疗保障信息支撑平台及信息系统。

国家新的医保管理体制组建以来,信息化与标准化一并推进。2020年11月,国家医疗保障局办公室发布《关于贯彻执行15项医疗保障信息业务编码标准的通知》,要求做好医保疾病诊断和手术操作、医疗服务项目、药品和医用耗材等15项医疗保障信息业务编码标准贯彻执行工作。到2021年底已发布疾病诊断代码3.3万条、手术操作代码1.3万条、医疗服务项目代码1.4万项、药品代码19.6万个、医用耗材代码6.7万个。全国共用一个标准库、一个数据池,为推进医保治理现代化提供了数字化支撑。2019年11月,由国家医疗保障局平台统一签发、统一管理,全国参保居民使用统一的医保电子凭证上线,参保人可直接登录国家医保App或支付宝、微信等激活领取。这一举措极大提升了参保人使用医保的便利性,也为推动异地跨省就医的医保信息全面互通埋下伏笔。

15.8 商业医疗保险

商业医疗保险(commercial medical insurance)是指由保险公司经营的,营利性的医疗保障。由保险人与投保人双方按照自愿原则签订合同,投保人交纳保险金,遇到疾病或意外伤害时,从保险公司获得合同约定的医疗费用补偿。商业医疗保险是医疗保障体系的组成部分,常见的有普通医疗保险、意外伤害医疗保险、住院医疗保险、手术医疗保险、特种疾病医疗保险等险种。

商业医疗保险是保险公司运用经济补偿手段经营的一种险种,保险公司可以从中赢利。商业医疗保险以自然人为保险对象,两者的权利与义务关系是建立在合同关系上的,其作用在于当投保人因意外伤害或疾病而支出医疗费用时,可获得一定的经济补偿以减轻损失。而社会医疗保险是国家设立的一种社会保障制度,通过立法强制执行,具有非营利性质。社会医疗保险主要以劳动者为保险对象,两者的权利与义务关系建立在劳动关系上,只要劳动者履行了为社会劳动的义务,就可以享受社会医疗保险待遇,为了保障被保险人的基本生活,当劳动者因患病就医而支出医疗费用时给予基本补偿,有利于社会安定和维护社会公平。

15.9　医保支付方式改革

2017 年,国务院办公厅发布《国务院办公厅关于进一步深化基本医疗保险支付方式改革的指导意见》(国办发〔2017〕55 号),启动基本医疗保险支付方式改革。要求自 2017 年起,进一步加强医保基金预算管理,全面推行以按病种付费为主的多元复合式医保支付方式。

图 15-6 所示为基本医疗保险支付方式改革启动试点的三年历程。在三年试点取得初步成效基础上,2021 年 11 月,国家医疗保障局印发《DRG/DIP 支付方式改革三年行动计划》(医保发〔2021〕48 号)。要求到 2025 年底,DRG/DIP 支付方式覆盖所有符合条件的开展住院服务的医疗机构。国家医疗保障局依托全国统一的医保信息平台开发了 DRG/DIP 功能模块基础版,要求在 2022 年 11 月底前,实现 DRG/DIP 功能模块在全国落地应用。

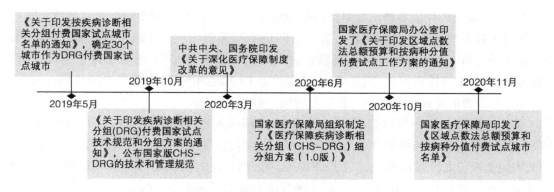

图 15-6　基本医疗保险支付方式改革启动试点的三年历程

15.9.1　DRG 分组与费用支付

疾病诊断相关组(DRG)是用于衡量医疗服务质量效率以及进行医保支付的一个重要工具。DRG 分组采用病例组合思想,疾病类型不同,应该通过诊断区分;同类病例但治疗方式不同,应通过操作区分;同类病例同类治疗方式,但病例个体特征不同,还应该通过年龄、并发症与合并症、出生体重等因素区分,最终形成 DRG 组。DRG 实质上是一种病例组合分类方案,即根据年龄、疾病诊断、合并症、并发症、治疗方式、病症严重程度及转归和资源消耗等因素,将患者分入若干诊断组进行管理的体系。

DRG 关注"临床过程"和"资源消耗"两个维度,分组结果要保障同一个 DRG 内的病例临床过程相似,资源消耗相近。CHS-DRG 采用的国家医保版疾病诊断 ICD-10 编码和手术操作 ICD-9-CM3 编码,从主要诊断大类(Major Diagnosis Category, MDC)开始,依照"临床过程一致性"和"资源消耗相似性"的分组原则,进行核心疾病诊断相关组(Adjacent Diagnosis Related Groups, ADRG)分组,分别设立 167 个外科手术操作 ADRG 组、22 个非手术室操作 ADRG 组及 187 个内科诊断组,总共 376 个 ADRG 组,如图 15-7 所示。可覆盖所有危急重短期(60 天以内)住院病例。

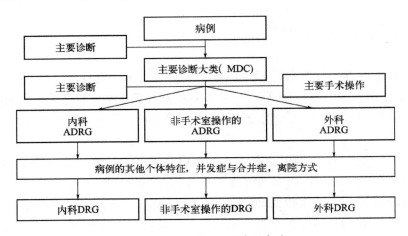

图 15-7　CHS-DRG 分组方法

DRG 以划分医疗服务产出为目标(同组病例医疗服务产出的期望相同),其本质上是一套"管理工具",只有那些诊断和治疗方式对病例的资源消耗和治疗结果影响显著的病例,才适合使用 DRG 作为风险调整工具,较适用于急性住院病例。不适用于以下情况,应作"除外"处理:①门诊病例;②康复病例;③需要长期住院的病例;④某些诊断相同,治疗方式相同,但资源消耗和治疗结果变异巨大病例(如精神类疾病)。

疾病诊断相关组—预付费(Diagnosis Related Groups Prospective Payment System, DRG-PPS)是对各疾病诊断相关组 DRG 制定支付标准,预付医疗费用的付费方式。每一个 DRG 依据其资源消耗程度计算 DRG 相对权重(RW,病种分值),反映该 DRG 的资源消耗相对于其他疾病的程度。各 DRG 组的付费标准,是先根据历史数据预测下一年的 DRG 结算住院例数计算 DRG 的总权重,再以年度住院基金预算作为总量进行测算,以控制医保基金超支的风险。

在 DRG 付费方式下,依诊断的不同、治疗手段的不同和病人特征的不同,每个病例将对应进入不同的诊断相关组。在此基础上,保险机构不再按照病人在院的实际费用(即按服务项目)支付给医疗机构,而是按照病例所进入的诊断相关组的付费标准进行支付,超出支付标准的费用将由医疗机构承担。由此,引导医疗机构主动选择合规的临床诊疗路径,控制医疗费用的不合理上涨。

实施 DRG 的定点医院,要求诊疗流程相对规范,医院质量控制机制健全,并且广泛开展临床路径管理。定点医院应改造医院信息系统,贯标执行医保统一的疾病诊断编码和手术操作编码等基础代码,按照国家病案管理规范,病案首页信息填写完整,包括主要诊断和辅助诊断填写和选择正确,手术和操作填写规范,满足 DRG 分组的要求。定点医院开发与医保信息系统进行数据交互的接口,完整及时地上传数据。医疗机构住院患者 DGR 数据实时上传流程如图 15-8 所示。

患者在定点医疗机构住院就诊完毕,在医院结算窗口根据医保报销相关政策(按服务项目)进行即时报销结算。在患者出院结算后生成医保结算清单,首次提交分组数据至医保信息系统,由分组服务平台分组,并实时反馈医院分组结果等信息。医院有一次修正的机会,需要整改的病例在指定日期内完成整改,并重新生成结算清单再次提交,经分组器返回分组结果,并锁定分组信息作为付费依据。

医疗保险经办机构与定点医疗机构按照"年度预算、月度预拨、季度考核结算、年终清算"的方式进行医疗费用结算。在实施 DRG 付费的过程中,为了保障 DRG 付费能够可持续运行,避免并遏制可能存在的医疗机构选择轻病人住院、推诿重病人、升级诊断和服务不足等现象,医保经办机构建立相应的 DRG 付费监管考核制度。发现医疗机构的质量问题,根据年终考核分值按比例在年终清算金额中扣除,促进医疗机构规范医疗行为、提高医疗技术,保证医疗质量和医保基金合理支付。

15.9.2 DIP 总额预算与费用支付

进入大数据时代,我国的制度优势使得医保、医疗数据充分集聚,按病种分值付费(Diagnosis-Intervention Packet, DIP)是利用大数据优势所建立的完整管理体系,发掘"疾病诊断+治疗方式"的共性特征对病案数据进行客观分类,在一定区域范围的全样本病例数据中形成每一个疾病与治疗方式组合的标化定位,客观反映疾病严重程度、治疗复杂状态、资源消耗水平与临床行为规范,应用于医保支付、基金监管、医院管理等领域。

DIP 目录库,是基于"随机"与"均值"的经济学原理和大数据理论,通过真实世界的海量病案数据,实现对同一诊断不同治疗方法、不同诊断相近治疗措施的客观比对,呈现每病种组合的疾病与资源消耗特征,发现疾病与治疗之间的内在规律与关联关系,提取数据特征的病种组合体系,最大化地追求组内病例差异度最小、病例入组率最高,既考虑数据共有特征,又呈现不同病例的个性特征,使每一病例在总体系中都有相应的定位与标准。

DIP 的病种分组包括主目录和辅助目录,如图 15-9 所示,主目录由核心病种和综合病种组成。通过研究不同病种组合的分布规律,确定在具体病种下面以例数临界值 Np 的方式区分核心病种与综合病种,临界值之上的病种依据"疾病诊断"和"治疗方式"聚类分组,作为核心病种直接纳入 DIP 目录库,而处于临界值之下的作为综合病种。综合病种通过大数据确定的治疗方式属性,包括保守治疗、诊断性操作、治疗性操作、相关手术 4 个分类,再次收敛分组。最终,DIP 利用大数据的优势,对最细化目录向上进行逐层的聚类和收敛,形成一套包含三级目录的 DIP 主目录体系,满足不同的应用需求。

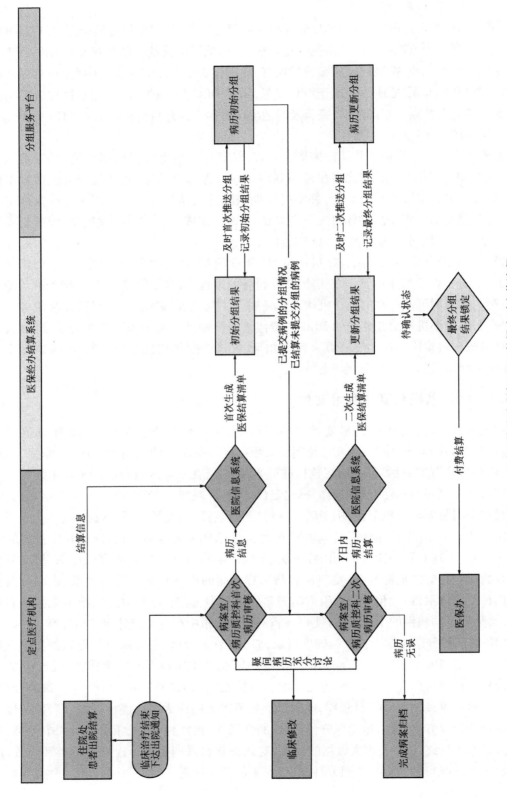

图 15-8　医疗机构住院患者 DGR 数据实时上传流程

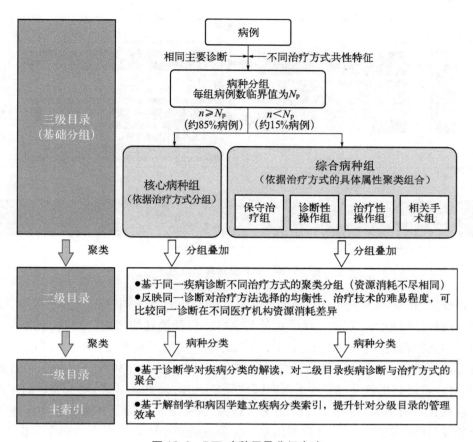

图 15-9 DIP 病种目录分组方法

DIP 在主目录病种分组共性特征的基础上,还建立了反映疾病严重程度与违规行为监管个性特征的辅助目录,即在统一标准体系下对疾病收治、诊疗行为的过程合规性进行快速识别、科学评价,与主目录关联,对其中对应分级目录的支付费用进行校正,促进对医疗费用的精确预算、精细管理与精准支付。辅助目录是对与主目录权重值出现偏差情况的一种纠正措施。

2020 年 10 月,国家医疗保障局办公室发布《关于印发区域点数法总额预算和按病种分值付费 试点工作方案的通知》(医保办发〔2020〕45 号)。国家医疗保障局组织了 DIP 分组目录库的建设。如图 15-10 所示,分别选择东、中、西部的 10 个试点城市,采集 1~3 年的医院全部出院患者病案数据和医疗费用结算清单数据,将"疾病诊断"和"治疗方式"作为分组的两个维度,利用全样本数据中疾病诊断与治疗方式的共性特征进行挖掘,聚类形成基于大数据的客观分组。

2020 年 11 月,国家医疗保障局办公室发布《关于印发国家医疗保障按病种分值付费(DIP)技术规范和 DIP 病种目录库(1.0 版)的通知》(医保办发〔2020〕50 号)。其中《DIP 病种目录库(1.0 版)》将主目录区分为核心病种近 11 553 组,综合病种 2 499 组。DIP 兼容临床病案数据,全样本数据入组率接近或大于 99%,进而降低入组率低、未入组病例数量大所带来的资源控制及实施的不确定风险,实现操作便捷与精细应用的平衡。

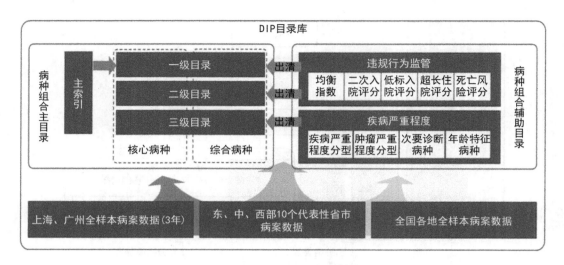

图 15-10   DIP 目录库建设方法

病种分值(Related Weight，RW)是反映不同病种组合资源消耗程度的相对值，是将区域内每一病种疾病和治疗资源消耗的均值与全样本资源消耗均值进行比对，给每一个 DIP 病种组合的资源消耗程度所赋予的权值，反映的是疾病的严重程度、治疗方式的复杂与疑难程度。数值越高，反映该病种的资源消耗越高，反之则越低。病种分值是不同出院病例的标化单位，可以利用该分值实现对医院医疗服务产出的评价与比较，形成支付的基础。

在总额预算机制下，根据年度医保支付总额、医保支付比例及各医疗机构病例的病种总分值计算每个分值的点值。医保部门基于病种分值和分值点值形成病组支付标准，再辅以医疗机构级别的系数调整，对医疗机构每一病例实现标准化支付。

DIP 的分值点值根据数据来源和适用场景分为预算点值和结算点值。DIP 预算点值在每年年初确定，基于该支付方式覆盖的住院总费用，建立医保资金的预估模型，支撑医保基金全面预算管理，是定点医疗机构落实医保过程控制的重要指标，如图 15-11 所示。DIP 结算点值在每年年终或第二年年初确定，以医保总额预算为前提，用于计算支付标准，与定点医疗机构进行年度清算。利用 DIP 辅助目录建立负性指标，应用专家评议机制、病案质量指数、医疗质量评分等方法，对最终给予医疗机构的清算费用予以合理校正，对医疗机构的违规行为予以监管调控。

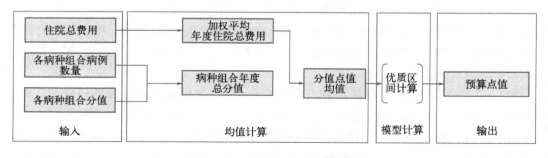

图 15-11   DIP 预算点值测算流程

DIP 的总体原则为"以收定支、收支平衡、略有结余"。各地区通过医保基金总额预算管理,测算医保支付标准,保证"以收定支";医保支付标准受当地医保支付总额、医疗总费用以及 DIP 总分值变化等因素影响,每年均会有所波动,但结合医保支付总额以及医疗技术发展、民众就医需求进行精准预估后,其波动大致能保持均衡,促进"收支平衡";医保支付标准的确定采用均衡区间校正的模式,取优质区间的均值作为评价标准,减少往期病案数据中不合理费用的影响,破解利益驱动难题,促进医疗机构回归医疗服务本身,推动医疗机构发展与医保基金监管之间的平衡,做实"略有结余"。

15.9.3　DRG 与 DIP 的比较

DRG 分组由粗到细,更多依赖于临床经验。从疾病诊断大类出发,按诊断和治疗方式区分成组,多病一组或多操作一组,有利于引导临床规范同病同操作的诊疗行为。但组间差异较大,病例入组取决于医疗机构的病案首页数据和分组器,易受人为因素干扰,未覆盖全部住院病例,基金风险较大。

DIP 分组由细到粗,涵盖全部病例。以临床客观真实数据统计分析为依据,按疾病与治疗方式的特征分组,一病一操作一组,组内差异较小。但测算依赖历史病历,不能完全排除历史数据中的问题,难以判断治疗方式的合理性,医保管控难度加大。

问题与讨论

（1）为什么说社会医疗保险对医疗领域信息化的发展起了巨大的推动作用？你认为什么才是医疗卫生信息化发展的原动力？

（2）医疗保险信息的特点有哪些？它们对医疗保险信息系统建设有何影响？

（3）社会医疗保险信息系统的关键技术有哪些？如何实现？

（4）参保人身份识别技术有哪几种？各有何特点？请设计异地转诊的身份识别方案。

（5）医疗保险信息系统与医院信息系统实现信息交换的难点是什么？如何解决？

（6）城镇职工医疗保险基金的偿付类型有哪些？各有何特点？你认为哪种更符合未来的发展趋势？

（7）什么是城乡居民基本医疗保险？

（8）什么是 DRG 和 DIP？两者有什么不同？

（9）举例说明如何利用信息系统对医疗保险业务进行监管。

（李　钢　黄学宁　丁宝芬）

16

医学信息资源的利用

本章将论述有关医学信息资源及其利用的基础理论和技术方法,读完这章后,你应该知道下面这些问题的答案:

医学信息资源的含义是什么? 它有哪些特点和类型?

信息检索的含义是什么?

何为信息检索语言? 包含哪些类型?

信息检索技术包括哪些内容?

常用的中外文医学信息检索系统有哪些? 如何利用?

搜索引擎的定义是什么? 其工作原理是什么? 如何利用搜索引擎获取所需医学信息资源?

16.1 医学信息资源概述

16.1.1 医学信息资源的含义

信息资源是人类在社会实践中,通过对信息的获取、筛选、处理、传输并存储在一定的载体上进行利用而产生的,可为人类创造新的物质和精神财富的信息集合。信息资源可以从广义和狭义两个角度去理解。广义的信息资源是指人类社会信息活动中积累起来的信息、信息生产者、信息技术等信息活动要素的集合。狭义的信息资源是指人类在社会活动中经过加工、处理、有序化并大量积累的有用信息的集合。

信息资源,其本身是一个集合的概念,它可按不同标准而分为多种类型。医学信息资源则是按专业(学科)划分出来的一个门类,它是与医学这一学科相关的各类信息资源的总称。本章节的医学信息资源主要指医学文献信息资源。

16.1.2 医学信息资源的类型

按照不同的标准,医学信息资源可以分为不同的类型:

(1) 按载体形式分类,可分为手写型文献、印刷型文献、缩微型文献、视听型文献、电子型文献。其中印刷型和电子型是目前医学信息资源利用中的两大主体,且电子型出版物数量已经超过了印刷型出版物。

（2）按出版形式，可划分为图书、期刊、学位论文、会议文献、科技报告、专利文献、标准文献、政府（组织）出版物、产品资料、档案文献等类型。医学信息检索的主要对象是期刊文献。

（3）按信息加工层次，可划分为下述 4 种类型：①零次信息资源，是未被记录下来或公开的最原始信息，或没有正式发表的文字材料如书信、手稿、笔记等，也包括科技人员的口头交流。②一次信息资源，即作者根据自己的工作和研究成果而写成的，也可称原始论文，如期刊论文、学位论文、研究报告、专利说明书等。③二次信息资源，是对一次信息资源进行收集、分析、整理，按照其外部特征或内容特征并按照一定的规则加以编排而成的文献，是查找一次文献的线索，如目录、索引、文摘等。④三次信息资源，是针对某一专题检索二次信息资源，获得与之相关的大量一次信息资源，对一次信息资源进行阅读、筛选所需内容，最后归纳、整理、加工、提炼而成的，如综述是最常见的三次信息资源。

（4）按开发程度，可分为潜在信息资源和现实信息资源。潜在信息资源是指个人在认知和创造过程中储存在大脑中的信息资源；现实信息资源是指潜在的信息资源经个人表述后能够为他人直接利用的信息资源。

（5）按学科分类，医学信息资源涉及基础医学、临床医学、预防医学、卫生保健等相关学科门类。

16.2　信息检索基础

16.2.1　信息检索的基本概念

信息检索（Information Retrieval）是指信息的有序化识别和查找的过程，即人们根据特定的信息需求，采取科学的方法，应用专门的工具，从浩瀚的信息海洋中迅速、准确地获取所需信息的过程。

广义的信息检索包括信息的存储和检索（Information Storage and Retrieval）。信息的存储主要是在一定专业范围内的信息选择基础上进行信息特征描述、加工并使其有序化，或建立数据库，以便在检索时借助一定的设备与工具，从中查找出所需的信息。存储是检索的基础，检索是存储的逆过程。在现代信息技术条件下，信息检索从本质上讲，是指人们从任何信息系统中高效、准确地查找到自己所需的有用信息，而不管它以何种形式出现，或借助于什么样的媒体，此即狭义的信息检索。一般来说"信息检索"主要指的是后者。

早期的信息检索，人们主要根据文献的特征，以手工方式实现。以计算机为核心的信息技术，开辟了信息处理与信息检索的新纪元，计算机从处理数字信息发展到处理字符信息、静态和动态的图像信息乃至声频视频信息等，不仅拓展了信息检索的领域，丰富了信息检索的内容，而且极大地提高了信息检索的速度。近年来，互联网给信息检索工作带来了一个全新的发展空间，信息检索的对象已从过去相对封闭，由独立数据库集中管理的信息内容扩展到如今开放快捷、动态更新、分布广泛、管理松散的网络内容。信息检索已成为当今科学研究、经济活动和社会生活中的一个组成部分，并发挥着越来越大的作用。

16.2.2 信息检索语言

检索语言是一种检索标志系统，是根据检索需要而创建的一种人工语言。它应用于各种手工和计算机信息检索系统，它的实质是表达一系列概括文献内容的概念以及概念之间相互关系的标志系统。我们在建立一个检索系统，对信息、文献进行存储时，需要按照一定的语言来描述信息、文献的外部特征和内部特征；同时，信息用户在使用检索系统时，也要按照一定的语言来表达他的文献信息需求，那么，这种把信息存储与检索联系起来、把检索系统的建立者与使用者联系起来以便取得共同理解的语言就叫检索语言，或叫作检索标志系统，又称为信息存储与检索语言、标引语言、索引语言等。

信息检索语言是决定检索系统中大量信息排检序列的关键。它可以是一系列概括信息内容的概念及其相互关系的标识系统，如分类号码；也可以是自然语言中选择出来并加以规范化的一套词汇，如主题词表。常用的有下列三种：

1）分类检索语言

分类检索语言是以学科分类为基础，结合信息内容特征的一种直接体现知识分类概念的检索语言。它采用概念逻辑分类的一般规则进行层层划分，构成具有上位类和下位类之间隶属关系、同位类之间并列关系的概念等级体系。体系分类语言也叫分类法或分类表。

分类检索语言的"语词"就是它的类目及相应的分类号，分类号主要用于明确各类目之间的先后顺序。

分类检索语言既可以用于期刊论文的分类，也可以用于图书等其他文献信息的分类。国内外有多种广泛使用的著名分类检索语言，如《国会图书馆图书分类法》（LCC）、《国际十进分类法》（UDC）、《杜威十进分类法》（DC 或 DDC）、《中国图书馆图书分类法》（简称《中图法》）等。《中国图书馆图书分类法》是我国使用最普遍的一种分类检索语言。

2）主题检索语言

主题检索语言是用表达文献主题内容的词语作为标识并且按字顺排检的信息检索语言。应用较多的是叙词法和关键词法。

（1）叙词法。叙词（discriptor）又称主题词，叙词法是以规范化为基础，以揭示事物对象及其特征为出发点的信息检索语言，其主要特点是：叙词是经过严格规范化的词或词组，保证语词与概念的一一对应，可用于概念组配检索。叙词一般由叙词表控制，常用的叙词表有《汉语主题词表》、《中国中医药学主题词表》、美国国立医学图书馆（NLM）的《医学主题词表》（MeSH）。其中 MeSH 词表是最具代表性的叙词表，也是医学领域内使用最多的一种主题检索语言。MeSH 用于标引和揭示医学文献的主题内容，对于提高医学信息检索的查准率具有十分重要的意义。

（2）关键词法。关键词（keyword）是指出现在文献的题名、摘要或全文中，能够反映文献主题内容的或者能被作为检索入口的专业名词或术语。关键词直接取自原文，不作规范化处理，可以提供更多的检索入口，适合计算机系统自动编制索引的需要。但由于词语没有规范化,对自然语言中大量存在的同义词、近义词、拼法变异词未标明其等同关系,从而导致同一主题文献信息因为用词不同而分散,容易造成漏检和误检。

3）代码检索语言

代码检索语言是用事物的代码作为标识系统的索引语言,如美国《化学文摘》(CA)中的分子式索引、环状化合物的环系索引等。

16.2.3　信息检索技术

信息检索技术主要研究信息的表示、存储、组织和访问,即根据用户的查询要求,从信息数据库中检索出相关信息资料。一般信息检索技术包括布尔逻辑检索、截词检索、邻近检索和字段限定检索等。

1）布尔逻辑检索技术

布尔逻辑检索是检索系统中应用最广泛的检索技术,即用布尔逻辑运算符来表达检索词之间逻辑关系的一种检索方法。在检索过程中,检索提问涉及的概念往往不止一个,而同一个概念又会涉及多个同义词或相关词。为了正确地表达检索提问,系统中采用布尔逻辑运算符将不同的检索词组配起来,使一些具有简单概念的检索单元通过组配成为一个具有复杂概念的检索式,用以表达用户的信息检索要求。常用的逻辑算符主要有 AND、OR、NOT,分别表示逻辑与、逻辑或、逻辑非三种逻辑运算关系,如图 16-1 所示。

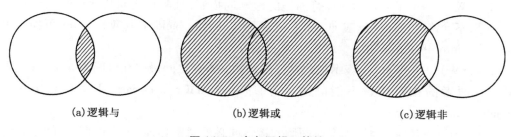

(a)逻辑与	(b)逻辑或	(c)逻辑非

图 16-1　布尔逻辑运算符

（1）逻辑与:用"AND"或"＊"表示,是一种用于交叉概念或限定关系的组配,它可以缩小检索范围,有利于提高检索的专指性。如欲查同时含有概念 A 和概念 B 的文献,可表示为"A AND B"或"A＊B",检索结果如图 16-1(a)所示,图中阴影部分为同时包含 A 和 B 两个概念的命中文献。

（2）逻辑或:用"OR"或"+"表示,是用于具有并列概念关系的组配。这种组配可以扩大检索范围,提高查全率。例如,检索含有概念 A 或概念 B 的文献,可表示为"A OR B"或"A+B"。检索结果是将含有检索项 A 的文献集合与含有检索项 B 的文献集合相加,形成一个新的集合,如图 16-1(b)所示,图中阴影部分为命中文献。

（3）逻辑非:用"NOT"或"-"表示,是用于从某一检索范围中排除不需要的概念。这种组配可以缩小检索范围,提高查准率。例如,在含有概念 A 的文献集合中,排除同时含有概念 B 的文献,可表示为"A NOT B"或"A-B",检索结果如图 16-1(c)所示,图中阴影部分为包含 A 且排除 B 的命中文献。

布尔逻辑运算的优先执行顺序一般是:逻辑非、逻辑与、逻辑或,但用括号可以规定或改变其执行顺序。三个逻辑算符和括号的配合使用,可将检索词组配成较为复杂的逻辑提问式,以满足复杂概念信息检索的需要。

2) 截词检索技术

截词检索就是把检索词截断,取其中的一部分片段,加上截词符号进行检索,凡满足这个词局部中的所有字符(串)的文献,都为命中文献。按截断的位置来分,有后截断、前截断、中截断三种类型。

不同的系统所用的截词符也不同,常用的有?、$、*等,分为有限截词(一个截词符只代表一个字符)和无限截词(一个截词符可代表多个字符)。例如 comput * 表示 computer、computers、computing 等。

截词检索也是一种常用的检索技术,是防止漏检的有效工具。截词检索技术可以作为扩大检索范围的手段,具有方便用户、增强检索效果的特点,但一定要合理使用,否则会造成误检,影响查准率。

3) 邻近检索技术

邻近检索又称位置检索,主要是利用记录中的自然语言进行检索,词与词之间的逻辑关系用位置算符组配,对检索词之间的相对位置进行限制。主要有相邻位置算符(W)、(nW)、(N)、(nN)和句子位置算符(S),用法意义如下:

(1)(W)——With:表示该算符两侧的检索词相邻,且两者之间只允许有一个空格或标点符号,不允许有任何字母或词,顺序不能颠倒。例如:biological(W)control 可检索出含 biological control 的文献记录。

(2)(nW)——nWords:表示在此算符两侧的检索词之间最多允许间隔 n 个词(实词或虚词),且两者的相对位置不能颠倒。例如:wear(1W) materials 可检索出含有 wear materials,wear of materials 等的文献记录。

(3)(N)——Near:表示此算符两侧的检索词必须紧密相连,词序可变,词间不允许插入其他词或字母,但允许有一空格或标点符号。例如:information(N) retrieval 可检出含有 information retrieval,retrieval information 的文献记录。

(4)(nN)——nNear:表示此算符两侧的检索词之间允许间隔最多 n 个词,且两者的顺序可以颠倒。

(5)(S)——Subfield:表示其两侧的检索词必须是在文献记录的同一子字段中,而不限定它们在该子字段中的相对次序和相对位置的距离。

4) 字段限定检索技术

字段限定检索是指限定检索词在数据库记录中的一个或几个字段范围内查找的一种检索方法。检索时,系统只对限定字段进行匹配运算,以提高检索效率和查准率。如 PubMed 检索系统中字段限定符主要有[AU]限查作者、[AD]限查作者机构、[MH]限查主题词、[MAJR]限查主要主题词等。不同数据库和不同种类文献记录中所包含的字段数目不尽相同,字段名称也有区别。在一些网络数据库中,字段名称通常放置在下拉菜单中,用户可根据需要选择不同的字段进行检索。

16.2.4　信息检索效果

检索效果（retrieval effectiveness）是检索系统实施信息检索的有效程度，反映检索系统的能力。检索效果包括技术效果和经济效果。技术效果是由检索系统完成其功能的能力确定的，主要指系统的性能和服务质量；经济效果是由完成这些功能的价值确定的，主要指检索系统服务的成本和时间。克兰菲尔德（Cranfield）在分析用户基本要求的基础上，提出了六项评价系统性能的指标，即收录范围、查全率、查准率、响应时间、用户负担和输出形式。其中，查全率和查准率是两个最主要也是最常用的指标。

1）查全率（recall ratio）

查全率又称检全率、命中率，指检出的相关文献数与检索系统中相关文献总数之比。可用下式表示：

$$查全率(R) = \frac{检出的相关文献数}{检索系统中相关文献总数} \times 100\%$$

2）查准率（precision ratio）

查准率又称检准率、相关率，指检出的相关文献数与检出的文献总数之比。可用下式表示：

$$查准率(P) = \frac{检出的相关文献数}{检出的文献总数} \times 100\%$$

查全率和查准率之间存在着互逆关系。如果检索时所用检索语言的泛指性强，检出的文献多，那么查全率将会提高，但误检率也同时增大，因而查准率降低。如果检索语言的专指性强，查准的文献多，则查准率提高，但漏检率也同时增大，因而查全率降低。所以，欲达到较好的检索效果必须兼顾二者，不能单纯追求其中某一个评价指标。实践证明，在通常的检索过程中，查全率在 60%～79% 之间，查准率在 40%～50% 之间，检索效果较佳。

16.3　常用中外文信息检索系统

16.3.1　中国生物医学文献服务系统（SinoMed）

中国生物医学文献服务系统（SinoMed）由中国医学科学院医学信息研究所/图书馆开发研制，收录有预防医学、基础医学、临床医学、药学等生物医学各个领域的文献，是一个生物医学中外文整合文献服务系统，中心网站为：http://www.sinomed.ac.cn。SinoMed在中国生物医学文献数据库（CBM）的基础上，收录内容和检索功能不断扩展，增加了北京协和医学院博硕学位论文数据库、中国医学科普文献数据库、西文生物医学文献数据库（WBM）、英文文集汇编文摘数据库、英文会议文摘数据库、俄文生物医学文献数据库、日文生物医学文献数据库等。其中 CBM 是国内第一个，也是目前最大的医药卫生专业文献数据库。该数据库收录了 1978 年以来 1 800 多种中国生物医学期刊，以及汇编、会议论文的文献题录等，年增长量约 50 万条，学科覆盖范围涉及基础医学、临床医学、预防医学、中医学等生物医学的各个领域。2004 年 CBM 与维普资讯公司合作，实现了与维普全文数据库的无缝链接。

SinoMed 系统特点是数据标引规范准确。CBM 等全部题录均严格依据美国国立医学图书馆(NLM)的《医学主题词表》、中国中医科学院中医药信息研究所的《中国中医药学主题词表》进行主题标引,依据《中国图书馆分类法》进行分类标引,文献信息均经深度加工和规范化处理,使文献内容揭示更加全面、准确。SinoMed 系统提供跨库检索、智能检索、多内容限定检索、主题词表辅助检索、主题与副主题扩展检索、分类表辅助检索、定题检索、多知识点链接检索、检出结果统计分析等功能,使检索过程更快、更高效,使检索结果更细化、更精确。

SinoMed 系统平台包括 8 个中外文数据库,各子数据库的检索功能基本相同,以 CBM 为例,主要包括以下检索方式。

1）快速检索

快速检索是 CBM 的默认检索方式。输入单个词时,自动实现检索词、检索词对应主题词和同义词以及该主题词所含下位主题词的同步智能检索。快速检索支持布尔逻辑检索,支持逻辑与"AND"、逻辑或"OR"、逻辑非"NOT"进行检索词或代码的逻辑组配检索。逻辑运算符优先级顺序为 NOT>AND>OR,使用"（ ）"可改变优先级运算顺序,( )中的检索式最先运算。如果首次快速检索的结果范围过大或需要在原有基础上深入,可以通过"二次检索"缩小检索范围,提高查准率。

快速检索支持截词（通配符）检索,单字通配符用"?"表示,任意通配符用"%"表示。如：输入"血？动力",可检索出含有"血液动力"等字符串的文献;输入"肝炎%疫苗",可检索出含有"肝炎病毒基因疫苗"等字符串的文献等。快速检索支持短语检索（强制检索）,即对检索词用半角双引号进行标识,CBM 将其作为不可分割的词组短语在数据库的指定字段中进行检索。如含有特殊符号"—""（ "等,用英文半角双引号标识检索词,如"1,25 －(OH)2D3"。

2）高级检索

高级检索为多字段、多布尔逻辑关系组配、多种限定关系组合的检索方式,具体操作步骤如下：根据需要选择检索入口。CBM 现提供常用字段、全部字段、中文标题、英文标题、摘要、关键词、主题词、刊名等 18 个检索入口,其中"常用字段"是"中文标题""摘要""关键词""主题词"这 4 个常用检索项的组合。在表达式构建输入框中输入检索词,根据需要选择是否进行"智能检索""精确检索""是否加权",以及"文献类型"等限定条件,并选择逻辑组配符,点击"发送到检索框"按钮,完成上述步骤后点击"检索"按钮执行检索。

在"检索历史"中可对检索记录进行逻辑组配操作。可从中选择一个或多个检索表达式并用逻辑运算符"AND""OR""NOT"组成更恰当的检索策略;检索策略可以永久保存到系统提供的"我的空间"。

3）主题检索

其是指采取基于主题概念的规范化主题词进行检索。进入主题词操作界面后,步骤如下：

（1）主题词定位：在中/英文主题词检索入口键入完整检索词或片段,查找浏览相关主题词注释信息和树形结构,选择确定需要的恰当主题词。如检索"心律失常"相关的文献,输入款目词"心律失常",选择对应主题词"心律失常,心性"。

（2）主题文献查找:在选定主题词的注释信息显示界面,选择是否扩展、是否加权,添加相应副主题词后,选择合适的逻辑组配符,并点击"发送到检索框"按钮,点击"主题检索"完成检索。如选定主题词"新型冠状病毒感染",选择扩展检索、加权检索,副主题词分别选中"DI 诊断"和"TH 治疗",发送到检索框进行主题检索,获得文献 9 629 篇（时间截至 2023-4-19）,见图 16-2 CBM 主题检索。

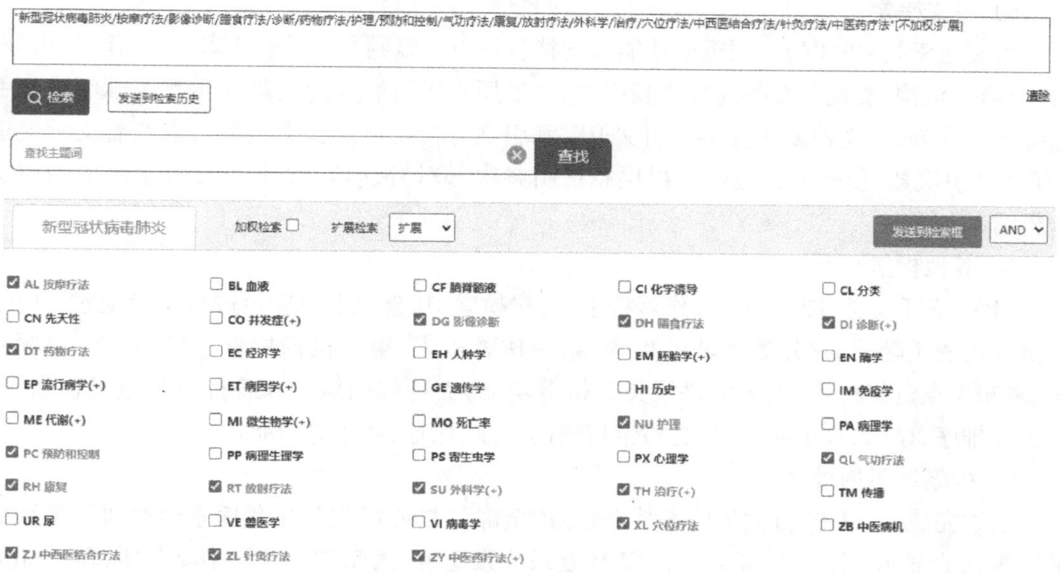

图 16-2　CBM 主题检索

加权检索是指由检索者对各检索词设置一个权值,并提出一个阈值,当检索出的提问式的总权值大于或等于阈值时,该文献为命中,否则为不命中。此处 CBM 主题词检索中,"加权检索"表示仅对加星号（＊）主题词（主要概念主题词）检索,"非加权检索"表示对加星号和非加星号主题词（非主要概念主题词）均进行检索。系统默认状态为非加权检索,若需要加权检索,勾选"加权检索"复选框。

扩展检索是对当前主题词及其下位词进行检索,不扩展检索则仅限于对当前主题词进行检索,系统默认状态为扩展检索,若不进行扩展检索可选择"不扩展"选项。当一个主题词分属几个不同的树时,可以选择对其中任何一个树进行扩展检索。如:对主题词"心律失常,心性",选择"全部树"时则表明对该主题词及其分属几个树的下位主题词同时检索,若选择"主题树 1"则表明仅仅对主题树 1 中"心律失常,心性"及其下位词进行检索,不扩展检索仅对"心律失常,心性"进行查找。

副主题词组配检索又称方面组配,指用副主题词来对主题词进行限定和修饰,使检出的文献限于主题词概念的某一方面,以提高检索的查准率。如需要进行多个主题词的组合检索,只需要查找其他主题词并重复进行上述操作即可。

4）分类检索

其是指从文献所属的学科角度进行检索，具有族性检索的功能。CBM 文献信息依据《中国图书馆图书分类法》进行分类标引，其中部分类目根据需要依《中国图书馆图书分类法》第四版进行了仿分。

CBM 分类检索入口包括类号和类名，可通过选择是否扩展、是否复分以提高查全率和查准率。支持多个分类号的同时检索，可使用逻辑运算符"AND""OR""NOT"进行组配。

5）引文检索

引文检索是 CBM 的一项重要功能。支持从被引文献题名、主题、作者/第一作者、出处、机构/第一机构、资助基金等途径查找引文，帮助用户了解感兴趣文献在生物医学领域的引用情况。此外，引文检索还提供了引文追踪和引文分析功能。引文追踪可以查看文献最近 5 年的被引次数，创建引文报告可提供总被引频次、篇均被引频次、h 指数等多维度的引文分析结果。

6）其他检索

CBM 还可以通过期刊检索、作者检索、机构检索、基金检索等途径进行文献检索。CBM 提供特色的主题词表/分类表辅助检索、第一作者检索、第一机构检索、限定检索、定题检索、多知识点链接检索、检出结果聚类分析等功能，支持截词检索和各种逻辑组配检索，具有多种排序、显示、输出功能，具有检索策略的修改、保存、调用等功能。

7）检索结果的处理

检索完成后，系统自动将检索结果分为"全部""核心期刊""中华医学会期刊""循证文献"，默认为显示"全部"检索结果。CBM 题录检索支持"入库""年代""作者""期刊""相关度"5 种排序方式，默认按题录数据入库时间输出。支持按"主题""学科""期刊""作者""时间""地区"6 个维度对检索结果进行聚类。CBM 中相关文献的类型包括"主题相关""共引相关""作者相关"3 种类型。支持"打印""保存""E-mail""写作助手"4 种检索结果输出方式。可点击题目后的"维普全文链接"直接获取原文，或者点击"原文索取"通过文献传递服务获取原文。

16.3.2　中国知识基础设施工程（CNKI）

中国知识基础设施工程（China National Knowledge Infrastructure，CNKI）即中国知网，始建于 1999 年，是由清华大学、清华同方发起，中国学术期刊（光盘版）电子杂志社等单位联合承担的"十一五"国家重大出版工程项目。CNKI 收录文献类型有学术期刊、硕博士学位论文、专利等。主要数据库有中国学术期刊（网络版）、中国博士学位论文全文数据库、中国优秀硕士学位论文全文数据库、国际会议论文全文数据库、中国重要会议论文全文数据库、中国重要报纸全文数据库、中国专利、国外专利、国家科技成果、国学宝典等。

中国学术期刊网络出版总库（CAJD）是目前世界上最大的连续动态更新的中国学术期刊全文数据库，收录了 1915 年至 2023 年 4 月 20 日共出版的期刊 8 200 多种，部分期刊回溯至创刊。内容分为十大专辑：基础科学、工程科技Ⅰ、工程科技Ⅱ、农业科技、医药卫生科技、哲学与人文科学、社会科学Ⅰ、社会科学Ⅱ、信息科技、经济与管理科学。十大专辑下分为 168 个专题近 3 600 个子栏目。

中心网站数据库(http://www.cnki.net/)提供文献信息线索免费检索,全文获取为收费服务,全文资源数据多为每日更新,各镜像站点通过互联网或卫星传送数据,实现每日更新,专辑光盘每月更新。

CNKI 提供基本检索、高级检索、专业检索、句子检索、引文检索等。

构造检索式时,用专业检索语法表中的运算符构造表达式,检索字段代码如表 16-1 所示。

表 16-1　检索字段代码对照表

代码	字段	代码	字段
SU	主题	JN	中文刊名或英文刊名
TI	题名	RF	引文
KY	关键词	YE	年
AB	摘要	FU	基金
FT	全文	CLC	中图分类号
AU	作者	SN/IB	ISSN/ISBN
FI	第一责任人	CN	统一刊号
AF	机构	CF	被引频次

同一个检索字段可以有多个检索词,之间用"＊""＋""－"连接,分别表示检索词之间的关系为逻辑与、逻辑或、逻辑非。三个逻辑运算符的优先级顺序相同,即由左向右运算,但"( )"可以改变运算顺序,( )内的优先运算。专业检索支持二次检索。

检索结果可按照相关度、发表时间、被引频次和下载频次进行排序,可快速筛选出最相关、最新、高质量及高关注度文献。此外检索结果还可按照多种方式——来源数据库、主题词类别、学科类别、关键词、文献作者、作者单位、文献出版来源、发表年度、研究层次、研究资助基金等进行分组分析与聚类,实现知识挖掘。

16.3.3　万方数据知识服务平台

万方数据知识服务平台（Wanfang Data Knowledge Service Platform, http://www.wanfangdata.com.cn/）是由万方数据股份有限公司和中国科学技术信息研究所于 1997 年创立的知识服务平台。该平台系统主要资源包括:中国学术期刊数据库(China Online Journals, COJ)、中国学位论文全文数据库(China Dissertations Database, CDD)、中国学术会议文献数据库(China Conference Proceedings Database, CCPD)、中外专利数据库(Wanfang Patent Database, WFPD)、中文科技报告等。

万方数据知识服务平台提供一框式检索和跨库检索,其中跨库检索包括高级检索和专业检索。专业检索与高级检索的检索字段相同。在高级检索中用户构造检索条件,由系统生成表达式,在专业检索中用户直接在检索框中输入检索表达式。检索表达式为"检索字段:检索词",可检字段有主题、关键词、题名、创作者、作者单位、摘要、DOI 等,如输入"题名:糖尿病"进行检索。如检索项有多个,则用 *、+、^ 分别表示逻辑与、或、非关系进行逻辑运算,运算顺序从左到右。字段名与限定词之间可以使用运算符来表示各类关系,如使用"="表示模糊匹配,"exact"表示精确匹配,"any"表示后面的检索词出现一个即可(检索词之间为逻辑或关系),"all"表示后面的检索词要同时出现(检索词之间为逻辑与关系)。对含有空格或其他特殊字符的检索词要用""包含。各种运算符号都是半角,关系运算符(除"=")及布尔逻辑运算符前后均要用空格相连。

一框式检索和跨库检索(高级检索、专业检索)的结果显示略有不同。一框式检索结果提供按时间、相关度和被引次数 3 种排序方式:相关度优先、最新论文优先、经典论文优先。同时在检索结果页面的左侧按照出版状态、学科分类、论文类型、刊名、时间、学者进行了聚类统计,可直观地浏览检索结果的时间分布、期刊分布。

检索结果的导出格式有文本、NoteExpress、EndNote、参考文献等,可选中相关文献后导出到指定位置。如要全面了解某文献,可点击文献题目右侧的"在线阅读"进行在线阅读或点击"下载"按钮,下载该文献到指定位置。

16.3.4 国家科技图书文献中心(NSTL)

国家科技图书文献中心(National Science and Technology Library,NSTL)是一个国家级科技文献信息服务机构,是由科技部联合财政部等六部门 2000 年 12 月正式开通使用的一个虚拟的科技信息资源机构。NSTL 网络服务系统是一个公益性的科技文献信息服务平台,为全国科技用户提供免费文献查询服务,系统内检索出的二次文献的所有条目在 NSTL 的成员单位均藏有全文。国家科技图书文献中心的网址为:http://www.nstl.gov.cn/。

16.3.5 PubMed 检索系统

PubMed 是美国国立医学图书馆(National Library of Medicine,NLM)附属国立生物技术信息中心(NCBI)开发的生物医学文献检索系统,于 1997 年开始在网上向用户提供免费检索服务。PubMed 是 NCBI 开发的 Entrez 检索系统的重要组成部分之一,Entrez 是一个用以整合 NCBI 系列数据库中信息的搜寻和检索工具,这些数据库包括核酸序列、蛋白序列、大分子结构、基因组序列以及 MEDLINE 等。PubMed 主要用于检索包括 MEDLINE 数据在内的期刊文献,其页面也提供了对核酸序列、蛋白序列、基因组序列、分子结构、孟德尔遗传在线等数据库的链接。PubMed 系统可通过 NCBI 主页上的 PubMed 链接点击进入,也可直接键入网址 http://www.ncbi.nlm.nih.gov/pubmed/进入。PubMed 收录范围如下:

(1) MEDLINE:MEDLINE 数据库是由美国国立医学图书馆编辑建立、世界公认最权威的大型生物医学文献数据库,收录了 1966 年以来全世界 70 多个国家和地区 40 多种语言的文献数据,收录期刊 5 600 多种。MEDLINE 涵盖了美国《医学索引》(Index Medicus,IM)、《牙科文献索引》(Index to Dental Literature)和《国际护理索引》(International Nursing Index)的全部数据,内容涉及临床医学、基础医学、护理学、口腔医学、药理和药剂学、环境医学、职业病学、兽医学、卫生管理、食品营养、卫生保健、信息科学等领域。MEDLINE 现有数据约 3 000 万条,其中约 80% 为英文文献,近年来数据年增量 40 万~50 万条记录。检索功能很强,检索途径多,检索者可根据各种已知线索直接进行检索,如自由词、主题词、著者姓名、化学物资登记号(可从 CA 中查到)、物资名、酶命名号、刊名缩写、登录号、国名等。检索记录带有[PubMed indexed for MEDLINE]标记。

(2)OLDMEDLINE:收录了 1966 年之前世界上重要的生物医学期刊文献记录 150 多万条,目前主要为 1948—1965 年的数据。检索记录也带有[PubMed indexed for MEDLINE]标记。

(3)PreMEDLINE:是一个临时性数据库,收录准备进行标引的文献信息,每天都在接受新数据,进行标引和加工,每周把加工好的数据加入 MEDLINE 中,同时从 PreMEDLINE 中删除。

(4)Publisher Supplied Citations:出版商直接提供的文献数据,带有[PubMed as supplied by publisher]标记,若记录被 PreMEDLINE 收录,加工标引完成后则进入 MEDLINE 中,其标记也变为 MEDLINE 数据标记。

16.3.6 美国《科学引文索引》(SCI)

《科学引文索引》(Science Citation Index,SCI)是美国科学情报研究所(Institute for Scientific Information,ISI)出版的一部世界著名的期刊文献检索工具,其出版形式包括印刷版期刊、光盘版和联机数据库,现在还发行了互联网上 Web 版数据库(网址:http://www.isinet.com)。

SCI 收录全世界出版的数、理、化、农、林、医、生命科学、天文、地理、环境、材料、工程技术等自然科学各学科的核心期刊约 3 500 种;扩展版收录期刊 5 800 余种。ISI 通过它严格的选刊标准和评估程序挑选刊源,而且每年略有增减,从而做到 SCI 收录的文献能全面覆盖全世界最重要和最有影响力的研究成果。

ISI 每年出版期刊引用报告(Journal Citation Reports,JCR),对包括 SCI 收录的 3 500 种期刊在内的 4 700 种期刊之间的引用和被引用数据进行统计、运算,并针对每种期刊的影响因子(impact factor)等指数加以报道。ISI 于 1997 年推出了引文索引的网络版本——Web of Science,包括 Science Citation Index Expanded 、Social Science Citation Index 和 Arts & Humanities Citation Index 三部分 。

16.3.7 Ovid 数据库系统

Ovid Technologies 公司是著名的数据库提供商,Ovid 平台下提供 300 多个数据库,1 000 多种权威期刊及其他资源,可由文献中的参考索引链接到该文献的全文(full text),用户可在单一环境下方便地获得所需资料。其中生物医学数据库主要有:

(1)Ovid 全文期刊库(Journals @ Ovid Full Text),提供 60 多个出版商出版的科学、技术及医学期刊 1 000 多种,最早的可回溯至 1993 年。其中包括 Lippincott Williams & Wilkins(LWW)出版社的约 300 种医学期刊、牛津大学出版社(Oxford University Press)的 50 多种医学期刊、BMJ Publishing Group Ltd. 等公司出版的期刊。

（2）Ovid BP（BIOSIS Previews）数据库，由美国生物学文摘生物科学信息服务社（Biosciences Information Service of Biological Abstracts，BIOSIS）编辑出版，是美国生物学文摘（Biological Abstracts，BA）和生物学文摘/报告、述评、会议资料的网络版，是世界上有关生命科学领域最大的综合性文摘数据库，内容涉及生命科学的所有领域，其中的期刊论文来源于100多个国家的5 000多种期刊，及时提供生物学及医学上的新发现和临床及实验研究资料。数据库中95%的记录有摘要。

（3）Ovid EBM Reviews（循证医学数据库集合），由Ovid技术公司提供，共包含7个数据库，其中除ACP Journal Club外，其余6个是Cochrane Library中的数据库，ACP Journal Club由两种期刊ACP Journal Club和Evidence-Based Medicine组成。这两种期刊由相关领域的专家按照严格的研究设计标准，定期从世界顶级的临床期刊中筛选出最新的系统评价和原始研究论文，并对其主要内容进行评述。

16.3.8　荷兰《医学文摘》(EMBASE)

EMBASE（Excerpta Medica Database）是由荷兰Flsevier（爱思唯尔）公司推出的文摘型数据库，EMBASE.com是将EMBASE——荷兰《医学文摘》中1 100多万条生物医学记录与700多万条独特的MEDLINE记录经过去重相结合，目前为全球最大最具权威性的生物医学与药理学文献数据库之一。EMBASE.com囊括了90多个国家/地区出版的8 500多种刊物，覆盖各种疾病和药物信息，涵盖了大量欧洲和亚洲医学刊物。

16.3.9　开放存取期刊目录(DOAJ)

开放存取（Open Access，OA）电子期刊是近年来新出现的一种期刊出版形式，其特点是出版费用主要由论文作者支付，读者免费使用。由于OA期刊的稿件大多采用同行评审，因此不同于一般的免费期刊，OA期刊质量有所保证，利用价值较高。

开放存取期刊目录（Directory of Open Access Journal，DOAJ）是瑞典隆德大学（Lund University）于2003年5月建立的全球OA期刊门户网站，网址为http://www.doaj.org/。该网站具有免费、全文与质量保障等特点，收录的科学性及学术性期刊达4 000多种，文章已近27万篇。文献按学科主题分类、字顺排列，共17个一级主题类目，与生物医学相关的有生物学与生命科学（Biology and Life Sciences）及卫生科学（Health Sciences）。可通过刊名、主题等方式进行检索。

16.4　搜索引擎

16.4.1　搜索引擎概述

随着社会信息化的发展，网络日益融入人们的日常生活和工作，网络内容不断丰富，形成一个信息的海洋。因此怎样快速有效地从海量数据中找出所需的信息成为一大难题，搜索引擎正是为了解决"信息丰富、知识贫乏"的奇怪现象而出现的技术。网络搜索引擎的问世,为互联网信息资源的有效管理和利用提供了巨大的工具支持。

1) 搜索引擎的基本含义

搜索引擎(search engines)是基于 Web 平台提供网络信息检索服务的工具或系统,它以一定的策略在互联网中搜集、发现信息,对信息进行理解、提取、组织和处理,并为用户提供检索服务,从而达到信息导航的目的。从用户的角度来看,它就是一个帮助人们进行信息检索的工具。

搜索引擎的历史,是与互联网早期的文件检索工具"Archie"息息相关的。搜索引擎的核心是提供网络导航服务,目前它所涉及的主题越来越广,不仅能够提供网站搜索服务,还提供新闻、网页、图片、多媒体、音频、视频、电子邮件地址、在线图书馆以及其他网络资源等服务。

2) 搜索引擎的工作原理

搜索引擎是通过自动索引程序广泛搜集网络信息资源,经过一系列的判断、选择、标引、加工、分类、组织等处理后形成供检索用的数据库,创建目录索引,并以 Web 页面的形式向用户提供有关的信息资源导航、目录索引及检索界面;用户可以根据自己的信息检索需求,按照该搜索引擎的句法要求,通过检索界面输入想要查找的检索项、提问式;系统检索软件接受用户提交的检索提问后,按照本系统的句法规定对用户输入的字符串、运算符、标识符、空格等进行识别和判断后,代理检索者在数据库中查找,并对检索结果进行评估比较,按与检索结果的相关程度排序后提供给检索者。

3) 搜索引擎的类型

(1) 按检索内容可分为综合性搜索引擎和专业性搜索引擎。

① 综合性搜索引擎。它主要以 Web 网页和新闻组为搜索对象,不受主题和信息类型的限制,信息覆盖范围大,适用用户广。如 Google、百度、AltaVista、搜狐、新浪、网易等均属于综合性搜索引擎。近年来,综合性搜索引擎有超大规模发展趋势,如 Google 就是一个杰出的代表。

② 专业搜索引擎。它是根据学科专业特点,针对某一专门领域或主题将 Internet 上信息资源进行搜集、整理而成的搜索引擎,一般经过人工筛选和评价,针对性较强,适用于专业人员查找专业信息。在 20 世纪 90 年代中期,人们把数据库技术、Web 技术、传统医学信息组织的有关理论和方法有机地结合起来,以致专门用于搜索网上医学信息资源的医学专业引擎应运而生,如 Medical Matrix、Medscape、CliniWeb International、Health Web、Medconnect 等。

(2) 按检索功能可分为全文式搜索引擎、目录索引类搜索引擎。

① 全文式搜索引擎(full-text search engine),指能够对网站的每个网页或网页中的每个单词进行查询的搜索引擎。它们都是通过从互联网上提取的各个网站的信息(以网页文字为主)而建立的数据库中,检索与用户查询条件匹配的相关记录,然后按一定的排列顺序将结果返回给用户。这种方式构成的数据库不需要人工干预,数据库庞大,搜索范围广泛,提供的信息多且全,查全率较高,但查准率偏低,缺乏清晰的层次结构,查询结果中的重复链接也较多。国外具代表性的有 Google、Fast/AllTheWeb、AltaVista 等,国内著名的有百度(Baidu)。

② 目录索引类搜索引擎(search index/directory),亦称为 Web 目录(web directory)或 Web 指南(web guides),是利用传统的信息分类方式,采用人工干预,将各个网络站点按其

内容特征逐级划分为不同主题的类目,最终组成一个树状结构的系统目录。用户检索时,只要点击其树状结构的顶层,即可逐层展开,直到查到所需信息。这种搜索引擎在信息采集、编排、HTML编码等方面大多由人工编制和维护,以致其数据库收集的网站有限,查全率偏低,但查准率较高。因此有人称之为"专题查询"或"分类查询",特别适合于那些希望了解某一方面或范围内信息但又没有明确搜索目的的用户使用。

(3)按检索范围划分为独立搜索引擎和元搜索引擎。

① 独立搜索引擎,也称常规搜索引擎或单一搜索引擎,它仅限在单个搜索引擎建立的数据库中进行信息查询,根据该数据库的内容反馈出相应的检索信息或链接站点,其查询的语言及规则必须符合该数据库的特定要求。如目前常见的 Infoseek、Lycos 等均属于独立搜索引擎。

② 元搜索引擎(metasearch engines),也称集成搜索引擎,它是建立在异地搜索引擎基础上的虚拟智能整体,本身不一定建立网络信息索引数据库。检索时,用户通过统一的检索界面,可同时链接多个或多种独立搜索引擎进行查询,将检索结果作出相关度排序后显示给用户。元搜索引擎对用户输入的检索词有两种处理方式,一种是并行处理,即同时将检索词传送给多个独立搜索引擎进行搜索;另一种是串行处理,即依次将检索词传送给多个独立搜索引擎进行搜索。二者的共同缺点是查询时间长。但近年来,元搜索引擎在改进用户界面、扩大搜索范围、消除重复信息等方面的努力越来越受到人们的关注。典型的元搜索引擎有 Metasearch、Metacrawler、Digisearch 等。

16.4.2 Internet 常用搜索引擎及其使用

1) Google(http://www.google.com/)

Google 是由英文单词 googol 变化而来的,"googol"是美国数学家 Edward Kasner 的侄儿 Milton Sirotta 创造的一个词,表示 1 后边带有 100 个零的巨大数字,隐喻着 Google 公司试图征服因特网上无穷无尽信息资料的雄心壮志。Google 由美国 Stanford 大学计算机科学系的 Larry Page 和 Sergey Brine 博士于 1998 年创建,以其强大的功能、丰富的资源赢得了越来越多的用户。

Google 是目前世界上最优秀的搜索引擎,在信息检索中它可以搜索万维网(WWW)上的 Web 页、新闻、讨论、产品、图形、声频或视频等资料。其特点是搜索速度很快,同时由于它维护了一个含时间变量的数据库,从而保证所查询的信息是处于最新的状态。

Google 富于创新的搜索技术和典雅的用户界面设计使其从当今的第一代搜索引擎中脱颖而出。Google 主页简洁明晰,检索框上栏设有网站(Web)、图像(Images)、地图(Maps)、新闻(News)以及更多网上论坛(Groups)、视频(Video)、图书(Books)、照片(Photos)、文献(Documents)等选项,便于用户直接按其所需进行检索。

(1)基本检索(Google Search)

在主页检索框内直接输入检索词后,即可检出所需相关网站,且每个搜索结果都包含从该网页抽出的一段摘要,提供了搜索关键词在网页中的上下文。Google 检索不仅简洁方便,而且严谨细致,可帮助用户找到最重要、最相关的信息。

值得一提的还有 Google 的"手气不错"设置,单击该按钮后,系统将检出 Google 推荐的最佳相关网站,用户完全看不到其他的搜索结果。使用"手气不错"检索时,系统用于搜索网页的时间较少,而用于检查网页的时间较多。例如,要查找 Stanford 大学的主页,只需在搜索字段中输入"Stanford"后,Google 将直接带您进入 Stanford 大学的主页:http://www.stanford.edu/。

(2) 高级检索(advanced search)

Google 高级检索界面设置了 10 多个主要选项,读者只需按其显示的菜单提示即可完成检索。其内容包括:

① Find web pages that have …:搜索结果限定。

② But don't show pages that have …:希望排除的字词,相当于使用逻辑非。

③ Need more tools:检索中需要选择的工具。

④ Date, usage rights, numeric range, and more:检索中的可选工具。

⑤ Topic-specific search engines from Google:特定主题检索。

在 Google 搜索关键词的结果页面上,不仅显示查询结果的数量、搜索时间等,还将检索结果按其相关程度顺序显示,包括网站分类目录、网页标题、网络地址、网页摘要及其网页文本的大小,其中被检字串还用红色或醒目的高亮字符显示,以方便阅读。

此外,Google 的一些特殊功能诸如网页快照(cached)、类似网页(similar pages)、查找 PDF 文件等也在其结果页面上予以体现。

(3) 分类检索

Google 的网页目录收录了万亿个网站的网页。这些网页目录以先进的网络搜索技术为基础,由"网页级别"进行技术分析,将查询到的网页依照其重要性程度的不同顺序排列出来。同时,在网页目录内也能享受"Google 搜索"的功能,即可以选择通过 Google 的搜索引擎进行语词检索。在主页中点击"more"下的网页目录,即进入分类目录的检索界面。用户在网页目录中通过逐层点击即可查询所需内容。

(4) 图像检索

要使用图像检索,只需在主页上点击"图像(Images)"按钮,即进入图像检索界面。使用 Google 图像检索可以搜索超过 4 亿个图像、照片信息。用户在检索框内输入检索词后按 Enter 键或点击"Google 搜索"按钮,即可看到以缩略图形式排列的检索结果。单击要查看图片的缩略图,就会看到放大的图像,还可以看到原始图像所在的页面。

图像检索还提供高级检索界面,可对查询页面、图像大小、图像类型、图像颜色及网域等内容进行限定检索。检索结果可采用 GIF、JPG、PDF 等格式下载,并有相关网页的链接。

另外,在主页右侧的"语言工具"中,可帮助用户选择搜索特定语言或国家的网页。它支持包括简体中文和繁体中文在内的约 150 种的界面语言和 50 种搜索语言,尤其是它将英文与其他语种的检索界面合二为一,如中英文检索界面合为一体,既可要求检索所有网站,也可只搜索其他语种的网站。值得一提的是,在"使用偏好"内,可将所有网页的内容转换成用户熟悉的语言,并可提供中文简体和繁体文本之间的自动"翻译"转换。

2)百度搜索(http://www.baidu.com/)

百度是全球最大的中文搜索引擎,中国最大的以信息和知识为核心的互联网综合服务公司,全球领先的人工智能平台型公司。2000年1月由李彦宏、徐勇两人创立于北京中关村。百度拥有超过千亿的中文网页数据库,可以让用户瞬间找到相关的搜索结果。

百度的检索方法有简单搜索、高级搜索。高级搜索可以使用户轻松地限定要搜索的网页的时间、语言、文档格式、关键词位置、站内搜索等。在简单搜索界面,百度支持布尔逻辑检索、字段限定检索、搜索特定文件名的文件。百度默认的逻辑运算为:逻辑"与",运算符为"空格"或"+";逻辑"非",运算符为"-","-"前后要留一空格;逻辑"或",运算符为"│"。字段限定检索操作如下:"site:"把搜索范围限定在指导网站内;"link"链接到某个URL地址的网页;"intitle:"把搜索范围限定在网页标题中;"inurl:"把搜索范围限定在URL链接中。"intitle:"和"inurl:"语法要求和后面的关键词之间不能有空格。

百度还提供百度百科、百度学术、百度知道、百度快照、图片、视频等服务。

3)Medical Matrix(http://www.medmatrix.org/index.asp)

Medical Matrix由美国医学信息学会(AMIA)于1994年创办,是目前世界最著名的医学搜索引擎之一,它是一种经评估的主题目录式网上医学信息搜索工具。目前该网站收录6 000多个医学网站和链接,收集临床医学的相关资源,主要服务于从事临床及卫生专业工作的医生等。

Medical Matrix所收录的网站全部经过AMIA资深专家的认真筛选和审定,以保证质量,其目标是建成"21世纪的多媒体临床医学数据库"。Medical Matrix对其收录的网站进行了评价和分级,它的网站星级评价系统是一种定性的评价体系,它分别用1—5颗星来表示网站的级别,其中5颗星表示各类目中最重要、最精彩的网站。

Medical Matrix提供了关键词和分类两种检索途径。

分类检索非常详细,层次结构严密,在大类下点击所需的下位类,检索结果则按信息的不同类型提供与该类目有关的新闻(News)、杂志(Journals)、教科书(Textbooks)、主要站点/主页(Major Sites/Home Pages)、临床指南/常见问题解答(Practice Guidelines/FAQs)、影像、病理/临床(Images, path./Clinical)、继续医学教育(CME)、教材(Educational Materials)、全文/多媒体(Full Text/Multimedia)、热点问题(Forums)等。

关键词检索又分简单检索和高级检索。简单检索只需在检索框中直接输入检索词,可利用检索框右侧的下拉菜单选择精确短语(exact phrase)、所有词(all words)或任意词(any words),亦可在检索框下方的下拉菜单中用资源类型进行限定检索。其高级检索除提供检索词选项外,还有文摘、杂志、病例等,可对检索结果进行多项选择,以达到精确检索之目的。

值得注意的是,Medical Matrix的主题分类浏览方式是查全某类信息的较好工具,而采用关键词检索往往要注意选词适当,以免影响检索质量。另外,其特有的单词拼写检查"Medical Spell Checker"功能,可帮助用户判断输入的检索词是否准确。

4)Medscape(https://www.medscape.com)

Medscape由美国Medscape公司于1994年研制开发,主要为临床医生和其他医学工作者提供高质量的专业医学信息,并支持手机App。其主页上方的导航栏包含News(新闻)、

Conferences(会议)、Journals(期刊)、Resource Centers(资源中心)、Viewpoints(观点)等栏目。

　　Medscape 的主要内容之一是医学新闻,涵盖了各专业领域的最新研究成果、医学进展等,每日更新。Medscape 特色资源是免费的医学继续教育(CME)项目,分为 Allergy & Clinical Immunology、Cardiology、HIV 等约 40 个主题。图 16-3 是 Medscape 的页面。

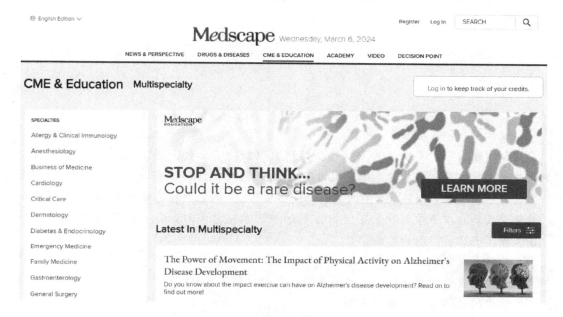

图 16-3　Medscape-CME

问题与讨论

(1) 医学信息资源的概念是什么? 有哪些特点?

(2) 按信息加工层次,可将信息资源分为哪几种类型?

(3) 何为信息检索语言? 常用的信息检索语言有哪些? 请举例说明。

(4) 简述布尔逻辑检索技术。

(5) 常用的检索效果评价指标有哪些? 请举例说明。

(6) 主题词检索和关键词检索有何区别? 各有什么特点? 请举例说明。

(7) 何为加权检索? 有什么意义?

(8) 试述搜索引擎的原理。

(邢春国　张志美)

17

生物信息学

生物信息学是生物学、数学和计算机科学交叉融合所形成的学科。生物信息学应用数学理论和计算机技术,搜集、分析和管理生物分子数据,挖掘生命活动及健康相关的生物信息。本章首先概述生物信息论,回顾生物信息学发展历程,然后介绍常用的生物信息学数据库和分析方法,简述疾病研究中的生物信息学分析,最后论述在健康中国和精准医学大背景下生物信息学与医学信息学的融合。读完这章后,你应该知道下面这些问题的答案:

什么是生物信息? 生物信息学的定义是什么?

有哪些重要的科学研究推动了生物信息学的发展?

常用的生物信息数据库有哪些?

生物信息学基本的分析方法有哪些?

生物信息学在医学研究中有哪些应用?

17.1 生物信息学概论

17.1.1 生物信息论

生命的核心是信息,信息是认识生命本质和生命活动规律的关键。1944 年,著名物理学家薛定谔撰写了《生命是什么》,科学地论述了遗传物质染色体上刻写着生命代码,这些代码蕴含生命体发育的全部信息,是构造生命体的蓝图,是调控生命活动的指令,生命体的一个典型特征就是信息的组织和传递。生命体系遵循普遍的物理规律和化学规律,然而,生命体系也具有独特的规律和秩序,这种规律和秩序是由信息所决定的。生命体与普通物体存在着本质的差异,生命体不是固有物质简单的堆积和组合,生命体各个层次的元部件都是在生命信息控制之下动态制造出来的,并且有序地组装在一起,生命体的生长发育过程本质上就是生命信息表达的过程。

生命体是一个复杂的系统,不仅需要物质和能量的支撑,更需要信息的支持。生命体本身就是一个信息系统,该系统控制着生命的遗传、生长和发育。分子生物学的中心法则阐述的就是遗传信息流规律,指明遗传信息从 DNA 传递到 RNA,再由 RNA 传递给蛋白质。

DNA 也可以自我复制,将生命信息传递给后代。生命信息在生物分子之间传递。

细胞既是构成生命体的基本物质单位,也是存贮、复制、传递、处理和加工遗传信息的基本信息单元。如果用计算机语言来描述细胞的话,那么,细胞就是执行生命指令的场所。在细胞活动过程中也会产生各种信息,从不同侧面反映生命活动状态。

生物信息是生命活动过程中的分子和细胞信息,具体说就是"控制生命活动过程,反映生命活动状态,表现生命活动规律的分子和细胞信息"。首先,基因组 DNA 分子中的遗传信息是最基本的生物信息,由各种生命指令所构成,这些指令控制着生命体的生长发育,控制着性状表现和功能发挥。其次,在生命活动状态方面,转录组 RNA 分子反映不同组织或不同细胞中各个基因的开关状态和工作状态,反映各个基因的工作节律是否正常,而蛋白质组信息则表现各种蛋白质机器运转状态,通过蛋白质组信息分析,可以发现那些结构破损、不能正常运转蛋白质机器,以便于及时维修。另外,在生命活动规律方面,往往通过分析和挖掘各种生物分子数据之间的联系,解析生物过程规律和关联关系,例如,基因转录调控规律、基因变异与遗传病之间的关联关系、基因表达失调与癌症之间的关联规律。

生物信息可分为静态生物信息和动态生物信息。静态生物信息是指固有的、相对稳定的信息,如基因组信息,基因组上的生命指令在常态生命过程中保持稳定。分析生物分子携带的静态生物信息有助于认识生命的本质。动态生物信息则是指生命活动过程中外在表现、动态变化的信息,如基因表达信息、表观基因组修饰信息、细胞分化信息、细胞分类信息等。生命体会产生大量的动态信息,分析这些信息有助于认识生命活动的规律。

生物分子是基本的生物信息载体,而细胞则是生物信息处理场所。生物信息学着重研究两类最重要的生物信息载体,即核酸分子和蛋白质分子,研究它们的序列、结构、功能及相互作用。由于 DNA 测序技术的快速发展,产生了大量核酸序列数据,因此,核酸是当今研究最多的生物信息载体。

DNA 是生命信息的源泉,是遗传信息的载体。DNA 的核苷酸序列上存储着蛋白质的氨基酸序列编码信息,存储着制造蛋白质机器的控制信息,存储着物种遗传信息。遗传信息存储在 DNA 四种字符组成的序列中,生命体生长发育的本质就是遗传信息的传递和表达。因此,可以说 DNA 序列携带着最基本的生命信息。存储在 DNA 中的信息使无活力的分子组织成有功能的活细胞,进而构成能进行新陈代谢、生长和繁殖的生命体。人们已经认识到遗传信息的载体主要是 DNA(在少数情况下 RNA 也充当遗传信息的载体),控制生命体性状的基因是一系列 DNA 片段。一方面,DNA 通过自我复制,在生命体的繁衍过程中传递遗传信息。另一方面,基因通过转录和翻译,使遗传信息在生物个体中得以表达,并使后代表现出与亲代相似的生物性状。基因本质上就是制造蛋白质机器的蓝图,基因控制着蛋白质的合成,基因的 DNA 序列到蛋白质序列存在着一种明确的对应关系,而这种对应关系就是众所周知的第一遗传密码。基因信息固然很重要,但是,在真核生物基因组中,基因序列只占很小一部分,例如,在人类基因组中,蛋白质编码基因的总长度只占 1.5%。在基因组非编码序列中,存储着更复杂的、更精细的基因开关调控信息。

蛋白质既是生物信息的载体,也是生物信息处理和加工的关键分子。蛋白质分子序列除了含有基因翻译的信息之外,还含有结构信息、功能信息和进化信息。蛋白质在生命体内执行着各项重要任务,如生物物理过程的控制、生物化学反应的促进、信号的识别与传递等,蛋白质是生命活动的机器。有一类特殊的蛋白质机器,它们的使命是解读、传递和加工遗传信息。在细胞内,当一个基因需要表达时,首先会形成一个由各种蛋白质小机器组装在一起的巨型转录机器,将遗传信息从 DNA 转录到 mRNA,然后由核糖体(蛋白质与 rRNA 组成的机器)根据 mRNA 上的信息合成肽链,制造出一台新的蛋白质机器。也就是说,在细胞工厂内,各种蛋白质机器协同工作,解读遗传信息,以基因为设计蓝图,制造出新的蛋白质机器。蛋白质机器还能够加工遗传信息,在 DNA 或者核小体上打上各种标签,形成各种表观遗传修饰,进而影响基因的行为。

生物分子序列是生物信息的外在表现形式,每一条生物分子序列至少携带三种基本信息,即遗传信息、结构信息和进化信息。毫无疑问,DNA 序列携带了一个物种所有的遗传信息,蛋白质序列则是遗传信息翻译的结果。无论是 DNA 序列,还是蛋白质序列,都携带着结构信息,正因为如此,可以解析序列中的结构信息,从而预测生物分子结构。作为信息的载体,DNA 分子和蛋白质分子都打上了进化的烙印。对于蛋白质,通过比较来自不同种属的同源蛋白质,即直系同源蛋白质,可以分析蛋白质甚至种属之间的进化发生关系,推测它们共同的祖先蛋白质。对于核酸序列分析也一样,例如,分析病毒的核酸序列,推断各个病毒株的演化历程,发现引发重大流行病的病毒起源。

生物分子相互作用也是一类重要的信息,包括蛋白质与蛋白质相互作用、蛋白质与核酸相互作用、核酸与核酸相互作用。蛋白质是生命活动的机器,但是在很多情况下,一个蛋白质机器并不是孤立存在于细胞中,而是与其他蛋白质机器一起通过相互作用来行使其功能,从而使得细胞中所有蛋白质形成一个相互作用的网络。功能相同和相似的蛋白质在一起组成功能模块,以完成特定的生物学功能。因此,了解蛋白质之间的相互作用关系非常重要。蛋白质与核酸之间的相互作用是基因调控的关键,一个基因的转录受到蛋白质因子的调节,只有当一组合适的转录因子作用于一个基因上游的转录开关元件以后,才可能开启这个基因,转录遗传信息,进而合成对应的蛋白质产物。转录开关元件是一段核酸序列,本质上是基因转录调控信息的载体。转录因子解读基因转录调控信息,不仅可以开启基因的转录过程,还可以控制基因转录的速度和转录的数量。核酸分子之间也存在相互作用,例如,各种功能非编码 RNA 对染色质结构的调节作用、对信使 RNA 的调控作用等。

从生物学的观点来看,细胞是生命的基本单位;而从信息科学的观点来看,细胞则是生命系统的基本信息单元。这样的信息单元通过存贮、复制、传递、修饰遗传信息和执行遗传指令形成特定的生命活动,促使生命体生长发育,产生生物进化。一个细胞内存储着一个生命体完整的基因组,存储着所有的遗传信息。在生物传宗接代的过程中,遗传信息需要在细胞内进行复制,然后直接传递到后代的细胞中,或者双亲的遗传信息经过融合后再传递给子一代。生命体的生长发育是通过细胞增殖实现的,而细胞增殖的必要前提则是细胞内遗传信息的复制。在遗传信息的复制和传递过程中,遗传信息可能会发生变化,而遗传信息的变化则是生物进化的基础。在细胞内可以根据一个基因的指令合成对应的蛋白质,从而表达一个基因所携带的遗传信息。虽然一个细胞存储着完整的基因组信息,但是并不是任何一个基因在任何一个细胞中都表达的。一个基因在某些细胞中可能会表达,并以该基因为模板合成对应蛋白质,而在其他类型的细胞中则不表达。即使在同一类型的细胞中,一个基因可能在某些条件下处于打开状态,可以合成对应的蛋白质,而在另外一些条件下处于关闭状态。上述所有与遗传信息相关的活动都是在细胞中进行。可以利用高通量技术获得细胞内各种分子数据,并通过计算分析,探索细胞内信息活动的各个环节。通过基因组序列分析,研究遗传信息是否被可靠复制;通过表观基因组分析,研究哪些遗传信息被修饰和加工;通过转录组数据分析,研究哪些遗传信息被传递;通过蛋白质组数据分析,研究哪些遗传信息被表达,哪些蛋白质机器在工作及工作状态是否正常。

17.1.2 生物信息学

传统的生物学是一门实验科学,其研究依赖于对实验数据的处理和分析。生物学也是一门发现科学,通过实验发现新的生物学现象、新的生物学规律,经过整理、归纳和总结,提炼出新的生物学知识。在这个过程中,需要对实验数据进行处理和理论分析,并在此基础上解释实验现象,认识导致实验现象发生的机制,探索固有的生物学规律,进而了解和掌握生命的物质基础和生命的本质。随着现代生物科学和技术的迅速发展,生物数据积累速度不断加快,这对生物数据的科学分析方法和实用分析工具提出了更新、更高的要求。生物数据具有丰富的内涵,其背后隐藏着人类目前尚不知道的生物学知识。如何充分利用这些数据,通过数据分析、处理,揭示这些数据的内涵,从而得到对人类有用的信息,是生物学家、数学家和计算机科学家所面临的一个严峻的挑战。

生物信息学就是为迎接这种挑战而发展起来的一门新型学科,它是由生物学、数学和计算机科学相互交叉所形成的学科,是当今生命科学和信息科学的重大前沿领域之一,也是 21 世纪自然科学的核心领域之一。

生物信息学(Bioinformatics)这个名词有许多不同的定义。从字面上来看,生物信息学是生物中的信息学,研究生物领域中的信息学问题,发展生物信息的分析方法和应用技术。生物信息学作为一门新兴交叉学科,与其他生物学交叉学科具有同样的地位。

生物物理学是物理学与生物学相结合的一门交叉学科,研究生物体的物理特性和运动规律;生物化学则研究生物体中的化学进程,研究生物大分子的结构与功能。生物信息学与上述两门交叉学科存在紧密的联系:生物信息学起源于生物物理学,聚焦生物体的信息活动规律;生物信息学以生物化学为重要基础,注重生物大分子结构与功能的信息基础,关注生化过程的信息调控。然而,生物信息学快速发展,研究内涵不断延伸,已经成为独立的交叉学科,成为生物学乃至生命科学的重要组成部分。

生物信息学广义的概念是指应用信息科学的方法和技术,研究生物体系和生物过程中信息的存贮、信息的传递和信息的表达,分析和挖掘分子、细胞、组织、器官、系统等各个层次的生物信息,是生物学中的信息科学。狭义的概念是指应用信息科学的理论、方法和技术,管理、分析和利用生物分子数据。通过收集、组织、管理生物分子数据,使研究人员能够迅速地获得和方便地使用各种生物信息;通过处理、分析、挖掘生物分子数据,解析数据之间的联系,得到深层次的生物学知识,加深对生物世界的认识;在生物学、医学研究和应用中,充分利用生物分子数据及其分析结果,揭示生命活动的规律,发掘疾病背后的遗传变异和生物分子活动异常,提高科学研究和技术开发的科学性及效率。早期的生物信息学研究集中在分子层面(称为分子生物信息学),聚焦基因组学(称为基因组信息学)。

随着单细胞测序技术和各种细胞检测技术的发展,细胞层面上的生物数据越来越多,人们可以从细胞这个基本的生命单元开展更全面的研究,不仅研究细胞内的各种分子和多组学信息,还可以研究细胞的整体结构、生物特征和生理特征,研究细胞之间的相互作用。因此,生物信息学的研究内涵进一步拓展,从分子生物信息学延伸为细胞生物信息学。

与生物信息学相关的概念还有计算生物学(Computational Biology)。计算生物学的核心是计算,利用数学、物理学和计算机科学的方法和技术,建立生物系统的数学模型,计算模拟生物过程,揭示生物体系结构、功能及活动规律。生物信息学与计算生物学之间存在许多交叉的研究方法和研究内容,但是各自有典型特征。生物信息学聚焦生物数据,侧重于分析生物数据,发现数据之间的联系;计算生物学聚焦建模计算,侧重于根据数据建立生物模型,探究生命现象。生物信息学目前重点分析生物分子序列数据,解析生物数据之间的联系和相关性,如染色质与基因转录之间的联系,基因表达与基因功能之间的联系,基因与疾病之间的相关性等;而计算生物学则是使用各种计算方法探讨生物系统的属性和行为特征,以生物网络分析为手段来研究生物系统,通过数学建模和计算模拟来揭示生物系统的运动规律。

17.1.3　生物信息学的产生与发展

生物信息学植根于分子生物学。20世纪50年代,由于现代分子生物学的形成和发展,对DNA和蛋白质这两种关键生物信息载体分子的研究不断深入,其中三个诺贝尔奖奠定了生物信息学的根基。一马当先的自然是遗传物质的确定。1952年,德尔布吕克(Delbrück)、赫希(Hershey)和卢瑞亚(Luria)等人证明DNA是主要遗传物质,而不是蛋白质,这项工作坚定了人们关于DNA是生命信息源泉的信念,催生了后来DNA双螺旋结构模型的产生。他们三人的杰出工作获得了1969年诺贝尔生理学或医学奖。最重要的根基当然是DNA双螺旋结构的发现。1953年,沃森(Watson)、克里克(Crick)根据X射线衍射数据,提出DNA的双螺旋结构模型,由此获得诺贝尔生理学或医学奖。这既是分子生物学里程碑式的研究成果,也是DNA生物信息学的重要基础。首个蛋白质序列的测定则是蛋白质生物信息学的根基。1955年,桑格(Sanger)及其同事测定了首个蛋白质(胰岛素)的完整序列,同时证明蛋白质具有明确的组成和构造,由此在1958年获得诺贝尔化学奖。蛋白质测序技术的发明,促进了各种蛋白质序列数据产生,为后续的蛋白质生物信息学研究建立了基础。1956年在美国田纳西州的盖特林堡召开了"生物学中的信息理论研讨会",这是生物学和信息科学首次联合举办的跨学科研讨会,会议主要议题包括:信息在生物学中的定义和应用、DNA和蛋白质的信息含量、遗传信息的传递和表达、神经系统中的信息传递、生态系统中的信息交换等。该研讨会被认为是生物信息学的一个重要里程碑。

蛋白质序列分析是生物信息学萌发的第一枚新芽。20世纪60年代,出现生物信息学领域最早的蛋白质数据分析工作。在这个时代,蛋白质序列数据不断累积,生物学家开始搜集并分析各种蛋白质数据,这些数据来自蛋白质测序技术。虽然 DNA 测序是目前生物信息学数据主要来源,但是,在实现 DNA 测序的二十年前,科学家们已经开始将计算机技术应用于蛋白质研究。生物信息分析第一人,戴霍夫(Dayhoff)早在 20 世纪 60 年代就开展了蛋白质序列研究。她最初的工作是利用第一代高级程序设计语言 FORTARN 编写程序,确定蛋白质分子的氨基酸序列,并于 1965 年建立了分子生物学的第一个数据库,即蛋白质序列和结构数据库,该数据库每年更新,后来演化为著名的蛋白质信息资源库 PIR。这个时代的一个典型特征是"大分子携带信息"成为分子生物学的重要理论,生物分子信息在概念上将计算生物学和计算机科学联系起来。蛋白质是这个时代研究最多的生物大分子,蛋白质序列是主要的数据对象。1962 年,祖卡坎德尔(Zuckerkandl)和鲍林(Pauling)研究序列变化与进化之间的关系,提出了分子钟的理论,开创了一个新的领域——分子进化。随后,通过序列比较确定序列的功能及序列分类关系成为序列分析的主要工作。1968 年,霍利(Holley)等三人因破译了遗传密码获得诺贝尔生理学或医学奖,遗传密码揭示了蛋白质序列与基因序列之间的联系。

序列比对算法在早期生物信息学领域一枝独秀。20 世纪 70 年代,形成生物信息学的基本理论,逐步明确生物信息的基本内涵,从生物分子序列中解析生物信息成为基本方法,而序列比对则是核心方法。70 年代初首次出现"生物信息学"名称,定义为"生物体系的信息学研究",关注生物体系的各种信息过程,包括遗传信息流和进化过程中的信息积累。在 70 年代,出现各种生物分子序列分析方法。首先,信息论被引入序列分析,生物分子序列被证实是高度非随机的。随后,出现了将 DNA 序列翻译成蛋白质序列的算法。然而,这个时代最有影响的、对生物信息学发展有重要贡献的是 Needleman-Wunsch 算法,这是一种基于动态规划问题求解策略的序列两两比对算法,由尼德曼(Needleman)和翁施(Wunsch)这两位科学家于 1970 年提出。这个时期还出现基于点标记矩阵的序列比对方法,该方法可用于寻找序列中的重复片段,这是一种可视化的序列比对方法,用于比较两条序列之间的相似性,可以清晰地显示序列之间的匹配和差异。在蛋白质序列比对方面,戴霍夫(Dayhoff)等于 1978 年提出基于点突变模型的 PAM 矩阵,这是第一个广泛使用的氨基酸替换打分矩阵,是衡量蛋白质序列相似性和判定蛋白质进化距离的经典模型,PAM 矩阵大大地提高了蛋白质序列比对算法的性能。在这个时代末期,史密斯(Smith)和沃特曼(Waterman)发表了著名的 Smith-Waterman 算法,其特点是能够实现局部序列比对,发现相似的子序列,这是序列比对方面的一个重大突破。

各种生物分子数据库的出现使得生物信息学呈现生机勃勃的态势。20 世纪 80 年代以后,计算机技术在科学界广泛应用,生物信息学领域也一样,出现一批生物信息计算服务机构和生物分子数据库。1974 年成立的欧洲分子生物学实验室(European Molecular Biology Laboratory,EMBL)是世界上第一家核酸序列数据管理机构,EMBL 核酸数据库是该机构早期的一个重要数据库,随着数据规模的不断扩大,EMBL 在英国成立了欧洲生物信息研究所(European Bioinformatics Institute,EBI),建立和维护各种数据库。1982 年,著名的核酸数据库 GenBank 正式公开发表,这是由美国国家生物技术信息中心(National Center for Biotechnology information,NCBI)创建和管理的一个以 DNA 序列为主的生物信息数据库。

1988 年开始,在 GenBank 的基础上,NCBI 又进一步发展其他生物信息数据。另一个著名的核酸数据库是 DDBJ,于 1986 年在日本诞生。DDBJ 与 GenBank 和 EMBL 组成国际核酸数据库联盟,相互交换、更新数据和信息。在蛋白质数据库方面,1986 年,瑞士生物信息学研究所创建和管理的一个蛋白质序列数据库 Swiss-Prot 正式推出,该数据库提供准确、详尽和高质量的蛋白质信息,主要的数据是手工注释和校正的蛋白质序列,同时还提供更多的功能、结构和分类相关信息。除了数据库之外,在这个年代也出现了许多计算工具和软件,代表性的软件家族是 BLAST 和 CLUSTAL,BLAST(Basic Local Alignment Search Tool)可以快速搜索核酸数据库或蛋白质数据库,推断生物分子序列的功能和进化,识别基因家族,而 CLUSTAL 则是多序列比对软件,通过渐进式的序列两两比对实现快速的多序列比对。CGC 和 DNASTAR 也是这个时代开发出来的优秀软件包。

人类基因组计划促使生物信息学茁壮成长。在 20 世纪 90 年代,生物信息学进入快速成长期,其最大的发展推动力来自人类基因组计划(Human Genome Project,HGP)。一方面,在产生人类基因组图谱时,需要各种信息处理和数据计算工具,这就从应用的角度对生物信息学提出各种需求,由此推动生物信息计算分析方法的发展,如基因组拼接算法、基因识别方法、基因注释方法等。当然,基因组数据的整理、贮存和管理是生物信息学数据库技术需要解决的基本问题。另一方面,HGP 计划产生了大量的基因组数据,使得科学家可以从这些数据中挖掘各种信息,解析人类遗传信息组织的奥秘,分析基因表达调控信息,发现疾病相关的基因变异信息,由此拓展了生物信息学的应用。实际上,这个时代的生物信息学本质上就是基因组信息学。总之,生物信息学和 HGP 之间是相互促进、共同发展,HGP 计划的实施促进了生物信息学的发展,而生物信息学的发展又反过来帮助了 HGP 计划的顺利完成。90 年代中期,在互联网技术推动下,许多生物信息学数字资源库开始在网络上提供服务。同时出现了分子动力学模型和工具,然而计算能力的约束限制了分子动力学结构模拟的实际应用。

大规模多组学数据使得生物信息学枝繁叶茂。21 世纪前十年,由于 DNA 微阵列和 DNA 测序这两种高通量技术的快速发展,产生了各种组学数据,促使生物信息数据分析和信息挖掘全面展开。20 世纪初,DNA 微阵列技术广泛应用,产生了大量的以转录组为代表的基因表达数据,基因表达分析是这个阶段的主流。2005 年开始,第二代测序技术出现,大大提高了 DNA 测序的速度和通量,个体基因组测序、癌症基因组测序成为可能。2008 年,中国华大基因、英国桑格研究所以及美国国立人类基因组研究所等机构共同发起“千人基因组计划”,绘制精细的人类基因组多态性图谱,为研究基因对健康和疾病的影响提供了大量的数据。以 DNA 甲基化为代表的表观基因组在这一时期得到了广泛研究,生物信息学在表观基因组学数据分析和解释方面发挥了重要作用。在这个时代,国际上还出现了多个基因组研究相关计划,包括“国际人类单倍型图谱计划”“人类微生物组计划”“癌症基因组图谱计划”等,产生了更多的组学数据,而生物信息学在分析、注释、挖掘这些数据中发挥了关键的作用。在基因组学技术快速发展的同时,以质谱技术为代表的蛋白质组学在这一时期也取得了重大突破,“国际人类蛋白质组计划”启动,产生了人体多个组织的蛋白质组数据,促进了蛋白质组成和功能的深入研究。就生物信息学研究方法而言,序列分析是组学研究的基本方法,而网络生物学和系统生物学在这个时期崭露头角,通过构建和分析生物分子之间的相互作用网络,通过计算模拟生物系统,揭示生物体系的复杂调控机制和功能特征。

生物信息学全面发展,在生命科学领域长成参天大树。2010年以后,生物信息学进入全面发展的新时代,作为一门前沿交叉学科,生物信息学在生命科学中得到广泛应用,尤其是在人类健康和疾病研究中发挥着关键作用,生物信息学成为生命科学研究的核心方法。新时代的生物信息学有三个典型特征:第一个特征是面向大数据。不断发展的DNA测序技术是产生生物大数据的平台,从二代测序到三代测序,从单细胞测序到空间多组学测序。DNA测序技术不仅能够产生基因组、转录组数据,还能够产生表观基因组、宏基因组、三维基因组、相互作用组数据,不仅提供分子数据,还能够提供细胞活动、细胞空间组织、环境微生物数据。解析、挖掘这些数据既需要传统的序列分析、统计推断、模式识别等方法,更需要人工智能技术。第二个特征是面向人类健康。在健康中国和精准医学大背景下,生物信息学的主战场就是生物医药,将生物大数据与医学大数据融合起来,利用人工智能技术,分析重大疾病的遗传风险因素,解析癌症的分子机制,建立疾病诊断和预警模型,发现关键治疗靶标,设计全新药物。新时代生物信息学的第三个典型特征是广泛应用。生物信息学主要的应用领域是生物学和医学,然而,在其他科学领域也得到应用,如农业、林业、海洋业等。

17.2 生物信息学数据库

17.2.1 生物分子数据及数据库

生物信息学研究的基本数据对象包括DNA序列、蛋白质序列、蛋白质结构、蛋白质功能和生物分子相互作用。序列数据是直观的;结构数据虽然不直观,但是可以通过可视化技术直观地展现出来;功能数据复杂多变,既包括直接的功能注释,也包括可以产生功能信息的间接数据,如基因表达数据;相互作用数据往往以网络形式表示。在所有类型的数据中,序列是最基本的数据,而来自DNA测序的数据也是目前使用最多的生物数据。

对生物分子数据及其关系的概括见图17-1,其中圆形代表两类重要的生物分子,即DNA和蛋白质,矩形框代表数据对象,箭头线代表数据对象之间的信息传递关系。遗传信

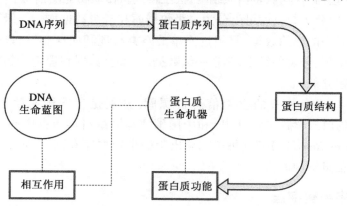

图 17-1 生物分子数据及其关系

息从基因的 DNA 序列向蛋白质序列的传递,这是人类已经掌握的第一遗传密码。然而,蛋白质序列与蛋白质结构也存在着一定的对应关系,蛋白质序列决定蛋白质结构,有科学家将蛋白质序列到蛋白质结构的映射关系称为第二遗传密码。蛋白质结构进一步决定蛋白质机器的功能。相互作用数据既可以描述蛋白质与 DNA 之间的相互作用,也可以描述蛋白质之间或核酸之间的相互作用。

第一遗传密码已被破译,但是,对于基因组中非编码序列的信息组织了解得还很少,对基因密码转录控制指令的编码形式也不清楚,DNA 遗传语言还有待进一步探索。对于第二遗传密码,由于人工智能技术的突破,现在已经能够较为准确地再现蛋白质序列到蛋白质结构的映射,但是对于实现这一映射的人工智能黑盒子还需要进一步解读,以全面理解序列–结构关系的本质。无论是第一遗传密码的拓展版,还是第二遗传密码,都隐藏在大量的生物分子数据之中。生物分子数据是宝藏,生物信息数据库是金矿,等待人们去挖掘和利用。

随着前沿生物技术的不断发展,产生了大量的生物分子数据,特别是 DNA 微阵列和 DNA 测序这两种高通量技术产生了大量的序列数据、功能数据和生物分子相互作用数据,需要有专门的机构分类搜集和管理各种生物数据,以便于科技人员使用。

生物信息分析已经成为生物学研究的一种基本方法,如果说理论分析和计算模拟是生物信息学实验方法的话,那么来自具体实验的原始数据和来自数据库的数据则是生物信息学的实验材料。数据库及其相关的分析软件是生物信息学研究和应用的基础。

从数据库使用的角度来看,公共生物分子数据库应满足以下 5 个方面的需求:(1)可靠性,必须保证数据库中数据的质量,数据库管理机构应对数据来源进行检查,并且关注数据库用户和专家提出的意见;(2)时间性,对于新发表的数据,应该能够尽快通过互联网访问;(3)可理解性,对于每一个基本数据(如序列),应附加一致的、深层次的注释信息或辅助说明信息;(4)支撑性,在有些情况下,数据库使用者需要得到原始的实验数据,因而需要支持用户访问原始数据;(5)集成性,生物分子数据的集成对于用户来说非常重要,对于数据库中的每一个数据对象,必须与其他数据库中的相关数据联系起来,这样可以从特定分子数据出发得到一系列的相关信息,例如,从某个核酸序列出发,通过交叉索引,可进一步得到对应的基因序列、蛋白质序列、蛋白质结构,甚至得到蛋白质功能的信息。

一般而言,生物分子数据库可以分为一级数据库和二级数据库。一级数据库中的数据直接来源于实验获得的原始数据,只经过简单的归类整理和注释;二级数据库是对原始生物分子数据进行整理、分类的结果,是在一级数据库、实验数据和理论分析的基础上针对特定的应用目标而建立的。

目前国际上有三个权威的生物信息资源库,分别是美国国家生物技术信息中心(NCBI)、欧洲生物信息学研究所(EBI)和中国国家基因组科学数据中心(NGDC)。《核酸研究》(*Nucleic Acids Research*)期刊每年都会出版一个数据库专刊,近年的专刊都要首先介绍上述三个生物信息资源库。

17.2.2 核酸序列数据库

核酸序列是了解生物体结构、功能、发育和进化的出发点,是最基本的数据。国际上权威的核酸序列数据库有三个,分别是 GenBank、ENA 和 DDBJ。GenBank 是美国 NCBI 维护的核酸数据库,该数据库搜集和注释所有测定的 DNA 序列,包括基因组序列、转录组序列等。可以通过 NCBI 的搜索引擎 Entrez 根据关键字搜索 GenBank,也可以利用 BLAST 工具根据输入序列搜索 GenBank。ENA 和 DDBJ 分别是欧洲和日本维护的核酸数据库。上述三个数据库都是"国际核酸序列数据库合作联盟"的组成部分,数据库之间实现数据共享,以确保数据的完整性。

17.2.3 蛋白质序列数据库

UniProt(Universal Protein)是一个综合性、高质量的蛋白质序列数据库,该数据库信息丰富,集成了多种来源的蛋白质序列和注释信息,同时提供大量蛋白质功能信息。Swiss-Prot 是其主打的子数据库,提供高质量的、手工注释的、非冗余的蛋白质数据。实际上,SwissProt 是最早的蛋白质序列数据库之一,也是著名的蛋白质序列数据库。SwissProt 数据分为核心数据和注释信息,对于数据库中的每一条序列登录项,核心数据包括序列数据、参考文献、分类信息(蛋白质生物来源的描述)等,而注释信息包括蛋白质功能描述、翻译后修饰、功能位点、二级结构等。UniProt 提供 BLAST 工具,在数据库中搜索相似的蛋白质序列,同时提供 Clustal Omega 工具,进行序列比对。

17.2.4 生物分子结构数据库

国际上著名的生物大分子结构数据库是 PDB(Protein Data Bank),这是一个对于蛋白质研究和药物设计而言非常重要的数据库。PDB 中含有通过实验测定的生物大分子的三维结构,其中主要是蛋白质的三维结构,还包括核酸、糖类、蛋白质与核酸复合物的三维结构。对于每一个结构,包含名称、参考文献、序列、一级结构、二级结构和原子坐标等信息。截至 2023 年 6 月,PDB 数据库搜集了 20 万个实验确定的结构,同时提供 100 万个人工智能预测的结构。PDB 提供三维结构可视化软件,同时还提供多种数据搜索方式,除了常规的关键字搜索之外,还提供相似性搜索手段,包括序列相似性、化学相似性、结构相似性等搜索。

17.2.5 生物分子功能数据库

基因本体库 GO(Gene Ontology)是一个关于基因功能的数据库,是国际上最大的基因功能信息源。更准确地说,GO 是一个知识库。GO 从三个侧面对基因进行描述,即生物学过程、分子功能和细胞组分。"生物学过程"描述一个基因参与的生命活动过程,例如 DNA 修复、信号传导、细胞分裂、细胞死亡等。"分子功能"描述基因产物在细胞内发挥的特定功能作用,例如催化活性、转运活性、受体结合等。"细胞组分"则描述基因产物所处的细胞位置,例如细胞核、细胞膜、线粒体等。

KEGG(Kyoto Encyclopedia of Genes and Genomes)是一个综合的基因和基因组数据库,提供大量分子水平的信息。KEGG 数据库应用最多的场景是基因功能和代谢通路分析。KEGG 包含许多专项数据库,如 KEGG PATHWAY、KEGG GENES、KEGG DISEASE 等,提供生物通路信息、基因功能注释信息、疾病相关的基因和通路等。

上述两个数据库提供直接的功能信息,而间接提供功能信息的一类数据库就是基因表达数据库——GEO(Gene Expression Omnibus)。GEO搜集了各种高通量基因表达数据,是一个权威的功能基因组数据库。GEO数据库提供在线分析工具,可以对基因表达数据进行分析和挖掘,帮助用户理解基因的功能。

17.2.6　生物分子相互作用数据库

STRING(Search Tool for the Retrieval of Interacting Genes/Proteins)是一个综合性的蛋白质相互作用数据库,包括已知和预测的蛋白质相互作用信息,这些相互作用可能是直接的物理相互作用,也可能是间接的功能联系。数据来源于各种渠道,如高通量实验、基因组关联关系、共表达关系、文献挖掘等。STRING数据库还提供功能注释、蛋白质网络分析和可视化等工具,帮助研究蛋白质功能和信号传导。其他的相互作用数据库还有BioGRID、IntAct、DIP等。

17.2.7　疾病相关数据库

除了上述基本数据库之外,在生物信息学领域还有许多疾病相关数据库,提供疾病相关基因、基因组和功能基因组信息。

OMIM(Online Mendelian Inheritance in Man),一个关于人类基因和遗传疾病的数据库,由约翰·霍普金斯大学开发。该数据库收集了已知的人类基因以及由于这些基因突变或者缺失而导致的遗传疾病。在OMIM中,可以按照基因搜索数据库,也可以按照遗传疾病搜索数据库。数据库的记录含有各种信息,如基因符号、病变名称、对病变的描述(包括临床的、生物化学的、细胞遗传学的特征)、遗传模式上的细节、临床的说明等。OMIM数据库是一个研究人类遗传性疾病的重要工具,可以帮助科学家深入了解疾病的遗传特征和分子机制。其他与疾病相关的遗传信息数据库还有HGMD、ClinVar、GWAS等。

TCGA(The Cancer Genome Atlas),一个标志性的癌症基因组图谱计划,由美国国家癌症研究所和国家人类基因组研究所资助。TCGA计划所产生的数据覆盖33种癌症,涉及数十万个样本,TCGA为每个样本提供了相关的临床信息。然而,TCGA数据集之中更多的是多维度的组学数据,数据量超过2.5PB,包括基因组、表观基因组、转录组、蛋白质组等。这些组学数据蕴含着癌症细胞的遗传变异、各种表观遗传修饰、基因表达、蛋白质表达等信息,能够极大地帮助研究人员开发癌症诊断、治疗和预防方法。

ICGC(International Cancer Genome Consortium),一个更大规模的全球性癌症基因组数据库,其数据来自世界各地的癌症研究项目和实验室。ICGC数据库存储多种类型的生物信息数据,包括癌症患者的基因组、转录组和表观基因组等数据。ICGC数据库提供各种数据分析工具和资源,以帮助研究者查询、检索和分析数据。

17.2.8　其他数据库

UCSC Genome Browser是一个常用的基因组浏览器,它提供基因组可视化工具,可以查看不同物种的基因组序列、基因组注释、基因组突变、基因表达等信息。

药物设计是生物信息学的一个重要方向,相关数据库有:DrugBank,该数据库提供详细的药物信息,包括药物结构、靶点蛋白、药物代谢和副作用等;PubChem,NCBI 维护的大型化学物质数据库,其中包括化合物的结构、活性和生物活性数据等;ChEMBL 数据库,含有大量生物活性数据,如小分子化合物和靶点蛋白的相互作用信息,适用于药物发现和药物研发。

PubMed 是 NCBI 维护的生物学、医学文献引用和摘要数据库,提供对 MEDLINE、Pre-MEDLINE 等文献数据库的引用查询,并提供对大量生物医学类电子期刊文献的链接。

17.3 生物信息学算法与工具

17.3.1 序列比对与序列搜索

序列比对是生物信息学最基本的计算操作,通过序列比对,可以分析序列之间的关系,发现序列的共性,找出序列之间的差异。从生物分子的序列、结构、功能之间的关系来看,序列包含最基本的信息,相似序列具有相似结构和相似功能,序列比对是结构预测、功能分析的基础。同时,序列比对也是进化分析、基因组信息分析的基础,通过序列比对可以提取物种进化的信息,分析基因组编码信息和非编码调控信息。进一步地,利用序列比对算法可以实现序列数据库搜索。

1) 双序列比对算法

双序列比对(pairwise sequence alignment)是对两条字符序列进行编辑操作,通过字符匹配和替换,或者插入和删除字符,使得两条序列达到一样的长度,并使两条序列中相同的字符尽可能地一一对应。从计算的角度来看,序列两两比对就是要计算出两条序列上各个字符的最佳对应关系。从生物学角度来看,通过序列比对可以发现两条序列之间的进化关系,揭示两条序列的共性和差异。图 17-2 是一个 DNA 序列比对示意图,其中竖线表示比对的字符完全匹配;"-"是一个特殊的字符,代表碱基的插入或删除,第一条序列上出现的"-"代表插入操作,第二条序列上出现的"-"代表删除操作;其他的列代表碱基替换。

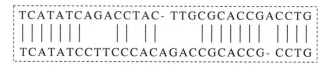

图 17-2 DNA 序列比对及字符编辑操作

给定两条序列,有各种可能的比对,比对算法的目标就是要找一个最优的比对。那么,如何评价比对的优劣呢? 基本策略是通过打分函数给各个字符编辑打分,也就是给比对的每一列进行打分。打分函数设计的基本原则是:在进化过程中出现频率越高的操作,则得分越高。基本的打分函数为:

$$p(a, a) = 1$$
$$p(a, b) = 0 \quad (a \neq b)$$
$$p(a, -) = p(-, b) = -1$$

如果两个比对的字符相同,即字符匹配操作,则得分为 1;如果是字符替换操作,则得分为 0;如果是删除或插入操作,则得分为 -1。该打分函数的生物学解释是:在进化过程中,多数字符保持稳定不变,字符匹配情形出现的频率高,因此对匹配操作给予"+1"的奖励;字符删除或插入的变异事件发生频率低,因此给予"-1"的罚分。对序列比对的评价是通过累计所有编辑操作的得分而实现的,即累加比对各列的得分。

在打分函数模型中,所有的字符替换得分是一样的,但是,实际情况并非如此,比如,有的氨基酸替换发生的频率更高,而有的氨基酸替换频率则比较低。因此,需要使用字符替换矩阵或打分矩阵,其目的是区分不同字符替换发生的频率。蛋白质序列比对时常用的氨基酸替换打分矩阵是 PAM(Problem Analysis Matrix)。

动态规划是一种复杂问题的优化求解策略,将全局优化问题转化为一系列阶段性局部优化问题,从最简单的阶段性局部解,逐步推演至全局最优解,每次计算时只考虑前一个阶段的局部解,避免组合爆炸。

利用动态规划算法求解双序列比对的基本策略是:逐步求解两条序列前缀的最优比对,从两个空前缀出发,逐步延伸至两条完整的序列。对于两条长度分别为 m 和 n 的序列 s 和 t,用一个得分矩阵 $S[m+1, n+1]$ 记录两条序列所有前缀比对的得分,即矩阵元素 $S_{i,j}$ 记录前缀 $s_{0,i}$ 和前缀 $t_{0,j}$ $(0 \leq i \leq m, 0 \leq j \leq n)$ 的比对得分。计算时,从得分矩阵左上角出发,反复计算,直到矩阵的右下角结束。在计算当前点时,仅考虑三个直接前驱点(左上、上、左),计算前驱点得分与当前字符编辑操作得分之和,取最大得分值。$S_{i,j}$ 的计算公式为:

$$S_{i,j} = \max \begin{cases} S_{i-1, j-1} + p(s_i, t_j) \\ S_{i-1, j} + p(s_i, -) \\ S_{i, j-1} + p(-, t_j) \end{cases}$$

在计算之前,要对得分矩阵进行初始化:

$$S_{0,0} = 0$$
$$S_{i,0} = S_{i-1, 0} + p(s_i, -) \quad \text{for } i = 1, 2, \cdots, m$$
$$S_{0,j} = S_{0, j-1} + p(-, t_j) \quad \text{for } j = 1, 2, \cdots, n$$

动态规划求解过程包括两个阶段:正向计算最优比对的得分,反向推导最优比对。假设序列 s = AGCACACA,序列 t = ACACACTA,那么得分矩阵的大小为 9×9,如图 17-3 所示。正向计算过程中,首先初始化矩阵,然后从得分矩阵的左上角开始,反复计算每一个元素值,直到矩阵的右下角,矩阵右下角的数值就是这两条序列最优比对的得分。反向推导最优比对时,从得分矩阵的右下角出发,根据每个元素的计算信息,找到取最大值的那个前驱节点,这样就可以求出与最优得分相对应的最优路径(见图 17-3 中的线路)。这条最优路径实际上就对应着最优比对,最优路径上的斜线对应字符匹配(如果两个字符完全一样)或字符替换操作,水平线段代表插入操作,垂直线段代表删除操作,见图 17-3 的右侧。

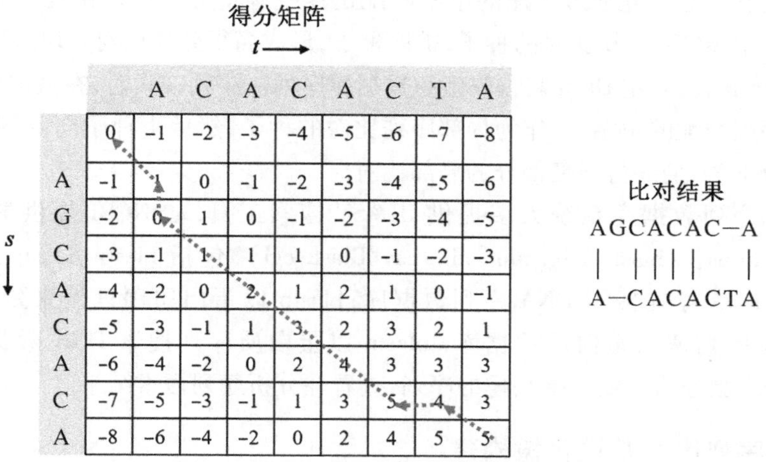

得分矩阵

图 17-3　双序列比对过程
(正向计算最优比对得分,反向推导最优比对)

　　Needleman-Wunsch 算法是基于动态规划原理求解 DNA 序列或蛋白质序列比对的经典算法,该算法能够求解出得分更高的全局最优比对。该算法与前面介绍的标准动态规划算法的差异在于:计算当前点时,考量更多的前驱节点,不仅考虑左上方的前驱节点,还要考虑正上方的所有的前驱节点(对应于若干个连续的删除操作)和左方的所有前驱节点(对应于若干个连续的插入操作),取这些前驱节点得分值与局部编辑操作得分相加的最大值,作为当前点的计算结果,其 MAX 函数计算的候选数据项更多,结果更优。一个实用在线程序是 EMBOSS Needle(https://www. ebi. ac. uk/Tools/common/tools/help/index. html? tool = emboss_needle),该程序操作流程简单,只要根据软件页面中各个标签的顺序依次操作后,即可提交给后台进行序列比对,从而得到最终结果。

　　Smith-Waterman 算法是一种进行局部序列比对的算法,该算法的目的是找出两条序列中具有高相似度的片段,即局部相似的子序列。该算法的基本策略与标准的基于动态规划的双序列比对算法类似,但是,该算法可以随时开启一个新的局部比对。计算模型的差别仅仅体现在一个"0"上,同时在编辑操作打分函数方面要求对字符替换操作的打分为负值。Smith-Waterman 算法的核心思想是:当两条序列前缀比对的得分矩阵值变为负值时,则重置为"0",重新开启一个新的局部比对。EMBOSS Water 是一个实用的在线服务程序(https://www. ebi. ac. uk/Tools/common/tools/help/index. html? tool = emboss_water),使用方式与 EMBOSS Needle 工具类似。

　　2)序列搜索算法 BLAST

　　基于动态规划的双序列比对是一种精准的算法,但是,当两条序列很长时,例如全基因组序列,尤其是当用一条序列去比对数据库中的所有序列,或搜索序列数据库时,其计算速度就很慢,因此,需要更加快速的算法。BLAST 就是这样一种算法。BLAST 本质上是一种启发式或经验性算法,按照一定的人为规则,快速比对或搜索序列数据库。这样的算法不保证得到最优的比对,但是在大多数情况下能够获得接近最优的答案。

BLAST的核心思想是通过快速的字串匹配迅速找到得分高的局部比对。BLAST的计算过程包括三个步骤:寻找比对的种子,扩展种子,形成高得分片段对。BLAST使用的关键数据结构是Hash表,利用Hash表预先组织数据库序列。序列搜索时,在数据库序列中快速找到与查询序列全配的短字串,作为局部序列比对的种子,然后由种子向两侧延伸,直到局部比对的得分下降,最终得到高得分的局部比对。

国际上的序列数据库系统大多提供BLAST搜索工具,如NCBI提供的多种形式的BLAST程序(https://blast.ncbi.nlm.nih.gov/Blast.cgi),包括blastn、blastp、blastx、tblastn等。blastn以DNA序列搜索DNA序列数据库;blastp以蛋白质序列搜索蛋白质数据库;blastx以DNA序列搜索蛋白质数据库;tblastn以蛋白质序列搜索DNA数据库。可以在NCBI的BLAST服务器上输入感兴趣的序列,查看并分析序列搜索结果。

17.3.2　多序列比对及进化树构建

生物分子序列含有进化信息,因此可以通过序列分析推断物种之间的进化关系,这里关键的序列分析手段是多序列比对。与双序列比对不一样,多序列比对(multiple sequence alignment)的目标是发现多条序列的共性。双序列比对主要用于发现两条序列的同源关系和推测它们的结构、功能,而同时比对一组序列对于研究生物分子结构、功能及进化关系更为重要。多序列比对往往与进化分析联系在一起。

1) 多序列比对算法

如果模仿双序列比对,将动态规划算法直接应用于多序列比对,则算法的时空复杂度随序列的数量呈指数增长。虽然可以利用人工智能方法压缩计算空间,但是计算量依然非常大。所以,需要考虑启发式算法。实现多序列比对的启发式算法的核心思想是将多序列比对转化为双序列比对。有两类启发式的多序列比对算法,即星形比对和树形比对。

星形比对的基本思想是:对于给定的 k 条序列,选择一条最具有代表性的核心序列 S_c,将其他 $k-1$ 条序列分别与 S_c 进行两两比对,都向 S_c 看齐,这样就以 S_c 为基准完成多条序列的比对。

树形比对以树结构刻画渐进的两两比对过程,其基本方法是:反复选择最相近的一对序列(或比对)进行两两比对(比对的比对),对于 k 条序列,经过 $k-1$ 次两两比对完成多序列比对任务,树根对应于最终的多序列比对结果。树形比对的计算过程如下:首先将多条序列进行两两比对,得到 k 条序列的相似性得分矩阵,并转化为距离矩阵,该矩阵反映每对序列之间的相似差异程度;然后根据距离矩阵建立渐进比对引导树;最后按照引导树的次序,逐渐进行两两比对,每次合并两个节点,直到只剩下一个根节点。实用的多序列比对软件采用树形比对方法,这是因为树形比对能够获取序列之间的进化关系信息。

ClustalW是经典的多序列比对算法,基于ClustalW算法的程序有许多版本。Clustal Omega(https://www.ebi.ac.uk/Tools/msa/clustalo/)是Clustal系列的最新版本,其有两个典型特征——更准确,更快速。

2）进化树构建

进化分析是生物学研究中的重要主题，可以通过计算分析生物分子序列之间的相似程度推断对应物种的进化关系。基本原理是：序列相近的物种，其亲缘关系更接近。例如，通过计算病毒基因组序列之间的相似性，可以推断一种病毒的不同病毒株之间的演化关系。

进化分析结果往往以树的形式表示，描述物种之间的进化关系。进化树的叶节点代表实际的物种，分支节点代表进化历程中的祖先，反映进化事件发生的位置，进化树中的各个分支体现物种之间的进化距离或进化变异。进化树可以是有根树，也可能是无根树。有根树展示共同祖先和进化方向；无根树没有层次结构，只说明节点之间的关系，没有关于进化发生方向的信息。通过使用外部参考物种，可以将无根树转换为有根树。

在进化研究中，生物信息学的关键任务就是构建合理的、再现物种进化关系的进化树。生物分子序列（无论是 DNA 序列，还是核酸序列）含有进化信息，因此，构建进化树的基本原理是以生物分子序列代表物种，从序列中解析进化信息，计算序列距离，或提取序列特征，由此推断各个物种进化的远近关系，将亲缘关系密切的物种放在相同的子树下。

构建进化树有两类基本的策略，即基于距离的建树策略和基于特征的建树策略。基于距离的进化树构建的基本思想是：给定一种序列之间距离的度量，距离越近，则进化关系越密切，在进化树中连接物种的分支长度与序列之间的距离越一致。基于距离构建进化树的步骤包括：序列比对；计算序列之间的距离；构建进化树；评价所建立的树。非加权组平均法（unweighted pair-group method with arithmetic means，UPGMA）和邻近归并法（NJ）是两种常用的基于距离的进化树构建方法。UPGMA 假设进化速率稳定，存在一个分子钟，构建的是有根树，从树根到各个叶节点的距离相同；NJ 不采用分子钟的假设，树的分支长度不一样，最终的结果是无根树。图 17-4 是利用 UPGMA 方法分析不同冠状病毒基因组序列所得

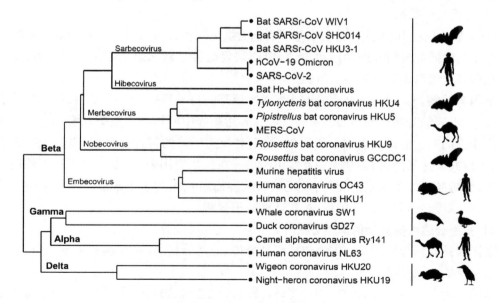

图 17-4　冠状病毒的进化关系

到的进化树。冠状病毒科下分4个属,分别是Alpha属、Beta属、Gamma属和Delta属,SARS病毒和新冠病毒SARS-CoV-2都是Beta属之Sarbecovirus亚属下的冠状病毒。

基于特征的建树策略是根据离散特征数据(如关键位点的碱基)构建进化树,最大简约法是其中常用的一种方法。最大简约法的目标是构造一棵反映物种之间最小特征变化的进化发生树,或者构造一棵特征变换最少的树,以最佳解释进化历程。可以从序列中提取特征或信息位点,存在差异的位点称为信息位点。建树的任务是确定进化树的拓扑结构,确定树中所有节点的特征值。最大简约法的计算过程如下:选择核酸或蛋白质序列;多序列比对;根据多序列比对的每一列,确定信息位点;构建进化树,该树用最少的进化动作再现序列之间的差异。

常用的进化树构建软件有PHYLIP、MEGA、PAUP*、PHYML、MrBayes等。

17.3.3　基因表达数据分析

基因表达数据形式上是转录组数据,蕴含着基因活动和基因功能信息。一方面,基因表达是转录调控的结果,反映生命过程中不同组织、不同细胞中基因的开关状态和开关节律,展现基因活动的动态变化,因此,分析基因表达数据可以获得基因活动的信息。对于疾病研究来说,通过解析基因表达数据,可以获得病变组织或药物作用条件下的基因活动信息。另一方面,基因表达数据中隐含着基因功能信息,一个基因表达的变化或开关的节律暗示着基因功能。一个基因在需要其发挥功能的时间或空间才打开,反之则关闭。根据这个基本原理,通过分析一个基因表达的时空变化,可以推断这个基因的功能。基因表达数据分析是功能研究的基础,通过基因表达数据分析,往往会得到特征基因集合,对于特征基因集合可以通过软件工具进行功能或通路富集分析,发现基因集合富集的功能或通路。

1) 基因表达数据

DNA微阵列和DNA测序是获取基因表达数据的两种高通量技术。基因表达数据具有重要的生物学研究价值和医学应用价值,应用需要促进了转录组测序技术的发展,如前沿的单细胞转录组测序和空间转录组测序。

基因表达矩阵是最基本的数据结构,表达矩阵的每一行代表一个基因,每一列代表不同的样本、不同的时间点或不同的实验条件。表达矩阵中的每一个数据元素代表一个基因在特定条件的表达值。在生物学研究中,注重对表达矩阵的行进行分析,以认识基因表达规律,发现共表达基因,构建基因相互作用网络。在医学应用中,更多是对表达矩阵的列进行分析,分析样本的基因表达变化,发现疾病或肿瘤组织相对于正常组织的显著差异表达基因,解析基因表达与疾病的关系,实现计算分子诊断。

2) 基因表达数据分析的基本方法

基因表达数据分析的基本方法包括聚类分析、分类分析、发现疾病相关基因、构建基因网络。

基因表达数据聚类分析的目的是将表达模式(表达谱、表达变化规律)相似的基因聚为一类。分析的对象是基因表达矩阵的行。处于同一个聚类中的基因是共表达基因,或共调控基因。层次式聚类和k-均值聚类是两种基本的聚类分析算法。层次式聚类的基本方法是将表达谱相似的基因或基因集合逐步合并,其优点是易于理解聚类结果,所得到的结果以树状图的形式表示,可以直观地展示不同的基因表达模式,显示各个基因类之间的关系。k-均值聚类是一种迭代求解的聚类算法,其步骤包括初始化和迭代计算。在初始化阶段,随机选取 k 个对象作为初始的聚类中心;在迭代计算过程中,首先计算每个对象与各个聚类中心之间的距离,把每个对象分配给距离它最近的聚类中心;然后重新计算各个类的中心,继续迭代。迭代过程不断重复,直到聚类中心不再发生变化。如果预先知道类别数 k,则 k-均值聚类方法所得到的计算结果更好。

基因表达数据分类分析的目的是通过机器学习建立分类器,根据基因表达特征对未知样本进行分类识别或预测。分类分析的对象是基因表达矩阵的列。在实际应用中,利用分类学习算法建立样本分类模型,根据一个样本的基因表达向量,即表达矩阵的列,确定该样本的分类归属,如疾病组/正常组、疾病的不同亚型组,由此实现计算分子诊断。

发现疾病相关基因的基本方法是差异表达基因分析,也就是识别在疾病样本组和对照样本组中显著差异表达的基因,或识别疾病不同亚型之间的显著差异表达基因。常用的差异表达基因分析方法有三类:(1)倍数分析,计算每一个基因在两个条件下的表达比值,若大于给定阈值,则为差异表达基因;(2)t 检验和方差分析,计算表达差异的置信度,分析差异是否具有统计显著性;(3)建模分析方法,通过确定两个条件下的模型参数是否相同来判断表达差异的显著性,例如贝叶斯方法。图 17-5 是乳腺癌基因表达数据分析结果,其中的每行代表在乳腺癌两种亚型(Luminal A,Basal-like)之间的差异表达基因,其中深灰色代表基因高表达,浅灰色代表低表达;图中的每一列代表一个乳腺癌患者。从该图中可以看出,乳腺癌患者按照基因表达模式(列向量)被明显地分成两类,与患者亚型诊断的结果一致;同时也可以发现具有相似表达谱(行向量)的基因按照层次式关系聚集在一起。对于所得到的差异表达基因集合,可以进一步利用知识库 GO 与 KEGG 中的信息,进行功能或通路富集分析。

基因之间存在复杂的相互作用,通过分析基因表达数据,可以构建基因网络。网络中的节点代表基因,边代表基因之间的相互作用。基因相互作用网络有多种形式,基本的网络是基因共表达网络和基因调控网络。在基因共表达网络中,边表示两个基因共表达,或表达模式一致,或表达相关。基因在表达过程中,转录因子(蛋白质)与 DNA 结合以激活基因的表达,而基因的

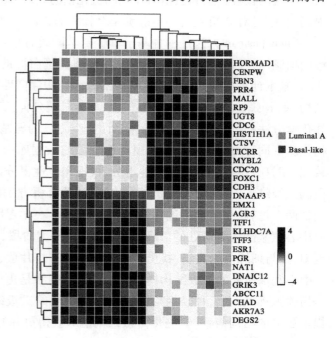

图 17-5　乳腺癌两种亚型之间的差异表达基因

表达产物有可能是转录因子,它又可能激活或抑制其他基因的表达,如此继续下去,就形成一个基因调控网络。在基因调控网络中,边代表基因之间的调控关系。

17.3.4 蛋白质结构预测

蛋白质结构决定蛋白质的功能,获得蛋白质结构对于理解蛋白质功能和研发新药具有重要意义。蛋白质序列数据积累的速度非常快,但是,已知结构的蛋白质则相对很少,通过实验方法确定蛋白质结构仍然非常困难。因此,需要发展理论计算方法,从蛋白质序列出发预测其空间结构。

蛋白质序列含有结构信息,因此从理论上来说可以根据蛋白质的氨基酸序列预测蛋白质结构。蛋白质结构预测分为二级结构预测和空间结构预测。

蛋白质二级结构预测的目标是判断多肽链中每一个氨基酸残基所处的二级结构构象,如 α 螺旋、β 折叠、转角。二级结构预测的基本依据是:每一个氨基酸、每一段相邻的氨基酸片段具有形成一定二级结构的倾向。进行二级结构预测需要通过统计和分析发现这些倾向或者规律。二级结构预测问题本质上就是模式分类或模式识别问题,即根据一个氨基酸及其所处的序列环境预测该氨基酸所处的二级结构构象。二级结构预测方法可分为三代。第一代预测方法针对单个氨基酸进行统计分析,从有限的数据集中提取各种氨基酸残基形成特定二级结构的倾向,以此作为二级结构预测的信息。第二代预测方法是基于氨基酸片段的统计分析,片段的长度通常为 11~21 氨基酸,在预测中心氨基酸的二级结构时,以氨基酸在特定环境中形成特定二级结构的倾向作为预测信息。第三代预测方法使用了蛋白质序列的长程信息和蛋白质序列的进化信息,使二级结构预测的准确程度有了比较大的提高,特别是对 β 折叠的预测准确率有较大的提高。

Chou-Fasman 方法是一种基于单个氨基酸统计的经验参数方法,利用每个氨基酸的二级结构倾向性因子,并结合经验性规则,预测蛋白质的二级结构。这是一种简单的预测方法,其基本计算过程是:根据氨基酸的二级结构倾向性因子,在蛋白质序列中寻找规则二级结构(如 α 螺旋、β 折叠)的核心位置,然后扩展延伸,直到二级结构的倾向性发生改变。立体化学方法根据不同理化性质(特别是疏水性)的氨基酸分布模式或者周期性进行二级结构预测。同源分析方法:将待预测的片段与数据库中已知二级结构的片段进行相似性比较,利用打分矩阵计算出相似性得分,根据相似性得分以及数据库中的构象,构建待预测片段的二级结构。k-邻近二级预测方法是同源分析方法的进一步发展,该方法预测二级结构包括两个过程,一是学习过程,二是预测过程。在学习阶段,学习数据库中所有训练窗口片段中心氨基酸残基所处的二级结构构象;在预测阶段,利用同样大小的窗口扫描给定的序列 U,并与训练片段比较,找出 k 个最相似的训练片段,根据这些片段的二级结构信息预测 U 中心残基所处的二级结构构象。人工神经网络是更好的预测模型,可以将蛋白质序列编码后输入神经网络,神经网络的输出则是预测的二级结构。如果对蛋白质序列进行处理,提炼更多的结构信息(如进化信息),则能够获得更好的预测结果。

在蛋白质空间结构预测方面,同源模型化方法是一种比较成功的预测方法。同源模型化方法的主要思想是:对于一个未知结构的蛋白质,首先通过序列搜索找到一个已知结构的同源蛋白质,然后,以该蛋白质的结构为模板,为未知结构的蛋白质建立结构模型。深度神经网络是目前最好的蛋白质结构预测方法,AlphaFold 是典型代表。AlphaFold 通过训练神经网络来精确预测氨基酸残基对之间的距离和扭转角度,通过势能函数梯度下降法获得最优结构,预测结果非常接近真实结构。AlphaFold 2 利用更多的信息,包括自身序列、多序列比对、氨基酸对之间的空间约束、已知的结构信息,大幅度提升蛋白质空间结构预测的准确性。AlphaFold 2 既是人工智能在生物信息学领域的里程碑式发展,也给生命科学研究带来了巨大突破。AlphaFold 2 直接影响的技术领域就是新药研发,因为其解决了药物设计中关键的靶标蛋白结构问题,使得药物研究人员能够利用人工智能技术实现基于结构的全新药物设计。

17.4 疾病研究中的生物信息学分析

生物分子携带与健康相关的遗传信息,因此,在疾病研究中,可以通过基因组序列分析,挖掘与疾病相关的遗传多态和遗传变异;通过转录组数据分析,发现与疾病相关的基因开关异常;通过表观基因组分析,研究疾病的基因调控机制;通过蛋白质组数据分析,发现引发疾病的蛋白质机器破损或运转失常。通过各个层次的组学数据,挖掘影响疾病的关键基因或蛋白,作为疾病治疗或药物作用的关键靶标。

基因组分析的重点是识别与疾病相关的基因变异。人类基因组计划获得的是人类共同的基因图谱,然而个体之间存在着基因差异,这种差异既导致每个人对疾病的易感性不一样,也导致不同的人对药物治疗效果不一样。同样的疾病,同样的药,有的人经过特定的药物治疗之后痊愈了;有的人没有治疗效果,疾病依然如故;极端情况下,有的人甚至发生严重的药物毒副作用。因此,从疾病的诊断、治疗和预防的角度来看,需要了解个体的遗传特质,认识个体基因的差异。个体基因差异主要体现在单核苷酸多态性(Single Nucleotide Polymorphism,SNP)上。SNP 是指在基因组水平上由单个核苷酸的变异所引起的 DNA 序列多态性,是人类可遗传的变异中最常见的一种。SNP 可能导致基因、基因表达或基因产物发生变化,因而与疾病相关。通过全基因组关联分析(Genome-wide Association Study,GWAS),可以发现与疾病显著关联的 SNP 位点。遗传多态 SNP 在群体出现的频率高于 1%,而遗传突变在群体中出现的频率则很低,突变往往对基因功能和个体产生更显著的影响。通过基因检测,既可以发现疾病相关 SNP,也能够发现对疾病有重要影响的基因突变,及早预警疾病风险,并采取预防措施。好莱坞影星安吉丽娜·朱莉于 2013 年被检测出 *BRCA*1 基因突变,该突变导致患乳腺癌和卵巢癌的风险分别高达 87% 和 50%,于是采取了双侧乳腺切除手术,以预防乳腺癌,2015 年又在医生的建议下摘除卵巢和输卵管。*BRCA*1 是抑癌基因,它在 DNA 损伤修复、细胞增殖调控等方面发挥着重要的作用,因此,如果该基因出了问题,则难以实现对 DNA 损伤的修复,细胞增殖失控,引发癌症。携带 *BRCA*1 基因突变的女性不仅乳腺癌、卵巢癌发病风险增加,而且患输卵管癌、胰腺癌等疾病的风险也较高。

转录组分析的重点是发现与疾病相关的基因表达异常。基因序列的变异会导致疾病,基因表达的变化也可能引发细胞活动的异常,从而引发个体健康状态的异常,造成疾病。

基因表达变化主要体现在 mRNA 上,体现在 mRNA 分子的组成与丰度的变化,如转录本 RNA 丰度的变化、转录剪接结果的变化等。基因表达与疾病关系最典型的情况就是实际表达与期望表达严重不一致,当一个基因该表达时却没有表达,比如抑癌基因的失活导致肿瘤的发生和发展。利用 DNA 微阵列或 DNA 测序技术,可以获得基因表达活动的中间结果,即转录组数据,通过多个样本的表达数据分析,发现异常基因表达,发现疾病样本与正常对照样本显著差异表达的基因,发现肿瘤样本中失活的抑癌基因或者高表达的原癌基因。进一步地,可以根据基因表达对疾病进行精确诊断。例如,国际上的研究结果证实,抑癌基因 *BRCA*1 的低水平表达与乳腺癌的恶性程度和不良预后相关。在乳腺癌分子分型诊断方面,PAM50(Prediction Analysis of Microarray 50)是广泛认可的标准,其根据 50 个基因的表达水平将乳腺癌患者分为四种亚型。PAM50 的分类结果可以帮助医生制定个性化的治疗策略,并实现有针对性的预后评估。

表观基因组数据分析聚焦疾病的基因调控机制。表观基因组是可遗传的所有基因组 DNA 修饰的集合,表观基因组数据有 DNA 甲基化、组蛋白修饰、染色质结构等。每个生物体需要保持一个正常的表观基因组状态,打乱正常的表观基因组状态会导致生命活动的异常,从而导致疾病。表观基因组的改变可能导致基因表达的变化,导致基因功能的变化,从而导致健康状态的异常。相对于稳定的个体基因组而言,表观基因组则可能在环境的影响下产生动态变化,影响生物体发育,影响组织分化,影响癌症的发生和发展。例如,国际关于 DNA 甲基化对乳腺癌影响的研究结果表明,*BRCA*1 基因启动子高甲基化与 *BRCA*1 基因功能缺失的患者具有几乎相同的肿瘤表型,基因甲基化异常与基因功能缺失具有同样的危害,会导致乳腺癌的发生,并且与乳腺癌病理特征显著相关。国际相关前沿研究还指出,*BRCA*1 高甲基化可以作为乳腺癌早期诊断和预后的重要生物标志物。

蛋白质组数据分析的重点是鉴定蛋白质机器工作是否正常。蛋白质是生命的机器,是生命活动的执行者。在健康组织和病灶组织的细胞中,或者同一疾病不同发展阶段的细胞中,其蛋白质机器的类型和运转状态具有明显的差异。通过蛋白质组学数据,可以发现差异工作的蛋白质机器,寻找与疾病相关的标志物,进而开发疾病早期诊断技术,发现治疗靶点,设计新药。还可以进一步解析关键蛋白质影响的生物学通路,设计新药通过干预重要通路,从而达到治疗癌症的目的。例如,FDA 最近批准了奥拉帕利作为乳腺癌治疗药物,用于治疗携带 *BRCA*1 或 *BRCA*2 基因突变的、*HER*2 阴性的早期乳腺癌患者。在 *BRCA*1 基因突变的肿瘤细胞中,DNA 损伤修复通路已经遭到破坏,而奥拉帕利靶向这些肿瘤细胞后,会使得 DNA 修复通路完全瘫痪,肿瘤细胞由于太多的 DNA 损伤无法修复而死亡。奥拉帕利本质上就是利用"合成致死"原理杀死肿瘤细胞。

疾病相关的其他组学数据分析还包括代谢组分析、宏基因组分析、三维基因组分析等。

17.5　生物信息学与医学信息学的融合

面向复杂疾病的信息学研究,不仅需要高通量的生物组学数据,还需要大规模的医学数据,需要这两类数据的集成,而在健康中国和精准医学大背景下,生物信息学与医学信息学交叉融合是必然的发展趋势。

精准医学是一种新的医学模式,根据每个人的遗传、环境和生活方式等信息,精准诊断个体当前的健康状态,预测未来疾病风险,从而实现有针对性的个体化疾病预防和治疗。精准来自计算,既来自生物数据的计算分析,也来自医学数据的计算分析,更来自生物数据与医学数据的集成计算和联合分析。

精准医学的研究重点之一是基因型和表型的关联分析,通过关联分析,认识表型特征与基因多态性之间的关系。实现精准的疾病分析,需要精准的基因型和精准的表型。目前可以通过高通量生物技术获得各种组学数据,因此基因型数据是全面的、精准的。但是,现阶段在进行基因型和表型关联分析时,主要采用的是离散表型数据,甚至是二值化的表型数据,如疾病的有无。因此,表型数据与基因型数据不对称,需要更准确的定量表型数据,而医学影像和电子病历则能够提供丰富的表型数据,同时生理监控设备还能够提供表型变化的动态数据。因此,将生物组学数据与临床数据及生理监控数据结合起来,进行融合分析,对疾病的发生发展机制研究、风险评估和预防治疗等具有重要意义。

影像基因组学技术是目前实现生物数据和医学数据融合的关键技术。影像基因组学将影像学研究方法和基因组学研究方法结合起来,将影像数据与组学数据融合在一起,分析影像表型特征与组学特征之间的关联,探索疾病风险、疾病状态与遗传变异、基因表达之间的联系,进而建立各种预测模型。

医学影像是重要的定量表型数据来源。以 DNA 测序为龙头的组学技术可以为复杂疾病研究提供高通量的、精准的基因型数据,而医学影像则是精准表型的一个重要数据来源。通过对影像数据的处理和分析,提取与疾病或健康状态相关的定量表型,并将其与基因型数据及其他生物组学数据融合起来,进行综合分析和系统挖掘,通过深度机器学习,发现影像定量表型特征与生物组学特征之间的联系,建立基于生物组学特征与医学影像特征融合的人工智能预测模型,包括疾病风险预警模型、疾病诊断模型和预后模型等,见图 17-6。

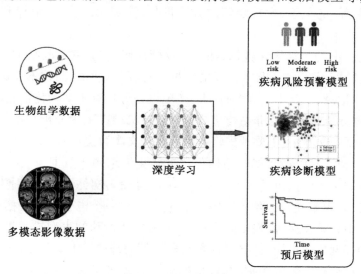

图 17-6 基于生物组学数据与医学影像数据融合的建模预测

　　在实施数据融合分析之前,首先对医学影像数据进行处理,提取病变组织或病灶区域的图像特征。例如,对于乳腺癌的动态增强磁共振成像数据,常用的影像特征可以分成 6 类,包括形态、大小、纹理、动力学曲线、增强方差、薄壁组织增强。实际图像处理过程中,可能提取的图像特征非常多,产生高维特征向量,需要借助人工智能技术,通过深度机器学习,从高维影像特征中筛选出具有特异性和稳定性的关键影像特征。生物组学数据也需要进行特征提取,筛选出与特定疾病相关的基因组多态性位点,或基因拷贝数变异,或在疾病过程中显著差异表达的基因。在此基础上,将影像特征数据与生物组学特征数据融合起来,进行联合数据分析和数据挖掘,挖掘两者之间的关联关系。

　　生物组学数据与影像学数据融合分析的一类基本方法就是关联统计分析,如单变量关联统计分析和多变量关联统计分析。单变量关联分析方法只考虑单个生物特征与特定影像表型之间的关联程度。但是,单变量关联分析方法忽略了多种生物特性对特定影像表型的联合效应,而多变量关联分析方法可以解决这个问题。影像基因组学的一个重要应用就是通过挖掘基因特征与影像特征之间的联系,利用影像特征反映基因活动,从而实现疾病相关基因活动的非侵入式诊断,也就是通过影像这种非侵入式手段诊断病变组织的基因活动。

　　如果说医学影像是一种特殊的定量表型数据来源,那么电子病历则可以提供全面的疾病表型信息。表型可以是特殊的疾病,如肺癌、糖尿病、风湿性关节炎等,也可以是能够观察到的生理病理特征,如身高、肤色、药物反应、临床症状、行为障碍等。与传统简单的定性表型或离散数值表型相比,电子病历能够提供复杂的、定量的、动态的表型,信息更详细,信息量更大,从而允许更加深入的基因型表型关联研究。可以通过数据处理、加工、分析和挖掘,从电子病历中提取各种直接与疾病相关的信息,包括疾病症状信息、生化生理检测信息、诊断信息、疾病环境信息、疾病家族遗传信息、药物治疗信息等。这些信息从不同的侧面反映疾病的表型,将这些信息与生物组学数据融合起来,综合分析,系统地研究复杂疾病的基因型和表型之间的关系,发现疾病的分子机制,为疾病的诊断、治疗和预防提供信息支撑。

　　电子病历内容有的是结构化数据,如疾病诊断代码、实验室检测结果、药方数据等;有的则是非结构化数据,是以文本形式记录的数据,包括门诊病历、药物不良影响、诊断评估、疾病家族史、临床记录、出院小结、放射报告、病理报告等。对于结构化数据,计算机可以快速访问,进行数据分析和挖掘。非结构化数据是计算机难以直接分析和挖掘的数据。大量疾病相关信息隐藏在文本中,需要预先将各种信息从文本数据中提炼出来。可以利用自然语言处理技术及文本挖掘技术,将非结构化数据转化为结构化数据,在此基础上提炼表型信息。电子病历的文本挖掘包括两个主要过程:一是命名实体识别,识别独立存在的实体对象,如患者、疾病、表型、解剖学组织、基因、药物等。在一个电子病历文档数据中,人们感兴趣的内容是其中有哪些疾病,临床症状有哪些,有哪些特殊的表型描述等。例如,与神经系统疾病相关的表型描述可能是"异常神经发育""智力障碍""焦虑""郁闷""偏执"等。文本挖掘的第二个过程是实体关系提取,包括疾病与表型之间的关系、疾病与疾病之间的关系、疾病与药物之间的关系等。GPT（Generative Pre-trained Transformer）作为一种自然语言处理的人工智能模型,能够理解和生成人类语言,今后必将在电子病历理解和表型信息提炼方面发挥其独特的作用。

问题与讨论

(1) DNA 序列和蛋白质序列都携带哪些信息?

(2) 什么是生物信息学? 生物信息学在疾病研究中能够发挥什么样的作用?

(3) 生物信息学分析的基本数据对象有哪几种? 针对每一种数据对象,请给出一个代表性的数据库。另请列举 5 个重要的疾病相关生物信息数据库。

(4) 序列比对的目的是什么? 最常用的序列数据库搜索算法是哪一个?

(5) 基因表达数据分析在生物和医学研究中有哪些可能的应用?

(6) 请论述生物信息学与医学信息学融合的必要性。

(孙　啸)

18

中医药领域的信息处理

回顾计算机在我国医药领域信息处理的历程,中医领域起步较早。早在20世纪70年代初,为了探索中医针刺麻醉的机理,科技工作者就应用电子计算机处理针刺麻醉实验中所遇到的数以万计的生物电信号。20世纪80年代初,应用电子计算机技术研制了一个又一个的中医专家咨询软件。中国医药信息学会的前身"计算机诊疗系统研究会",就是在这一基础上成立的。随着对中医临床信息的深入研究,工程技术人员研发了脉象仪、舌象仪、经络测定仪等项目;随着计算机性能的提高,大容量硬盘及光盘的出现,中医药文献检索系统进入了实用阶段,并对中医药汉字操作系统进行了探索,随着信息高速公路的出现,WWW浏览、电子邮件、MSN等Internet应用的普及,中医药远程医疗、中医药网上教育及中医药信息的网上交流变成了现实。

学习完本章的内容,你应该知道下面这些问题的答案:

近代信息处理技术与中医学的关系是什么?

中医信息处理的特点有哪些?

计算机中的原数据"二进制"与中医理论中的"阴阳学说"之间的关系是什么?

中医信息标准化及规范化的必要性是什么?

中医专家系统、中医电子病历、中医脉诊、舌诊、针灸等临床信息处理的特点是什么?

信息技术在中药领域的应用有哪些?

18.1　中医信息与中医理论

医学信息学是一门只有几十年历史的年轻学科,而中医药学是一门具有几千年历史的古老学科,一门古老的学科与一门当代最年轻的学科相结合,这样的远缘杂交必将会结出丰硕的果实。仔细推敲一下,电子计算机原理与中医理论之间的确还存在着一些意想不到的内在联系。

我们将中医的诊疗实践过程作为一个大系统来进行考察,只有两个重要的对象需要我们认真地探索,即中医和患者。中医的主要工作是收集疾病数据,整理有用数据,然后运用中医理论及经验对所获得的临床数据进行鉴别、分析、综合评判,制定治疗对策,最后运用中药、针灸、推拿等治疗措施对患者进行治疗。患者一方面向医生提供疾病数据,另一方面也是医生运用医疗手段进行诊疗的对象。

　　实际上,中医的临床实践过程是一个数据处理过程,它的核心内容是如何获取有价值的临床数据,以及如何处理这些数据,从中获取对诊疗患者疾病有用的信息。从当代科学的角度来看,可以运用传感器技术来模拟中医获取临床数据的"四诊";可以运用专家决策支持系统来模拟中医的辨证论治。这两个方面都离不开现代的电子计算机技术及信息处理技术。

　　在对象为中医与患者的研究体系中,患者的机体是经过几百万年优胜劣汰的进化慢慢地择优而成。如果将患者的机体作为诊疗系统中的一个子系统来分析,那么机体本身就是一个具有思维能力、新陈代谢能力、自组织能力、自适应能力、自学习能力的超大型复杂系统。该系统通过视、听、味、嗅、触等多种感受器与外界交换信息;其内部存在着大脑皮层、神经、体液以及中医的经络等多种调控机制,机体内部具有防御、适应、免疫、代偿等一整套的自动调节、自动控制的机制。因此,患者的机体可以看作类似于由多台具有并行处理能力的超大型的高级计算机控制的极精密的自动控制系统。人们在实践中了解到这种自动控制系统内部不正常的状态往往可以通过各种途径反映出来,中医可以通过望、闻、问、切的手段来收集患者的病理信息。实际上,这些信息不仅体现了机体细胞和组织的局部状态,而且也体现了在自控机制作用下的机体对抗疾病的整体状态。在这种状态中蕴含着人类机体从进化中获得的防御疾病的能力。中医可以在一定规则的指导下,对这些数据进行分类、归纳、综合评判,获取对患者治疗有用的"信息"。若用中医的语言来讲,即"辨证"。中医通过"辨证",来揭示患者机体在抗病过程中的各种特征及疾病的发展趋势。医生针对这种特征及趋势运用中药或针灸等措施进行调控,即中医的"论治"。中医(信宿)在不破坏信源(患者)的完整性的前提下,通过望、闻、问、切(载体)等手段,获取信源(患者)的数据,再通过分析处理这些信源数据来推测信源内部运动特征,然后,进行合理的调控,使系统向有利于生存的方向发展。这种方法,在近代"控制论"中称为"黑箱"处理法。几千年来我们的祖先一直在自发地运用这种"黑箱"原理来诊治疾病。

　　从控制论的角度来看,医生起着一台高级的电子计算机的作用,病人相当于一个有多台超高级的电子计算机并行处理、互相协调的极灵敏、极复杂的自控系统,体内的各种类型的信息传递系统,如神经、体液以及经络等就像 Internet 网络中的各种不同的传输介质、不同的机型、不同的协议一样,它们协同工作,互相传递信息,共同维护机体的正常运动。因此,我们可以通过编制软件来模拟中医专家临床上"辨证论治"的思维方法,也可以借鉴电子计算机的工作原理来推测中医的分析临床病症的方法,进而探索中医理论的科学依据。另外,我们也可以从自控原理出发,通过分析患者所提供的病理数据,推测机体内在的发病机制,进而通过正确地使用中药、针灸、气功、推拿等治疗措施来调节机体的动态趋势,达到预防及治疗疾病的目的。

18.1.1　中医信息处理的特点

　　中医药学与现代医药学相比较,有很大的不同,其中最突出的是以下三个方面:采集临床数据的方法、处理临床病理数据的方法以及独特的治疗措施。

　　(1)采集临床数据方法:中医医师利用自身的感官,通过望、闻、问、切来收集患者的病理数据。其数据特点是定性模糊,例如人体的神色、舌体的形态、舌质的颜色、舌苔的厚薄、呼吸的强弱和气味,以及脉象等。

(2)处理临床病理数据方法:中医药学应用阴阳学说将疾病的性质归纳为阴、阳、表、里、寒、热、虚、实八大类;应用五行学说将人体的病理信息划分为心、肝、脾、肺、肾五大系统;将中药性味划分为苦、酸、甘、辛、咸五类……这些归类方法与现代医学有很大的差别。

因此,中医对疾病的认识是把疾病与人体系统紧密联系在一起思考的,充分考虑了人体系统本身的积极抗病因素,而人体的抗病因素正是人类通过上百万年的进化逐渐获得的,若我们不利用体内的这部分战胜疾病的力量,对诊断治疗是一个极大的损失。

中医通过对症状组合的归纳、分析、对比,来解析机体当时的状态,以寒、热、虚、实等符号说明当时机体邪正斗争的趋势;以脏腑、三焦、表里等符号来确定机体当时的病变位置;并以太阳、少阳、厥阴、母病及子、子盗母气等符号来表示疾病的进程,然后根据辨证的结果进行调控。中医对疾病的这种分析方法时时把机体的动态趋势及归转作为分析的主要项目,这个特征把疾病与患者的机体紧密地结合起来了,把机体的一些自动控制的特征引入了医学领域,把内外环境的统一观、整体观引入了中医学之中。中医对疾病的归类方法虽然目前还停留在粗糙的、笼统的状态之下,但从其发展前途来看是很有科学价值的,这种归类方法有利于发挥机体内在的积极的抗病因素。

(3)中医独特的治疗措施:从当代科学的观点来看,人类的机体是通过上百万年的进化,是在同自然环境、致病因素等不断斗争的过程中逐渐形成的一个极其复杂的系统,该系统是一个超大型的极复杂的自我调控系统。我国的中医运用望、闻、问、切,获取患者的四诊信息,通过处理四诊信息获得改善人体运动状态的调控特征,然后使用中药、针灸等调控措施医治疾病,由此建立了独特的"辨证论治"学说。中医学的这种以机体动态数据为基础的医学理论,也可以称为"动态学说"。中医学的这种运用人体症状空间中的动态数据进行分析、定位,进而调节机体动态趋势的方法及治疗措施,内中携带着许多控制论原理的雏形。这种以整体观与动态观为基础的多维动态空间的概念,是中医对机体信息认识的特点和优势。

18.1.2 "二进制"与中医理论

计算机的基本原理是"存储程序和程序控制",它是由美国科学家冯·诺依曼在第二次世界大战期间提出的。在计算机内部所有的数据、程序或程序控制信息都是由二进制代码构成的,"0"与"1"构成了现代数码信息的基石。

德国数学家莱布尼茨(Leibniz)是二进制的发明人,当他获悉他的研究成果与中国的"阴阳学说"的原理很相似时,他特地给康熙皇帝写了一封信,称赞中国人的智慧,在两千多年前就发明了与近代计算机文化中的二进制相仿的"阴阳学说"。

中医学中的"阴阳五行学说"是中医学理论的核心。"阴证"与"阳证"是性质决然不同的两个方面,它将阴阳对立的概念应用在中医的临床"辨证"方面,是一种定性分析的手段,是中医"辨证"的基础。《黄帝内经》曰:"善诊者,察色按脉,先别阴阳",就是要求人们认识疾病必须在望、闻、问、切的基础上首先判别机体整体的动态特点。中医学中的"伤寒六经辨证"是按疾病的进程及机体抗病力的强弱分为阴证与阳证,阳证群为太阳、少阳、阳明;阴证群为太阴、少阴、厥阴。中医的"八纲辨证"把机体的"动态"分为以阴阳为总纲的症状群，其中表、热、实为阳的辨证群，里、寒、虚为阴的辨证群。中医的"卫气营血辨证"是把机体的"动态"分为卫、气、营、血四大证群，其中卫、气属阳，营、血属阴。中医学的这些辨证方法都是环绕着阴阳的辨证总纲而进行的。

为了将中医理论的"阴阳学说"与计算机文化中的"二进制"原理联系起来进行分析与对比，我们可以从元数据"0"与"1"和"阴"与"阳"的属性开始分析。"0"与"1"和"阴"与"阳"一样都是性质决然不同的符号，因此在计算机文化中人们可以利用这一特点对事物的特性进行逻辑分析，逻辑运算是构成现代计算机应用技术的一个重要基础。与"0""1"相类似的中医学中表里、寒热、虚实、气血、脏腑、升降、浮沉等概念也是代表着性质不同的两个方面，不过，这些概念中还蕴涵着对事物进行另一个层次的逻辑判断的内容。

在计算机文化中用二进制的"0"与"1"来表示文字、图画、声音等一切信息，同样在中医学中用阴阳、表里、寒热、虚实、脏腑、气血、升降、厚薄等概念来存储中医的临床信息。若将中医学中的这种存储信息的方法与计算机中存储信息的方法相比较，所不同的是计算机中的一串串代码只有两个符号，而中医学中的符号更多，因此相比之下中医学中的信息量更丰富。《易经》中的六十四卦是由阴阳二爻构成的，阴爻为"– –"，阳爻为"—"，六十四卦中的每一卦均由六个阳爻或阴爻排列组合而成，例如第一卦——乾卦，为六个阳爻，阳爻与阴爻的这种排列组合的方式共有 2 的 6 次方种，即有 64 种不同的表达方式。计算机中的基本单位是"字节"，它是由 8 位"0"与"1"组成，共有 2 的 8 次方种，即可以表示 256 种不同的数字、符号或字母。中医的"阴阳学说"所应用的符号远远超过 2 个，其组合方式也很丰富，远远超过 8 位，因此，与《易经》中的六十四卦及计算机中的"字节"相比，中医学中的"阴阳学说"可以表达的基本对象也远远超过 256 种。

在计算机中，对于同一串二进制代码由于解码方式的不同可以得到不同的结果，例如，对于同一幅图像若用不同的解码规则会获得不同效果的图像，即对象与规则之间存在着一对多的关系。在中医临床上，对同一患者，中医学中的各个流派可以用各自不同的规则来解释对象，其结果也往往不同，这是由在一个多维空间中针对同一个对象，各个流派站在不同的角度上进行观察而造成的。我们可以设想，在不久的将来，当人们对人体内在各种层次的生理、病理现象，以及在不同环境之下的各种人体现象都能透彻了解的话，那么，各个流派之间、各种医学之间的沟通问题也就会迎刃而解。

把分辨机体"动态"的基点放在阴阳上，存在着很多优点，它与近代电子计算机技术中利用二进位制编码的手段来区别对象有很多类似之点。以八纲结合六经辨证为例，对某一患者我们先辨阴、阳，若确定是阳证，就可以在太阳、少阳、阳明范围内进行辨证；进一步辨表、里，若是里证，就在阳明证的范围内分辨；进而辨寒、热，若是热证，范围就缩小到阳明热证；再进一步辨一下虚实，若确定是实证，就可以采用承气汤之类的治疗措施。见图 18-1。

那么与二进位有什么关系呢？为了方便对上列辨证措施仅分辨三次［见图 18-2(a)］。若把八纲辨证属于阳的表、热及阳都用"1"代替，属于阴的里、寒及阴都用"0"代替［见图 18-2(b)］，就可以用二进位数字来给病症状态编码［见图 18-2(c)］，这就显示了二进位制与阴阳学说的共同之点。

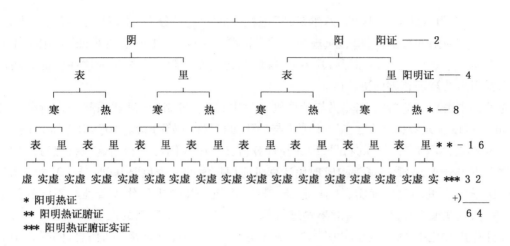

* 阳明热证
** 阳明热证腑证
*** 阳明热证腑证实证

图 18-1　中医辨证示意图

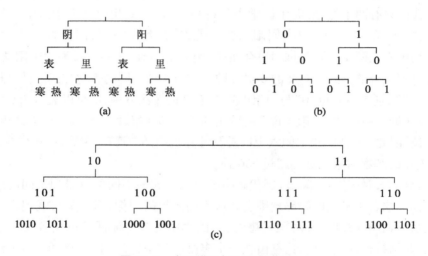

图 18-2　中医辨证与二进制关系

二进位数与十进位数是一样的，它可以表达一切"自然数"，我们知道自然数是"无限的"，若我们用一个自然数来代替一种疾病状态，可以推导出阴阳学说的分辨能力是无限的，我们要建立一种理论体系就需要这种无限的趋势，这样我们可以从理论上阐明中医的这种以"阴阳学说"为基础的理论体系具有旺盛的生命力。实际上，这种思想早在中医的经典著作《黄帝内经》中就有了，所谓"阴阳者数之可十，推之可百；数之可千，推之可万；万之大，不可胜数"，就包含着这种意思。

中医学中的"阴阳学说"，有时给人一种很神秘的感觉，使初学者感到深不可测。实际上，从近代计算机文化中的"二进制"的原理着手，通过分析计算机内部信息表示的方法，可以看到中医学中的"阴阳学说"实际上是我们祖先发明的一种很好的存储临床数据及解析诊疗信息的方法。

18.2　中医信息标准化、规范化

在计算机内部,任何形式的数据,无论是数字、符号、图画、声音,还是影像,它们都必须转换成二进制形式的编码后,才能由计算机来进行处理。我们要用计算机来处理中医药学的数据,必须将这些数据转化为计算机能够处理的文字、图像、声音或电信号等数据,然后,再对这些数据进行数字化处理。实际上,在实现中医药数据的数字化之前,必须完成的第一步是实现中医药数据的客观化、规范化及标准化。

18.2.1　中医信息标准化的问题

中医临床上通过四诊(望、闻、问、切)来收集数据,然而,将这些数据转化为有用的临床信息的过程,一般都是由医生主观决断的,缺乏量化依据。因此,不便于教学及科研,也无法实现数字化。

以中医的脉诊为例,中医脉象是中医采集患者临床数据的重要手段之一。几千年来,由于科学技术条件的限制,中医一直依靠医生指面的感觉细胞来收集患者的脉象数据,并运用形象化的概念来确定其收集到的数据的性质。例如,通过指面感觉到的"替替然如珠之应指",来确定脉象的性质属"滑"。以医生均匀地呼吸时,一呼一吸指下感觉到的患者脉搏跳动的次数来判别脉象的"迟数"。"迟脉"一息三至,即每分钟脉搏次数少于 60 次;"数脉"一息六至,即每分钟超过 100 次;等等。再如,像"滑"脉这样的概念,其本身比较笼统,无法进行量化,全凭医生的主观感觉,没有客观的量化标准。

进一步分析,脉象"迟数"的概念,虽然有量的概念,但是每分钟 61 次或 62 次,这些能不能算"迟"?可见中医脉象的"迟数"概念从"迟"到"不迟",从"数"到不"数",其间没有明确的分界,没有精确的判别标准。中医的临床辨证的关键是四诊合参,非典型数据的模糊的边界只有通过在"合参"中的分析、对比才能明确它的属性。总之,在中医的脉诊中,掺杂了医生的感觉及判别经验等诸多主观因素。这一切不仅造成对疾病定位的分歧,而且给中医的教学工作也带来了很大的困难。而解决这一难题的第一步是数据必须客观化,因此,中医脉诊客观化势在必行,也就是研制能替代中医指面收集脉象数据的脉象仪的工作势在必行。同样,中医四诊中的"望""闻"的客观化工作也势在必行。中医四诊信息客观化是中医临床诊断数据数字化的基础。

我国地大物博、疆土辽阔、民族众多,加上风俗习惯的不同,地区、气候、环境、方言等的差异及丰富的汉语词汇等,这些内容交杂在一起,使中药领域出现了许多不规范的内容。以下举一些例子加以说明:

在中药这一宝库中,使用天然药物的宝贵经验均以方剂的形式记载在历代方书或其他文献中。例如从马王堆出土的我国现存最早的方书《五十二病方》到《中医方剂大辞典》,方书不下几百,方剂已逾数十万。载方文献仅宋至清就有 1 400 余种。在众多的方剂中存在异方同名、同方异名等许多问题。例如:《太平圣惠方》卷七、卷三十、卷五十四均有"汉防己散",但药味及药物各不相同。另外,中医方剂的用法、禁忌、病证名、治则名、中药名、中药炮制名等均需规范。

在中药学中,别名就更多了,例如,常用的中药"金银花"就有 50 多种不同的别名。再如,昆虫"蟋蟀",在《方言》中称"蚟孙",在《广雅》中称"促织",在《古今注》中称"吟蛬",在《贵州民间方药集》中称"叫鸡",在《河北药材》中称"蛐蛐",在《本草纲目拾遗》中称"将军"。在《药录》中,中药大黄亦称"将军"。同称"将军",竟是两种决然不同的中药,因此,中药名称必须规范化。

从以上的分析可知,为了让计算机能处理中医领域的数据,必须对其进行预处理,即为了实现中医数据的标准化,必须先对中医药数据进行客观化和规范化处理。

18.2.2　中医信息标准化的进展

近年来,中医数据标准化已取得了显著进展。例如在中医学术名词规范化方面,1982 年至 1987 年 WHO 西太区在马尼拉、东京、香港、汉城(现"首尔")召开了 4 次针灸穴名标准化工作会议,制订了"标准十四经穴名""十四经穴名简释""标准经外奇穴""标准头针穴名""标准耳穴名""标准奇经八脉名"等标准。1989 年 10 月底,WHO 在日内瓦召开全球性的国际标准针灸穴名会议,WHO 西太区推荐上述标准针灸穴名为国际针灸穴名方案。1990 年我国国家技术监督局颁布了由国家中医药管理局推荐的《经穴部位》(GB 12346—1990),具有国家法律效力,要求在针灸教学、科研、医疗和国内外学术交流中必须贯彻执行。这是我国第一个中医药国家标准。

《经穴部位》(GB 12346—1990)规定了人体腧穴定位的方法和 361 个经穴、48 个经外奇穴的标准定位。按照经脉归类特点将 361 个经穴归为 12 类。

例如,手阳明大肠经(the Large Intestine Meridian of Hand Yangming)的穴位有:商阳 LI1、二间 LI2……口禾髎 LI19、迎香 LI20,其中,前面的中文是穴位的中文名称,后面的字母加数字是该穴位的国际通用编码。其中穴位的国际通用编码的前两位字母代表的是穴位所在的经络,这两个字母基本上与该穴位所在的经络的英文字母有关,后面的数字表示该穴位在某经络中的第几个位置。仔细推敲一下,在编码的过程中,有时我们也损失了一部分信息,如督脉的水沟穴,俗称"人中"穴,中文名称很形象,也便于记忆,改为 DU26 后,一般人就不熟悉了,但后者因数据规范化了,更适合于计算机处理。

国家质检总局、国家标准委批准的 11 项国家标准针灸技术操作规范,从 2008 年 7 月 1 日起正式实施,内容包括耳穴名称与定位,艾灸、头针、耳针、三棱针、拔罐、穴位注射、皮肤针、皮内针、穴位贴敷、穴位埋线等技术的操作规范。中医药领域国家标准的广泛推行,必将促进针灸临床、科研、教学及国际交流的发展,同时对针灸临床、科研、教学的规范化实施提供了有力的保障。

相对于中医针灸标准及编码,中医方剂名称编码就显得复杂得多。中医方剂的名称是由一组汉字构成的,这些汉字或来源于组成方剂的主药名,如地龙散、红花散等;或来源于组成方剂的药的味数,如四物汤、八味丸等;或来源于该方的临床功用,如补心丸、补脾汤等;或来源于功用、主药、药味数的组合,如六味地黄丸、安宫牛黄丸、四物化郁汤等;或来源于已有方名的加减化裁,如加味四物汤、加减四物汤等;或来源于其他,如白虎汤、金匮肾气丸、青丸等。总之,方剂名称极不规范。南京中医药大学中医方剂编码课题组以中医方剂的功效与适应证为核心建立了中医方剂的编码系统,该编码系统采用 62 个符号的混合编码方法,全部符号由 10 个阿拉伯数字的符号,加上 26 个英文大写字母及 26 个英文小写字母符号,共计 62 个符号组成。每一方剂编码的码长为 12 位,前 2 位代表方剂的一个主要功效名称,如 02 为"补气",03 为"补血"等;第 3~8 位共 6 个码,其中每两位代表一个主治病证名称,如 Y4 为胃脘痛,gQ 为眩晕等;第 9~12 位共 4 个码为顺序码,即用以区别功效与主治病证全部相同的方剂。例如,方剂名为"补中益气汤"的方剂,它的编码为"02G8ICJj0001",其中第 1~2 位的"02"代表功效为"补气","G8"代表病证为"痢疾","IC"代表病证为"内伤发热","Jj"代表病证为"脾胃虚弱","0001"代表具备以上 4 个条件的 0001 号方剂。同样,在这种编码过程中也损失了不少与该方剂相关的信息,例如与中医方剂组成有关的"君臣佐使"的内容、中药的剂量、中药的味数等。

在中医临床科研工作中,因缺乏成熟的、成体系化的工具与方法以实现标准的规范化应用,从而难以充分发挥已有标准对中医药临床科研的支持。中国中医科学院联合了全国数十家单位、上百位专家,借助基于互联网的术语加工软件平台,对几十万条中西医概念以及来自临床的大量的病历数据进行筛选、分析、归纳等规范化的工作,创建了《中医临床规范术语集》及《中医临床病历规范术语集》,截至目前,两套术语集已包容术语总量超过 36 万条。这不仅有利于提高电子病历的书写速度,也利于后期有针对性地分析整理与疾病、症状、体征、疗效等高度相关的影响因素。

以"头痛"为例(见图 18-3),图中(1)处所示为术语单元中含有"头痛"的所有术语,通

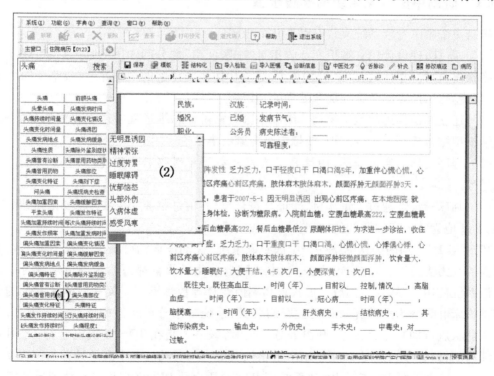

图 18-3 基于《中医临床病历规范术语集》进行的结构化电子病历书写工作

过鼠标点击选择可以录入到病历正文相应的域中,通过鼠标右键点选,还可以录入为该术语单元预先赋予的值[见图中(2)]。所有录入的结构化信息按规则被保存到相应的数据库中,在完成病历书写的同时将临床信息转换成可以分析的数据。

在中医药数据标准化方面,还有《中国中医药学主题词表》《中医病证分类与代码》《全国主要产品(中药部分)分类与代码》《中医临床诊疗术语》《中医临床各科诊断疗效标准》《中医病证诊断疗效标准》《中医病案规范》等国家标准。

自2006年起,我国全面启动了中医药标准化工作,随着中医药领域数据客观化、规范化工作的深入,随着数据库技术、数据的人工智能处理技术的不断发展,整个中医药领域的信息标准化必定会实现。

18.3 中医专家系统

早期中医计算机应用主要是以专家系统为主,近年来,随着科学技术发展,自动采集中医脉象、舌象等数据的仪器设备的出现,新一代的全自动化的中医专家系统正在不断地涌现。

下面简单地介绍一下中医专家咨询系统。该系统是临床中医专家通过四诊,将收集到的患者四诊信息输入计算机,再由该系统的知识库模拟专家的思路进行"辨证论治",予以诊断,并给出一个包括中药或针灸等的治疗方案。

18.3.1 研制中医专家系统的一般步骤

研制一个中医专家系统大致有以下几个步骤:

(1)通过医理设计建立知识库。收集对"中医证型"划分起作用的临床症状,建立规范化的症状表;收集"中医证型"划分的依据,建立中医辨证论治的规则库;收集临床医生的治疗方案,建立处方、方药及临证加减处理的知识库。

(2)建立知识推理的数学模型。编制中医专家辨证思维过程中逻辑思维的程序框图,用数学模型结合规则库中的知识,模拟中医专家的辨证论治的推理过程。

(3)程序设计。通过编程,用计算机语言来实现上列数学模型,模拟中医辨证论治的推理过程。

(4)临床验证。通过大量病例,验证其符合率,并通过临床实践中所发现的问题,改正错误,不断地为知识库增添新的知识。

1979年1月,国内公认的第一个中医专家系统"关幼波诊治肝炎的专家系统",在北京市科委的大力支持下,由北京市中医院、中科院自动化所及首都医学院等单位联合研制而成。该系统使用了模糊综合分析、加权求和阈值运算等数学模型。关幼波诊治肝炎的专家系统将临床肝病分为急性肝病和慢性肝病两类,系统根据分析所得的证型拟出主方,并按照临床症状进行加减化裁,最后开出处方。当时,该系统是在TQ-16机上运行,运用BCY语言编写的,该程序通过对266例病例的统计,其处方与关幼波老中医的处方的符合率达到97.7%。后来为了便于推广应用,该系统用BASIC语言及PROLOG语言移植到计算机上。

自 1979 年至今估计中医专家系统已有数千个,遍及中医的内、外、妇、儿以及五官、肛肠等各科。例如贵阳医学院的"刘卓佑教授针刺治疗妇科病专家系统"、南京中医学院研制的"邹云翔肾病专家系统"等。

18.3.2　中医专家系统的通用程序的研制

在研制中医专家系统的基础上,研制人员发现众多的中医专家系统有许多类似之点,例如不同的专家只是在推理规则及输出处理结果方面存在差异。为了方便临床应用,让医生能根据自己医理设计的内容编制中医专家系统,软件工程人员开始寻找中医专家系统的通用程序,即专家系统外壳或中医专家生成系统。仔细推敲一下,中医专家之间的差异主要表现在处理临床信息的规则及治疗方案的知识库方面。从计算机程序编制的角度来看,除了知识库发生变化外,整个程序是类同的。假如我们研制出一个能够生成或修改中医专家知识库内容的软件,那么临床医生即使不懂如何编制程序,只要他们会操作计算机,通过人-机对话方式,按医理设计的要求填入各种数据就可以生成一个中医专家咨询系统。

18.3.3　中医专家系统的近况与展望

近年来,中医专家系统进入了低潮期,原因主要是在人工智能数学模型及程序设计方面很难有所突破。另外,中医的四诊信息化还未实现标准化,脉象仪、舌象仪、面诊仪等四诊信息化的仪器设备尚待完善,假如输入的信息不是标准化的,那么中医专家系统所输出的结论就很难确定是否正确。但是,随着中医药数据的逐渐规范化、标准化,计算机信息技术快速发展,中医药数据库系统、中医电子病历逐渐普及和完善,特别是近几年人工智能的突飞猛进的发展,这些都将为新一代的中医专家系统的研发创造条件。

18.4　中医电子病历

18.4.1　中医电子病历的特点

1) 学科特点对中医电子病历的特殊要求

西医学是以人体的形态、结构、功能作为切入点,形成了以"病为中心"的防病抗病的医学体系。以基础医学发展为驱动,从实验室发现,到理想条件的临床研究,再到临床实际的推广应用,形成了西医学特有的临床研究方法和发展道路。

中医学则在东方文化与人文哲学的环境中,在整体观念指导下,以人体功能状态作为切入点,"司外揣内",借助人体感官,采用观察、类推和求道等方法,将认识人体内部结构与外部联系的运动变化规律与调控人体运动的方法紧密结合,构建了以藏象、气血、经络、病因、病机、证候等关系本体为特点的理论体系,形成了中医学以人为中心的健康保障医学体系。以临床为发展基础,在临床实践过程中,通过观察与验证的交替,从个体到群体,从个性到共性,形成了中医临床与科研一体的发展道路。

中西医的学科特点和发展道路,决定了对待临床信息的观念,临床信息的放置位置、采集内容、采集方法，尤其是临床信息模型以及信息分析方法的区别。同时由于目前中医医院已经普遍吸纳了现代医学的诊疗方法，中医医院的电子病历在受到中医学自身发展规律的约束之外，也必然兼容西医学的许多内容，体现着中西医的有机结合。

2）中医电子病历的功能需求

中医电子病历是现代中医临床研究新模式的基础。临床实践是中医诊疗技术发展与理论创新的源泉。临床与科研一体是中医临床研究的显著特点。"以人为中心、以临床事实为导向，以假说与模型为驱动，将临床观察与计算机模拟研究相交替，从临床中来到临床中去"是中医临床研究的新模式。在这一临床研究模式中，电子病历承载着丰富的临床事实，是研究的基础。满足通常临床病历医疗、管理与法律的要求，如实、准确、全面、快捷地记录临床实践中产生的所有临床信息，是中医电子病历基本的功能。

中医电子病历是科学数据产生的重要工具。彻底改变目前临床信息以自然语言描述通过纸质文本形式保存的现状，将临床诊疗信息直接转化为科学数据，将电子病历变成中医科学数据产生的源泉与基础，是历史赋予中医电子病历的伟大使命。

中医电子病历是医院信息系统的核心。目前，医院临床诊疗信息以不同的载体分散在相关科室，而它们都是中医临床科研信息共享和开展科学研究不可或缺的内容，要使这些临床信息成为科学数据，必须以电子病历为核心，将医院信息系统中住院信息、医嘱信息、药房信息、医院经济信息以及PACS、LIS等集中和整合起来，使其成为以临床医生和研究者为核心，围绕临床问题及其解决而形成的科学数据集成，以便从海量的临床实际数据中总结经验，发现知识，为进一步临床决策、为中医理论体系的完善服务（见图18-4）。

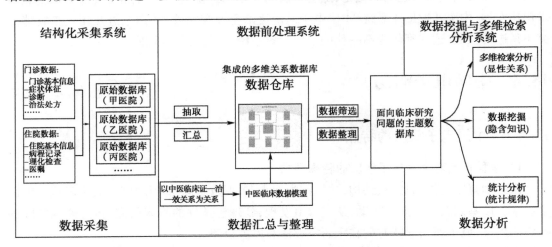

图18-4 临床科研信息共享、数据存储和挖掘技术路线图

3）中医电子病历的特点

中医电子病历在内容上要兼容中医与西医，除包含中医的四诊信息、辨证依据、辨证诊断、立法、处方等诊疗信息以及西医临床检查、诊断、治疗等信息外，还要有针对中医临床科研需要的如PRO量表、临床评价等内容。而临床科研信息共享，又给中医电子病历赋予了结构化、规范化、模板化与系统化等特点。

（1）结构化。这是将临床信息转化为科学数据的必经之路。按照医学概念结构将以自然语言描述的文本病历进行分解,是目前形成科学数据的必经之路。尽管自然语言的理解也是目前研究的热点,但要从以关系本体为特点的中医临床信息开展复杂的研究,结构化是目前唯一可行之路。结构化是临床科研信息共享的世界难题。解决结构化与医生临床思维、表达方式的矛盾,解决结构化与书写速度的矛盾,解决结构化与病历书写形式要求的矛盾等,都是目前此领域研究的前沿。实现全结构化中医电子病历是发展的主要目标。

（2）规范化。规范化是结构化的基础,也是实现结构化的最好方法。利用中医几千年来学科发展的丰富积淀,整合目前已经形成的中医药行业标准、国家标准或学会标准等,构建中医临床术语使用体系,是中医电子病历能成为临床科研信息共享的基础,也是中医电子病历的显著特点之一。

（3）模板化。模板是前人经验的承载,是缩短临床病历书写时间等的重要手段和方法。将前人或自己临床诊疗过程、望闻问切内容、诊断治疗方法和经验等进行认真总结,在此基础上建立各种模板,在病历书写时进行选用和修改是中医电子病历实现临床科研一体化的成功经验。研制便捷和人性化的模板编制器是实现模板化的关键技术和主要途径。

（4）系统化。中医电子病历只是中医临床科研信息共享的重要组成部分之一。从整个系统的功能出发来考虑和设置电子病历的内容及其实现方式等,是中医电子病历的特点之一。

18.4.2   中医电子病历的设计及内容采集

1）中医电子病历的结构设计

中医电子病历必须满足临床、科研两方面需求,功能全面。主要是在规范化术语的基础上,将临床信息和科研信息进行结构化数据设计并嵌入病历,进而形成规范化和结构化的病历格式。通过充分的功能集成,并经临床操作、数据挖掘验证后,确认达到临床使用"全面、快捷、灵活"和数据存储"结构化、准确、可分析"等的要求,才真正形成实用的中医结构化临床信息采集系统,如图 18-5 所示。

设计中医电子病历时,首先要确定其主要功能。目前,结构化的主要步骤是:首先,依据《中医病案书写规范》,对病历内容进行逻辑分类,然后采用结构化和非结构化相结合的方法来处理分类后的信息;对于需要查询处理的内容进行结构化,其他内容则作为自由文本书写。建立病历的描述框架,专科病历的定制工作可以通过定义不同的描述结构实现,病历的内容可以以结构化的方式统一存储管理;通过对该结构的通用化分析处理,建立病历的通用录入和后续处理方法。具体设计思路如下:

（1）建立中医临床术语使用体系

国家标准管理部门与中医药行业标准管理部门已经颁布了中医临床相关标准 20 多种,涉及基本术语、诊断、治疗等各个方面,构建使用这些规范术语的工具,将规范术语作为电子病历采集临床信息的基础,是中医电子病历成败的关键。

截止 2018 年,国内已有国标与行标共 25 项,如《中医病证分类与代码》《中医临床诊疗术语·疾病部分》《中医临床诊疗术语·证候部分》《中医临床诊疗术语·治法部分》《疾病

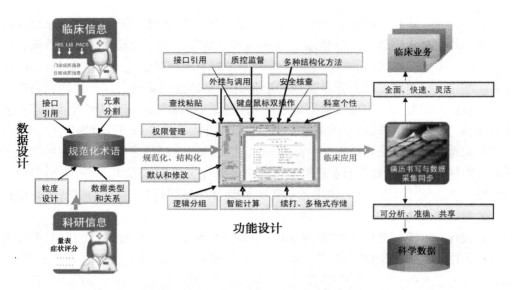

图 18-5 中医临床信息采集(电子病历)系统的设计思路、过程和内在要求

分类与代码》《中医基础理论术语》《中医病证诊断疗效标准》《腧穴名称与定位》《耳穴名称与部位》《中华人民共和国药典》《中国中医药学主题词表》《中医药一体化语言系统》等,国际上还有《医学主题词表》《ICD-10》等。中国中医科学院组织国内 100 多位专家,借鉴国际上临床标准术语集(SNOMED CT)的思路与方法,在制定临床术语分类框架基础上,通过研发的专用软件平台加工形成了《中医临床规范术语集》,该术语集参考 100 多种词典、辞书等权威性著作,收集了以上标准的全部术语,目前已包含近 20 万词。在《中医临床规范术语集》的基础上,根据临床术语使用的习惯,结合临床病历模板制作和数据采集的要求,构建《中医临床病历书写术语集》,形成了电子病历系统中的症状类字典、中药字典、方剂字典、穴位字典、穴方字典、给药方法字典、中医疾病及中医证候字典、治法字典等,成为中医电子病历临床信息采集的基础。

(2)电子病历的功能设计

① 信息结构化录入。以规范的医学概念和术语为支撑,采用诊疗信息结构化录入的方式,使病历中包含的医学概念都以单独记录的形式存在,并对通常以定性描述的症状信息等,在定性记录的同时,也以分级或积分等半定量的形式记录。为将临床病历信息转化为临床科研数据奠定了基础。

② 病历书写的模板支持。为了克服结构化录入给临床病历书写速度、临床医生临床思维、表达形式等多方面带来的影响,电子病历采用结构化模板支持的病历书写方式。并研发了专用的模板编辑器(见图 18-6),由临床医生根据以往临床病历书写和诊疗的经验,在对临床与科研信息需求分析的基础上,确定病历内容和结构化

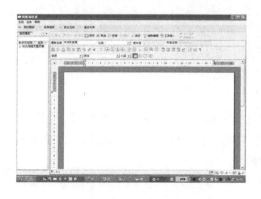

图 18-6 模板编辑器

的内容,利用模板编辑器,进行病历模板的编辑。也可以将医生认为较好的结构化病历,保存为模板病历,并设置模板的默认值。在新的类似病历书写时,调用模板进行书写。

③"所见即所得"。病历书写界面与打印输出界面相同。在结构化病历录入的同时,尽量满足医生思维与自然语言表达的需求,保证医学概念的准确性与信息的真实性;同时使书写界面与打印出的病历相同,格式符合国家病历书写规范要求,如图 18-7 所示。

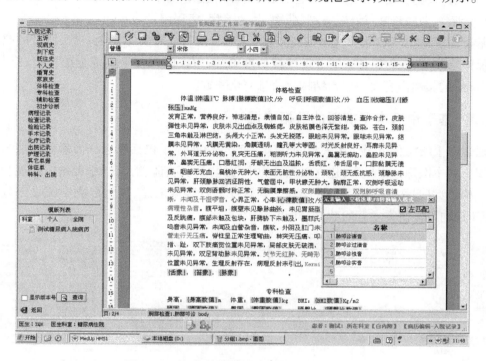

图 18-7 住院病历"所见即所得"的录入格式

④ 方便快捷书写。充分利用界面的空间,采用医生熟悉的图标、按钮以及键盘操作与鼠标操作相结合等多种方法,最大限度地满足临床医生病历书写中方便快捷的需要,尽量提高临床病历书写的速度。为保证信息采集既快捷又准确,必须对界面及操作方式进行不断优化,对标准引用进行智能化设计,使得结构化录入的速度达到或超过自由文本录入的速度。

⑤ 以电子病历为核心的数据整合。以电子病历为核心,将病人基本信息、化验检查、物理影像检查、医疗费用等医疗数据,通过建立接口等方式,与已有 HIS、LIS、PACS 系统等实现交互查询与动态存储,既可以保障数据的完整性与准确性,又可进行动态追踪观察。

⑥ 多种管理整合。模板管理:基于知识树的形式进行模板管理,并能分科、分级管理。能够针对不同的临床实际需求及科研需要进行设计、维护,病历模板具有可扩展性及便捷性,可满足不同科室、不同病种的个性化需求。术语管理及维护:能够在临床实际中动态收集常用术语,能够应用目前的国家及行业标准,可实现标准规范的动态更新。科研量表管理:为了满足临床科研需求,病历系统中应用了许多不同种类与用途的量表来延伸数据采集范围。做好大量量表管理应用,是系统的特点之一;用户权限管理、患者隐私保护管理等均是系统所具有的功能。

2)电子病历采集的内容

中医临床病历中需要记录的内容、科研分析中需要的内容都是中医电子病历必须采集的信息,即不仅包含了纸质病历的所有信息,而且需要采集、保存多媒体信息。

中医电子病历分门诊病历和住院病历,其采集内容应根据国家《中医病案书写规范》要求,包括主诉、病史、刻下症、体格检查、望闻切诊信息、辨证分析、中医诊断(包括疾病诊断及证候诊断)、西医诊断、治法、方剂、药物、其他治疗、病程记录等。

基于医院病历具有法律文书的特点,病历记录要与临床实际完全一致,所有的改动都要求保留修改痕迹;为保证数据分析挖掘的准确性,主要临床要素实现全结构化,前台"所见即所得"的文本内容要与后台结构化信息完全一致。

18.4.3 基于中医电子病历的数据挖掘

通过以上结构化电子病历采集的临床诊疗信息,形成了包括患者全部诊疗信息的关系数据库。在中医理论指导下,建立以患者为中心的"病、症、证、治、效"中医研究模型和物理数据结构模型(见图 18-8),通过 ETL 工具软件进行数据汇总、转化形成中医临床数据仓库,用于面向不同研究主题的数据分析挖掘。

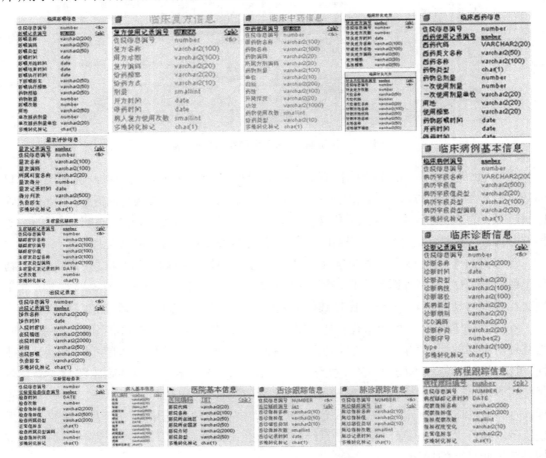

图 18-8   以患者基本信息为中心,关联病程、医嘱、复方、量表、诊断和理化检查等细节的信息物理数据模型

基于以上数据,结合循证中医理论与临床研究的需求,可开展证候研究、病证关系研究、方-证关系及方药规律研究、临床评价方法研究、综合治疗方案研究、老中医遣方用药经验研究等,可以形成许多以往研究无法形成的结果。现举例如下:

1）中医临床数据多维检索、分析和展示系统

该系统在规范数据的基础上,实现海量中医临床诊疗数据的探索性分析和数据实时展示。同时可在互联网环境中对分析结果进行导出,实现了"病—症—治—方—药"等多种临床关系知识的探索性分析,便于发现中医临床中的显性关系,如图 18-9 所示。

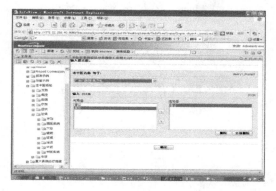
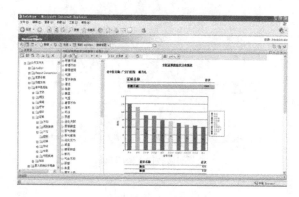

（a）可灵活选择参数检索分析　　　　　　　　（b）显示结果图文并茂

图 18-9　"中医临床多维分析和展示系统"界面

中医临床多维检索系统,可针对中医临床要素如"症—证—治—药"等之间的关系进行分析挖掘,如证-药关系、症-药关系、方-证关系等,并可选择不同的参数进行比较研究。如通过检索分析系统,分析肝脾不调证不同兼证情况下的用药规律,可直观地显示结果,如图 18-10 所示,使中医临床经验得到很好的可视化表达。

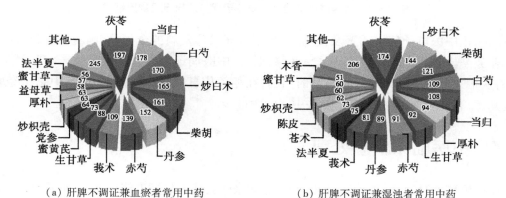

（a）肝脾不调证兼血瘀者常用中药　　　　　（b）肝脾不调证兼湿浊者常用中药

图 18-10　不同证候常用中药检索分析

2）名老中医核心方总结

分析挖掘临床核心处方,对于继承名老中医经验,总结经验方具有非常重要的意义。复杂网络是科学界研究的热点问题,基于古方及当代临床复方数据的分析表明,中医药理论指导下的复方配伍过程具有无尺度复杂网络现象,可利用复杂网络方法研究核心处方、药物的配伍规律及层次。图18-11是通过复杂网络方法分析得出的某名老中医使用小柴胡汤的经验。图中每一节点代表一种中药,连线的数字表示两种药物在一起配伍使用的频次,位于网络中心与周围关系关联较多的药物即为核心处方,可选择不同的条件,分析该方的加减用药规律。

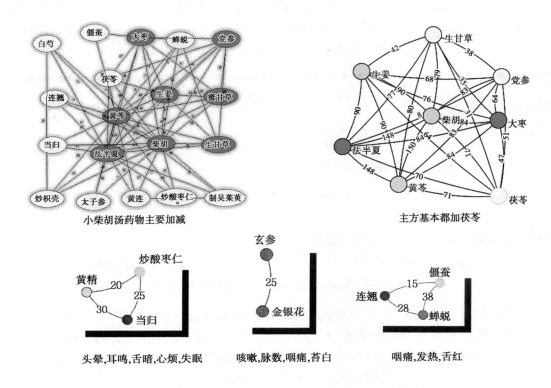

图 18-11　某名老中医使用小柴胡汤配伍规律无尺度网络图

　　结构化中医电子病历的普及使用,实现了临床诊疗资料的全面、准确、快速收集,满足临床业务需要,并直接转化为高质量科研数据,使中医循证研究有了大量临床实际科学数据,将从根本上解决临床与科研脱节的问题,在相关信息技术的支持下,可从中总结经验,发现知识,有利于提高临床疗效,加快中医学术进步。

18.5　中医临床信息处理

　　中医临床上是通过"四诊",即望、问、闻、切来收集病人的病理信息的,中医通过"望诊"收集与病人相关的舌象及神色方面的信息;通过"问诊"来了解病人的病史及主诉;通过"闻诊"来了解嗅觉能感受到的特征及病人发音方面的特征;通过"切诊",即感触病人桡动脉处的脉搏搏动信息来推测与病人有关的病理信息或通过触摸病人机体的其他部位以获取相关的病理信息。在处理中医临床信息这一应用领域中,应用电子计算机较多的是处理舌诊、脉诊的客观数据,以及标准化后的症候信息。随着科学技术的发展,许多新的诊断仪器出现了,进一步扩展中医临床诊断的手段。

18.5.1 中医的脉诊信息的处理

1)中医脉诊客观化的意义

人体循环系统承担着协调全身各组织代谢功能,包含输送氧气、营养物质,运走代谢废物,交流体液等重要工作,还承担运送抗体、激素等物质以协调整体的动态平衡的功能。对人体功能、疾病转归有关键作用。中医脉诊的位置是在患者左右手的桡动脉处,中医将脉诊时指下获取的这些特征归纳为 28 种脉象,并与浮中沉的切脉指法及寸关尺的按脉位置相结合,然后,将这些数据映射到中医脏腑分类的证型空间中去,结合四诊的其他数据,通过综合、对比、分析,最后在中医的症状空间中给予一个明确的诊断。

2)中医脉象仪研究概况

为了获取客观的中医脉象数据,就需要脉象仪。在脉象仪器的研制方面,早在 1860 年 Vierordt 创建了第一台杠杆式脉搏描记仪,20 世纪 50 年代初朱颜将脉搏仪应用到中医脉诊的客观化研究方面。此后随着机械及电子技术的发展,国内外在研制中医脉象仪方面进展很快,尤其是 20 世纪 70 年代中期,天津、上海、贵州、江西、北京等地相继成立了跨学科的脉象研究协作组,多学科共同合作促使中医脉象研究工作进入了一个新的境界。脉象探头的式样有单部、三部、刚性接触式、软性接触式、气压式、硅杯式、液态汞、液态水、子母式等,组成脉象探头的主要原件有应变片、压电晶体、单晶硅、光敏元件、PVDF 压电薄膜等,其中以单部单点应变片式最为广泛,正在向三部多点式方向发展。

3)中医脉象特征信息探索

在运用脉象仪探索中医典型脉象的脉波特征信息方面,我国环绕弦脉与滑脉所做的工作最多,例如对妊娠、湿热等情况下滑脉脉波的分析,对肝郁气滞、阴虚阳亢等情况下弦脉脉波的分析。其次是对外感表证的浮脉,气虚病人的虚脉与弱脉,心阳不振、心血瘀阻及心气亏损等病人的涩、促、结、代等脉象的分析。在探索传统的寸关尺三部候脉方面,上海、贵州、美国加利福尼亚州的 Michall Macculloch、加拿大滑铁卢大学 L. Y. Wei 等做了不少工作,通过临床测试发现寸口脉分配脏腑有一定的临床意义。从现有的资料来看,在中医脉象辨识方面,认识比较一致的并不多,只有浮沉、迟数、促结代、弦滑涩、虚实等十多种。

4)中医脉象脉波参数信息分析探索

在脉波参数信息分析方面,从总体上看,可分为时域分析法及频域分析法两大类。时域分析法是通过结合人体心血管系统的动态特征或中医脉象的特性,对脉波图上与时间有关的主峰、潮波、重搏波的幅值、曲线下的面积、曲线与坐标的夹角等内容,进行统计分析、多元分析等,以寻找判别脉象的特征参数,与此相应还常采用脉波曲线的一阶导数配合同步分析。另外北京、南京等地通过建立数学模型和估计参数的方法来判别脉象。时域分析法是中医脉象分析方面最常用的一种分析方法。频域分析是近代工程上处理复杂的振动信号常用的方法,这种方法几乎无法用手工进行计算。1978 年贵州省脉象研究协作组运用 DJS6 中型计算机对弦脉、滑脉作了频谱分析,发现弦脉频谱特征类似于大量文献报道中的血管内肾上腺素能神经介质含量较高的情况,1981 年上海脉象协作组运用频谱仪对妊娠滑脉、病理滑脉进行分析,发现这两种滑脉在频谱上区别很大。1983年台湾地区的新竹交通大学与加拿大的同行合作用频谱研究中医脉象,发现5 Hz以上的脉谱图在病人与正常人之间存在显著差异。总的看来,国内外在脉波参数分析方面,以时域分析法最为普遍,因为这种方法比较直观,易被医生接受;不过近年来随着电子计算机的普及与推广,频域分析法也渐渐增多。

5) 有关中医脉象的其他研究

在中医脉诊的研究方面,还有西北工业大学航海学院利用声学原理,设计了一种非接触式的脉搏信号检测系统,应用快速傅立叶变换方法对脉搏信号进行了分析,通过对脉搏信号功率谱特征的分析和比较,获得了中医脉诊和人体心血管系统疾病的一些有参考价值的结论。上海复旦大学生物力学教研室与贵州省中医脉象研究协作组一起,以生物力学为基础结合人体心血管系统特征建立了一个研究中医脉象的线化模型,运用计算机进行数值模拟。通过改变参数、增加腹腔的血流量,模拟孕妇怀孕时的滑脉,通过改变血管壁的弹性模拟高血压的弦脉,其结果与中医临床相符。浙江大学生物医学工程系采用PVDF压电薄膜材料作为传感元件,研制了一个"多维脉象信息检测系统",能在中医脉诊寸、关、尺的位置上安置63个采集脉象信息的探头,并可以输出脉象的立体波形图。南京中医药大学与东南大学合作运用计算机和自制的脉象探头对常见的中医脉象进行了波形辨识。上海中医药大学研制的"九路脉象计算机处理系统",可以检测桡动脉的径向搏动力、脉管轴向张力系数、脉管系统等效硬度及脉宽系数,并采用双手同步采集,通过自动增益控制解决脉象信号失真的问题,运用计算机对脉象信息进行分析,输出各种结果报告等。上述简单的回顾,说明中医脉象研究是很棘手的研究课题,有关中医脉象的研究工作目前尚在进行中。

18.5.2　中医舌诊研究

在中医舌诊研究方面,也有许多研究成果,例如清华大学精密仪器与机械学系研制的"中医舌诊自动识别系统"。该系统以孟赛尔颜色系统为色标,运用色度学、近代光学技术、数字图像处理技术和计算机技术,建立了中医舌诊自动识别系统,该系统将计算机软件技术与临床辨舌经验结合,利用样本训练系统,根据模糊数学理论进行分析,通过临床366例验证符合率达86.34%。山东中医药大学借用计算机图像处理及显微放大技术,从微观层次观察舌质变化规律,发现常见消化系统疾病的中医辨证与舌象之间存在显著相关;上海中医药大学以中医理论为指导对临床样本数据进行信度和效度检验,并建立了采集舌象的标准条件,运用数码成像与计算机图像处理技术,对舌象颜色、纹理、形态等进行综合识别,从而建立了一套识别舌色、舌苔、舌质、舌形胖瘦、齿痕等舌象特征的计算机识别方法。

总之,中医舌诊的研究难度较大,需要在中医基础理论的指导下,对观察到的舌形、舌态、舌质、舌苔、舌面的光质、津液多少等内容进行处理,需要将视觉形象输入计算机,然后在中医专家的指导下进行各种定性及定量的分析。由于研究过程中涉及的学科较多,相应地在探索过程中所遇到的困难也增多,有关中医舌象的科研工作目前也在进行中。

18.5.3　中医针灸的信息化处理

电子计算机在针灸领域的应用是较早的。早在20世纪70年代,为了探索"针刺麻醉的原理",科研人员开始借助电子计算机来即时、同步地处理数以万计的生物电信号。此后,电子计算机在中医针灸领域的临床、教学、科研、穴位图像处理以及专家系统等方面均有广泛的应用。

例如,在针灸的时间疗法方面,有贵州省中医研究所的"针灸子午流注、灵龟八法、飞腾八法选穴咨询系统",天津中医学院的"养子时刻注穴法微机操作系统"等。在针灸的教学方面,有黑龙江中医学院的"中国针灸教学诊疗专家系统"。在针灸图像处理方面,有上海中医药大学解剖教研室的"穴位解剖与计算机三维重构"方面的研究。中国中医研究院针灸研究所应用计算机对彩色热像图进行处理和分解,从而证明了"等温经络线"乃是以体表等温点连接绘制的统计线和示意图。在针灸临床诊断方面,以中医的经络理论为依据,结合现代计算机信息处理技术,研制出了不少诊断仪。这些诊断仪器的共同特点是:在中医针灸经络理论的指导下,结合现代高科技的电子计算机技术,通过检测人体穴位经络或特定部位的生物电流、电阻、电压等的数据,分析这些数据的特异性、对称性等特点,再按照针灸专家或前人的经验进行综合评判,对当时人体的失调状态(疾病)做出辅助诊断。另外,运用计算机控制的针灸治疗仪、按摩仪等多种治疗仪也已广泛应用于临床。

18.6　中医药文献的信息化处理

几千年来有关中医药学的理论、经验与方法等知识,主要是通过口述、文字或图形记录的形式保存下来的。而这些记录载体有甲骨、金石、竹简、帛书、纸张等,它们都属于"中医药文献"的范畴。据统计,中医药典籍种类约13 000种,版本有31 000个,藏书约40万册。唐代著名的医学家孙思邈历时几十年,集唐以前的中医药文献之大成,先后著成《备急千金要方》和《千金翼方》。明代伟大的医学家李时珍曾直接和间接引用的文献达800余种,历时27年编纂了不朽的名著《本草纲目》一书。这些都是研究和利用古代文献的典范。近年来,电子计算机技术、多媒体技术的飞速发展,极大促进了中医药文献方面的研究工作,信息处理技术在中医文献资料方面的应用如雨后春笋,欣欣向荣。

截至2019年,在这一领域主要成果如下。有中国中医研究院图书情报研究所研制的"传统中国医学文献分析和检索系统"(TCMLARS),该系统收录了1984年以来国内出版的近900种生物医学期刊中涉及中医药学内容的文献题录近40万条,50%以上的文献附有文摘;上海市中医药科技情报所研制的"国外中医药文献数据库",收入国外医学杂志中发表的中医药文献,内容包括中医、中药、针灸、气功、推拿等;中国医学科学院医学情报研究所研制了"中国生物医学文献数据库(CBMdisc)",该系统每年收录文献约3.5万篇,其中包括中医学及其他交叉学科的内容。其他还有中国期刊文献数据库(CNKI)、中文科技期刊数据库(维普数据库)、中国中医研究院图书情报研究所研制的"针灸文献分析和检索系统

(ACULARS)",南京中医药大学研制的"中华本草名录检索系统""针灸腧穴文献检索系统",中国中医研究院中药研究所研制的"电脑检索全国中草药名鉴数据库"等。在中医古籍研究方面,有中国中医研究院骨研所研制的"中医骨伤科古医籍文献库",该文献库内容为春秋战国以来直至明清的中医骨伤科的医学文献,文献库的文件采自全国26个省市的图书馆,其中不少文献是善本和孤本。陕西中医药研究院开发的"中医古籍整理工作系统",该系统对《黄帝内经·素问》《黄帝内经·灵枢》《黄帝内经·太素》《针灸甲乙经》《难经》五部著作进行了整理研究,建立了经文库,可以完成通检编制、字目词目库的生成,版本编辑和书稿编辑等工作。江苏省中医研究所研制的"历代中医名著计算机检索系统",该系统对汉代《伤寒杂病论》《金匮要略方论》,南北朝《肘后百一方》,宋代《太平惠民和剂局方》,金元《脾胃论》,明末《温疫论》等20余部古籍,选摘治疗部分的原文进行建库检索。在中药方剂文献研究方面,有南京中医学院1994年研制的"中医历代常用方剂数据库检索系统",收录了中医历代常用方剂1万余个。该系统在纵向上可从方剂名检索异名、方源、作者、药物组成、功用、主治、药理作用、用法,在横向上可根据组成考察方剂的沿革、变化,比较方剂的配伍关系,根据功用查询同类方剂,根据主治查询相应的方剂,根据药理作用查询相应的方剂等。该系统还收集了1994年前国内中医药期刊中具有临床疗效的中医方剂的数据,科学出版社出版的《中药方剂现代研究大典》一书,就是根据该数据库中提取的资料进行编写的。近年来,南京中医药大学方剂文献研究室在《中医方剂大辞典》的基础上,研制了"中医方剂文献数据库",该系统共收录方剂101 903个。在古医籍考证方面,山西医学院第二附属医院运用数理统计手段结合电子计算机技术,以清光绪二十五年(1899年)上海图书集成印书局版《傅青主女科》《傅青主男科》为蓝本,将药名、药量编码以处方为单元输入电子计算机,对傅山遗著的真伪进行定量考析,经统计处理后,发现《女科·产后篇》及《傅青主男科》均是后人托名的伪作,这为古医籍的考证工作开辟了一个新的途径。

大家知道常用的 GB/T 2312—1980 汉字库只有 6 763 个汉字,不能满足中医文献研究的需要,其中缺少一些中医学领域中常用的汉字,例如针灸穴位名中"肩缪"的缪应该是骨字旁的,中药名称中"律草"的律应该是草字头等。为了解决这一问题,早在 1993 年,南京中医学院计算机中心与苏州大学合作研制了"中医药汉字操作系统",该系统将中医文献研究中常用的而 GB/T 2312—1980 汉字库中没有的汉字进行了整理及编造,该项工作为此后中医药中的一些常用的疑难字进入 2 万字的大字库奠定了基础。目前,"髎""葎"等中医针灸及中药中常用的汉字已经被添加到 Windows 95 以上的版本的大字库中。在中医古籍文献研究方面,还有许多的疑难字没有进入计算机,这方面还需要我们继续研究探索。

近年来,中医药文献研究人员可以直接从数据库中获取文献资料,可以利用数据挖掘技术,发现潜在的关系或规律。例如,薛景等运用数据挖掘技术通过对 314 个名老中医的医案整理、分析,从中摸索中医辨证的规律与特征;秦雪君等提出了应用自适应神经模糊推理系统研究中医药文献;张海萍从中国生物医学期刊数据库和中国中医药期刊文献数据库中检索我国中医药大学公开发表的文献,从文献角度对中医药大学科研创新进行评价;杜元灏以中国生物医学光盘数据库检索获取的针灸临床疗效观察类论文为依据,归纳中国现代针灸临床的治疗病症,总结现代针灸临床病谱;邢春国等以 CHKD 期刊全文数据库和中国生物医学数据库中的数据为基础,通过收集 1994—2007 年南京中医药大学及其附属医院在国内期刊上公开发表的 NNFSC 资助的课题论文的数据,对南京中医药大学的科研优势、学术水平等进行了分析探讨。

总之,在中医药文献研究领域,计算机信息处理在中医文献检索查询、古文献研究、方剂研究等方面已展露了它的锋芒,不过在中医古文献中还有大量的目前计算机字库中还没有的字形及异体字,这还需要计算机工程技术人员联合中医文献研究人员来共同探索,为了使中医走向世界,计算机信息处理在中医文献翻译方面也将大有用武之地。

18.7 医学信息处理在中药领域的应用

信息处理在中药领域中的应用也较广,例如在中药材真伪鉴别、中药地道药材鉴别等方面,科研人员通过运用计算机图像识别技术对生药的性状、组织构造,粉末、种子类的截面积、直径、周长、体积及不规则参数等特征信息进行分析,对照样品的标准信息加以鉴别。在中药化学成分的探索方面,研究人员通过收集药材的色谱图、质谱图等相关资料,建立数据库,利用数据库技术进行查询鉴别。人们希望通过运用现代科学技术、现代医学信息学的知识促使早日实现对中药材真伪的鉴别及中药地道药材的鉴别,使临床中药的使用有一个可靠的标准。

在中药实验研究方面,应用现代计算机技术来处理医学信息的实例较多,例如:中国医学科学院药用植物研究所利用计算机自动控制、图像分析处理和多媒体视频等多种技术,为益智中草药研究提供了一种自动化程度高、获取信息量大、符合国际标准的圆形水迷宫计算机自动控制和图像分析处理系统及相应的指标评价体系。

信息处理在中药领域的其他方面也有广泛的运用,例如北京大学化学与分子工程学院运用计算机对中药复方进行模拟研究。中国药科大学将人工神经网络技术应用到中药阿胶的模式识别及中药制剂的分析中,并完成了由知识库、推理机、人机接口、知识获取、动态数据库、色谱优化等模块构成的药物气相色谱分析专家系统、药物液相色谱分析系统,他们还通过建立药材乌骨藤的指纹图谱的方法作为质量控制的指标,以保证中药材质量的稳定等等。

18.8 中医与虚拟人体

近年来,现代计算机技术和医学信息技术结合的"虚拟人体"的出现,给计算机技术在中医领域的应用开拓了更宽广的前景。在现实生活中,人类是有智慧的、能直立行走并生活在高度文明的社会中的群体,而中医是以动态人体为研究对象的一门学科,长期以来由于无法在真实的人体上进行实验,一直处于很被动的局面中。"虚拟人体"是运用真实人体的数据通过计算机模拟控制技术构造出来的,从而使人们可以开展一些无法在真人身上进行实验的研究工作。因此"虚拟人体"的出现,为中医的实验医学开拓了一个新的探索途径。

建立"虚拟人体"的关键是如何建立它的内环境模型,因此建立数学模型是该项研究工作的关键。在建模方面,大致有两种模型,一种是以现代医学的生理病理为基础,另一种是以中医学的理论和临床实验为基础。前者需要多学科的广泛合作,以心血管疾病为例,需要心血管生理及病理、神经生理、生物力学、心血管动力学、血液流变学等学科的广泛合作才能通过数学建模建立起一个可供医学研究的"虚拟人体"的内环境模型;后者需要计算机科研人员与中医基础、中医临床、中西医结合等多学科人员广泛合作,由于中医从理论体系上看是一个不同于现代医学的医学体系,因此更需要交叉学科人员在建模人员与医学人员之间搭桥,让中医的"证"在"虚拟人体"直观地再现。

在针灸教学方面,随着虚拟人体的出现,给针灸的模拟教学带来了新的契机,在"虚拟人体"上,人们可以更精确地进行穴位定位及研究,可以探索穴位的层次结构、断面结构、CT断面结构,以及探索穴位大体空间形态学方面的特征,也可以将针灸子午流注、灵龟八法选穴等内容结合,若能与针灸专家系统相结合,那就可以更上一个层次。另外,若在"虚拟人体"上建立了正常人体生理学、神经生理学、电生理学等模型,那就可以在这些基础上对中医经络理论进行更深层次的研究。

总之,计算机信息处理技术及虚拟人体技术在中医药领域大有用武之地。

18.9 医学信息处理在中医药学其他方面的应用

中医药领域医学信息处理的应用除了前面提到的几个方面外,还有中医基础理论、中医教学、中医药科研等的研究。

在中医基础理论研究方面,中医的"阴阳五行学说"是中医基础理论的核心,首都师范大学生物信息科学研究所对五行学说进行了计算机模型的算法设计,并进行了计算机模拟研究。在中医教学方面的应用,中国中医研究院开发了"伤寒论多选题辅助教学系统";南京中医药大学研制了"中医通用计算机试题库系统"等。

中医药学是人类医学宝库中的一颗灿烂的明珠,蕴含着丰富的科学内容,要使这颗明珠在世界医林中大放光芒,就需要我们运用现代医学信息学的知识与方法,运用现代先进的科学技术,探索其信息分类方面的内在的科学含义,使中医理论科学化、系统化,才能真正地揭开阴阳五行、脏腑经络、八纲等中医理论处理人体信息的神秘面纱,使中医药更好地为全人类的健康事业服务。

以上简单介绍了一些应用计算机技术处理中医药领域各种各样信息的例子,读者可以结合自己学习和实习的具体情况,自己设计如何应用计算机技术来协助处理中医科研、临床及实验中出现的大量的数据信息。

问题与讨论

（1）试述"二进制"与中医理论的相关性。

（2）从数据处理的角度阐述中医临床过程的核心内容是什么。

（3）从计算机处理信息的角度阐述中医临床过程可以分解为哪两个方面的模拟技术。

（4）在中医学中哪些存储信息的概念类似于计算机中的存储方式？

（5）为什么中医药的数据必须进行数字化、客观化、规范化及标准化？举例说明。

（6）试述中医电子病历的特点和功能需求。

（7）假如你是一名中医临床医生,您想通过中医电子病历采集哪些信息？分析挖掘哪些内容？

（8）计算机信息处理技术在中医针灸领域有哪些应用？

（9）什么是"虚拟人体"？它在中医的教学科研方面有什么用途？

（施　诚　刘保延　邢春国）

19

医学大数据

随着大数据时代的到来,我们的生活正在逐步改变。2008 年,Google 利用搜索关键词预测流感趋势的项目成果在《自然》上发表,让人们认识到大数据技术将给医学和生命科学带来前所未有的巨大变革。2016 年发布的《国务院办公厅关于促进和规范健康医疗大数据应用发展的指导意见》中明确指出:"健康医疗大数据应用发展将带来健康医疗模式的深刻变化,有利于激发深化医药卫生体制改革的动力和活力,提升健康医疗服务效率和质量,扩大资源供给,不断满足人民群众多层次、多样化的健康需求,有利于培育新的业态和经济增长点。"

学习完本章内容,你应该知道下面这些问题的答案:

大数据的概念和特点是什么?

医学大数据相关的技术有哪些?

医学大数据的应用有哪些?

19.1 概述

19.1.1 大数据的概念

大数据是指规模庞大且复杂的数据集合,具备数据资源广、数据类型丰富等特点,需要借助先进的技术和工具以发现数据间隐藏的价值,从而更好地帮助各行业、各领域进行决策规划、产品优化、市场预测等。"大数据"的概念最早由世界著名咨询公司麦肯锡提出:"数据已渗透到今天的每个行业和业务功能领域,并已成为重要的生产要素。"随着新一轮的生产力增长和消费者盈余浪潮的到来,海量数据的挖掘和使用预示着大数据已经存在于物理学、生物学、环境生态学等领域以及军事、金融、通信等行业。维克托·迈尔-舍恩伯格在《大数据时代:生活、工作与思维的大变革》中前瞻性地指出,大数据带来的信息风暴正在变革我们的生活、工作和思维,大数据开启了一次重大的时代转型;他认为大数据的核心就是预测。

医学大数据(medical big data)指所有与医疗和生命健康相关的大数据,随着数据量的快速增长,无法在较快的时间内用传统的方法进行处理与分析。医学大数据技术的发展有助于提升个性化治疗、医疗规范分析、临床风险干预、疾病预测分析、病人数据报告自动生成、医疗规范改进等医学应用的发展。

19.1.2　大数据的特点

大数据的特点通常用 5 个 V 来描述和形容,分别是 Volume(数据规模)、Velocity(数据处理速度)、Variety(数据多样性)、Veracity(数据真实性)和 Value(数据价值),这 5 个 V 是大数据的关键特征,其具体解释如下:

(1) Volume(数据规模):指数据集合的数据规模庞大。由于包含海量的数据,其数量级大小可能达到数十 TB(太字节)、数百 TB 甚至更大,这远远超出传统数据库和数据处理系统的处理数据的能力,因此需要借助分布式计算和云计算等技术,调用多方计算资源对大数据进行处理,加速数据处理和分析的过程。

(2) Velocity(数据处理速度):指数据的产生和更新速度非常快。有些数据需要被实时分析和处理以便及时获取有用信息来进行下一步利用,这要求数据的处理速度要跟上数据的产生和更新速度,以达到高效的实时响应能力。

(3) Variety(数据多样性):指数据不仅包含传统的结构化数据(如数据库中的表格数据),还包括非结构化数据(如文本、图像、音频和视频等)和半结构化数据(如 XML、JSON 文件和日志数据等)。这些不同类型的数据形式需要对应使用不同的数据处理方法和技术,尽管数据多样性能带来更丰富的数据知识,但也增加了数据处理的复杂性。

(4) Veracity(数据真实性):指因数据的产生和更新源于多个数据源,数据的质量和真实性成为关键。在处理大数据时,需要考虑数据的准确性和可信度,在进一步处理前应对其加以判别,以避免基于不准确数据做出错误的决策。

(5) Value(数据价值):指从大数据中发现或挖掘出有用的信息和知识,并将其转化为商业价值和社会价值。大数据中蕴含着丰富的信息和模式,通过对这些数据进行分析和处理,可以帮助数据使用者做出更明智的决策、更有效的改进和更精准的预测,从而进一步提升效率、增加收益、改善产品和服务、推动科学研究和社会进步。

这 5 个 V 是大数据处理和分析所需考虑的关键因素。

19.1.3　医学中的大数据

医学数据具有典型的大数据的 5 V 特点,表 19-1 列出了常用的医学数据及其数据格式等信息。

表 19-1　医学中的大数据

数据领域	数据描述	数据格式	来源
临床数据	① 电子病历(EMR)、电子健康记录(EHR)、检查检验记录、护理记录、手术/医技记录、临床随访记录; ② 用药审方、评价,不良事件等数据; ③ 临床指南/专家共识、临床路径、用药指南/药品说明书; ④ 其他来自医院信息系统(HIS)的数据	结构化数据,半结构化数据,图片、影像、时序数据	医疗机构

续表

数据领域	数据描述	数据格式	来源
医院管理	① 临床/用药/护理质量评估; ② 绩效考核,客户关系管理; ③ 医疗物资采购、物流及院内配送; ④ 其他来自 HRP 系统的数据	文本数据,结构化数据	医疗机构
临床科研 药物研发	① 基因组学、蛋白质组学和药理学等组学数据,实验数据,科研随访数据; ② 药物活性、生产工艺、设施设备数据; ③ 其他相关数据	结构化数据,图片、影像、时序数据	医疗机构 制药企业
公卫管理	① 人口/人群数据(含出生、死亡数据,死因分析数据); ② 环境数据(大气与水污染、温湿度、噪声); ③ 传染病相关公卫数据; ④ 慢性病(高血压、糖尿病等)相关公卫数据; ⑤ 老年认知障碍、孤独症等相关公卫数据; ⑥ 哨点监测相关数据; ⑦ 公卫应急事件相关数据(例如物资储备、医卫人员数量、社区工作人员数量等)	结构化数据,图片、影像、时序数据	公卫机构 设备厂商
个人健康 监测	① 体检相关数据; ② 个人及社区物联网设备采集数据	结构化数据,图片、影像、时序数据	体检机构 设备厂商
社会环境 社会治理	① 医保相关数据; ② 药监相关数据; ③ 民政相关数据; ④ 社会药房分布相关数据; ⑤ 医疗机构/社区服务中心分布相关数据; ⑥ 养老机构分布相关数据; ⑦ 社区心理疏导机构及人员分布相关数据	文本数据,结构化数据	政府、社区、公益及商业机构

相对于传统的互联网大数据,医学数据还具备以下特点:

(1) 时效性:医学数据是动态更新的,随着医学技术的进步和医学实践的发展,新的医学数据不断产生,患者的诊断、治疗过程、用药情况等都是实时更新的数据。

(2) 高维性:医学大数据具有高维度性质,每个患者的数据可以包含大量的特征信息,如年龄、性别、疾病诊断、药物使用、手术历史、生活方式等,这使得在分析医学数据时需要考虑多个因素间的复杂的相互关系。

(3) 隐私性与安全性:医学数据涉及患者的个人健康信息,因此隐私性和安全性是医学大数据应用中的重要关注点。在收集、存储和共享医学数据时,必须采取一定的保护措施并严格遵守隐私法规,确保患者数据的隐私安全。

（4）可循证性和分级性：医学数据分析结果关系患者生命安全，因此对结论的可循证性、可解释性要求高。此外，与其他大数据系统另一个不同之处在于：临床数据、指南或共识因其来源、实验手段、样本大小等多种因素，会分成不同的等级，通过分级来评价数据或结论的可信度。

（5）知识价值：医学大数据蕴含着丰富的信息和知识，通过分析医学大数据，可以发现数据之间潜在的关联性、规律性和趋势，为医学研究、临床决策和医疗政策提供更有价值的参考。

19.2　医学大数据相关技术

本节将从功能和技术的角度探讨医学大数据处理的相关技术，重点讨论医学大数据平台功能架构、医学大数据平台技术架构、医学术语体系与行业标准规范、常用医学大数据算法等内容。

19.2.1　医学大数据平台功能架构

从功能角度，一个通用的医学大数据平台的功能架构如图 19-1 所示，通常包括以下几个关键功能。

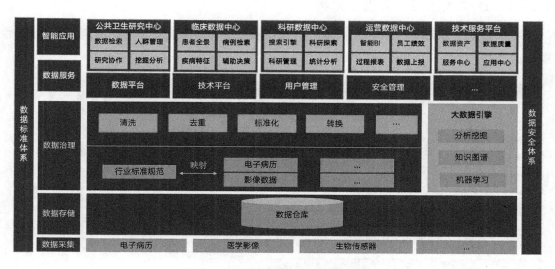

图 19-1　医学大数据平台功能架构

（1）数据采集：医学大数据平台需要从各种源头收集医疗数据，包括电子病历、医学影像、生物传感器等。这些数据可以来自医院、诊所、实验室以及患者自身等。

（2）数据存储：收集到的医学数据需要进行有效的存储和管理。传统的关系型数据库或新一代的分布式数据库都可以用于存储大规模的医学数据。

（3）数据治理：包括对数据的预处理，其过程包括对采集到的或存储的数据进行清洗、去重、标准化和转换等预处理操作，以便进一步对数据进行分析和应用。

（4）数据分析：利用大数据引擎对数据进行分析，通过对数据进行深入的挖掘和分析，以发现潜在的模式、趋势和关联性。分析技术一般包括但不限于统计分析、机器学习/深度学习和其他人工智能方法。

（5）数据服务：主要对数据提供一系列安全式管理服务，包括但不限于数据平台、用户管理、技术平台、安全管理等。

（6）数据安全体系：医学大数据平台需要具备强大的安全机制来保护敏感的医学数据，并严格遵守相关的隐私法规。这可能包括身份验证、权限控制、数据加密和审计等措施。

（7）数据标准体系：根据医疗行业的数据标准规范，对数据进行统一化管理。

（8）智能应用：医学大数据平台需要提供各种应用程序和接口，以便医生、研究人员和其他用户能够有效地访问和使用平台中的数据和分析结果。这些应用和接口可以是 Web 应用、移动应用和 API 等形式。针对不同的场景，应用的内容可能存在不同的侧重，除了图示中的临床与科研、公卫、运营、技术服务外，其他典型的应用包括临床药学中心、药学研发数据中心、全民健康大数据中心等场景应用。

总体而言，医学大数据平台的功能架构涵盖了数据采集、存储、处理、分析、安全和应用等多个方面，旨在为医疗行业提供更好的决策支持和患者护理。

19.2.2　医学大数据平台技术架构

从技术角度分析，一个通用的医学大数据平台的技术架构如图 19-2 所示。这个示意图列出了每一个环节主要的技术选型或技术框架。

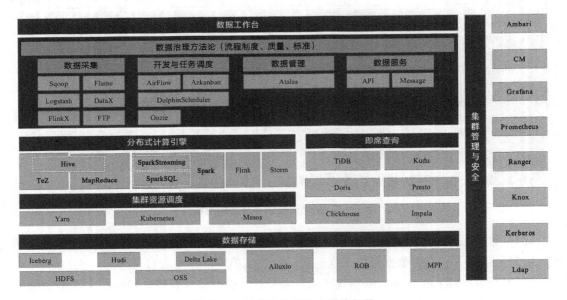

图 19-2　医学大数据平台技术架构

1）数据预处理与数据治理

其是指数据采集、清洗与治理。由于医学数据来源复杂、模态多样，给数据预处理带来很大的挑战。一般来说,数据预处理有三种主要的技术途径:采用传统的 ETL 工具进行数据预处理;采用大数据 ETL 工具进行预处理;采用基于机器学习/深度学习算法的技术或工具进行数据预处理。

其中第三种技术途径将结合常用大数据算法在机器学习的小节中具体介绍。本节着重介绍前两种技术途径。

方法一:传统的 ETL 工具

ETL,是英文 Extract-Transform-Load 的缩写,用来描述将数据从来源端经过抽取(extract)、转换加工(transform)、装载(load)至目的端的过程。以常用的开源工具 Kettle 为例,它在上述基本功能的基础上扩充了功能,例如工作流、调度引擎、规则引擎、脚本支持、统计信息等。同时,Kettle 也支持与国际通用的医学术语集或行业规范进行映射,例如 Kettle 支持 HL7 的术语规范及工作流规范,降低了医学大数据处理的复杂度。

(1)数据抽取

数据抽取是从数据源中抽取数据的过程。实际应用中,数据源采用较多的是关系数据库。从数据库中抽取数据一般有以下几种方式:①全量抽取,类似于数据迁移或数据复制,它将数据源中的表或视图的数据原封不动地从数据库中抽取出来,并转换成自己的 ETL 工具可以识别的格式。②增量抽取,只抽取自上次抽取以来数据库中要抽取的表中新增或修改的数据,增量抽取较全量抽取应用更广。如何捕获变化的数据是增量抽取的关键,对捕获方法一般有两点要求:准确性,能够将业务系统中的变化数据按一定的频率准确地捕获到;性能,不能给业务系统带来太大的压力,影响现有业务。

ETL 处理的数据源除了关系数据库外,还可能是文件,例如 TXT 文件、EXCEL 文件、XML 文件等。对文件数据的抽取一般是进行全量抽取,一次抽取前可保存文件的时间戳或计算文件的 MD5 校验码,下次抽取时进行比对,如果相同则可忽略本次抽取。

(2)数据转换和加工

从数据源中抽取的数据不一定完全满足目的库的要求,例如数据格式不一致、数据输入错误、数据不完整等,因此有必要对抽取出的数据进行数据转换和加工。

数据的转换和加工可以在 ETL 引擎中进行,也可以在数据抽取过程中利用关系数据库的特性同时进行。

① ETL 引擎中的数据转换和加工。

ETL 引擎中一般以组件化的方式实现数据转换。常用的数据转换组件有字段映射、数据过滤、数据清洗、数据替换、数据计算、数据验证、数据加解密、数据合并、数据拆分等。这些组件如同一条流水线上的一道道工序,它们是可插拔的,且可以任意组装,各组件之间通过数据总线共享数据。有些 ETL 工具还提供了脚本支持,使得用户可以以一种编程的方式定制数据的转换和加工行为。

② 在数据库中进行数据转换和加工。

关系数据库本身已经提供了强大的 SQL、函数来支持数据的加工,如在 SQL 查询语句中添加 where 条件进行过滤,将重命名字段名与目的表进行映射,substr 函数,case 条件判断等。

相比在 ETL 引擎中进行数据转换和加工,直接在 SQL 语句中进行转换和加工更加简单清晰,性能更高。对于 SQL 语句无法处理的可以交由 ETL 引擎处理。

(3)数据装载

将转换和加工后的数据装载到目的库中通常是 ETL 过程的最后步骤。装载数据的最佳方法取决于所执行操作的类型以及需要装入多少数据。当目的库是关系数据库时,一般来说有两种装载方式:

① 直接使用 SQL 语句进行 Insert、Update、Delete 操作。

② 采用批量装载方法,如 BCP、BULK、关系数据库特有的批量装载工具或 API。

Kettle ETL 主要有两种类型脚本:transformation 和 job。transformation 完成针对数据的基础转换,job 则完成对整个工作流的控制。

转换与加工环节常用的操作列表如表 19-2 所示。

表 19-2　转换与加工常用的操作

类别	操作名称	操作说明
Input	文本文件输入	从本地文本文件输入数据
	表输入	从数据库表中输入数据
	获取系统信息	读取系统信息输入数据
Output	文本文件输出	将处理结果输出到文本文件
	表输出	将处理结果输出到数据库表
	插入/更新	根据处理结果对数据库表进行插入/更新,如果数据库中不存在相关记录则插入,否则为更新。会根据查询条件中字段进行判断
	更新	根据处理结果对数据库进行更新,若需要更新的数据在数据库表中无记录,则会报错停止
	删除	根据处理结果对数据库记录进行删除,若需要删除的数据在数据库表中无记录,则会报错停止
Lookup	数据库查询	根据设定的查询条件,对目标表进行查询,返回需要的结果字段
	流查询	将目标表读取到内存,通过查询条件对内存中数据集进行查询
	调数据库存储过程	调用数据库存储过程
Transform	字段选择	选择需要的字段,过滤掉不要的字段,也可做数据库字段对应
	过滤记录	根据条件对记录进行过滤
	排序记录	将数据以某条件,进行排序
	增加常量	增加需要的常量字段
Modified Java Script Value	增加需要常量字段	扩展功能,编写 Java Script 脚本,对数据进行相应处理
Mapping	映射(子转换)	数据映射

方法二:大数据的 ETL 工具

常用的大数据 ETL 工具有 Flume、Logstash、Kafka、Sqoop 等。

（1）Flume：是一款 Cloudera 开发的实时采集日志引擎，主打高并发、高速度、分布式海量日志采集，支持在日志系统中定制各类数据发送，支持对数据简单处理并写给各种数据接受方。主要特点为：①侧重数据传输，有内部机制确保不会丢数据，用于重要日志场景；②由 Java 开发，没有丰富的插件，主要靠二次开发；③配置烦琐，对外暴露监控端口有数据。最初定位是把数据传入 HDFS 中，更侧重于数据传输和安全，需要更多二次开发配置。

（2）Logstash：是 Elastic 旗下的一个开源数据收集引擎，可动态地统一不同的数据源的数据至目的地，搭配 Elasticsearch 进行分析，Kibana 进行页面展示。主要特点为：①内部没有一个存储队列，异常情况下可能会丢失部分数据；②由 Ruby 编写，需要 Ruby 环境，插件很多；③配置简单，偏重数据前期处理，分析方便，侧重对日志数据进行预处理为后续解析做铺垫，搭配 ELK 技术栈使用简单。

（3）Kafka：最初是由 Apache 软件基金会开发，为处理实时数据提供一个统一、高吞吐、低延迟的平台，适合作为企业级基础设施来处理流式数据。

（4）Sqoop：与上面的日志采集工具不同，Sqoop 的主要功能是为 Hadoop 提供便捷的关系型数据库数据导入功能，使得传统数据库数据向 HBase 中迁移变得非常方便。

通用医学数据治理平台架构及流程如图 19-3 所示。

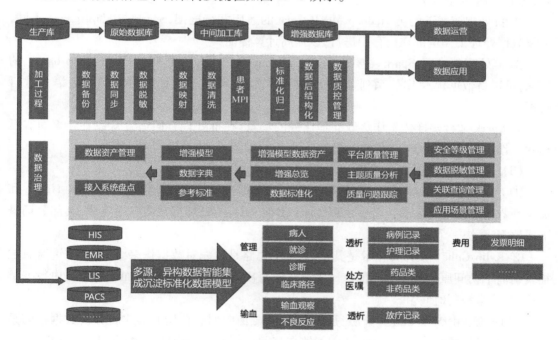

图 19-3　通用医学数据治理平台架构

2）大数据数据存储与资源管理

Hadoop 技术是大数据环境下存储计算的经典模型。

（1）HDFS（Hadoop Distributed File System）是 Hadoop 里的分布式文件系统，为 HBase 和 Hive 提供了高可靠性的底层存储支持。

（2）HBase 是 Hadoop 数据库，基于非关系型数据库运行在 HDFS 上，具备 HDFS 缺乏的随机读写能力，比较适合实时分析。

（3）YARN 是一种新的 Hadoop 资源管理器，它是一个通用资源管理系统，可为上层应用提供统一的资源管理和调度，它的引入为集群在利用率、资源统一管理和数据共享等方面带来了巨大好处。

3）大数据计算与查询

（1）大数据计算的方式

大数据计算有流计算和批计算两种方式，分别对应实时和离线两种场景。

批计算适用于：离线场景、静态数据、非实时、高延迟（场景：数据分析、离线报表等）。流计算适用于：实时场景、动态数据、实时、低延迟（场景：实时推荐、业务监控等）

（2）常用的大数据计算工具

① Hive：是基于 Hadoop 的一个数据仓库工具，可以将结构化的数据文件映射为一张数据库表，并提供完整的 SQL 查询功能，可以将 SQL 语句转换为 MapReduce 任务进行运行，其优点是学习成本低。

② Spark：是加州大学伯克利分校 AMP 实验室开源的专门针对大数据量的迭代式计算，与 Hadoop 配合使用。

③ 批处理模式下的类 Hadoop MapReduce 的通用并行框架，Spark 与 MapReduce 不同，它将数据处理工作全部在内存中进行，以提高计算性能；

④ 流处理模式下，Spark 主要通过 SparkStreaming 实现了一种叫作微批（Micro-batch）的概念，可以将数据流视作一系列非常小的"批"，借此可通过批处理引擎的原生语义进行处理；

⑤ Spark 适合多样化工作负载处理任务的场景，在批处理方面适合众数吞吐率而非延迟的工作负载，SparkSQL 兼容可以把 Hive 作为数据源 Spark 作为计算引擎。

（3）常见的大数据查询工具

① Presto：由 Facebook 开源，是一个分布式数据查询框架，原生集成了 Hive、HBase 和关系型数据库。但背后的执行模式跟 Spark 类似，所有的处理都在内存中完成，大部分场景下要比 Hive 快一个数量级。

② Kylin Cube：预计算技术是其核心，基本思路是预先对数据作多维索引，查询时只扫描索引而不访问原始数据从而提速。劣势在于每次增减维度必须对 Cube 进行历史数据重算追溯，非常消耗时间。

③ Druid：由 MetaMarket 开源，是一个分布式、面向列式存储的准实时分析数据存储系统，延迟性最细颗粒度可到 5 min。它能够在高并发环境下，保证海量数据查询、分析性能，同时又提供海量实时数据的查询、分析与可视化功能。

4）大数据可视化

（1）可视化框架

开源可视化框架：业界比较有名的是 Superset 和 Metabase。Superset 的方案更加完善，支持聚合不同数据源形成对应的指标，再通过丰富的图表类型进行可视化，在时间序列分析上比较出色，与 Druid 深度集成，可快速解析大规模数据集；但不支持分组管理和图表下拉及联动功能,权限管理功能比较简单。Metabase 比较重视非技术人员的使用体验,界面更加美观,权限管理上比较完善,无需账号也可以对外共享图表和数据内容;但在时间序列分析上不支持不同日期对比,每次查询只能针对一个数据库,操作比较烦琐。

（2）可视化软件

主流的商用软件有：Power BI、Tableau、Fine BI。Tableau：操作简单,可视化,基本所有的功能都可以拖拽实现,但价格贵,且数据清洗能力一般,需要有较好的数据仓库支持。Fine BI：操作简单,与 Tableau 类似,但数据清洗能力比 Tableau 要好。Power BI：可以做复杂报表,筛选、计算逻辑清晰,可自定义,但很多功能要用 DAX 编写程序,拖拽能实现的功能很有限,不易入门。

19.2.3 医学术语体系、医学基础数据与行业标准规范

现阶段医疗环境中充斥着大量分布式的异构数据,为医疗信息的表达、存储、交换、共享等工作带来了诸多障碍,统一的医学术语体系、医学基础数据与行业标准规范可以对数据进行统一管理与规范。同时医学术语体系、医学基础数据与行业标准规范也为医学数据的交流、共享和应用提供了统一的语言和规则,促进了医学研究、临床实践和医疗信息管理的发展。本节将重点介绍医学术语体系和医学基础数据与行业标准规范,并探讨其重要性和应用。

1) 医学术语体系

2018 年,《国务院办公厅关于促进"互联网＋医疗健康"发展的意见》(国办发〔2018〕26 号)提出：健全统一规范的全国医疗健康数据资源目录与标准体系,全面推开病案首页书写规范、疾病分类与代码、手术操作分类与代码、医学名词术语的"四统一"。2022 年,《"十四五"卫生健康标准化工作规划》提出：健全卫生健康信息标准体系,完善"基础类"等6 类信息标准的制定,完善医学知识图谱数据的构建,顺应信息化时代的发展,是实现智慧医疗的基石,有望带来更高效精准的医疗服务。

术语系统(Terminological Systems,TS)被看作是完成电子医疗记录的一个重要前提条件。术语系统提供了表示特定领域的概念及其关系的术语,以结构化和标准化的方式描述信息。统一的医学术语,可以消除临床概念的不确定性,实现跨机构、跨系统间数据的有效整合,有助于提高医疗水平,便于不同组织协调一致地交换临床信息,在临床诊疗、医学研究、医学人工智能研发、医保支付、互联互通等多个方面,都存在切实的使用场景。统一的术语系统也是医学大数据应用落地的基石。比较常见的标准医学术语数据集有 SNOMED、LOINC、UMLS、Mesh、ICD 及 PICO 等,在第 3 章已做了详细介绍。

术语作为"基础的基础",探索建设中文医学术语系统是新时期卫生信息化、标准化建设的重点任务之一。由卫生健康信息标准与术语联合体(HITSA)发起并制定的"中文医学术语系统"已著录 65 万个医学概念、80 万个术语。这 80 万个医学术语的概念命名与映射,充分借鉴了多个权威来源的已有成果,如全国科学技术名词审定委员会审定的名词书目、国家卫生健康委、国家中医药管理局等政府主管部门审定的常用临床医学名词,以及卫生信息领域相关标准、文献等,同时也参考借鉴了 Mesh、UMLS 等国际标准,对相关术语进行了收录或映射。

2）医学基础数据与行业标准规范

医学基础数据包括患者健康记录、临床试验数据、医疗影像等，在医学研究和实践中起着至关重要的作用。为了确保这些数据的高质量性、安全性和可互操作性，医疗行业制定了一系列的规范和标准。可按照国际标准、国内标准和行业标准来对医学数据进行统一规范和整理。

19.2.4　医学大数据分析算法

1）医学数据分析算法

常见的医学数据统计分析方法主要可以分为三种：差异性分析、相关性分析和影响性分析。其中差异性分析主要关注医学数据不同组之间的差异是否显著，相关性分析主要用于评估两个或多个变量之间的关联程度，影响性分析旨在研究一个或多个因素对某个特定结果的影响程度。这些方法涵盖了医学研究中常见的基本分析方法，用于探索和解释不同变量之间的关系。下面将从这三个方面来介绍在医学领域数据统计分析中被广泛应用的算法。

（1）差异性分析

① 两组间均数 t 检验算法：常用于比较两个独立样本的均值是否存在显著差异。在医学研究中，t 检验常应用于比较药物疗效、评估疾病治疗效果等，如判断新药物是否在治疗方面表现出显著优势、手术治疗与药物治疗之间的差异、比较不同人群之间的健康指标等。但 t 检验有一些假设条件，如样本需满足正态分布假设和方差齐性假设，若不满足这些假设，可能需要采用其他非参数方法来进行统计分析。

② 卡方独立性检验算法：一种用于分析两个分类变量之间是否存在独立性关系的统计方法，主要通过比较观察值与期望值之间的差异，来判断两个分类变量是否独立。在医学领域中可用于分析药物及其副作用的关系、生活方式与疾病风险的关系等，如使用卡方独立性检验来评估不同吸烟状态（吸烟者、过去吸烟者、从不吸烟者）及不同吸烟状态保持时间与缺失牙齿之间是否存在统计学上的独立性关系。

③ 支持向量机算法：常用于医学数据的二分类和多分类任务，涵盖了医学统计学中的不同问题和应用场景，如基于动态对比增强磁共振成像图像，通过支持向量机和随机森林分类器来区分良性和恶性乳腺肿瘤，提高了乳腺癌诊断的准确性和敏感性。

④ 决策树和随机森林算法：随机森林通过构建多个决策树，以投票或取平均的方式来获得最终的分类或回归结果。在医学领域中，决策树和随机森林通过对数据分类以实现差异性分析，可用于疾病诊断。通过使用随机森林算法对胃癌病理图像进行分析，识别和确定影响胃癌分期的因素，帮助医生更准确地确定胃癌患者的患病分期，有助于制定更精准的治疗方案。

⑤ 聚类分析算法：根据样本之间相似性或距离进行分组，使得同一组内的样本尽可能相似，而不同组之间的样本差异较大。聚类分析在医学统计中有广泛的应用，通过对患者的临床特征进行聚类分析，将患者或相关医学数据划分为不同类别，帮助更好地了解患者群体的特点，从而指导个体化治疗和管理，为医学研究和临床决策提供有用的信息。

⑥ 深度学习算法：一种在多个领域中得到广泛应用的技术,主要通过构建深层神经网络来模拟人类大脑的结构和功能,使得网络可以自动发现数据中的复杂特征并从中进行学习。在医学影像分析中,可用于分类或分割医学图像以实现差异性分析,如通过构建一个深度学习模型,训练大量的皮肤癌图像和非皮肤癌图像,使模型能够自动区分和识别不同类型的皮肤病变,帮助提高皮肤癌的早期检测和诊断的准确性;深度学习可以通过训练 CT 扫描、X 射线和超声图像等医学影像,学习大量医学影像数据中的特征和模式,实现高精度的影像分析,用于进行肿瘤检测、器官分割、病灶定位和疾病预测等任务;深度学习还能通过自动学习高级特征表示,将原始数据转换为更具有信息量的表示形式,用于数据挖掘、模式识别和预测分析,有助于从大规模数据中获取有价值的信息。

（2）相关性分析

① Pearson 相关系数：用来衡量两个变量之间线性相关程度的统计指标,取值范围在 −1 到 1 之间,表示两个变量之间的线性关系强度以及方向。使用 Pearson 相关系数可以评估变量之间正向或负向关系强度,从而更好地分析生理现象、药物疗效、诊断测试准确性等,如使用 Pearson 相关系数来评估体重指数与龋齿之间的线性关系,为预防和管理龋齿提供了一些思路。

② Spearman 相关系数：用于评估两个变量是否存在不局限于线性关系的单调函数关系的统计量,取值范围在−1 到 1 之间,适用于各种类型的数据。在分析医学领域中存在非线性关系、非正态分布或存在离群值的数据时有较好的效果,可以用于分析药物治疗与某些生物指标（如血压、血糖水平等）之间的关联,分析治疗效果与患者临床症状的关联,或探究某生物分子（如脑钠肽、肌钙蛋白等）的等级水平与某疾病严重度的关系等。

③ 关联分析：一种用于发现不同变量之间关系,从而揭示它们之间的潜在关系或相互作用的统计方法,常用支持度和置信度等指标来评估变量之间的关联程度,具体算法有 Apriori 算法等。关联分析可以帮助发现疾病与基因的关联、疾病与生活方式的关联、特定人群特征与疾病发生率之间的关联等,如血压与年龄的关系、身高与体重的关系、性别与患病率的关系、饮酒与患癌风险的关系等,从而发现疾病之间的关联、预测患者风险、制定个性化治疗计划等。

（3）影响性分析

① 生存分析算法：一种用于探究生存时间的分布规律以及生存时间和相关因素之间关系的统计分析方法,具体算法有 Kaplan-Meier 算法等。生存分析在医学统计中被广泛应用于临床医学研究和流行病学研究,通过分析患者的生存率、生存曲线以及与生存时间相关的预测因子,帮助研究者评估治疗效果、预测患者生存时间、探索疾病的发病机制等。

② 倾向得分匹配算法：一个尝试模拟随机试验的观察性研究方法,常用于观察性研究中的因果推断,通过减少处理组和对照组之间的混淆因素,降低了潜在偏差,从而更准确地评估处理效果。如可以使用倾向得分匹配算法来比较两种不同药物对患者疾病症状的改善效果,并控制可能的混淆因素,如年龄、性别、疾病严重程度等。

③ 多层次模型算法：也称为混合效应模型和层次线性模型等,是一种用于处理层次结构或分组结构数据的统计模型,该模型可以有效处理数据中组内相关性和组间差异,

具体算法有线性混合效应模型等。在医学统计领域,社会环境和地理因素常常会影响患者的健康状况,而多层次模型能够探索这些因素对患者健康的影响,例如,研究社区层面的因素如何影响糖尿病患者的治疗效果,或者探索不同地区之间患者医疗服务利用水平的差异。

④ 高维数据分析算法:一种用来处理具有大量变量与特征的数据集的统计方法,可以用于研究不同因素对高维数据中特征的影响。高维数据在很多领域都有出现,如生物信息学(基因表达数据、蛋白质质谱数据)、医疗影像(MRI、PET 扫描)等。在医疗应用中,通过对高维脑影像数据进行模式分类来区分不同组别影像数据之间的差异,从而进行疾病的早期诊断和预测,为提前干预疾病的治疗提供依据。

⑤ 强化学习算法:机器学习中的一个重要领域,旨在通过与环境的交互逐步学习最优行为策略。可应用于医学领域中放射治疗计划的优化,通过将放射治疗计划看作一个强化学习环境,并利用强化学习算法进行优化,在每个状态下调整剂量分布,根据患者的反馈来学习最优治疗策略,以获得最大化治疗效果,并减少对周围组织的损伤。

2) 医学图像分析算法

医学图像处理是指对采集得到的医学图像进行预处理并提取出关键信息的过程。这个过程通常分为去噪处理、图像增强和特征提取三个步骤。

(1) 去噪处理

医学图像中的噪声会占据图像中的大部分像素点,造成目标区域模糊,难以进行后续的分析。因此,去噪处理是预处理的重要步骤。去噪的方式主要有中值滤波和高斯滤波等,这些滤波器可根据图像噪声类型进行调节,达到最好的去噪效果。

(2) 图像增强

图像增强是指使图像在视觉上更容易识别的过程,同样可被看作是图像的改进。一般可以通过减少影像的噪点、提高对比度或增加颜色饱和度等方式来改进图像。其中常见的图像增强方法有灰度变换、直方图均衡化、伽马变换等。

(3) 特征提取

特征提取是指在图像中寻找目标区域或目标物体的过程,它是进行医疗图像分析的关键步骤。在医学图像处理中,特征提取算法可以分为以下几类。

① 基于空间域的特征提取算法:指对图像的像素值进行处理,从而提取出具有代表性和区分性的特征。常用的方法有边缘检测、纹理分析等。(a)边缘检测:边缘是图像中像素值骤变的位置,是图像重要的特征之一。常用的边缘检测方法有 Sobel 算子、Prewitt 算子、Roberts 算子等。这些方法基于图像的梯度信息来提取边缘,具有简单、快速、鲁棒性好等特点。(b)纹理分析:纹理是指图像中重复出现的图案或规律。常用的纹理分析方法包括灰度共生矩阵(Grey Level Co-occurrence Matrix, GLCM)、局部二值模式(Local Binary Pattern, LBP)、小波变换(Discrete Wavelet Transform, DWT)等。这些方法可以通过对局部像素灰度值或同质性进行分析,描述医学图像中的纹理信息。

② 基于频域的特征提取算法:指从图像的频谱域中提取出具有代表性和区分性的特征。常用的方法有小波变换、离散余弦变换等。(a)小波变换:适用于分析非平稳信号的频

率和时间特性。小波变换将信号分解为不同频带和不同时间点,每个分解都包含有关信号的不同信息。小波变换在医学图像中应用广泛,在对医学图像进行噪声滤除、分割和纹理分析等方面都有很好的应用。(b)离散余弦变换(DCT):是一种将时域信号转换到频域的方法,它可以将输入信号分解为一组基函数,每个基函数描述了输入信号的不同部分。在医学图像中应用广泛的是 JPEG 压缩算法,常用于图像的解码和显示。

③ 基于形态学的特征提取算法:指以形态学概念为基础,利用数学形态学的基本操作,如膨胀、腐蚀等实现对医学图像的特征提取。(a)膨胀和腐蚀:是形态学处理中最基本的操作之一。膨胀可以扩大目标物体的边界,使其更容易被分离出来,而腐蚀可以消除图像中的小物体,并缩小目标物体的边界,使其更容易被分割出来。在医学图像处理中,这些操作可以用于对医学图像进行形态分析、配准和分割等任务。(b)形态学重构:是一种利用膨胀和腐蚀操作实现的基本形态学操作。形态学重构可以通过重复的膨胀和腐蚀操作,完成对医学图像中特定目标物体的重构,对于医学图像中目标物体的定位和分割等任务有很好的应用。

④ 基于人类神经网络的特征提取算法:指利用人工神经网络(ANN)模型拟合人类对医学图像特征的认知过程,从而实现对医学图像的特征提取。在医学图像处理中,ANN 可以通过学习从医学图像中提取出具有代表性和区分性的特征。通过对 ANN 的训练和学习,可以帮助医生从大量、复杂的医学图像中提取出感兴趣的特征。例如,利用卷积神经网络对乳腺癌图像进行自动化分类和分割,可以准确地识别肿瘤区域,提高诊断的准确性;应用循环神经网络对心脏磁共振图像进行序列预测,能够有效地分析心功能和心脏病变,为临床医生提供更精准的治疗方案;还有采用混合 CNN-Transformer 架构的 TransUNet,利用 CNN(Convolutional Neural Network,卷积神经网络)特征提取详细的高分辨率空间信息和由Transformer 编码的全局上下文,以实现精确的定位,提高在各种医学图像分割任务上的优越性等。

⑤ 基于机器学习的特征提取算法:指通过分析医学图像数据集,提炼出具有代表性和区分性的特征,从而实现对新的医学图像的特征提取。在医学图像处理中,机器学习可以帮助医生从大量、复杂的医学图像中提取出感兴趣的特征。常用的机器学习算法包括支持向量机(SVM)、朴素贝叶斯(Naive Bayes)、神经网络、Q-learning、TD-learning 等。

⑥ 基于深度学习的特征提取算法:一种无监督学习算法,指通过大量的非标记数据进行学习,从而获得丰富的图像表征和特征提取能力。比如 ResNet、UNet 等。在医学图像处理中,深度学习算法可以用于分割、分类、重建、配准等。同时,还可以通过对不同标记数据的组合学习,提高医学图像处理的泛化能力和应用范围。比如联影智能的 AI 自动分割算法采用了主流的基于深度学习的 3D 语义分割模型,即通过对标注数据的学习,实现对感兴趣区域(ROI)内每一个像素的识别,从而将目标从背景图像分割出来。它自研的深度分割网络,采用 V 型网络结构设计,通过残差连接融合不同尺度的特征空间信息,能够有效适应多尺度目标的分割。同时加入 Bottleneck 的设计,极大压缩了模型的参数量,加上 coarse-to-fine 的级联方式,使模型具有良好的通用性。

同时,为了系统性地对海量医学图像进行处理,可结合一些开发工具来对医学图像进行较快速准确的处理。常用的医学图像处理工具有 OsiriX、U_VIEWER、Myrian 等。

3）医学文本分析算法

医学文本分析算法主要用于从大量复杂的医学文本数据中提取有用的信息，以帮助医疗专业人员做出更准确的决策。一般的医学文本分析过程分为以下几个步骤：医学文本分词、停用词识别、医学术语归一化、医学文本特征提取和医学文本建模。

（1）医学文本分词：指将医学领域的文本数据切分成单词或词语的过程，以便进行进一步的文本分析，如信息提取、语义理解和数据挖掘等。医学文本分词具有一些特殊性，因为医学领域涉及大量的专业术语、缩写和特定语境，这对分词的准确性和效果提出了挑战。由于现有的分词工具（例如 jieba、NLTK 等）不足以准确处理医疗领域的特殊术语或语境，一般的方法是利用已有的预训练语言模型（例如 BERT、GPT 等）在医学文本上进行微调后进行分词处理；也有的方法是构建一个医学领域的词典（其中包含常见的医学术语、缩写和特殊术语等），然后将其添加到分词工具的词典中，以确保正确的分词。

（2）停用词识别：指对医学文本中不重要的词语进行过滤的过程，以便在后续的文本分析中专注于重要的信息。停用词通常是一些高频词汇，如连接词、介词、代词等。一般的识别过程是先选择一个适合医疗领域文本数据的预训练语言模型（如 BERT 等），然后将其应用于医学文本数据上进行领域适应的微调，最后使用微调后的模型对医学文本中的词汇进行分类，判断它们是否为停用词。

（3）医学术语归一化：临床上，关于同一种诊断、手术、药品、症状等往往会有成百上千种不同的写法，标准化（归一）要解决的问题就是为临床上各种不同说法找到对应的统一标准说法。有了术语标准化的基础，研究人员才可对电子病历进行后续的统计分析。本质上，临床术语标准化也是语义相似度匹配任务的一种。

（4）医学文本特征提取：指将医学领域的文本数据转化为计算机可处理的数值表示的过程，以便进行机器学习、数据挖掘和文本分析等任务。由于医学文本涉及大量的专业术语、领域知识和医学概念，特征提取需要考虑医学领域的复杂性和特点。常见的特征提取的算法有：

① 词袋模型（Bag-of-Words）和 TF-IDF：将文本转换为词汇表中的词语集合，并计算每个词语的出现次数或 TF-IDF 值。这些值可以作为文本的特征向量，用于训练机器学习模型。

② 词嵌入（word embeddings）：使用预训练的词嵌入模型（如 Word2vec、GloVe、FastText）将词语映射到连续向量空间，以捕捉词语之间的语义关系。这些词向量可以用作文本的特征表示。

③ 基于预训练语言模型的特征提取：使用预训练的语言模型（如 BERT、GPT 等）对医学文本进行编码，将文本转换为模型的隐藏表示。这些隐藏表示可以作为文本的特征表示，包含丰富的语义信息。

（5）医学文本建模：指将医学领域的文本数据应用于机器学习和统计模型，以解决医学领域的常见问题。这些问题包括但不仅限于疾病分类、药物预测、临床情感分析、实体关系提取等。常用的建模算法有：

① 文本分类模型：文本分类模型用于将医疗文本分为不同的类别，如疾病分类、药物分类等。常用的模型包括朴素贝叶斯、支持向量机、卷积神经网络（CNN）、循环神经网络（RNN）以及基于预训练语言模型（如 BERT、GPT 等）微调的模型。

② 序列标注模型：适用于实体识别、实体关系提取等任务。序列标注模型，如条件随机场（CRF）和序列到序列模型 Seq2Seq，可以逐个标记序列中的词语或实体。

③ 主题模型：主题模型（如 Latent Dirichlet Allocation，LDA）可以从医疗文本中抽取主题，有助于发现文本的隐藏结构和共现模式。

④ 情感分析模型：用于分析文本中的情感和情感倾向，适用于患者评论、医生回应等。可以使用基于情感词典的方法，也可以使用深度学习模型（如 LSTM、BERT 等）。

⑤ 生成式模型：生成式模型可以自动生成医学文本，如临床报告、病历摘要等。这可以使用循环神经网络（RNN）或 transformer 模型（如 GPT）来实现。

⑥ 迁移学习模型：使用通用领域文本预训练的模型，如 BERT、GPT 等，将其在医学文本数据上进行微调以适用于医学领域，来提高模型性能。

19.2.5　医学大数据中心

医学大数据中心利用大数据技术和人工智能算法，对数据进行分析和挖掘，以发现潜在的医学知识和临床规律，该中心的目标是提供一个中心化的平台，让医疗研究人员、临床医生和决策者能够访问和分享大规模的临床数据，从而赋能医学研究、辅助临床诊断或提高管理水平等。医学大数据中心包括临床、药学、科研、公卫、运营管理及技术服务等不同的内容。临床大数据中心主要用于整合和存储来自不同医疗机构的临床数据，包括病人的电子病历、诊断报告、医学影像、实验室检查结果等；而对于药学大数据中心则包括药物化学信息、药理学特性、临床试验数据、药物副作用等。不同的医疗机构可以根据自身的工作范围和职责选择性地构建不同维度的数据中心。

19.2.6　医学大数据与医学人工智能

人工智能技术在发展过程中，分别从模拟人的心智、模拟脑的结构和模拟人的行为出发，逐渐形成三种不同的技术路线。这三种路线通过不断的演化与发展，形成了今天人工智能三种主流的技术：知识图谱（Knowledge Graph，KG）、深度学习（Deep Learning，DL）和增强学习（Reinforcement Learning，RL）。图 19-4 描述了整个计算机科学体系的分类关系，在大数据环境下，人工智能是作为数据科学的一个分支，机器学习和知识表示与推理是目前人工智能的两个主要分支。这也表明大数据与人工智能密不可分，一方面我们需要依赖人工智能技术对医学数据进行预处理，人工智能是采集海量数据的重要手段；另一方面，海量数据也是人工智能应用的基础前提。

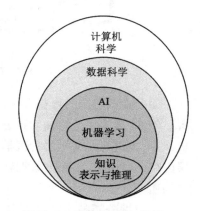

图 19-4　计算机科学、数据科学与人工智能技术的对应关系

以深度学习为代表的机器学习技术在医学领域发挥了

重要作用,特别是在医学影像领域,已经逐渐替代临床医师提供精准的服务。但由于机器学习技术的不可解释性,在关系个人或人类生命安全的领域,在具体应用中需要更大量的临床试验、更严格的监管。知识表示与推理与机器学习相结合,提供更高效率、可解释的大数据服务将是未来研究与应用的重点。

19.3 医学大数据应用

19.3.1 智慧医疗

医学大数据技术正在并将继续推动临床医疗的革命性变革,其在临床医疗中的作用、赋能形式等均在不断变化中,我们很难用静态的描述一概而论,本节仅针对以下方面的应用进行介绍。

赋能精准医疗,提升临床辅助能力与效率,运用大数据分析和人工智能技术对医疗数据进行挖掘和分析,以辅助决策和提供更精准的医疗服务。例如,IBM Watson for Oncology是IBM公司开发的一个基于人工智能的临床决策支持系统,旨在帮助肿瘤学专家制定更准确的治疗方案。系统通过分析大量的医学文献、病例、治疗方案等数据来提供个性化的治疗建议,从而改善患者的治疗效果,如图19-5所示。

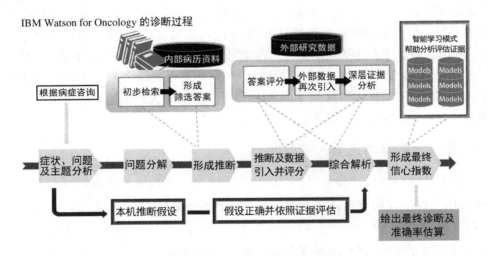

图 19-5 IBM Watson for Oncology 诊断流程示意图

海量临床数据的累积和分析技术的不断提升,有助于提高临床辅助决策的能力与效率。例如,临床大数据辅助系统可以实时、精准地推荐与当前就诊病人相关的院外数据分析结果,提送与诊治相关的医学文献及需要进一步考虑的相关因素,提高诊断效率;对于基层医院全科医生,临床大数据辅助系统推送相似病案,提供较精准的诊断意见,提高基层医疗的质量。

大数据分析技术结合互联网技术、移动物联网技术,利用数字化技术不断拓展临床检验、检查、治疗边界。表现在以下三个方面:

（1）部分医院在临床数据中心全方位的支持下开设"数字门诊"，使得数字化手段从临床辅助角色逐渐转变成为临床治疗的核心角色。

（2）从依赖手术、药物两种治疗方式，逐渐转变成基于大数据分析的数字疗法、药物、医疗辅助设备及其他疗法联合使用，会大大提升治疗和预后的效率；能提高患者依从性，提高疗效，降低成本，解放医生；对心血管病、精神疾病和部分常见慢性病效果尤其明显。

（3）拓展检查、检验、临床治疗的边界。基于大数据的互联网/远程医疗，从物联网终端采集精准的体感数据（例如血糖血脂、心率等），突破了医院的物理边界，能为更多的病人提供高质量、及时服务。

19.3.2　科研赋能

通过利用大数据技术和人工智能算法来处理和分析科研数据，可以促进科学研究的进展，这类科研平台集成了大量的科学数据，如基因组数据、蛋白质数据、药物数据、医学影像数据等，同时结合人工智能技术，进行数据挖掘、模式识别和知识发现，为科研人员和相关技术人员提供强大的研究工具和资源。临床科研大数据平台通用架构如图19-6所示。

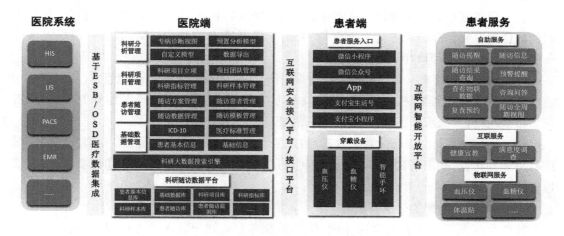

图 19-6　临床科研大数据平台通用架构

19.3.3　智慧管理

1）大数据赋能全流程医疗质控

医疗大数据的绩效考核方法通过利用大数据技术和医疗数据对医疗机构、医生、科室等进行评估和考核，通过收集和分析大量医疗数据，如患者的诊疗记录、临床医疗结果、医疗成本、疾病发生率等，客观、全面地评估医疗机构和医生的绩效表现，为医院管理和医生个人发展提供科学依据。基于医疗大数据的绩效考核方法可参考如下内容进行制定：

（1）医疗质量考核：通过收集和分析患者的病历数据、手术数据、医疗操作流程等信息，可以分析手术成功率、并发症发生率等指标，来判断医院的医疗水平和医生的技术水平和治疗效果，从而考核评估医疗质量水平。

（2）患者满意度考核：通过收集患者的满意度调查数据，包括医疗服务满意度、病房设施满意度和医疗费用满意度等,可以了解患者对医疗机构和医生的评价,从而改进医疗机构的服务质量并提升患者就医体验。

(3)资源利用效率考核:利用大数据分析,可以考核医疗机构的资源利用效率,包括床位利用率、手术室利用率和诊疗设备利用率等。通过分析资源利用效率进一步优化资源配置,可以提高医院的经济效益和服务效率。

(4)医疗安全考核:通过分析医疗事故和不良事件数据,可以了解医疗过程中可能存在的漏洞与问题,如手术失误、药物错误、感染传播等。通过考核医院的医疗安全水平,发现潜在的风险,采取措施预防医疗事故的发生,保障患者的安全和权益。

(5)医生绩效考核:通过医生的诊疗效果、治疗方案合理性和患者满意度等维度对医生的职业表现进行综合考核,为患者提供更可靠、高效、安全的医疗服务,为医生个人发展和医院整体服务质量的提升提供有力支持。

(6)科室协同与效率考核:通过考核各科室之间的协同工作和资源共享情况,优化医院内部的工作流程,如优化患者就诊流程和改进医疗服务流程,从而进一步提高医院的整体效率。

(7)患者随访和结果考核:通过与患者建立持续的联系,关注患者的康复情况,并对患者的随访情况和治疗结果进行全面评估,有助于及时发现患者的健康问题,并根据需要进一步制定医疗干预和治疗调整方案。

(8)经济效益考核:通过分析医疗数据,评估医院的经济效益和盈利能力,从而制定相应的发展战略和经营策略。如根据经济效益考核结果,医院可以调整医疗服务项目,或者调整价格策略,为医院的发展和管理决策提供依据。

(9)比较与对标:通过大数据分析,将医院自身的运营、服务、质量等方面与同类医院进行对标和比较,找出潜在优势和改进空间,有助于推动医院的持续改进和创新,以适应快速变化的医疗环境和患者需求。

2)大数据赋能智能化病案质控

智能化病案质控强调将临床指南、医学标准和专业知识融入质控过程中,通过建立知识库,整合最新的医学知识制定质控标准和规则。在质控过程中,系统会自动分析病案数据并与知识库标准进行比对,及时发现不符合规范的情况或行为,并向医务人员提供反馈和改进建议。智能化病案质控利用数据挖掘、自然语言处理、机器学习等技术分析和处理大量的病案数据,智能化系统能够自动识别异常或错误的病案信息,比如诊断错误、手术编码错误等,减少人工处理的工作量,提高质控的效率和准确性。此外,智能化系统还能从历史数据中挖掘出医疗潜在风险,预测患者的可能并发症和不良事件,帮助医务人员及时采取预防措施,保障患者安全和提高患者满意度。以电子病历质控系统为例,其系统结构如图19-7所示。

通过综合运用知识化和智能化的方法,搭建智能化规则引擎,结合NLP、医学知识图谱等技术,对病历进行语义理解及诊疗路径的评估,及时发现病历中存在的形式和内涵缺陷,可以有效优化病历质量和书写规范,减少医疗错误和事故的发生,提高医疗服务的质量和效率。部分病历缺陷如表19-3所示。

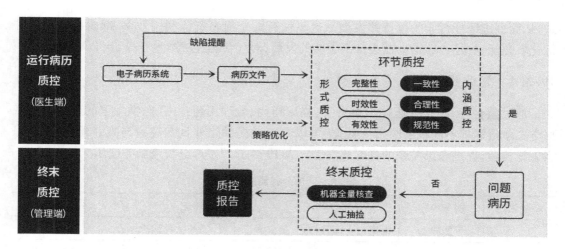

图 19-7　电子病历质控系统结构

表 19-3　病历内涵缺陷的质控

病历内容	可能存在的缺陷
入院记录	主诉重点不突出；主诉不能导出第一诊断；主要症状描述不规范；既往史、婚育史、家族史等记录不规范等
病程记录	诊断主次颠倒；既往病史与住院记录既往史不符；医嘱和诊断与病情不符；病情演变与治疗措施不符等
上级医师查房记录	查房记录无内涵；指导作用不明显；上级医师指导意见 24 小时内无执行；缺少上级医师查房记录等
出院记录	出院情况记录不规范；出院诊断与治疗经过不相符；主要诊断书写不规范；药物及服用方法未记录等
会诊记录	病情、会诊目的、会诊意见书写不完整、不规范等
医嘱记录	医嘱内容缺失；患者信息有误或缺失等

　　通过多方位全流程的管理与监控，提高病案质控广度与精细程度，强化医疗安全质量，降低医疗纠纷时电子病历的错误率，满足医院电子病历等级评审要求。同时，知识化和智能化的病案质控也为医务人员提供了更科学、便捷的质控工具，帮助其更好地完成病案质控的工作。这种智慧化的病案质控方式在医疗行业中的推广应用，不仅有助于推动医疗服务的数字化转型，还能帮助提升整体医疗水平，实现更安全、高效、智能化的医疗管理。

3）大数据赋能精细化管理平台

　　通过整合医疗机构日常运营、财务、物流等多维度数据，利用大数据分析手段帮助医疗机构优化运营流程，提升运营质量。以医院为例，基于大数据的精细化管理平台应包括医院绩效、领导决策、人事管理、医师档案、医保管理、病种管理、科研管理、教学管理和缺陷管理等系统应用模块，能实现全过程、全部门、全员的精细化管理。通过精细化管理平台，医院能够更加精准地把握医疗质量的动态变化，实时跟进医疗服务情况，及时作出调整与改进,从而促进医疗行业的可持续发展。这不仅有助于提高资源利用效率,减少资源浪费并优化资源配置,还能够推动社会各个领域的发展,对社会和经济产生积极影响。

19.3.4　智能服务

通过整合院内、院外医疗数据资源、临床指南、合理用药指南、医学专家的建议及权威医学文献资源等不同维度医学大数据,可以为患者提供院外日常健康与康养建议,提升患者就诊体验,促进医患关系的良好互动等。表19-4介绍了部分智能服务应用。

表 19-4　部分智能服务应用

服务领域	服务内容	服务描述
院内	智能导诊	根据患者症状描述,提供导诊建议,提升患者就诊体验
	智能咨询	利用大数据分析技术总结常见问题,并结合临床知识库知识,为患者提供就诊前后治疗、用药咨询。这个服务能将医生从烦琐的常见问题解答中解脱出来,降低医生劳动强度,同时也能避免因为医生不能及时答复造成患者的心理恐慌,使医患沟通更顺畅
院外	合理用药	以药店为例,通过整合药房销售记录,构建购药者用户画像,分析药品说明中药-药、药-病禁忌等数据,为购药者提供合理用药建议;也避免了药师因为工作疏忽或知识缺陷,而造成购药者不合理用药事件
康养	健康管理	针对慢性病患者诊疗或康复周期长的情况,整合医疗传感器采集的各种体征数据,为患者推送日常康养、饮食及锻炼建议
公共服务	公众健康咨询	针对常见病、多发病、慢性病、突发性传染病提供及时、精准的咨询或建议,降低公众医疗风险

问题与讨论

(1) 试述大数据的基本概念。大数据具有哪些基本特点?

(2) 关于医学大数据的处理,在功能和技术角度有哪些相关技术?

(3) 医学大数据系统的基本架构涵盖了哪些主要方面?有何作用?

(4) 医学大数据分析算法主要有哪几种?请举例说明。

(5) 医学大数据应用非常广泛、深入,请结合实例予以论述。

(顾进广)

20

人工智能技术

在这一章里面我们介绍了人工智能的两个主要技术——知识图谱和深度学习的基本思想及其在医学信息学领域的应用。由于在医学和人工智能领域已经积累了大量的医学知识和数据资源，其中的许多规范性知识都可以通过知识图谱及其语义技术和本体来形式化表达，使得知识图谱在医学知识集成及其应用方面呈现出技术优越性。深度学习技术在处理不确定性的基于经验数据的分析呈现出独特的优越性，使其成为医学信息学领域的重要知识内容。

读完这章后，你应该知道下面这些问题的答案：

主要语义技术标准有哪些？

什么是知识图谱？

什么是深度学习？

深度学习在医学信息学中有哪些应用？

20.1 概述

自从计算机诞生以来，人类一直都希望计算机能够模仿人类来完成智能化的工作。人工智能可以定义为模仿人类与人类思维相关的认知功能的机器或计算机，能学习和解决问题。人工智能是计算机科学的一个分支，它感知人类所处的环境并采取行动，最大限度地提高人类成功机会。此外，人工智能能够从过去的经验中学习，做出合理的决策，并快速回应。

根据人工智能的目标可以将人工智能区分成弱人工智能和强人工智能。前者主要是帮助人类完成特定的工作任务，如影像识别、语言分析、棋类游戏等。强人工智能指的是通用人工智能技术，能够具备类似人类的心智和能力去完成类人的智能化任务。最近诞生的人工智能系统 GPT 及其所推动的人工智能内容生成技术（AIGC）受到举世关注，让我们看到强人工智能技术实现的可能性，意味着人类进入人工智能的新时代。

人工智能经过了这几十年的发展，大致形成了下列两个主要技术支柱：知识图谱技术和深度学习技术。

（1）知识图谱技术：知识图谱及其相关的语义技术和本体工程主要用于表达对应领域的确定性的知识，用于集成对应领域的复杂多元异构数据和知识，并支撑对应的逻辑推论作语义分析的能力。在这一点上,类似于人类的演绎推理的智能化行为。

(2)深度学习技术:深度学习技术从机器学习的需求出发,采用类似的人工神经网络模型,用于学习人类处理不确定性的问题及其经验性的判断与分析。在这方面,深度学习技术类似于人类的归纳推理的智能化行动。

人工智能技术经过这几十年的发展已经形成了极其丰富的技术内容。系统化全面地介绍人工智能的各个相关技术及其应用已经超越了本书所能覆盖的范围。本章我们重点介绍人工智能在医学领域直接应用的主要核心技术,即知识图谱和深度学习。

20.2 语义技术及其知识图谱

20.2.1 语义技术基本思想

万维网为这个大数据时代提供了海量异构数据的环境。在这个面向万维网的大数据时代,数据的海量性为我们提供了丰富的数据环境,为智慧医疗及其知识服务提供了巨大的开发空间。但是,数据的异构性又使得我们面临对大数据进行有效的语义整合和处理的巨大挑战。我们非常迫切地需要一种有效的技术手段整合这些海量的异构数据,其中一个核心主题就是如何实现异构数据的互操作(interoperability)。

这里所说的数据互操作指的是不同来源的数据能够被看成类似于单一系统所产生的数据那样以实现数据的无缝连接。换句话来讲,不管数据资源是以何种方式产生的,我们总能寻找到我们所需要的数据。最近这十多年的实践表明,语义网(Semantic Web)思想及其围绕着语义网的目标所开发的一系列技术[被称为语义网技术,简称语义技术(Semantic Technology)]为异构数据提供了数据互操作的技术基础,也为大数据的有效分析提供了一种技术途径。

面向海量的万维网数据,一个核心的问题就是如何快速有效地寻找到我们所需要的信息。目前的通用办法是通过网络搜索引擎采用键入对应的关键字来获得结果。但是,传统的搜索引擎主要是采用关键字对网络资源进行字符串匹配的方式来进行搜索。比如说,我们要寻找化学的资料,我们就在搜索引擎的界面上打入"化学"这样一个关键字。当然,这样可以获得许多关于化学的资料,但是同时也会把"自动化学习""机械化学习"看成是化学的资料,因为在字符串匹配中,这些字段同时也可以匹配"化学"两个字。显然,"自动化学习""机械化学习"是与化学不相关的。为了避免这类简单的字符串误匹配,一种直观的办法就是对网络上的文本描述进行结构化处理,也就是说采用某种专业词典,把一长串的文本描述进行分词处理,即把它切割成独立的子部分,如把"自动化学习"切分成"自动化"和"学习"两个独立的部分。这样,当我们使用"化学"两个字来进行查找时,就不会把"自动化学习"匹配上,因为这需要匹配两个独立的子结构。我们把将一长串文本切分成子结构的处理方法称为结构化处理。在过去很长的时间里面,许多从事信息处理的人都认为结构化处理就能够实现数据互操作。实际上,这是不够的。

我们再看下面一个具体的例子。比如说,我们需要寻找计算机的资料,我们可以在搜索引擎中键入"计算机"这样一个关键字。但是,如果只是简单地进行字符串匹配,搜索引擎是不会把谈论"电脑"的资料也看成是与计算机相关的资料。结构化处理也不能帮助我们来解决这一类的问题。许多从事信息处理的人都认为术语标准化是解决这样问题的主要方案,即我们通过"标准化"来规定必须使用"计算机"这样一个规范术语,而不使用"电脑"这样的非规范术语。但是,在大数据时代,这种中心化的控制方式显然是不合时宜的,这就需要用到我们在这里要重点介绍的"语义化"技术。显然,我们在进行网络搜索时所使用的关键字只是表达一种语义上(即内容上,或者说是概念上的)的需求,而并不在意网络资源是采用何种具体的词来表达的。我们需要一种网络资源描述方式,来刻画这种语义上的关联性。当然,我们这里所说的语义上的关联性不仅仅覆盖对同义概念的描述,我们也需要刻画各类概念及其概念的关联性。刻画某个特定领域的概念及该领域的概念之间的关联性的集合被称为一个本体(Ontology)。

近十多年来,国际万维网组织制定和出台了一系列语义技术标准,得到了广泛的应用。其中主要的语义技术标准包括:

(1) 网络资源描述框架(Resource Description Framework, RDF)和网络资源描述框架模式(Resource Description Framework Scheme, RDFS)

这主要用于描述网络信息资源。前者用于描述具体的网络信息资源及其对应的概念,后者用于描述网络信息资源概念之间的关联性。RDF/RDFS 可以采用不同的数据格式来表达。它可以被写成类似于 XML 格式的文件。我们经常使用的 RDF/RDFS 表达格式是 Ntriple 的三元组格式。

(2) 网络本体语言(Web Ontology Language, OWL)

RDF/RDFS 能够描述网络信息资源及其相关概念的基本特征,但是,它仅提供比较弱的逻辑表达能力。比如说,RDF/RDFS 就无法描述逻辑否定,如无法刻画"男人"和"女人"这两个概念的不相交。OWL 对 RDF/RDFS 的逻辑表达能力进行扩展,使之能够表达更复杂的逻辑关系,提供了逻辑推理的能力。

(3) RDF 查询语言 SPARQL

SPARQL 是一种针对 RDF/RDFS 语义数据的查询语言。由于 OWL 数据只是 RDF/RDFS 的扩展,SPARQL 同时也可以用于 OWL 数据的查询。如果我们所使用的语义数据处理平台已经嵌入了对应的推理机,SPARQL 也可以用于获得对语义数据的推理结果的查询。一个规范的语义数据处理平台通常会提供规范的 SPARQL 查询接口,这被称为 SPARQL 服务端(SPARQL endpoint)。

(4) 规则交换格式(Rule Interchange Format, RIF)

有时我们会发现 OWL 本身并不能满足我们对领域概念的逻辑相关性的复杂描述。我们有时需要更强的知识表达能力,特别是规则知识的描述能力。RIF 为我们提供了面向网络信息资源的、高级的、规则知识表达能力的支持。

语义技术的这一系列标准,实际上是建立在对网络信息资源进行数据连接的统一的概念格式这样一个基本思想之上的,其主要的概念表达就是采用三元组(Triple)方法,即把有关信息资源作为类似于主语,谓语和宾语<subject, predicate, object>这样一个方式来表达。

比如说,我们采用一个三元组< ZhishengHuang, isStaffof, VrijeUnivAm >来表达"ZhishengHuang 是阿姆斯特丹自由大学的雇员"这样一个事实。不难看到,这种表达方式是简单而粗糙的,因为同名同姓的人可能会有很多,一个名字不足以在语义上标识唯一的一个人。一种简单的解决方案就是标定到 ZhishengHuang 的个人主页上去。比如说,写成如下的三元组描述:

<http://wasp.cs.vu.nl/~huang, isStaffof, http://www.vu.nl>

采用这种通过网络资源进行唯一性语义标定的方式成为语义技术的核心思想之一。所以说,语义技术标准的一个基本能力就是能够提供网络资源的描述能力。它可以用于提供语义的唯一标识,也让数据内容独立于表达形式。同时,我们也看到了语义技术标准需要提供初步的语义推理能力。

这里一个具体的问题就是:为什么推理支持是必要的? 我们可以看看下面的一个例子:通过 ZhishengHuang 是阿姆斯特丹自由大学的雇员和阿姆斯特丹自由大学在阿姆斯特丹,我们应该能够推出 ZhishengHuang 是在阿姆斯特丹工作。但是,如果仅仅是通过网络信息搜索,我们是不能获得这样一个结论的,因为这需要通过推理来获得这些数据描述所蕴含的间接信息。这需要使用下列的推理规则和具体的事实:

<ZhishengHuang, isStaffof, VrijeUnivAm>

<VrijeUnivAm, inCity, Amsterdam>,

<? x, isStaffof, ? y>,<? y, inCity, ? z> -><? x, worksin, ? z>

=> <ZhishengHuang, worksin, Amsterdam>

即需要使用一个通用性的规则(不管是什么人,只要他或她是某单位的雇员,而且该单位是在某城市的,就可以推出该人是在该城市工作的)来获得"ZhishengHuang 是在阿姆斯特丹工作的"这样一个间接信息。

下面我们可以用五句话来介绍语义网(语义技术)的主要思想(Why the Semantic Web?):

- 任何信息系统都需要数据;
- 数据表示要独立于具体的应用和平台,以保证最大程度可重复使用;
- 采用统一的数据概念表示以保证数据表示独立于具体系统(即可采用 Triple-Tuple 形式);
- 数据应能描述网络资源(即要采用 RDF/RDFS 或其他类似的语言);
- 数据应提供初步的推理支持(即要采用 OWL 或其他知识表示语言)。

值得注意的是,RDF/RDFS/OWL 均采用 Triple 语义模型。

20.2.2　关联语义数据云图

最近这二十年,在信息领域的重大进展之一就是获得了如图 20-1 所示的关联语义数据云图(Linked Data Cloud),其中每个结点表示一个开放的数据源,结点之间的连线表示数据源之间相互链接。到 2011 年 9 月,这个关联语义数据云图已经覆盖了 295 个数据集,310 亿条 RDF 语句,5.04 亿个 RDF 链接。其领域涵盖地理信息、生命科学、百科词条、媒体、出版、政府信息、计算机与通信技术、工程、社会科学等，几乎无所不包。2011 年 6 月世界三大搜索引擎巨头谷歌、雅虎和微软共同宣布新的语义搜索的技术标准 schema. org。2012 年 5 月谷歌搜索引擎推出的基于语义技术的知识图谱标志着语义技术的几个主要进展。到了 2016 年，我们所能看到的关联语义数据云图的规模已经远远超过一张图所能表达的范围。

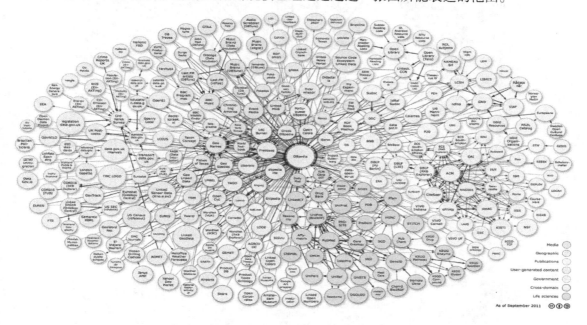

图 20-1　关联语义数据云图

我们所看到的这些数据集都是采用语义技术标准（即 RDF 或者是 OWL 形式）来表达的，而且其中绝大多数数据集都是公开的，可以免费下载。由于采用了国际语义技术标准来表达，我们很容易把这些数据载入到语义数据处理平台。这里所提供的都是相关领域的被广泛接受的基础知识，它们可以被看成特定领域可共享的常识知识库。由于采用了规范的本体工程技术开发方法，这些数据不需要被改造就可以与我们的具体开发系统的数据相融合。

关联语义数据云图的核心部分（见图 20-2）是维基百科知识采用语义技术标准表达的数据 DBpedia，其他领域数据集都可以在语义上同维基百科中的概念相融合，其中 Freebase 是类似于维基百科的数据集。2012 年谷歌以 1 亿美元的价格购买了 Freebase，并把它改造成谷歌所推出的知识图谱。由于谷歌的推动再加上知识图谱的概念给人们呈现一种比较新的技术图景，所以，近年来业界更喜欢把自己构造出来的领域语义数据集称为知识图谱。

从形式上看，知识图谱是采用语义技术形式表达的系统化、结构化、集成化的特定领域知识。知识图谱可以被看成面向万维网信息环境的最重要的知识表达形式，是未来网络面向知识决策与分析的基础设施之一。知识图谱通常采用一种基于图的数据结构，旨在描述真实世界中存在的各种实体或概念，图中的顶点表示实体（entity）或者概念（concept），边代表实体/概念之间的各种语义关系。从本质上讲，知识图谱与我们前面所说的语义数据集和本体没有根本性的区别。但是，知识图谱的构建更多地关注特定领域的基本事实。

关联语义数据云图包含了大量的生命科学和医学的语义数据集，如图 20-3 中红色部

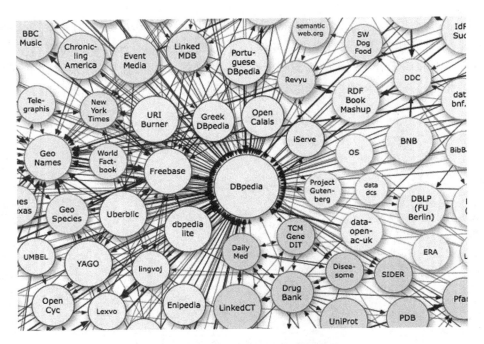

图 20-2　关联语义数据云图核心部分

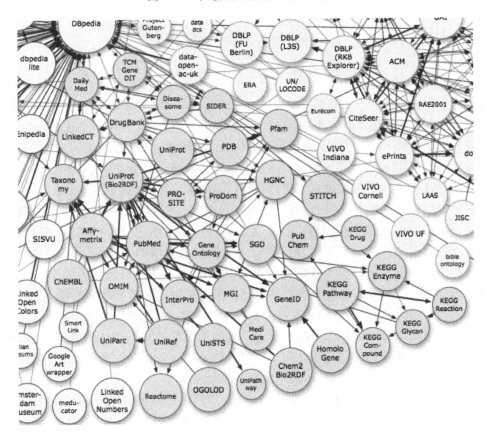

图 20-3　生命科学与医学语义数据集

分所示。其中包含了基因本体（Gene Ontology）、蛋白本体（UniProt）、药物基本知识库（DrugBank）、药物副作用知识库（SIDER）、临床试验语义数据集（LinkedCT）、生命科学与医学文献集（PubMed）、生命科学与医学化学知识库（ChEMBL）等，为我们提供了从临床医学到基础医学研究系统化集成的知识库。大家可以看到，由于版权保护的原因，一体化医学语言系统（Unified Medical Language System，UMLS）及其所包含的临床概念术语集 SNOMED CT、医学文献检索叙词表 MeSH 等并不被包括在这个开放数据集里面。但是，我们可以很方便地把这些数据集与现有的数据云图相关联。

在这个关联语义数据云图里面，我们还可以看到其包含了大量的地理相关数据集，如图 20-4 中黄色部分所示。如 GeoNames 覆盖了我们现在所能获得的大量地理基础知识数据。关联地理数据 Linked GeoData 提供了以 OpenStreetMap 为基础的全世界绝大多数城市的路网数据，包括与其相关的兴趣点 POI（Point of Interest）数据。

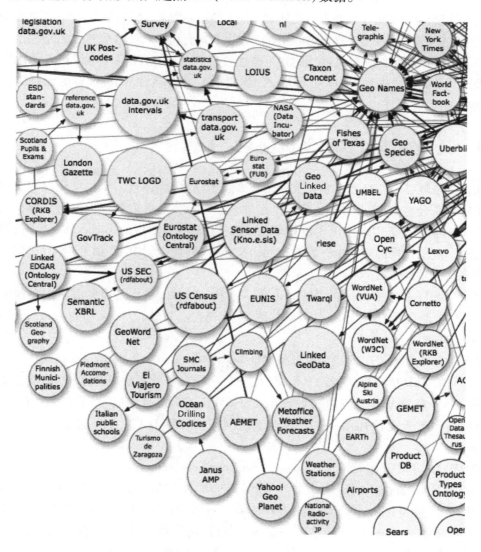

图 20-4　地理语义数据集

这个庞大的语义数据集为我们提供了覆盖广泛领域的基础知识库,为信息系统的开发提供了一个全新的数据环境。我们把它称为现代信息系统的数据基础。这是因为在这样一个大数据的语义支撑环境下面,我们可以非常高效地开发许多应用系统。比如说,我们现在需要开发一个与地图可视化相关的应用系统,就不必把我们的系统与现有的地理信息系统相结合。我们只要将 Linked GeoData 中所对应的城市的地图语义数据载入语义数据处理平台,并载入其他对应的语义数据,做对应的语义查询和推理就可以获得结果。在这个过程中,我们几乎不需要对现有的数据进行改造,因为这些语义数据都是使用国际语义技术标准来表达的。更有效的是,在许多情况下,我们几乎不需要编程而是通过知识库查询和推理就可以获得我们所需要的结果。

从上面的介绍里面我们可以看出语义技术具有下列几个技术优势:

(1) 由于采用了国际规范的数据表达格式,即采用了独立于具体应用系统的统一数据表达格式,我们的应用系统可以非常方便地融合他人的现有数据,特别是可以融合那些海量的公开的共享数据,节省了许多数据准备的工作。这也非常有利于未来的系统功能的扩充。

(2) 由于采用了面向语义表达的知识描述语言,我们的应用系统可以很方便地进行面向万维网环境的大数据处理,特别是进行知识提取和数据整合,代替现有的大量的人工干预的枯燥工作。

20.3 医学本体及其语义数据

在医学领域已经存在着许多规范的医学概念术语集,经过几十年相关领域专家和计算机科学家的联合努力,已经形成了稳定的医学知识资源。其中多数医学术语集都有采用规范的语义技术表达成 RDF、RDFS 和 OWL 的数据集,形成了对应的医学本体,使得能够很方便地在这个规范数据的支持上开发对应的语义技术及其医学知识图谱的应用。目前来说,比较有名的医学本体有:

(1) MeSH:医学主题词表(Medical Subject Headings),主要是面向医学文献检索而设计的主题词表(见图 20-5)。MeSH 的官网地址:https://www.nlm.nih.gov/mesh/meshhome.html。

MeSH 的语义数据 RDF 表达可以从网址 https://id.nlm.nih.gov/mesh/下载。

(2) SNOMED CT:临床概念术语集,是一个广受欢迎的医学概念术语集,覆盖了临床相关的大部分概念及其对应的知识表示。SNOMED CT 具有面向不同语种的版本,其中SNOEMDCT-US 版是使用最多的一个官方版本。SNOMED CT 官网地址:https://www.snomed.org/。

SNOMED CT 在线浏览网址:https://snomedbrowser.com/。

SNOMED CT 提供了对应的语义数据及其 OWL 本体的表达。SNOMED CT in OWL 所对应的网址是 https://confluence.ihtsdotools.org/display/DOCOWL。SNOMED CT 的概念被分成 19 个大类(又被称为 19 轴结构),覆盖了身体部位、疾病症状及其临床表现、事件、有机体、药物等 19 个大类。

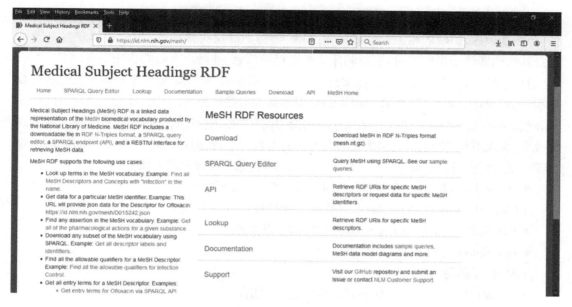

图 20-5　医学主题词表

（3）UMLS：一体化医学语言系统，集成了数以百计的医学和生命科学领域的术语集合。超级叙词表 Metathesaurus 构成的是 UMLS 的主要基础。Metathesaurus 之中收录有 100 多万个生物医学概念和 500 多万个概念名称，所有这些都源自 UMLS 所收录的 100 多部受控词表和分类系统，如 ICD-9-CM、ICD-10、MeSH、SNOMED CT、LOINC、世界卫生组织药物不良反应术语集等。UMLS 目前覆盖了数千万的医学和生命科学的概念。UMLS 的官网地址：https://www. nlm. nih. gov/research/umls/。UMLS 的在线浏览地址：https://ncim. nci. nih. gov/ncimbrowser/。其下载地址：https://www. nlm. nih. gov/research/umls/licensedcontent/umlsknowledgesources. html。

20.4　医学知识图谱及其应用

医学知识图谱是继承了医学本体及其相关数据和知识资源所构造出来的大型语义数据集合。面向特定病种的知识图谱集成了特定病种相关的医学数据资源，为研究特定病种相关数据的各种关系及其临床决策支持提供数据基础支持。目前已经有许多面向特定病种的知识图谱被构造出来了。其中包括：抑郁症知识图谱、川崎病知识图谱、脑科学知识图谱、精神健康知识图谱、癫痫知识图谱、微宙行动知识图谱（肠道微生物与健康知识图谱）、ADHD 知识图谱等。

下面，我们举一个医学知识图谱的具体案例（川崎病知识图谱）来解释如何运用医学知识图谱开展医学研究和用于临床决策支持。

川崎病是一种对儿童危害极大的血管炎综合征。川崎病可导致严重的心脏缺血症状或发展成缺血性心脏病，以至于患者死亡。但是，对川崎病的高危因素的预测与及时监控极其困难。待到能够确诊为川崎病之后，患者常常错过最佳的治疗窗口期。所以，临床医生需要分析川崎病相关的各类复杂的知识与数据资源(包括临床指南知识、临床实验的数据、药物知识库、川崎病相关的最新医学文献、药物不良反应知识库、蛋白知识库与药物机理及其代谢通路知识库等)以获得临床决策支持的信息,并做出有效的临床决策。

我们采用人工智能及其知识图谱技术与大数据分析技术,实时集成川崎病相关的所有数据和知识资源,以研究川崎病高危因素的早期预测与监控模型,并应用于监测、分析、评估、预测和预防的全过程。我们的工作主要包括构造川崎病知识图谱,结合临床积累以及大数据研究成果,实现小儿川崎病监测和预警的人工智能大数据平台,通过广泛的测试和运行,逐步应用于区域川崎病的管理实践。川崎病知识图谱集成的数据和知识资源如下:

- Medical Guidelines of Kawasaki Disease(川崎病临床指南)
- Clinical Trials of Depression(川崎病临床试验)
- PubMed/Medline on Depression(川崎病医学文献)
- DrugBank(药物基本知识库)
- SIDER(药物副作用知识库)
- SNOMED CT, UMLS, MeSH(临床概念术语集)
- ICD-10(疾病分类标准)
- Gene ontology, Protein ontology ……(生命科学基础数据集)
- Pathology Knowledge Bases(病理学知识库)

图 20-6 展现的是川崎病知识图谱所整合的部分数据。

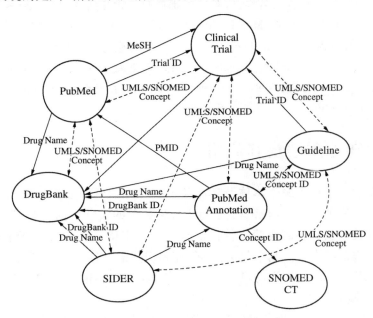

图 20-6   川崎病知识图谱

国际医学界一直都没有找到川崎病的真正发病原因。一种自然的想法就是川崎病是否与某种细菌或者病毒有关联。通过语义搜索,我们可以非常快捷地发现这些年来哪些病毒或者是细菌经常与川崎病一起被讨论。这里是一个川崎病知识图谱语义查询实例:

哪些细菌或者病毒最经常被提及可能与川崎病相关？

这可以通过下列语义查询 SPARQL 语句来实现：

PREFIX ...

select distinct ？concept（COUNT（？concept）AS ？count）　？v

where ｛

？s1 rdfs：subClassOf ？s2.

？s1 sct：hasEnglishPreferredLabel ？concept.

？s2 sct：hasEnglishPreferredLabel ？v.

FILTER（str（？v）＝"Virus"｜｜str（？v）＝"Bacteria"）

？s3 ctec：SenseURL ？s1.

？s4 ctec：hasSense ？s3.

？s5 ctec：hasSenses ？s4.

？pubmed ctec：hasTerm ？s5.

？s5 ctec：hasLabel ？label.

？pubmed 　pubmed：hasArticleTitle ？title.

｝

GROUP BY ？concept ？v

ORDER BY DESC（？count）

查询后的部分结果如图 20-7 所示，有减毒的牛分枝杆菌、链球菌、金黄色葡萄球菌等。

？concept	？count	？v	
Attenuated Mycobacterium bovis	236	Bacteria	减毒的牛分枝杆菌
Attenuated Mycobacterium bovis (organism)	236	Bacteria	
BCG variant of Mycobacterium bovis	236	Bacteria	牛分枝杆菌的BCG变体
Bacillus of Calmette-Guerin	236	Bacteria	卡尔梅特－格林的芽孢杆菌
Genus Streptococcus	98	Bacteria	链球菌
Genus Streptococcus (organism)	98	Bacteria	
Streptococcus	98	Bacteria	
Streptococcus (organism)	98	Bacteria	
Micrococcus pyogenes var. aureus	94	Bacteria	
Staphylococcus aureus	94	Bacteria	金黄色葡萄球菌
Staphylococcus aureus (organism)	94	Bacteria	
Staphylococcus pyogenes aureus	94	Bacteria	
Staphylococcus pyogenes citreus	94	Bacteria	
Lactobacillus casei	88	Bacteria	干酪乳杆菌
Lactobacillus casei (organism)	88	Bacteria	
Genus Staphylococcus	80	Bacteria	葡萄球菌
Genus Staphylococcus (organism)	80	Bacteria	
Staphylococcus	80	Bacteria	
Staphylococcus (organism)	80	Bacteria	
CEC	60	Virus	

图 20-7　与川崎病有关的病原微生物

在这里我们可以看到采用知识图谱及其语义查询的优越性：它可以通过知识图谱里面的同义词识别相同医学概念的不同表达，还可以遍历医学概念树来遍历所有的相关概念，自动实现概念层次树的推理。

20.5　深度学习及其基于的神经网络方法

20.5.1　深度学习概述

要了解深度学习,首先要从机器学习说起。机器学习通常被视为人工智能的一部分,机器学习基于数据构建模型,让计算机软件本身对数据的结果进行预测或决策。在机器学习出现之前,人们只能通过用形式化的语言对一些规则进行明确编码后,再传输给计算机,由此计算机才能学到知识,并且根据这些规则进行推理和预测。而机器学习是一种人工智能系统,其软件自动从输入的数据中获取知识,不需要人为地将知识总结成规则并进行明确编码。依赖于机器学习,计算机能够解决一些现实世界的问题,并且做出决策。比方说,简单的机器学习算法可以对是否进行剖宫产进行辅助决策。

机器学习算法的学习在很大程度上基于"喂给它"数据的"表示"。在上述机器学习对产妇是否适合剖宫产进行判断的例子中,机器当然不能直接检查患者,而是需要医生告诉它一些相关的信息,比如是否存在子宫疤痕等,每一条信息就被称为一个特征。机器学习会自己学习患者的各项特征如何与最终的预测结果相关联。

通过上例可知,机器学习决策性能取决于输入特征与决策的相关程度。如果医生输入特征与最终决策相关性不大,机器学习算法也无法从中"学习"到有用的知识,其决策将会不再可靠。所以,机器学习任务通常都通过下面的流程进行:首先对数据人工地提取一个合适的特征集合,然后再将这些特征输入机器学习算法进行模型训练。

在现实世界,许多实际任务很难确定应该提取哪些特征。解决问题的方法之一是表示学习,也就是使用机器学习来学习特征本身。在表示学习中,算法可以为一个任务自己去学习一个特征集,大幅度减少了人工干预,而且其学习到的特征往往比人工设计的特征表现得更好。

然而,采用机器学习的方法只能提取一些相互分散的、低层次的特征。而在许多现实的场景中,人类在对问题进行决策时通常都会基于一些抽象的高层次特征,这些可能无法从现实的物体上直接观测到。例如,在分析一段语音的时候,通常结合说话者的语气、口音和正在说的词语等,来分析这段语音所带的情绪。而对于机器学习要从一段语音中提取高层次、高抽象度的特征是非常困难的,在这种场景下,表示学习就无能为力。

为了弥补机器学习的不足,提出深度学习的算法。深度学习运用分层次抽象的思想从低层次的特征中进一步学习更高层次的特征,解决表示学习存在的不足。深度学习可以让计算机从原始数据中提取到高抽象度的复杂特征,图20-8展示了深度学习如何通过输入图像,从低层次的简单特征初步构建高抽象度的复杂特征的过程。

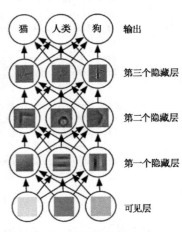

图20-8　一个简单的深度学习模型的示意图

对于一张图像,深度学习算法首先会将其识别为一系列像素值的集合。图像输入层命名为可见层(visible layer),表示在这层里面包含的是可以直接观察的数据。接下来是深度学习提取抽象特征的多层的隐藏层(hidden layer),在第一个隐藏层中,模型可以通过上一层输入的像素集合,比较相邻像素的大小来识别一些边缘特征;在第一层输出的边缘特征的基础上和第二个隐藏层中,又可以找到一些角和轮廓的边的特征集合;第三个隐藏层又可以在前面的基础上检测到一些特定物体的部分。最后,根据这些物体的部分,输出层可以进行物体识别。

深度学习是机器学习的一种,如前文所说,它以人工神经网络作为架构,从数据中学习其高层次的特征。深度学习是一种比较"深"的神经网络,其本质就是一个从输入映射到输出的数学函数。典型的深度学习结构如图20-9所示。

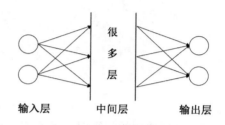

图 20-9　深度学习基本结构图

深度学习网络通常包括输入层、中间层和输出层,在处理比较复杂的问题的时候,会需要多个中间层来分层次、逐层提取高抽象度的特征。

深度学习和传统机器学习的区别主要包含以下几个方面:

(1)开展特征工程的层次不同:在传统机器学习中,大多数机器学习算法所需的特征都需要由专家来进行识别,然后根据领域知识进行编码,这就是特征工程。特征工程是将领域知识应用到特征抽取的过程,以此来降低数据的复杂性,抽取的特征可以是像素值、形状、纹理、位置等,很多传统机器学习算法能否得到好的效果就取决于抽取的特征的质量。而深度学习可以从数据中自主学习如何提取特征,然后根据这些特征进行计算,它提取出来的是更高层次、更为抽象的特征。当进行一个新的任务时,不再需要人为地进行特征筛选,而是采用深度学习替代,并且可以得到比机器学习中使用的特征表征算法能力更高的特征。深度学习的缺点在于,为提取更准确的特征需要大量且高质量的数据,输入数据量少,深度学习的效果往往不如传统机器学习。

(2)解决问题的方法不同:在解决实际问题的时候,传统机器学习习惯将问题分成多个步骤,通过依次解决的方式,最后组合在一块。但是深度学习大多数是端到端的学习,不需要划分原来的问题,只需要确定任务提供的数据,以及任务的目标,就可以构建对应的深度学习模型进行学习。如图20-10所示,该任务是一个目标检测任务,目的是在病例图像中识别并找出想要的物体(方框部分),对于机器学习方法来说,一般是将任务分成两步,首先是找出物体,也就是图中的方框与圆框,再应用机器学习中的分类算法进行识别,最后得到方框。而对于深度学习来说,直接对现有数据进行端到端的学习,在学习完之后通过输入一张图片,模型直接就能输出只包含方框部分的结果,不存在中间步骤。

(3)可解释性的程度不同:在研究者的眼里,深度学习一直都是一个黑箱运作的过程。所谓黑箱运作,就是指无法知道它内部具体的运算逻辑与过程,也无法实时查看数据的状态。之所以叫深度学习,就是因为深度学习层数之深,每一层都代表了一种特征,当层数加深之后,就难以判断该特征对应的是什么内容了。而机器学习的方法可以明确地列出所用的规

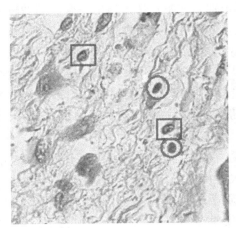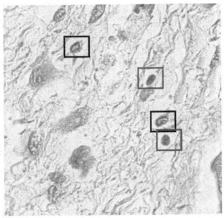

图 20-10　目标检测任务

则以及所使用的特征对应的内容。可解释性一直是深度学习领域里面一个火热的研究子领域,经典的可解释性方法,也仅是给出深度模型关注的区域,如图 20-11 所示,该图片是人类口腔的 CT 图,深度模型的任务是根据图片检测唇侧骨壁的厚度,使用可解释性方法可以得到训练好的深度学习模型是根据对应位置的特征得出的结果,但是内部详细的运算逻辑,仍然难以去理解。

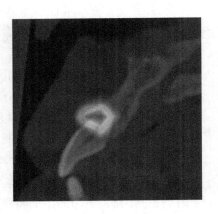

图 20-11　可解释性方法输出的
深度学习模型关注区域

20.5.2　神经网络概述

　　神经网络,也称为人工神经网络(ANN),是深度学习算法的核心,是一种模仿生物神经网络结构和功能的数学模型或计算模型。1943 年,神经生物学家沃伦·麦卡洛克(Warren McCulloch)和数学家沃尔特·皮兹(Walter Pitts)共同发表了里程碑式的论文《神经活动中思想内在性的逻辑演算》,在论文中他们展示了描述动物大脑中的神经元相互协作的简化数学模型。这标志着人工神经网络的诞生,从此以后越来越多的神经网络结构被发明并应用在不同的领域中。

　　人工神经网络诞生之初并没有受到广泛的应用和重视,这是由于当时有效的神经网络结构并不明确,而且输出效果往往不如人意。到 20 世纪 60 年代前后,心理学家弗兰克·罗森布拉特(Frank Rosenblatt)利用神经网络创造了感知机(perceptron)模型,提升了神经网络的输出效果,但感知机模型最终被证明不能处理诸多的模式识别问题,其中包括了简单的异或问题。到 1975 年,保罗·维波斯(Paul Werbos)针对多层神经网络的训练过程提出了反向传播算法(BP),有效地解决了异或的问题和多层神经网络训练的问题。但后来由于其他机器学习方法的兴起,比如支持向量机等,基于这些方法的模型输出的效果往往比神经网络模型的效果更好,因此神经网络的研究经历了一段漫长的缓慢发展期。近年来由于大数据技术的发展,更多的数据可以用于神经网络的训练;计算机算力的极大提升,特别是具有浮点并行运算能力的图形运算单元(GPU)技术的高速发展,大大缩短模型训练所需要的时间,使较大规模模型的训练变得可行;训练算法的提升,能有效地构建和训练层数更多、规模更大的模型,使得神经网络的研究又迎来了新一轮的高速发展期。

我们可以从生物神经元的角度观察信号处理的过程。图 20-12 是一个生物神经元的基本结构。细胞体(cell body)包含着细胞核、细胞内复杂的组成部分、许多带有分支结构的树突(dendrite)和较长的轴突(axon),在轴突的末端会叉开成多个突触终端(synaptic terminal)用来连接其他神经元的树突和细胞体。生物神经元通过产生短暂的电脉冲(动作电位或称为信号)经过轴突到达突触终端并激发它产生神经递质(neurotransmitter),当另一神经元在短时间内接收到足够量的神经递质,它就会激发自身的电脉冲并传递到下一个神经元。

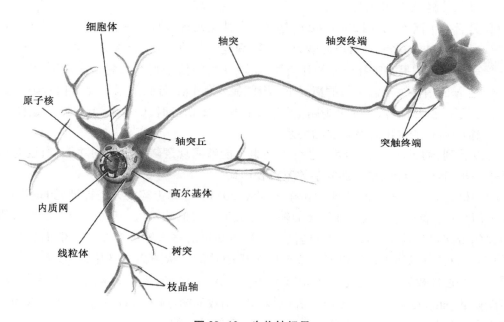

图 20-12　生物神经元

单个生物神经元的信号运行机制是十分简单的,但是当它们以数百亿的规模连接成网络时,每个神经元可能连接数千个其他神经元,它们就能完成十分精巧和复杂的运算与控制。生物神经网络(Biological Neural Network,BNN)依然是十分活跃的研究方向,一些研究的成果已经达成了共识,比如生物神经网络是以连续的层来组织起来的。人工神经网络通过模拟生物神经网络信号传递和组织的方式逐渐发展出具有自身特点的网络结构。

由沃伦·麦卡洛克(Warren McCulloch)提出的人工神经元由一个或多个二元输入(即开或关)和一个二元输出组成,通过图 20-13 举例,假设神经元收到两个或两个以上的开信号就会输出开信号,否则就输出关信号,可以分析以下四种情况:

① 第一个网络[见图 20-13(a)]完成了一个恒等函数的功能:神经元 A 复制了一份输出到 C,所以如果 A 是开信号,那么 C 也会输出开信号,反之依然。

② 第二个网络[见图 20-13(b)]实现了逻辑与的功能:只有 A 和 B 都是开信号的时候,C 才会输出开信号。

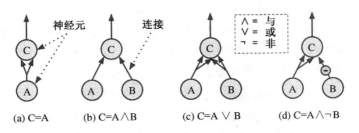

图 20-13 利用人工神经网络进行逻辑运算

③ 第三个网络[见图 20-13(c)]实现了逻辑或的功能：只要 A 或 B 其中一个是开信号，C 就会输出开信号。

④ 最后一个网络[见图 20-13(d)]是当一个神经元有压抑另一个神经元信号的能力的时候(生物神经元也有类似能力)，能实现逻辑非的功能：神经元 B 如果为开信号则表现为压抑另一个神经元的开信号，如果 B 为闭信号则不改变其他神经元的信号。在 A 的信号被复制一份的情况下，当维持 A 为开信号时，如果 B 是开信号则 C 只收到了一份开信号，C 输出为闭信号；如果 B 是闭信号时，C 输出为开信号，这样 B 的输出和 C 的输出是逻辑非的关系。

可以看到，通过对人工神经元进行不同组合能够实现逻辑与或非的功能，通过对这些单元进一步组合，就能获得更加复杂的逻辑表达式。

感知机是另一种人工神经网络结构，参考图 20-14，它与上述的人工神经元的不同体现在以下两个点：首先它的人工神经元的输入变成带有权值的输入，其次它的输出由阈值逻辑单元(Threshold Logic Unit, TLU)提供。这样感知机的输入输出变成了数值而非只是开或关信号，而且可以通过调整权值来改变感知机的功能。从图 20-14 中，可以看到阈值逻辑单元对经过加权后的输入进行求和 ($z = w_1 x_1 + w_2 x_2 + \cdots + w_n x_n = \boldsymbol{x}^\mathrm{T} \boldsymbol{w}$)，然后将结果输入到阶跃函数[step function, $h_\mathrm{w}(\boldsymbol{x}) = \mathrm{step}(\boldsymbol{x}^\mathrm{T}\boldsymbol{w})$]，函数的输出作为最后输出。其中常用的阶跃函数有单位阶跃函数(Heaviside step function)和符号函数(sign function)。

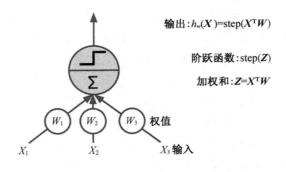

图 20-14 利用人工神经网络进行逻辑运算

$$单位阶跃函数：\mathrm{heaviside}(z) = \begin{cases} 0, & z < 0 \\ 1, & z \geqslant 0 \end{cases}$$

$$符号函数：\operatorname{sgn}(z) = \begin{cases} -1, & z < 0 \\ 0, & z = 0 \\ +1, & z > 0 \end{cases}$$

可以将一个感知机的输出作为另一个感知机的输入，通过层叠的方式构成多层感知机（Multi-layer Perceptron，MLP）。

如图 20-15 所示，多层感知机通常由输入层（input layer）、一个或多个隐藏层（hidden layer）和最后的输出层（output layer）构成。在这些层中，越靠近输入层的称为底层，而越接近输出层的则称为高层。前向传播（forward propagation）就是从输入层开始，将上一层的输出作为下一层的输入，并计算下一层的输出，一直运算到输出层为止。当网络拥有很深层次的隐藏层时，就将它称为深度神经网络（Deep Neural Network，DNN）。

多年来研究人员都希望找到一个能更好训练多层感知机的方法，但一直都没能成功。直到 1986 年，反向传播算法成为有效训练多层感知机的方法，并一直沿用至今。反向传播算法，利用梯度下降技术高效地计算多层感知机误差的梯度，从而能获取多层感知机中每个权重参数的优化方向，使得可以通过调整多层感知机中的权重参数，来优化网络的输出。可以通过多次重复反向传播算法的流程，不断优化多层感知机中的权重参数，使得多层感知机具备自动适应任务的功能。

对神经元连接的方式的不同构成了不同的网络模型，而这些网络模型各有各的特点。

最简单的连接方式是图 20-15 中的全连接神经网络（Full Connect Neural Network，FCNN），本层的神经元与下一层的所有神经元连接。它的网络参数最多，计算量最大，但需要更多的数据进行训练而且训练难度会随着网络规模增大而急剧增大。

卷积神经网络（CNN）的灵感来自观察大脑视觉的运作方式，单个神经元只对有限区域内的刺激作出反应，通过不同神经元感知区域互相重叠从而覆盖整个视野。如图 20-16 所示，每层神经元输入只与上一层某个区域内的输出连接。卷积神经网络在许多的视觉任务中表现出色，例如目标检测（在图片中找出物体，并在它周围画上框）、语义分割（根据所属的物体对图片上的每个像素进行分类）等。

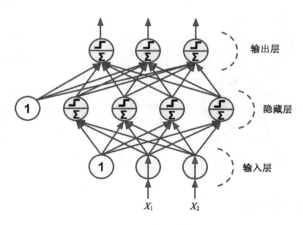

图 20-15　多层感知机

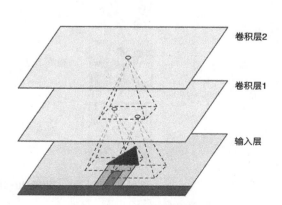

图 20-16　卷积神经网络

上述的神经元都是将自己的输出作为另一个神经元的输入,如果将神经元自己的输出也作为自己输入的一部分,则构成了循环神经元(recurrent neuron),如图 20-17 所示,沿着时间轴来看,循环神经元的输入由自己上一个时刻的输出与本时刻数据的输入组成。由于循环神经元的输入包含了所有前序输入的信息,所以也可以称它为带有记忆功能的神经元。可以将循环神经元进一步组合,形成循环神经网络(Recurrent Neural Network,RNN)。

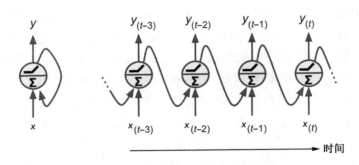

图 20-17 循环神经网络

自编码器(autoencoder)是能够学习输入数据的潜在特征表达的人工神经网络,它通过令输入信息经过网络后的输出与原信息尽可能保持一致来提取输入数据的潜在表达,因此它无需任何的标注信息就能完成训练。可以想象如果网络总是倾向于复制它的输入,那么它总是能很好地完成输出贴近输入的任务,因此自编码器的网络会通过缩小某几层网络层的维度来迫使网络学习最能表示输入的特征。所以经过网络学习出来的表达数据的维度会比原数据更低,因此也经常作为降维操作的工具。如图 20-18 所示,网络通常由两部分组成,从输入开始逐渐经过一层或多层网络缩小特征表达,这部分被称为编码器(encoder),由从编码器的输出开始直到最后输出,这部分被称为解码器(decoder)。解码器是为了训练编码器而存在,所以通常训练完成后就会被丢弃。

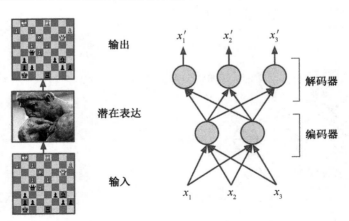

图 20-18 自编码器

20.5.3 深度学习与神经网络在医学信息学中的应用

深度学习是机器学习的一个分支,近年来发展迅速,这要归功于计算能力的提升和大规模新数据集的涌现。这个领域所取得的惊人进步,在图像、语言和语音等领域中,让机器对数据的理解和处理能力更上一层楼。由于制造出的数据量不断攀升(仅在美国就有150艾字节或 10^{18} 字节,每年增长48%),再加上越来越多的医疗设备和数字记录系统被广泛应用,深度学习对医学和医疗行业的意义尤其重大。在临床医学领域中,收集不同类型的医学证据来确诊和治疗疾病,通过医学逻辑对这些证据进行处理尤为关键。如今,这种逻辑的输出已逐渐从人脑转向机器。基于神经网络的深度学习已广泛应用于自然语言处理和文本分析、语音识别和生成、图像识别和处理以及深度强化学习等领域,并且已经取得了重大的突破。

语音识别技术是一种能够将人类语言信号转化为相应文本和命令的技术,属于多维模式识别和智能计算机接口技术。它已经在许多国家,如美国等,成功应用于医疗领域的放射科、病理科和急诊室等部门。目前,临床中使用语音识别录入的比例已经超过20%,这明显减轻了医生的工作负担,提高了工作效率,同时还降低了医院的日常运营成本。例如,美国 Nuance 公司的英语语音识别技术及电脑辅助病历抄写系统,能够把患者口述的病情转化为语音档案,并直接传输到语音识别服务器,从而大幅度减少了处理病历的时间。此外,西门子医疗系统集团成功地借助语音识别系统优化了某医院医疗护理工作,并使该院医护人员提交报告的时间从 10.5 h 减少到 6.5 h,节省了38%的工作量。

计算机视觉(Computer Vision,CV)是指用摄影机和电脑代替人眼对目标进行识别、跟踪和测量等,主要的任务分别为目标跟踪、目标检测、图像分类/定位、语义分割以及实例分割。深度学习的一些伟大的成功便是在计算机视觉领域。CV 专注于图像和视频理解,并处理诸如对象分类、检测和分割等任务,这些任务在确定病人的 X 光片是否包含恶性肿瘤方面十分有效。

卷积神经网络(CNN)是一种深度学习算法,已经被应用于各种医学图像的训练,包括放射医学、病理学、皮肤病学和眼科医学等。如图 20-19 所示,信息流从左到右,CNN 会采用简单的操作(例如卷积、池化和全连接)来获取输入图像并将其顺序转换为扁平的向量,最终输出向量(softmax 层)的元素表示疾病发生概率。在训练过程中,网络层的内部参数会

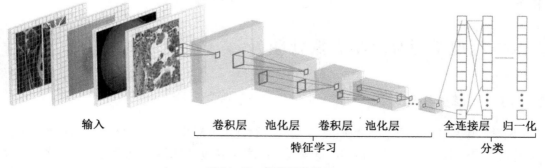

| 输入 | 卷积层 | 池化层 | 卷积层 | 池化层 | 全连接层 | 归一化 |
| | | 特征学习 | | | 分类 | |

图 20-19 医学影像处理

不断进行迭代调整以提高准确性。通常，较低的层（左）学习简单的图像特征（边缘和基本形状），这些特征会影响高层（右）。预测任务包括图像分类（即恶性与良性）以及医学特征（例如肿瘤）的定位。

强化学习是指训练计算智能体成功与环境互动的技术，通常是为了实现特定目标。强化学习可通过试错、演示或混合方法来实现。一旦智能体开始在其环境中采取行动，奖励和后果的迭代反馈循环会训练智能体更好地完成任务。从专家演示中学习有两种方式：通过监督学习（即模仿学习）直接预测专家的行为；推断专家的目标（即逆向 RL）。要想成功训练智能体，模型函数至关重要，它把环境中的感官信号作为输入，输出智能体要采取的下一步行动。在深度强化学习中，深度学习模型作为模型函数，颇具前景。

可以从深度强化学习中受益的一大医疗领域是机器人辅助手术（Robot-Assisted Surgery，RAS）。目前，机器人辅助手术的主要方式是医生以遥控方式指导机器人操纵器械。通过使用计算机视觉模型（如 CNN）来观察手术环境，使用强化学习方法学习外科医生的动作，深度学习有效提高了机器人辅助手术的稳健性和适应性。这些深度学习技术支持高度重复与时间敏感的手术任务，如缝合和打结。例如，计算机视觉技术（如用于目标检测/分割和立体视觉的 CNN）可以根据图像数据重建开放性伤口的样子，然后通过解决路径优化问题生成缝合或打结轨迹，该路径优化问题试图在考虑外部约束（如关节限制和障碍）的同时找到最优轨迹。与此类似，用图像训练的 RNN 通过学习外科医生的动作序列能够学会自动打结。

这些技术对完全自动化的机器人手术或微创手术尤其有利。在现代腹腔镜手术中，需要有几个切口把器械插入体内，这些器械包括相机和手术工具，然后外科医生遥控操作这些器械。深度模仿学习、RNN、轨迹迁移算法可以完全自动化地遥控操作任务。在腹腔镜手术中，重复任务的自动化比开放手术对时间的要求更严格。例如，在腹腔镜手术中打结可能需要 3 分钟，而不像开放手术中只需几秒。

半自动遥控操作的主要挑战之一是在手术场景附近正确定位仪器的位置和方向。最近，采用改进 U-Net 架构 CNN 开发的像素级仪器分割技术开始崭露头角。深度学习应用于手术机器人的另一大挑战是数据收集。深度模仿学习需要大量的训练数据集，包含每个手术动作的多个示例。由于许多手术是精细、独特的，收集足够多的数据用于其他一般性手术仍然非常困难。而且，自动化系统仍然难以完全适应未知和未观察到的情况，如异常的手术事故。

20.6 深度学习及医学影像处理

20.6.1 医学成像概述

医学成像是一门研究某些介质（如 X 射线、超声波、电磁场等）与人体之间相互作用的科学，并以图像的形式显示人体内部组织和器官的结构和密度，以便诊断医生能够根据图像提供的信息做出判断，从而评价人体的健康状况。下面将简单介绍几种常见的医学影像。

（1）X光（X-Ray）：人体组织密度不同，所以X射线穿过人体后会在感光底片上留下深浅不一的阴影。但是X光检查只能提供二维的平面影像，成像也容易受衣物、首饰甚至过厚的软组织影响，所以一般作为初步检查使用。

（2）B超：是利用超声波穿透人体，声波遇到人体组织时会产生反射波，反射的回声即组成B超画像。B超检查，操作相对简单，也不会对人体造成损伤，对人体组织和血管内血流的检测具有良好的诊断效果，但B超的穿透力较弱，很难检出含气性器官或较小的病变。

（3）计算机断层扫描（Computed Tomography，CT）：是应用精确准直的超声波、X线束、γ射线等，与高度灵敏的探测器一同围绕人体的某一部位进行连续断面扫描。后续可以利用电脑将数据结合成身体横切面的图像，这些横切面的影像可以根据需要再进一步重组成精细的3D立体影像或不同层厚的切片。CT检查方便、迅速，密度分辨率高，图像清晰，解剖关系明确，能协助定性诊断，但与之而来的是辐射量大，对人体有一定危害。

（4）核磁共振成像（MRI）：利用人体组织中氢原子核的核磁共振现象，接收器收录射频信号，传给计算机处理，重绘出人体组织图像。MRI具有多方位及多参数成像方式和高软组织分辨率及无辐射等优势，已成为癌症术前分期的重要方法。并且基于MRI的图像具有不同模态的特性，使其可以在不同的模态之间进行对比分析。MRI软组织的检查结构更清晰，且无辐射。但MRI钙化显示不佳，骨性结构显示相对较差，伪影相对较多。

（5）PET-CT：将PET（正电子发射断层显像）与CT融为一体，PET提供了详细的分子信息，如病变的功能和代谢，而CT提供了病变的准确解剖位置。单次成像可以获得全身各方向的断层图像，具有高灵敏度、高准确性、特异性和精确定位的特点，从而能清楚地了解全身的整体状况，达到早期发现病变、诊断疾病的目的。

医学影像数据呈现出多样化的特点，与此同时，如何充分利用不同医学影像的优点成为一个难题，例如：在数据中提取出有效信息就需要在影像中分割组织或器官，通过融合两种或多种不同医学影像数据来使影像更加清晰，以及医疗数据涉及患者的个人隐私，因此想要获得大量的数据用于研究也是一个难题。另外，迄今为止的大多数工作是在2D图像中进行处理分析，目前有越来越多的人转向3D数据处理的研究，但是其中存在很多新的问题和挑战。

作为反映人体内部结构的图像，医学影像已经成为医疗诊断与研究的重要依据。借助计算机图形学和图像技术，医学影像处理极大地提高了医学影像的质量并显著改善了显示方法，充分利用了现有医学影像设施，显著提高了临床诊断准确率。下面列出医学影像处理的一些具体应用和意义：

（1）利用数字图像处理技术对医学影像进行旋转、缩放、对比度调整、3D重建等操作，医生可以对处理后的影像从多层次、多角度进行观察分析，定性定量分析病变区，即医学影像辅助医生诊断从而降低医疗诊断的误判率。

（2）仿真多角度扫描在CT扫描中发挥重要作用。因为X射线会对人体造成较大伤害，所以患者不能进行全方位的X光扫描，取而代之的是，通过3D成像技术，原始数据可以被全方位重组，模拟全方位扫描。这种技术也称为虚拟切割。

（3）计算机技术在放射治疗领域，主要被用于精确定位。从影像数据中获得定位，确定放射治疗的特定部位,从而精确引导仪器定位,避免不必要的放射性照射覆盖正常组织。

（4）利用计算机断层扫描技术获取人体组织 2D 数字图像,通过计算机 3D 重建后获得该部位的 3D 模型。医生或学者可以在 3D 模型上模拟手术或手术教学。手术在虚拟环境中进行,能有效地避免发生意外,便于提高医生的协作能力。

（5）通过分析患者影像数据,计算机辅助手术计划系统可以在术前提供手术计划,从而降低手术风险。同时,计算机辅助手术导航系统可以建立手术部位的立体空间影像,并将具体实时定位定向的手术空间与其相重叠,从而按预定的进程正确引导手术进行,该系统常与计算机辅助手术计划系统相结合。由于有计算机干预,传统外科手术可以更精确,对患者的危害更小。

在深度学习还未发展成熟时,医学影像处理的传统技术是研究的主流,如提升像素密度、调节对比度、调整亮度、图像分割、图像配准、图像融合等。下面对这些技术作简单介绍:

（1）在医学检查中,不论是采用 X 光、CT 或是 MRI,图像上的信息量是非常有限的。本质上,图像是由一个个相连接的像素矩阵所组成的,若影像面积固定,则像素越多,图像中包含的数据也就越多,内容也就更丰富。常见的提升像素密度的方法有双线性插值等。

（2）作为评估医学影像质量的关键因素,调整对比度至关重要。对比度指的是相邻像素间灰度值的差异,这一差异越大时,图像的内容就更加清晰。可采用 PS 软件调整影像对比度。

（3）影像学研究表明,新检查且未经处理的图像亮度值较低,导致分辨率较差。由于医生无法看清图像中的某些具体内容,所以很难准确地评估患者的检查结果。此时,可通过调整亮度来改善图像的清晰程度。

（4）医学图像分割处理的主要目标是各种细胞、组织及器官的图像。根据区域间的差异或相似,将图像分割为多个区域(见图 20-20)。传统的图像分割方法有基于区域或基于

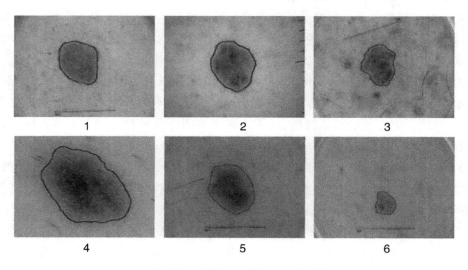

图 20-20　皮肤镜病变图像上的分割结果

边界,前者依赖于灰度、纹理及其他像素统计特性的均匀性等空间局部特征,后者主要是利用像素矩阵梯度信息划分边界。随着特定的理论工具的发展,图像分割技术得以改进。比如基于三维可视化系统结合 Fast Marching 算法和 Watershed 变换的医学影像分割技术,能快速、准确地分割图像。

(5) 图像配准(见图 20-21)是图像融合的前提,其难度大是公认的,但其也是影响医学影像融合技术进步的关键。在临床诊断中,单一模态的单一图像大多无法提供医生所需的完整信息,因此,医生通常需要将配准融合多模态或单一模态的多次成像,从而完成 ROI 区域的信息互补。根据患者的全面信息,医生才能做出更准确的诊断以及制定出更合适的治疗方案。

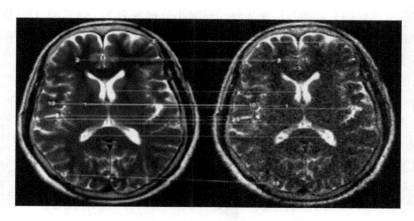

图 20-21　原图像与配准图像

(6) 图像融合的主要目标是通过处理多个图像间的冗余数据来增强图像的可读性,并通过处理多个图像间的互补信息来提升图像的清晰度。融合多模态医学图像(见图 20-22),将精确的解剖结构和有价值的生理功能信息相结合,为临床提供了更加全面和准确的资料。

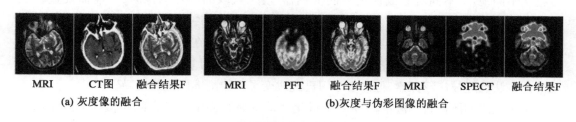

图 20-22　多模态医学图像融合示意图

20.6.2　深度学习在医学影像处理中的应用

深度学习是目前最先进的机器学习方法之一。深度学习在许多模式识别应用中的成功,使得医疗保健发生了革命性的变化。深度学习在图像分割、图像配准、图像重建以及医学影像诊断等方面具有良好的性能,相对于传统技术有了巨大的提升。

随着深度学习的蓬勃发展,基于深度学习的图像分割方法在图像分割领域取得了良好的效果。与传统方法相比，深度学习在图像分割速度和精度上有了质的飞跃，因此，在医学图像分割中应用深度学习，可以使得医生在其帮助下高效地辨别病变肿瘤的大小，对治疗前后的效果进行定量评估，从而医生的工作强度得到了有效降低。在进行图像分割操作时，卷积神经网络因其具有特征提取能力和特征表达能力，这使得它不需要人工提取图像特征以及过多地对图像进行预处理。所以近些年来卷积神经网络逐渐在医学图像分割领域中普及，在现场和辅助诊断方面取得了巨大的成功。而全卷积神经网络（FCN）是目前用于语义分割最成功、最先进的深度学习技术的。

在通常的 CNN 结构中，前五层（不包括输入层）为卷积层。第六层和第七层为全连接层，长度为 4 096（一维向量）。第八层是全连接层，长度为 1 000，对应 1 000 个类别的概率。FCN 则是将第五层到第七层的三层变为卷积核大小分别为 7×7、1×1、1×1 的卷积层，从而得到每个像素的二维特征图。随后通过 softmax 层获取到像素的分类信息以解决分割问题。全卷积网络会通过反卷积层对最后一个卷积层的特征图进行上采样，并将其恢复为与输入图像相同的大小，这个特点使得它可以接受任意大小的输入图像。FCN 在保留输入图像信息的同时为每一个像素做预测，对特征图上采样后再进行像素级别的分类，这样便完成了图像分割的任务。FCN 的网络结构如图 20－23 所示。

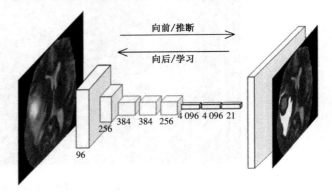

图 20-23　FCN 的网络结构

基于深度学习的配准方法在图像配准领域也有着很好的效果，图像配准是将不同的图像数据集变换到一个具有匹配成像内容的坐标系中的过程，在医学中有着重要的应用。当分析从不同视角、不同时间或使用不同传感器/模态获取的一对图像时，可能需要进行配准。直到最近，图像配准大多由临床医生手动完成。然而，许多配准任务可能相当具有挑战性，并且手动对齐的质量高度依赖于用户的专业知识，这在临床上是不利的。为了解决人工配准的潜在缺点，自动配准应运而生。尽管在深度学习复兴之前，其他用于自动图像配准的方法已经被广泛探索，但深度学习已经改变了图像配准研究的格局。

基于强度的图像自动配准需要一个量化移动图像和固定图像之间相似性的度量和一个更新变换参数使图像之间相似性最大化的优化算法。在深度学习复兴之前，几种人工设计的指标经常被用于此类配准应用，包括：平方差之和（SSD）、互相关（CC）、互信息（MI）、归一化互相关（NCC）和归一化互信息（NMI）。深度学习早期应用于医学图像配准是对基于强度的配准框架的直接扩展。后来使用了强化学习范式来迭代估计一个转换，因为这个应用程序更符合从业者进行配准的习惯。

深度学习应用于基于强度的配准的优势在多模态情况下更加明显，在这种情况下，手工设计的相似性度量方法收效甚微。最近流行使用堆叠去噪自编码器来学习一个评估 CT 和 MR 图像刚性对齐质量的相似性度量。这表明这项工作的度量优于基于 NMI 优化和基于局部互相关（LCC）优化的方法。为了显式估计多模态情况下的图像相似性，使用 CNN 学习对齐的 3D T1 和 T2 加权脑 MR 体积之间的不相似性。给定这个相似性度量，变形场的参数通过梯度下降来迭代更新，这种方法明显优于基于 MI 优化的配准，是基于强度的多模态配准的基础。

深度学习在图像重建领域也有着广泛的应用，图像重建的研究是现代应用数学、工程学和计算机科学中一个活跃的研究领域。鉴于重建图像质量的提高为科学家和临床医生提供了对疾病潜在生物过程的前所未有的洞察，它构成了最活跃的跨学科科学领域之一。

为了进一步推进生物医学图像重建，最近的一个趋势是利用深度学习技术来解决逆问题，以提高分辨率精度和加速重建结果。由于深度神经网络代表了一种复杂的映射，它可以检测和利用输入空间中的特征，并构建对最终目标有用的越来越抽象的表示。因此，它可以通过提取更多的上下文信息来更好地利用测量信号进行重建。

随着深度学习在医学影像领域中不断发展，计算机辅助诊断技术得到了飞跃性的进步，这是对医学影像诊断发展的巨大助力。计算机辅助诊断（CAD）中，医学影像对检测起着至关重要的作用。在医学影像技术检测癌症方面，高光谱成像技术（HSI）被广泛用于检测危险器官。此外，这种多维成像技术是大多数肿瘤学家实践最多的。为处理大量复杂数据，开发了具有高计算能力的计算机辅助检测诊断系统。而且，对于这类系统的设计、数据分类需要较高的处理算法。通过专家知识对算法进行训练，并利用剩余图像数据集对训练好的网络进行测试，将提供一种先进的分类技术。为此采用了一种高度先进的计算技术。

为了辅助放射科医生的诊断，CAD 系统包括三类算法：将异常病变区分为良性或恶性或组织学亚型的"分类"，发现异常病变的"检测"，以及提取器官或异常区域的"分割"。在通常的 CAD 算法中，设计一个图像特征提取器是很重要的。然而，这项任务对医学工程人员来说是困难的。图 20-24 是对于肺部异常的分类，传统的基于特征的 CAD 算法需要图像特征提取器，而使用 CNN 的基于图像的 CAD 算法不需要图像特征提取器。

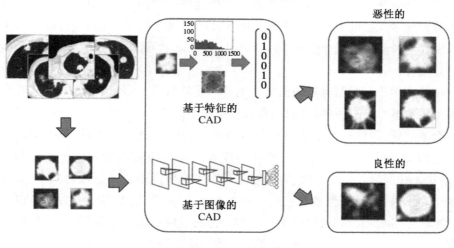

图 20-24　CAD 算法示意图

在异常病变检测方面,深度学习方法有许多应用,例如在乳腺癌的诊断中,陆遥教授团队提出了一套针对全数字化乳腺摄影(FFDM)的乳腺癌微钙化点簇的检测与良恶性分类算法。先是在对钼靶图像作卷积去噪中使用了高斯拉普拉斯算子,并增强微钙化点,然后利用自适应局部阈值法对钙化点进行分割,得到钙化点候选点,随后利用预训练得到的DCNN1 减少假阳性钙化,并对剩下的钙化进行基于密度的空间聚类,得到钙化点簇,最后用预训练得到的 DCNN2 对簇进行良恶性分类。实验得到的钙化簇检测取得了良好的效果,如图 20-25 所示。其中红色手画圆形轮廓为医生标注,蓝色方框为算法检测结果。

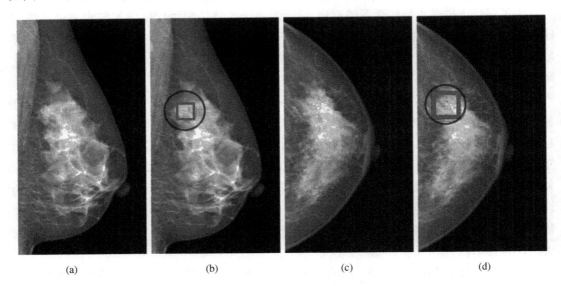

(a)   (b)   (c)   (d)

图 20-25 钼靶影像上的钙化簇自动检测结果

20.6.3 医学影像处理的未来发展方向

上述章节详细介绍了深度学习在医学影像处理中的应用,但不论是深度学习还是医学影像处理都是蓬勃发展的领域,也都存在着巨大的挑战和机遇。接下来,将介绍医学影像处理的未来趋势与应用前景,包括多中心学习、多模态学习、多任务学习、可解释性人工智能及先进算法等。

深度学习应用于医学影像处理面临的主要问题就是需要海量多样的数据,然而每个数据中心的可用数据总是有限的。同时,在来自单中心的单一数据集上训练的神经网络容易出现过拟合的问题,导致对该中心存在较强的偏见,泛化性较差,并且,单中心成像数据可能存在潜在模式,使得深度学习模型捕获与任务不相关的数据作为显著的预测因子。因此,为了解决上述问题,一个直观的方法就是获取来自不同中心的影像数据集,并将它们集中到一个中心上进行训练,也就是进行多中心学习。然而,集中多中心数据不仅涉及严格的国家或地区隐私规则,而且,由于不同医学机构的成像设备以及参数不同,提供的训练数据往往存在着较大的差异,包括特征分布不一致与标注分布不一致等。目前用于解决这些问题的方法主要是深度学习中的去中心化或分布式学习,即允许大量客户端参与学习。联邦学习则是为数据隐私至关重要的任务量身定制的分布式学习版本,它需要来自不同领域不同专家之间的协作以及对数据的获取、准备、标准化和去身份化。未来对联邦学习的发展可以建立在降低联邦网络的基础设施需求,以及与大数据技术或者自然语言处理等领域的融合,从而增加算法的通用性。

医学数据还存在着多模态的特性,包括临床文本数据、影像波形数据以及生物组学数据等,不同模态的数据从不同角度提供了患者的诊疗信息,因此结合这些不同模态的信息可以有效提高诊断治疗的准确性。同时,医学影像也存在着多种成像方式,例如 X 射线、计算机断层扫描、超声波、核磁共振成像、正电子发射断层显像等,不同的成像方式往往蕴含着研究对象的不同信息。通常,医生很难从单一影像学检查中提取所有必需的信息来保证诊断检查的临床精度和强度,这时候,多模态图像融合就可以将不同模态的医学图像组合起来,形成具有丰富信息的新型融合图像。尽管目前的多模态学习已经取得了一定进展,包括较为完整的多模态图像融合方法以及部分与多模态图像相关的医学数据库,然而它依然存在着包括数据完整性差、数据之间存在明显结构差异、缺少适当的图像表示和公认的融合评估标准等问题。因此,该主题的未来研究方向包含收集和构建值得信赖且较为完整的数据集、进一步研究图像融合技术的有效性、提高融合输出图像质量以及集合多领域专家进行多学科交叉学习等方面。

医学影像处理中总是存在着相关的任务,例如基于 CT 的肺癌诊断依赖于结节的分割与分类,同时,一些医学图像数据集为了从多个角度深入研究疾病,还会提供不同类型的注释。因此为了充分利用任务之间的内在联系和不同种类的医学影像标注,提出了多任务深度学习。该任务通过联合训练单个模型来完成多个任务,可以提高性能,增加泛化性,同时降低整体计算成本。尽管近年来,基于多任务深度学习的医学影像处理已经得到了蓬勃发展,但在一些任务上仍表现较差,这可能是由于多任务深度学习当前仍存在挑战,包括需要精心选择或构建特定架构,模型构建效率较低;难以量化、刻画或确认多任务之间的关联性;对于不同任务损失函数人工选择超参数,需要巨大的时间和内存开销等问题。因此,对自动构建深度神经网络技术的研究是多任务深度学习发展的核心,目前已经有利用神经架构搜索(Neural Architecture Search, NAS)技术自动构建神经网络,以在给定任务中实现最优性能,而这一技术还存在着更多的研究潜力。同时,建立任务之间关联性的识别与度量方法,以及更多地平衡多任务损失的自适应优化策略,也是多任务深度学习的未来发展趋势。

将深度学习应用于医学影像处理,还不得不考虑它的"黑箱"性质,即人们无法理解算法背后的逻辑,这不仅仅会大大限制它在医学影像处理中的提升发展,同时也会造成临床决策中缺少客观和可视化的证据,因此可解释性人工智能的发展必不可少。目前用于解释深度学习模型的算法大多为可视化方法与模型蒸馏,属于外部解释算法,即在不改变模型结构的前提下解释模型,这些算法普遍存在着性能参差不齐、缺少评估标准的问题。而直接构建的可解释的深度学习模型则存在着研究少、降低了模型预测准确率的缺点。考虑到上述问题,在未来的研究中,既要在现有研究基础上,开发出适用性更强、性能更稳定的外部解释算法,制定出合适的评估标准,同时还要研究出兼具可解释性与高准确性的可解释模型。

目前深度学习对医学影像处理的研究由较少的团队在较窄的范围内进行,且大部分研究都是利用卷积神经网络对影像进行分类,从而判断是否患有癌症。但是,一些先进算法的发展可以提高任务的准确性与应用性,因此将先进算法应用在医学影像处理中也是未来的一个发展趋势。例如,最近名为 ChatGPT 的聊天机器人席卷全球,这款由美国开放人工智能研究中心(OpenAI)研发的大型语言模型通过深度学习海量多类型的数据,训练出了强大的自然语言文本能力,它对整个人工智能领域产生了巨大的影响,显然也会对医疗影像领域产生深远的影响。就应用层面看,ChatGPT 可以作为医生的辅助工具,帮助医生读片。医生在阅读影像过程中,很难快速地学习到影像中的规律,包括各个方向的关联性,这时就可以应用 ChatGPT 的自学习能力去发现影像中的规律,帮助医生更高效地读片,以及帮助医生发现一些潜在的可能被忽略的问题。就所蕴含的技术层面来说,ChatGPT 对医学影像的发展产生了很多启发,包括它多任务、多模态的形式,以及由一系列模型组成的大模型,启发去构建一个大规模的医学影像文本数据库,同时它所使用的来自人类反馈的强化学习,也提醒并非所有数据都有同样的价值,对模型给予更精心准备的数据以及更多的反馈可以实现更好的效能。在未来的研究中可以使用更专业的知识去训练 ChatGPT,从而提高 ChatGPT 在医学影像领域的应用能力。又比如扩散模型,它是一类新的生成模型算法,在包括图像生成、图像超分辨率重构、图像补全等应用领域都有着出色的表现,在医学影像领域,它已经被用于 MR 图像重建、图像去噪、图像分割等方面,但扩散模型的应用是非常广泛的,在未来的医学影像处理研究中,应用扩散模型来解决之前由 GAN 或其他生成模型解决的任务,以及挖掘扩散模型在医学影像处理中的更多应用方向都是值得探讨的。

除了上述所提及的未来发展方向之外,医学影像处理还有着许多可以发展的道路,比如与大数据技术结合的医学影像处理、三维影像技术的发展、纳米医学影像数据及虚拟技术在医学影像处理中的应用等。深度学习已经成为临床医生使用的有力工具,但仍然存在着许多悬而未决的问题,可以期待在未来会有更多的创新和研究结果。

问题与讨论

(1)什么是医学知识图谱?

(2)深度学习和传统机器学习有哪些区别?

(3)深度学习在医学影像领域有哪些主要应用?

(4)试述 ChatGPT 在医学影像的应用方面有哪些帮助。

(黄智生　陆遥)

主要参考文献

中文文献：

[1] 高岚. 医学信息学[M]. 北京：科学出版社，2007.

[2] 丁宝芬. 实用医学信息学[M]. 南京：东南大学出版社，2003.

[3] 李包罗. 医院管理学：信息管理分册[M]. 北京：人民卫生出版社，2003.

[4] 杜栋. 管理控制学[M]. 北京：清华大学出版社，2006.

[5] 傅征，任连仲. 医院信息系统建设与应用[M]. 北京：人民军医出版社，2002.

[6] 琼·詹姆里奇·帕森斯. 计算机文化[M]. 吕云翔，高峻逸，霍晓亮，等译. 北京：机械工业出版社，2019.

[7] 佟震亚，杨风暴. 计算机网络与通信[M]. 北京：人民邮电出版社，2005.

[8] 孙振球. 医学科学研究与设计[M]. 北京：人民卫生出版社，2008.

[9] 霍尔特，维吉顿. 跨国管理：第2版[M]. 王晓龙，史锐，译. 北京：清华大学出版社，2005.

[10] 陶宏才. 数据库原理及设计[M]. 北京：清华大学出版社，2004.

[11] 尚彤. 常用医学生物信息学数据库[M]. 北京：北京大学医学出版社，2003.

[12] 崔雷. 医学数据挖掘[M]. 北京：高等教育出版社，2006.

[13] 张承江. 医学数据仓库与数据挖掘[M]. 北京：中国中医药出版社，2008.

[14] 苏新宁，杨建宁，江念南，等. 数据仓库和数据挖掘[M]. 北京：清华大学出版社，2006.

[15] 刘晖，彭智勇. 数据库安全[M]. 武汉：武汉大学出版社，2007.

[16] 刘润东. UML对象设计与编程[M]. 北京：北京希望电子出版社，2001.

[17] 施穆勒. UML基础、案例与应用[M]. 李虎，李强，译. 北京：人民邮电出版社，2002.

[18] 克鲁奇顿. Rational统一过程引论[M]. 北京：中国电力出版社，2003.

[19] 汪应洛. 系统工程理论、方法与应用[M]. 2版. 北京：高等教育出版社，1998.

[20] 李东. 管理信息系统的理论与应用[M]. 3版. 北京：北京大学出版社，2007.

[21] 杨根兴，蔡立志，陈昊鹏. 软件质量保证、测试与评价[M]. 北京：清华大学出版社，2007.

[22] 罗伊金. 信息系统管理、控制和维护[M]. 耿继秀，张璇，周清华，等译. 北京：电子工业出版社，2002.

[23] 史派克. 信息系统建模：信息项目实施方法手册[M]. 黄官伟，霍佳震，魏巍，译. 北京：清华大学出版社，2007.

[24] 理查德·D.马里奥，珍妮特·M.麦克莱伦. 医疗机构信息管理[M]. 王昕，符莹莹，译. 北京：北京大学医学出版社，2004.

[25] 雷蒙德·麦克劳德，乔治·谢尔. 管理信息系统[M]. 北京：北京大学出版社，2006.

[26] 周玉彬，吴锋，成起明，等. 基于CDMA的患者无线远程监护系统的研制[J]. 医疗卫生装备，

2008, 29(10): 21-23.

[27] 曹东, 易珺. 基于中间件技术的医院管理信息系统探索[J]. 中国医疗设备, 2008, 23(10): 46-48.

[28] 张晓祥, 吴超, 兰顺碧, 等. 基于数据仓库的医院辅助决策系统研究与应用[J]. 中国卫生信息管理杂志, 2007, 4(5): 40-44.

[29] 董建华. 走向互操作的中国医疗信息网络: 议如何借鉴美国经验加快发展过程[J]. 中国数字医学, 2007, 2(7): 9-20.

[30] 吉训明, 张建. 医院信息系统的发展方向: 2008 年美国医院信息技术大会情况介绍[J]. 医院院长论坛-首都医科大学学报(社会科学版), 2008, 5(4): 53-56.

[31] 贝梅尔, 穆森. 医学信息学[M]. 包含飞, 郑学侃, 译. 上海: 上海科学技术出版社, 2002.

[32] 金新政. 卫生信息管理系统[M]. 北京: 人民卫生出版社, 2009.

[33] 李学京. 标准化综论[M]. 北京: 中国标准出版社, 2008.

[34] 李东. 管理信息系统的理论与应用[M]. 2 版. 北京: 北京大学出版社, 2001.

[35] 张慧朗. 医学资讯管理学: 第 1 版[M]. 台北: 华杏出版股份有限公司, 2007.

[36] 彭柳芬, 冯博华, 孔令人, 等. 基于 XML 的电子病历结构化的应用研究[J]. 中国卫生统计, 2008, 25(2): 196-198.

[37] 吕旭东. 一种电子病历系统体系结构及其关键技术[J]. 中国生物医学工程学报, 2008, 27(2): 199-205.

[38] 郑西川, 胡燕峰, 吴允真. 电子病历开放式结构化数据采集与临床知识表达策略研究[J]. 医疗卫生装备, 2008, 29(7): 43-45.

[39] 于一, 廖睿, 叶大田. 电子病历结构化方法概述[J]. 北京生物医学工程, 2007, 26(1): 103-106.

[40] 沈亚诚. 病历知识库的构建探索与实践[J]. 广东药学院学报, 2006, 22(1): 110-112.

[41] 郑西川, 胡燕峰, 吴允真. 基于医学本体的电子病历结构化数据采集研究[J]. 医疗卫生装备, 2008, 29(1): 41-42.

[42] 章丹, 李风华, 傅万明. 电子签名在电子病历中的应用及相关法律问题[J]. 医学研究生学报, 2007, 20(2): 189-191.

[43] 贾志刚. 计算机数据与图形处理[M]. 北京: 化学工业出版社, 2005.

[44] 曹荣桂, 戴建平, 祁吉, 等. 医院管理学: 医学影像管理分册[M]. 北京: 人民卫生出版社, 2003.

[45] 王成. 医疗仪器原理[M]. 上海: 上海交通大学出版社, 2008.

[46] 柯克. 医用治疗设备: 应用和设计[M]. 上海: 上海科学技术出版社, 1988.

[47] 邓亲恺. 现代医学仪器设计原理[M]. 北京: 科学出版社, 2004.

[48] 徐跃, 梁碧玲. 医学影像设备学[M]. 3 版. 北京: 人民卫生出版社, 2010.

[49] 赵强. 医学影像设备[M]. 上海: 第二军医大学出版社, 2000.

[50] 陈智文, 张旦松. B 型超声诊断仪原理、调试与维修[M]. 武汉: 湖北科学技术出版社, 1992.

[51] 范毅明. 医用 B 超仪与超声多普勒系统[M]. 上海: 第二军医大学出版社, 1999.

[52] 朱根娣. 现代检验医学仪器分析技术及应用[M]. 上海: 上海科学技术文献出版社, 2005.

[53] 陶义训, 吴文俊. 现代医学检验仪器导论[M]. 上海: 上海科学技术出版社, 2002.

[54] 石玉玲, 李林海, 徐德兴, 等. 包含条形码的全信息彩色标签技术在检验科信息管理中的应用[J]. 中华检验医学杂志, 2005, 28(6): 652-653.

[55] 郭健. 全自动样本前处理系统与临床实验室自动化[J]. 中华检验医学杂志, 2005, 28(10): 981-983.

[56] 杨大干, 诸葛小玲, 徐根云, 等. 临床实验室信息系统基本功能需求的标准化方案初探[J]. 医疗

卫生装备，2006，27（1）：56-57.

［57］诸葛小玲，杨大千. ISO15189 对实验室信息系统的基本要求[J]. 医学信息，2007，20（5）：729-731.

［58］申子瑜. 我国临床实验室质量管理的基本要求[J]. 中华检验医学杂志，2003，26（11）：700-701.

［59］赵军绩. 社区卫生服务管理[M]. 北京：人民军医出版社，2007.

［60］程晓明. 卫生经济学[M]. 北京：人民卫生出版社，2003.

［61］景琳. 卫生管理学[M]. 北京：中国中医药出版社，2005.

［62］李学京. 标准化综论[M]. 北京：中国标准出版社，2008.

［63］姚岚. 国外区域卫生规划的探索与实践[J]. 中国卫生人才，2008（3）：24-25.

［64］丁宝芬，矫爱平，吴列平，等. 社区保健信息学及其管理系统的探索与实践[J]. 中国卫生事业管理，2001，18（1）：44-45.

［65］石光. 金华市区域卫生规划实践的案例研究[J]. 中国卫生经济，2005，24（9）：23-27.

［66］李华才. 区域卫生信息化建设任重道远：访中国医院协会信息管理专业委员会常务副主任委员李包罗[J]. 中国数字医学，2008，3（1）：13-14.

［67］苏锦梅，郭平. 区域医疗网络案例研究：美国佛罗里达州健康信息网络素描[J]. 中国数字医学，2007，2（7）：21-24.

［68］刘杰. 区域医疗信息化破局[J]. 中国医院院长，2007（13）：60-64.

［69］刘见祥. 台湾全民健保的新措施[J]. 卫生经济研究，2001（7）：3-7.

［70］徐缓. 论公共卫生内涵的分层界定及其政策含义[J]. 中国卫生法制，2007，15（3）：6-8.

［71］吕筠，李立明. 现代公共卫生体系的基本职能及其内涵[J]. 中国公共卫生，2007，23（8）：1022-1024.

［72］黄建始. 公共卫生的价值和功能[J]. 中国健康教育，2006，22（1）：67-69.

［73］迟宝兰，梁铭会，曹德贤. 医院信息化建设的经验与教训[J]. 中国医院，2003，7（12）：9-13.

［74］金水高，刘丽华，郭赟，等. 公共卫生信息系统基本数据集的研究[J]. 中华预防医学杂志，2007，41（5）：353-356.

［75］北京协和医院世界卫生组织国际分类家族合作中心. ICD-10：疾病和有关健康的国际统计分类（第十修订本）[M]. 北京：人民卫生出版社，1998.

［76］邱卓英. 《国际功能、残疾和健康分类》研究总论[J]. 中国康复理论与实践，2003，9（1）：2-5.

［77］董景五. 试论"国际疾病分类第 10 次修订本"和"国际功能分类"的关系[J]. 中国康复理论与实践，2003，9（1）：7-8.

［78］金水高，姜韬，马家奇. 中国传染病监测报告信息系统简介[J]. 中国数字医学，2006，1（1）：20-22.

［79］方平. 网络医学资源检索与利用[M]. 北京：科学出版社，2003.

［80］兰小筠，胡家荣. 医药市场信息[M]. 北京：高等教育出版社，2006.

［81］赵丹群. 现代信息检索：原理、技术与方法[M]. 北京：北京大学出版社，2008.

［82］陈晓金，王兵. 信息检索技术研究与实践[J]. 情报资料工作，2008（3）：33-35.

［83］贺芳，常静，房玉新，等. 获取网上免费外文医学期刊全文文献的方法[J]. 中华医学信息导报，2008，23（24）：18-19.

［84］傅蓉. 网络信息检索的未来[J]. 图书馆学研究，2002（7）：88-89.

［85］王爱丽. Excite 搜索功能研究[J]. 农业图书情报学刊，2007，19（9）：91-92.

［86］李蓓. 常用的国外医学搜索引擎[J]. 中国全科医学，2008，11（2A）：277-278.

［87］郭燕南. 互联网上常用医学搜索引擎应用探讨[J]. 医疗卫生装备，2008，29（5）：79-81.

[88] 靳蕃,范俊波,谭永东. 神经网络与神经计算机原理·应用[M]. 成都:西南交通大学出版社,1991.

[89] 陈宝林. 最优化理论与算法[M]. 北京:清华大学出版社,1989.

[90] 谭德高,曹光明. 中医药工程研究与应用[M]. 北京:中国中医药出版社,1992.

[91] 马斌荣. 中医专家系统与中医知识库:中医领域计算机软件的开发与应用[M]. 北京:北京出版社,1998.

[92] 杜元灏,李晶,孙冬纬,等. 中国现代针灸病谱的研究[J]. 中国针灸,2007,27(5):373-378.

[93] 邢春国,陈守鹏,倪和芳,等. 南京中医药大学 1994—2007 年国家自然科学基金资助项目论文发表情况分析[J]. 中医药管理杂志,2008,16(7):508-510.

[94] 刘保延,王永炎. 证候、证、症的概念及其关系的研究[J]. 中医杂志,2007,48(4):293-296.

[95] 刘保延,张红,倪皖东. 试论中医电子病历系统及其特殊性[J]. 医学信息,2004,17(1):9-11.

[96] 王映辉,刘保延,姜在旸,等. 结构化名老中医临床诊疗信息采集系统设计规范[J]. 中国中医药信息杂志,2007,14(2):95-96.

[97] 郭玉峰,刘保延,李平,等. 知识本体与中医临床术语规范化工作[J]. 中华中医药学刊,2007,25(7):1368-1370.

[98] 周雪忠,刘保延,姚乃礼,等. 中医临床数据仓库的研究及构建[J]. 国际中医中药杂志,2006,28(6):340-343.

[99] 周雪忠,刘保延,姚乃礼,等. 中医临床数据库及挖掘分析平台的研究与应用探讨[J]. 世界科学技术-中医药现代化,2007,9(4):74-80.

[100] 刘保延. 数字中医药与中医药的跨越式发展[J]. 中国中医药信息杂志,2002,9(8):1-2.

[101] 刘保延. 有关辨证论治临床评价若干问题的思考[J]. 中医杂志,2007,48(1):12-14.

[102] 王映辉,姜在旸,闫英杰,等. 基于信息和数据挖掘技术的名老中医临床诊疗经验研究思路[J]. 世界科学技术-中医药现代化,2005,7(1):98-105.

[103] 万彩艳,朱云萍. 大数据背景下疫情防控数据分析的研究[J]. 科技视界,2022(29):22-25.

[104] 佘晗,刘铭可,赵子武,等. 关于城市大规模核酸检测高效搭建信息化系统的实践[J]. 安徽医专学报,2021,20(6):1-3.

[105] 程念,宋大平,崔雅茹. 国家基本公共卫生服务项目实施现状及问题分析[J]. 中国卫生经济,2022,41(11):60-62.

[106] 梅小亚,赵林畅. 大数据在重大流行病疫情防控中的应用及展望[J]. 河海大学学报(哲学社会科学版),2020,22(2):39-47.

[107] 张楠,胡建利,朱立国,等. 病毒核酸检测信息系统在新冠疫情处置中的应用[J]. 江苏预防医学,2022,33(5):614-615.

[108] 刘煦阳,段潮舒,蔡文生,等. 可解释深度学习在光谱和医学影像分析中的应用[J]. 化学进展,2022,34(12):2561-2572.

[109] 黄智生,缪崇,胡青,等. 川崎病知识图谱构建研究[J]. 中国数字医学,2018,13(9):28-31.

[110] 伊恩·古德费洛,约书亚·本吉奥,亚伦·库维尔. 深度学习[M]. 北京:人民邮电出版社,2017.

[111] 许园甫. 医学图像处理与分析的应用和意义[J]. 华夏医学,2008,21(6):1176-1177.

[112] 章鲁,李三立. 生物医学网格及其应用[J]. 上海第二医科大学学报,2005,25(11):1177-1183.

[113] 于大伟,曹章. 现代医学影像技术中计算机图像处理技术的应用[J]. 影像研究与医学应用,2019,3(5):95-96.

[114] 林瑶,田捷. 医学图像分割方法综述[J]. 模式识别与人工智能,2002,15(2):192-204.

［115］周永新，罗述谦. 一种人机交互式快速脑图像配准系统［J］. 北京生物医学工程，2002，21（1）：11-14.

［116］林晓，邱晓嘉. 图像分析技术在医学上的应用［J］. 包头医学院学报，2005，21（3）：311-314.

［117］刘国奇，宋一帆，蒋优，等. 融合 U-Net 3+和 ACM 的医学图像分割模型［J］. 计算机仿真，2022，39（10）：189-196.

［118］陈宗桂，董晓军，曾令容，等. 改进 SIFT 算法在医学图像配准中的应用研究［J］. 计算机技术与发展，2022，32（8）：71-75.

［119］黄渝萍，李伟生. 医学图像融合方法综述［J］. 中国图象图形学报，2023，28（1）：118-143.

［120］刘文华，邵尉. 数字化医院语音录入系统的设计与应用［J］. 中国数字医学，2017，12（10）：78-80.

［121］吴志军，丛培珑，等. 护士视角下的医院护理信息系统现状调查与分析［J］，中华现代护理杂志，2019，25（1）：11-15：10. 3760/cma. j. issn. 1674-2907. 2019. 01. co3.

英文文献：

［1］SHORTLIFFE E, CIMINO J. Biomedical informatics：Computer applications in health care and biomedicine［M］. London：Springer-Verlag, 2006.

［2］GARDNER R M, OVERHAGE J M, STEEN E B, et al. Core content for the subspecialty of clinical informatics［J］. Journal of the American Medical Informatics Association, 2009, 16（2）：153-157.

［3］SCHUEMIE M, TALMON J, MOORMAN P, et al. Mapping the domain of medical informatics［J］. Methods of Information in Medicine, 2009,48（1）：76-83.

［4］BUTLER K A, ZHANG J J, ESPOSITO C, et al. Work-centered design：A case study of a mixed-initiative scheduler［C］//Proceedings of the SIGCHI Conference on Human Factors in Computing Systems. San Jose California USA. New York, NY, USA：ACM, 2007：747-756.

［5］ZHANG J J, PATEL V L, JOHNSON K A, et al. Designing human-centered distributed information systems［J］. IEEE Intelligent Systems, 2002, 17（5）：42-47.

［6］ZHANG J, NORMAN D A. Representations in distributed cognitive tasks［J］. Cognitive Science, 1994, 18（1）：87-122.

［7］BRUCE I, KAREN D. A history of medical informatics［M］. New York：Addison Wesley Publishing Company, 1990.

［8］ROUKEMA J, LOS R K, BLEEKER S E, et al. Paper versus computer：Feasibility of an electronic medical record in general pediatrics［J］. Pediatrics, 2006, 117（1）：15-21.

［9］MIRHAJI P, ZHU M, VAGNONI M, et al. Ontology driven integration platform for clinical and translational research［J］. BMC Bioinformatics, 2009, 10（2）：1-8.

［10］GRAVES J R, CORCORAN S. The study of nursing informatics［J］. Image：the Journal of Nursing Scholarship, 1989, 21（4）：227-231.

［11］American Nurses Association. The scope of practice for nursing informatics［M］. Washington DC：American Nurses Publishing, 1994.

［12］BALL M J, HANNAH K J, NEWBOLD S K, et al. Nursing informatics：Where caring and technology meet［J］. American Journal of Nursing：Official Magazine of the American Nurses' Associstion, 1996, 96（12）：16.

［13］SHORTLIFFE E, PERREAULT L, WIEDERHOLD G, et al. Medical informatics：Computer applications in health care and biomedicine（Health informatics）［M］. London：Springer-Verlag, 2003.

［14］DING B F. Community health care informatics and its management system：A new form to Next Century［J］. MEDINFO,2001：724-726.

［15］ BERNER E. Clinical decision support systems：Theory and practice（health informatics）［M］. London：Springer-Verlag, 2006.

［16］ CIMINO J J. Review paper：Coding systems in health care［J］. Methods of Information in Medicine, 1996, 35（4/05）：273-284.

［17］ CIMINO J J. Desiderata for controlled medical vocabularies in the twenty-first century［J］. Methods of Information in Medicine, 1998, 37（4/05）：394-403.

［18］ CIMINO J J. In defense of the desiderata［J］. Journal of Biomedical Informatics, 2006, 39（3）：299-306.

［19］ JENDERS R A, OSHEROFF J A, SITTIG D F, et al. Recommendations for clinical decision support deployment：Synthesis of a roundtable of medical directors of information systems［J］. AMIA Annual Symposium Proceedings AMIA Symposium, 2007, 2007：359-363.

［20］ MILLER R A. Medical diagnostic decision support systems：Past, present, and future：A threaded bibliography and brief commentary［J］. Journal of the American Medical Informatics Association, 1994, 1（1）：8-27.

［21］ OSHEROFF J A, TEICH J M, MIDDLETON B, et al. A roadmap for national action on clinical decision support［J］. Journal of the American Medical Informatics Association, 2007, 14（2）：141-145.

［22］ SITTIG D F, WRIGHT A, OSHEROFF J A, et al. Grand challenges in clinical decision support［J］. Journal of Biomedical Informatics, 2008, 41（2）：387-392.

［23］ TEICH J M, OSHEROFF J A, PIFER E A, et al. Clinical decision support in electronic prescribing：Recommendations and an action plan［J］. Journal of the American Medical Informatics Association, 2005, 12（4）：365-376.

［24］ METZ C E. Basic principles of ROC analysis［J］. Seminars in Nuclear Medicine, 1978, 8（4）：283-298.

［25］ Thomas Schabetsberger. Approaches towards a regional, shared electronic patent record for health care facilities of different health care organizations—IT strategy and first results［J］. Studies in Health Technology and Informatics, 2004, 107（2）：979-983.

［26］ TOUSSAINT P J. The impact of ICT on communication in healthcare［J］. Studies in Health Technology and Informatics, 2004, 107（2）：988-991.

［27］ DYKES P, BAKKEN S. National and regional health information infrastructures：Making use of information technology to promote access to evidence［J］. Studies in Health Technology and Informatics, 2004, 107（2）：1187-1191.

［28］ O'CARROLL P W. Introduction to public health informatics［M］. New York：Springer New York, 2003.

［29］ DAVID W. Mount bioinformatics sequence and genome analysis［M］. New York：Cold Spring Harbor Laboratory Press, 2004.

［30］ HOU X Z, LIU B Y, WU Z H. Text mining for clinical Chinese herbal medical knowledge discovery［M］. Berlin, Heidelberg：Springer Berlin Heidelberg, 2005：396-398.

［31］ SITTIG D F. Grand challenges in medical informatics？［J］. Journal of the American Medical Informatics Association, 1994, 1（5）：412-413.

［32］ NAHM M, ZHANG J J. Operationalization of the UFuRT methodology for usability analysis in the clinical research data management domain［J］. Journal of Biomedical Informatics, 2009, 42（2）：327-333.

［33］ BERNERS L T, HENDLER J. Publishing on the semantic web［J］. Nature, 2001, 410（6832）：1023-1024.

［34］ BERNERS L T, HENDLER J, LASSILA O. The semantic web［J］. Scientific American, 2001, 284（5）：34-43.

［35］FEIGENBAUM L, HERMAN I, HONGSERMEIER T, et al. The semantic web in action［J］. Scientific American, 2007, 297(6): 90−97.

［36］SHADBOLT N, BERNERS L T, HALL W. The semantic web revisited［J］. IEEE Intelligent Systems, 2006, 21(3): 96−101.

［37］GERON A. Hands-on Machine Learning with Scikit-Learn, Keras & TensorFlow［M］. California: O'Reilly Media,Inc,2019.

［38］ESTEVA A, ALEXANDRE R, BHARATH R, et al. A guide to deep learning in healthcare［J］. Nature Medicine,2019(25): 24−29.

［39］SHICKEL B, TIGHE P J, BIHORAC A, et al. Deep EHR: A survey of recent advances in deep learning techniques for electronic health record (EHR) analysis［J］. IEEE Journal of Biomedical and Health Informatics, 2018, 22(5): 1589−1604.

［40］RAJKOMAr A, OREN E, CHEN K, et al. Scalable and accurate deep learning with electronic health records［J］. Digital Medicine,2018,1(1) : 18.

［41］LECUN Y, BENGIO Y, HINTON G. Deep learning［J］. Nature, 2015, 521(7553): 436−444.

［42］RUSSAKOVSKY O, DENG J, SU H, et al. ImageNet large scale visual recognition challenge［J］. International Journal of Computer Vision, 2015, 115(3): 211−252.

［43］RATLIFF N D, SILVER D, BAGNELL J A. Learning to search: Functional gradient techniques for imitation learning［J］. Autonomous Robots, 2009, 27(1): 25−53.

［44］RONNEBERGER O, FISCHER P, BROX T. U-net: Convolutional networks for biomedical image segmentation［M］. Cham: Springer International Publishing, 2015.

［45］LIU X B, SONG L P, LIU S A, et al. A review of deep-learning-based medical image segmentation methods［J］. Sustainability, 2021, 13(3): 1224.

［46］BEN Y H, CARDOEN B, HAMARNEH G. Deep learning for biomedical image reconstruction: A survey ［J］. Artificial Intelligence Review, 2021, 54(1): 215−251.

［47］LEE G, FUJITA H. Deep learning in medical image analysis: Challenges and applications［M］. Cham: Springer International Publishing, 2020.

［48］CAI G X, GUO Y H, CHEN W G, et al. Computer-aided detection and diagnosis of microcalcification clusters on full field digital mammograms based on deep learning method using neutrosophic boosting［J］. Multimedia Tools and Applications, 2020, 79(23/24): 17147−17167.

［49］DARZIDEHKALANI E, GHASEMI-RAD M, VAN OOIJEN P M A. Federated learning in medical imaging: Part I: Toward multicentral health care ecosystems［J］. Journal of the American College of Radiology, 2022, 19(8): 969−974.

［50］HUANG Z W, LEI H J, CHEN G L, et al. Multi-center sparse learning and decision fusion for automatic COVID−19 diagnosis［J］. Applied Soft Computing, 2022, 115: 108088.

［51］AZAM M A, KHAN K B, SALAHUDDIN S, et al. A review on multimodal medical image fusion: Compendious analysis of medical modalities, multimodal databases, fusion techniques and quality metrics ［J］. Computers in Biology and Medicine, 2022, 144: 105253.

［52］ZHAO Y, WANG X Y, CHE T T, et al. Multi-task deep learning for medical image computing and analysis: A review［J］. Computers in Biology and Medicine, 2023, 153: 106496.

［53］YUAN CHEN, ZHENZHEN CAI, BIXIA LIN et al Developing a professional−practice−model−based nursing organizational informatics competency model. Int J Med Inform, 2022 Oct;166:104840. doi: 10. 1016/j. ijmedinf. 2022. 104840 Epub 2022 Aug 6.]